裴正学医学菁华丛书

裴正学医学笔记 ②

曹靖宇　陈光艳　祁　莉　◎　整理

裴正学　◎　著

全国百佳图书出版单位
中国中医药出版社
·北 京·

图书在版编目（CIP）数据

裴正学医学笔记 . 2 / 裴正学著 . —北京：中国中医药
出版社，2023.12
ISBN 978-7-5132-8527-8

Ⅰ . ①裴⋯　Ⅱ . ①裴⋯　Ⅲ . ①中西医结合—临床医学
—经验—中国—现代　Ⅳ . ① R2-031

中国国家版本馆 CIP 数据核字（2023）第 208088 号

中国中医药出版社出版

北京经济技术开发区科创十三街 31 号院二区 8 号楼
邮政编码　100176
传真　010-64405721
北京联兴盛业印刷股份有限公司印刷
各地新华书店经销

开本 880×1230　1/32　印张 23.5　彩插 0.5　字数 558 千字
2023 年 12 月第 1 版　2023 年 12 月第 1 次印刷
书号　ISBN 978-7-5132-8527-8

定价　98.00 元
网址　www.cptcm.com

服 务 热 线　010-64405510
购 书 热 线　010-89535836
维 权 打 假　010-64405753

微信服务号　zgzyycbs
微商城网址　https://kdt.im/LIdUGr
官 方 微 博　http://e.weibo.com/cptcm
天猫旗舰店网址　https://zgzyycbs.tmall.com

如有印装质量问题请与本社出版部联系（010-64405510）

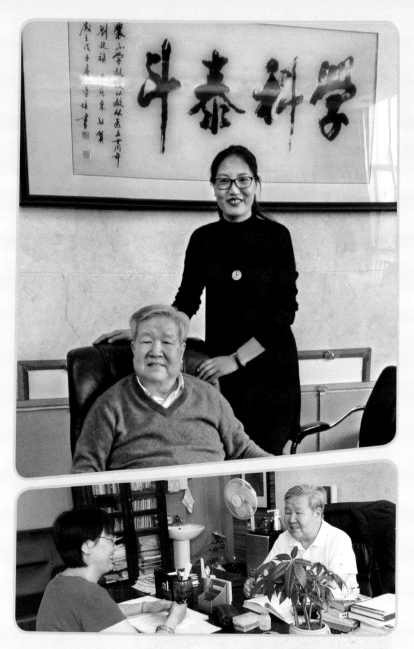

◆ 裴正学与其弟子、本书主要整理者曹靖宇（曹靖宇，1995 年 5 月毕业于兰州医学院临床医学系，甘肃卫生职业学院副教授，裴正学中医药研究院副院长。2013 年拜入裴正学教授门下，成为入室弟子，参与整理多部裴老著作，主编《裴正学临床经验讨论集》）

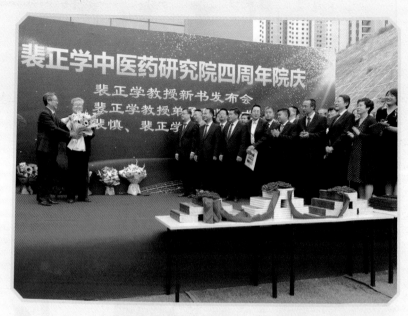

◆ 2021 年 9 月裴正学教授收徒仪式

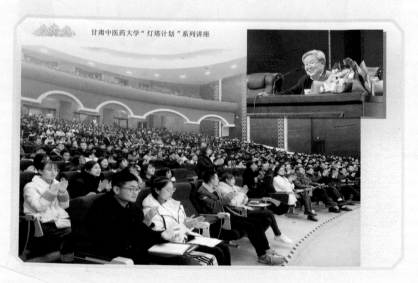

2019 年 12 月裴正学教授在甘肃中医药大学做报告

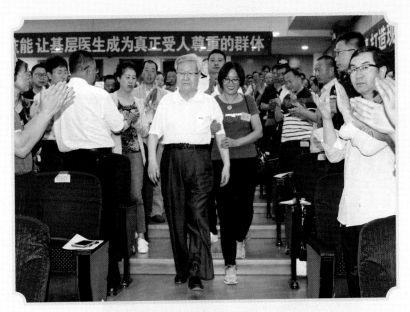

◆ 2018 年 6 月裴正学教授为基层医师授课

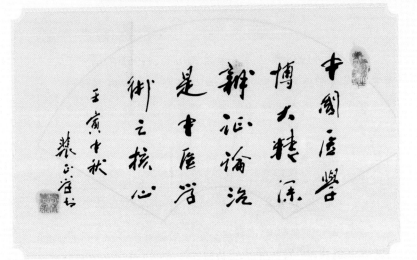

◆ 裴正学教授书法作品

裴正学教授简介

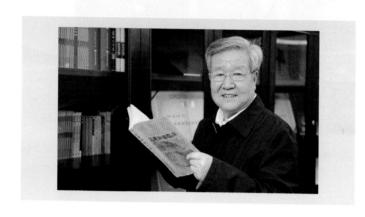

  男，生于 1938 年 2 月，甘肃武山人，1961 年毕业于西安医科大学医疗系。教授，主任医师，国家级高徒导师。我国著名中西医结合专家。现任甘肃省医学科学研究院首席专家，甘肃省中西医结合学会名誉会长，中华中医药学会终身理事，中国中医科学院博士生导师，甘肃中医药大学博士生导师。曾任第 6、7、8 届甘肃省政协委员。1991 年始享受国务院政府特殊津贴。

  出版专著《血证论评释》《新编中医方剂学》《大黄的药理与临床》《乙型肝炎的诊断与治疗》《裴慎医案选》《新编温病学》《中西医结合实用内科学》《高血压的中西

医结合治疗》《糖尿病的中西医结合治疗》《肝病的中西医结合治疗》《胃脘痛的中西医结合治疗》《裴正学医学经验集》《裴正学医话医案集》等39部，发表医学论文100余篇。曾获省、部级科技进步奖多项，国家级大奖1项，世界大奖1项。

裴正学教授编著的《血证论评释》在日本发行后，影响很大，1985年5月，日本静冈大学校长田荣一教授专程来兰州向裴教授请教书中的有关问题。裴正学教授拟定的治疗白血病专方于1974年在全国血液病会议上定名为"兰州方"，在国内各地医院广泛使用，疗效显著。

由他主编的《中西医结合实用内科学》在1996年4月美国召开的第三届世界传统医学大会上获"突出贡献国际奖"。裴正学教授荣获"世界民族医药之星"之称，1997年被国家中医药管理局认定为全国500名著名老中医之一。

裴正学教授提出的中西医结合"十六字方针"，已被全国中西医界所关注，成为当前中西医领域的重要学派。1994年被评为全国中西医结合先进工作者，2000年被授予全国中西医结合突出贡献称号，2004年当选为甘肃省名老中医。裴正学教授尚爱好文学、诗词、书法，现有《裴正学小说散文集》《裴正学诗文集》《裴正学书法集》出版发行。

曾两次荣获中华中医药学会中医药学术发展成就奖。

出版说明

　　裴正学教授是我国中西医结合领域的著名专家。他是甘肃武山人，童年起师承其父裴慎先生（甘肃省已故现代十大名中医之一）学习中医，1961 年毕业于西安医科大学医疗系。正因为拥有中西医两种医学的深厚背景，裴正学教授在长期的诊疗过程中形成了自己独特的医学思想体系。他认为，西医偏重于微观局部，中医偏重于宏观整体；西医偏重于对抗性治疗，中医偏重于调节性治疗。20 世纪 80 年代，他提出了"西医诊断，中医辨证，中药为主，西药为辅"的中西医结合十六字方针。西医诊断就是利用现代医学的诊断技术将疾病定位、定性，把握疾病发生、发展及其演变规律，为临床治疗提供依据；中医辨证就是在西医确定了疾病的部位、性质后，在这个范围内进行中医辨证，也就是在中医学理论的指导下，通过对望、闻、问、切收集到的临床信息进行综合分析，对疾病当前的病位与病性等本质做出判断，并概括为完整证名的诊断思维过程。中医辨证论治的积极意义是把中医的诊疗指向了患者，而非简单地针对疾病，体现了高度个体化的诊疗过程，是"以人为本"临床诊疗思想的具体体现。把传统的中医辨证建立在西医诊断的基础之上，充分利用现代医疗科学技术，使之与传统中医相结合，而且大大保证了中医辨证的准确性、治疗的有效性，从而为中西两种医学的结合找到了一个切入点，有效地提高了中医临床疗效。这是当前发展中医的有效途径之一。十六字方针一经提出，便引起了医学界的广泛关注，此后，十六字方针成为裴正学与弟子们开展临床实践的指导思想。

几十年来，裴正学教授躬耕杏林，以治病救人、科研攻关、培养后学为己任。他的医学思想和毕生的临床经验及诸多验方，是后学者的宝贵财富，值得深入发掘。为此我们出版了这套《裴正学医学菁华丛书》。

中国中医药出版社

2023 年 4 月

在临床一线跌打滚爬了六十余个春秋，经过了刀挖针刺洞治免调疾的喜悦，也经过了遇了西医流弊无力回天的困惑。就在这无数次的喜悦和困惑的交替中，催生我不断学习、勤且长笔记的习惯，临床上每有心得感笔记之，六十年来从未间断，日积月累故积攒了大量的临床资料。上世纪的三十载言

已由门人整理成书、出版问世。本世纪以来又

積累了三十余萬言，我的学生曹诗宇、陈

尖艳、彭桃以及荊叼人羽其整理為二裴正营医管

筆記·三辑、在整理过程中曹诗宇出力最多

。另外甘肃裴正省中医研究院宗建院长热

情联系该书之出版事宜、谨此表示衷心之感

谢！

八十六岁裴正省于兰州

二〇二二年十月二日

序　言

　　在临床一线跌打滚爬了六十余个春秋，经过了力挽狂澜治愈顽疾的喜悦，也经过了面对沉疴无力回天的困惑。就在这无数次的喜悦和困惑的交替中，催生我不断学习，每日坚持笔记的习惯。临床上每有心得、咸事记之，六十年来从未间断，日积月累便积攒了大量的临床资料。20 世纪的 30 万字已由门人整理成书，出版问世。21 世纪以来又积累了 30 余万字，由我的学生曹靖宇、陈光艳、祁莉整理成《裴正学医学笔记2》。在本书整理过程中曹靖宇出力最多。另外，甘肃裴正学中医药研究院宋建院长热情联系该书之出版事宜，谨此表示衷心感谢！

八十六岁翁裴正学于兰州

2022 年 10 月 2 日

目　录

2007年～2010年

2007 年

3　慢性丙型肝炎的研究进展

4　糖尿病再说

5　药物流产之弊端

5　溶血性贫血之检验诊断

6　非酒精性脂肪肝

6　16 排 CT 之临床应用

6　谈谈癫痫

7　克罗恩病（CD）的诊断与鉴
别诊断

7　幽门螺杆菌之新疗法

8　高血压患者之胰岛素抵抗

8　血管紧张素 Ⅱ 受体阻滞剂
（ARB）在慢性肾病中的应用

8　尿毒症之最新概念

9　肾小球滤过率

9　原发性胆汁性肝硬化

10　单克隆抗体

10　排名前十位的用药错误

10　舒喘灵

11　抗平滑肌抗体（抗 SMA）

11　干扰素

12　氨溴索糖浆

12　连续性肾脏替代治疗
（CRRT）治疗急性肾衰竭
（ARF）

12　几样当前医院设备

13　第 58 届美国肝病学术会议

2008 年

14　第一届重症感染暨 AIM 中
国行高峰会议

15　谷峰比值是衡量高血压患者

病情的重要指标

15　2008 年医学科研之六大趋势

16　2007 年美国十大医学新闻

17　利福喷丁

18　芬太尼透皮贴

18　SFDA 紧急通知

18　替勃龙

19　肝细胞癌（HCC）治疗现状

20　肝细胞癌（HCC）外科治疗现状

20　雄激素剥夺治疗（ADT）

20　21 基因检测可预测激素依赖型乳腺癌之预后

21　氧化效应——糖尿病走不出的怪圈

21　药物性肝损害

21　急性白血病之缓解标准

22　再谈心脏介入治疗

22　胃肠神经官能症

22　代谢综合征（MS）

23　基因疗法为治疗帕金森病（PD）带来希望

23　索拉非尼治疗 HCC 是一个时代的破晓

24　索拉非尼（多吉美）治疗肾细胞癌

24　急性脑卒中治疗之新动态

24　认识丙型肝炎

25　胃食管反流病再谈

25　2008 年亚太地区《慢性乙型肝炎治疗指南》的变化

26　未来心脏介入治疗化身为"三头兽"

26　国人乙肝发病显著下降

26　恶性淋巴瘤之分类

27　化疗联合射频消融

28　前列腺干细胞抗原（PSCA）之癌症相关性

28　美国国立综合癌症网络（NCCN）

29　心脏介入治疗之支架研究

29　肝豆状核变性（HLD）

29　胃癌近说

30　《NCCN 结肠癌临床实践指南（中国版）》

31　2008 年罗氏中国肿瘤论坛报道

32　心律失常治疗之漫漫长路

33　脑卒中之提前干预

33　短暂性脑缺血发作（TIA）

33　治疗脑梗死的常用药

34　脑出血的治疗

35　高脂血症

35　亚太肝脏研究协会会议（APASL）提出了慢加急性

肝衰竭（ACLF）

35 滋养细胞疾病

36 慢性髓细胞性白血病慢性期
（CML-CP）治疗新说

36 耳聋耳鸣效方

36 风湿性心脏病之复方活络效
灵丹

37 肾素－血管紧张素－醛固
酮系统（RAAS）抑制剂

37 锥体系与锥体外系

38 个体化治疗的概念

38 三种降压药

39 心肾综合征

39 精彩演讲五分钟

40 房颤

40 几种新型制剂

2009 年

41 两种杀虫药

41 抗甲状腺药物

42 干细胞移植疗法概说

42 自身免疫性肝炎再谈

43 通窍活血汤与血府逐瘀汤

43 伊文斯综合征

43 晚期胃癌之化疗方案

44 乙型肝炎最新资料

45 MRI 之肝改变

45 阿尔茨海默病

45 血管性痴呆

46 成人心衰和心律失常治疗指南

46 动态心电图

46 原发性肝细胞癌（HCC）诊
治共识

47 阿司匹林可否作为一级预防

47 哺乳期长可预防妇女心血管
事件

47 慢性肾脏病

48 常见妇科肿瘤

48 雌激素受体拮抗剂

49 几种抗癌新药

49 几个有效的中药方剂

49 颈椎病之组方

50 痛风一方

50 原发性胆汁性胆管炎（PBC）

51 原发性硬化性胆管炎（PSC）

51 胶质瘤之治疗经验

52 再生障碍性贫血治疗经验

52 侵袭性真菌感染的经验治疗

52 银屑病治疗经验

53 上气道咳嗽综合征

53 治疗冠心病之新药尼可地尔

54 纯红再生障碍性贫血

54 浆细胞性乳腺炎

54 多发性骨髓瘤（MM）

54 治疗支气管哮喘的喷雾
55 腔静脉之走向
55 美国临床肿瘤学会（ASCO）公布的临床重大事件

2010 年

56 前哨淋巴结活检（SLNB）
56 我国癌症发病态势
56 恶性肿瘤漫谈
57 几个临床问题
58 他汀类药物小记

2011年～2014年

2011 年

65 青春期功能性子宫出血
66 振痿汤
66 紫金锭治疗癫痫
66 他克莫司
67 凝血机制
67 耳鸣之中医治疗
67 睾丸肿痛之治疗
68 突发耳聋方
68 肝癌镇痛汤
68 化疗之少见毒副危象
69 软组织肿瘤之首选方

58 乳腺癌 ER、PR、HER-2 阳性之生物治疗
59 麻桂合剂与益肾复方治疗慢性肾炎
59 养阴清肺汤治疗痤疮
60 乙肝诊治指南之修订
60 足跟痛之中药治疗
60 恶性淋巴瘤
61 急性呼吸窘迫综合征（ARDS）是呼吸道疾患之常见危象
61 慢性肾炎一得

69 手臂痛方
69 祛风胜湿汤
69 加味乌药顺气丸
70 骨髓增生异常综合征（MDS）之临床分类
70 多发性骨髓瘤（MM）概说
71 多发性神经炎治方
71 颈椎增生之验方
72 肾衰竭一例
72 超级细菌之警示
73 抗抑郁之新药米氮平
73 NCCN 癌症诊治指南更新要点

74 尤文肉瘤（ES）介绍

74 膀胱癌介绍

75 读书小记

75 急性冠脉综合征（ACS）之抗血小板治疗

76 糖尿病肾病

76 糖尿病之诊断

76 脊髓空洞症

76 室管膜瘤

77 糖尿病肾病之分期

77 纵隔肿瘤

78 颈部不适连及头面、胸部

78 炎症性肠病（IBD）可引起的八方面病变

78 支气管哮喘之 ICS/LABA 治疗

79 大脑镰与小脑幕

79 肺癌手术之进展

79 癌症之近年增长

80 糖尿病之新药——沙格列汀

80 皮肤 T 细胞淋巴瘤有三种

80 急性肠系膜上动脉缺血（ASMA）

81 转移性结直肠癌

81 女性肺癌之四大特点

2012 年

82 慢性髓细胞性白血病（CML）

83 替加环素与雷帕霉素

83 萆薢分清饮和萆薢胜湿汤

83 进行性肌营养不良

84 基因类型在临床之应用

84 治疗类风湿关节炎（RA）新药上市

84 特发性膜性肾病

85 巨细胞病毒之感染

85 艰难梭菌与大肠癌

85 白血病领域的热点问题

86 非霍奇金淋巴瘤（NHL）的研究进展

86 预防化疗引起之恶心、呕吐

87 2012 年心血管事件的三个亮点

87 沙格列汀

88 利拉鲁肽

88 肝癌治疗若干谈

89 治疗肾衰竭效方

90 谈谈射线

90 糖尿病周围神经病变

91 短暂性脑缺血发作（TIA）之血清学诊断

91 对比剂肾病

91 七厘散

92 鸡内金之再论述

92 花粉与天花粉

92　指甲病变

92　冠心病与男性 Y 染色体基因相关

93　滥觞二字之解释

93　激活转录因子 2（ATF2）——致癌、抑癌两面派

94　血栓性静脉炎与恶性肿瘤

94　恶性淋巴瘤分类漫谈

94　慢性阻塞性肺疾病（COPD）常用药

95　肺癌个体化诊治

95　慢性胰腺炎（CP）之诊断

96　慢粒（CML）中药得一方

96　浅谈《黄帝内经》沿革

97　类风湿关节炎研究之新进展

97　高血压控制三达标（3G）

97　鳖甲煎丸

97　慢性阻塞性肺疾病（COPD）之治疗

98　养阴清肺丸治疗痤疮

99　纪念科赫，谈结核病

99　急性迟缓性麻痹（AFP）

100　一例甲状腺癌

100　大黄䗪虫丸

100　肾小管性酸中毒

101　胞磷胆碱钠

101　抗抑郁药——草酸艾司西酞普兰

102　中枢神经系统疾病概述

103　肺间质纤维化之中医治疗

104　紫参合剂治疗癫痫

105　类癌

105　桥本甲状腺炎

105　乳腺癌根治术的两个问题

106　乳腺癌之病理分类

106　甲状腺癌简谈

107　结肠癌术后二方

108　肺气肿的中医论治

108　甲亢治疗又一方

108　心衰治疗里程碑

109　缺血性脑卒中的预防

109　再说 2 型糖尿病（T2DM）

110　几个有效方

110　乙型肝炎抗病毒治疗之突破

111　抗乙肝病毒中草药的最新动态

112　降钙素原能指导临床抗生素的应用

112　不孕不育症向人类逼近

112　两个好药方

113　斑秃又一方

113　乳腺灵

114　张锡纯先生两效方

114　睾丸炎之治疗

114 甲状腺髓样癌一例

115 非结核分枝杆菌

115 分枝杆菌的院内感染

116 胃癌的临床现状

116 食管癌的中医治疗

117 治疗脑卒中后遗症之中药方剂

118 从口腔溃疡到白塞病

118 胆囊切除术后综合征治验

119 热痹两方

119 成骨肉瘤之治验

120 习惯性便秘治验

120 麻桂合剂治疗积年之遍身顽疾

121 多重耐药菌感染

121 自身抗体

121 狼疮性肾炎之治愈

122 酒精性红脸人易患食管癌

122 赵心波治疗大脑发育不良方

123 慢性咳嗽

123 常见病名之英文缩写

125 慢性咽炎一方

126 雷公藤

126 慢性肾功能不全漫谈

126 乳腺癌患者的生育问题

127 非冠状动脉粥样硬化性心肌梗死

127 系统性红斑狼疮引致心肌梗死一例

127 多发性硬化中药治疗显效

128 痉挛性斜颈治验

128 脑胶质瘤术后之中药治疗

128 2012 欧洲心脏病学会（ESC）发布的心肌梗死的最新研究进展

129 加巴喷丁治疗难治性咳嗽

130 糖尿病酮症酸中毒（DKA）

130 复方丹参滴丸降低颈动脉内-中膜厚度

131 更年期综合征

131 胰腺炎之分期、分型

131 痴呆概述

132 慢性肾衰竭又一方

132 纤维瘤

133 癌性发热的中药治疗

133 肝癌治疗之两方

133 肺结核之诊断与治疗

134 致病菌与机体反应

135 食管癌的中医治疗

135 莲子清心饮

135 妇科激素替代疗法（HRT）与人工月经周期

136 呼吸机相关性肺炎（VAP）

136 双联抗血小板治疗

136 肝细胞癌的治疗概述
137 非小细胞肺癌 GP 方案
137 溶血性贫血再谈
138 慢性髓细胞性白血病（简称慢粒）一方
138 慢性肾衰竭又一方
139 风湿性多肌痛（PMR）
139 白细胞过高之白血病
139 临床中的几个问题

2013 年

141 肾性贫血再说
141 再谈房颤
142 门静脉血栓
142 乙肝肝硬化抗病毒治疗再说
142 国人慢性咳嗽病因明确
143 口服复方黄黛片治疗 M3
143 尿微量白蛋白和尿微量球蛋白
144 原发性胃肠道非霍奇金淋巴瘤（PGI-NHL）
144 儿科获得性肺炎（CAP）
145 气管插管与气管切开
145 急救千千，心事为重
146 肾小球肾炎又一方
146 敦煌遗书
147 慢性肾衰竭的代谢紊乱

148 调脂药、维生素 PP（烟酸）
148 治疗白塞病的有效方药
148 造影剂之严重不良反应
149 女性无须长期补钙
149 突发严重心肌梗死 1 例
150 烟酸降脂作用再度受挫
150 三个有效方药
152 丙肝病毒（HCV）应答一面
152 肾衰竭治验
152 肾衰竭又一方
153 说说尿素与肌酐
153 治疗胃痉挛一方
153 从雒某之三次手术谈起
154 小儿常见肿瘤
154 自身免疫抗体之选择
155 抗肿瘤血管生成治疗恶性肿瘤新途径
155 宫颈癌
157 肾后性尿毒症方
157 兰医一院会诊纪要
158 几个小经验
158 消肿块方
158 两个方
159 面部红斑治验
159 口腔疾患之中药方
160 胰腺癌治疗点滴
160 谈谈输血

160 防风通圣散之妙用

161 两个有效病案

162 甲状腺结节

162 机械通气与气管切开

163 子宫内膜厚度

163 再谈侵袭性真菌感染

163 胃肠胰神经内分泌肿瘤
（GEP-NETs）概说

164 肥胖与 T_2DM 之手术治疗

164 骨质疏松再谈

165 穿山甲膏治疗颈部肿块

165 降血沉方

166 血沉快之再认识

167 阿尔茨海默病（AD）与血
管性痴呆（VD）

167 抑癌基因

168 妇科病白带的特点

168 《伤寒论》补摘

168 生物治疗

169 排卵期出血

170 肝病三方

170 镇肝息风药

170 再说咽喉肿痛

171 胃脘痛漫谈

171 黄连阿胶汤和苦酒汤

172 《伤寒论·辨少阴病脉证
并治》常用经文

172 房颤之再认识

173 脓毒症液体复苏

173 妇科内分泌六项

174 间质瘤

174 扁平苔藓之验方

175 类风湿关节炎一方

175 慢性肾脏病（CKD）小谈

175 糖尿病肾病一效方

176 说说理阴煎

176 骨髓增生异常综合征
（MDS）再说

177 肺癌全身疼痛

177 胰腺癌再说

178 HBV 再说

179 持续炎症－免疫抑制－分
解代谢综合征（PICS）

179 骨髓增生异常综合征－难
治性贫血伴原始细胞过多
（MDS-RAEB）验案

180 慢性肾小球肾炎验案

181 盆腔淤血综合征

181 附件炎是妇科病之源头

182 路易体痴呆

182 红皮病概说

183 胰腺癌诊治现状

183 宫颈癌的综合治疗原则

183 美国疾控中心（CDC）发

布的 18 种耐药菌株

184　无脉证的中医治疗

185　肺功能概述

185　手足口病

185　鼻窦炎之效方

186　《孙子兵法》的一句话

187　肿瘤患者之疼痛

188　慢性鼻炎之治疗

188　扶正固本再说

190　分子病理学之进展

191　缺铁性贫血治疗一得

191　老药新识

192　近来少见之病原菌感染

192　进行性肌营养不良症

192　谈谈脂肪乳

193　帕金森病之药物选择

194　口服砷剂与静脉滴注砷剂

195　脑血管意外可见头痛

195　谈谈现代大型输液

196　降低微血管通透性是纠正低蛋白血症的核心问题

2014 年

197　元旦感慨

197　"2014 年美国成人高血压治疗指南（JNC8）"的讨论

198　子宫内膜异位症

198　再谈肝移植

199　急性淋巴细胞白血病（ALL）之免疫分型

200　荆防败毒散之再认识

200　白血病之染色体检查

200　抑郁症治疗一方

201　Ph 染色体

201　红细胞体积分布宽度（RDW）的临床意义

201　芍药甘草汤之妙用

202　食管癌之效方

203　痤疮治疗验案

203　"胆核"之临床应用

203　原发性闭角型青光眼

204　降血沉之一方

204　肿瘤之相关急症

205　黄疸之经方治疗

206　基因分型的个体化治疗

206　胃肠胰神经内分泌肿瘤医案三则

208　原发性血小板增多症

208　真性红细胞增多症一例

208　"兰州方"之再定位

209　再生障碍性贫血又一方

210　重症感染患者的过度免疫反应

210　脑垂体再说

211 《中国医学论坛报》(2014年3月20日刊)阅读小记

211 血小板减少性紫癜一方

212 再谈原发性血小板增多症

213 痛风治验

213 再说口腔溃疡

214 血红蛋白增高之我见

215 叶天士之甘温咸润

215 雄黄之临床应用

216 翼状胬肉一方

216 急性早幼粒细胞白血病完全缓释记录

217 喜树与紫参

217 急淋的治疗记录

218 白薇和葎草

218 "兰州方"之再思考

219 喜树果和红豆杉

219 治癌中草药浅谈

220 各类肿瘤之中医治疗

222 三个门诊病案

223 真性红细胞增多症之中药治疗

224 胃病中药治疗总结

225 阵发性睡眠性血红蛋白尿

225 原发性血小板增多症之中医治疗

227 慢性粒细胞白血病加速期治验

228 特发性血小板减少性紫癜一例治验

228 新生儿溶血性贫血

229 慢性肾小球肾炎治验一例

229 脐尿管癌和颅咽管瘤

230 间质瘤和印戒细胞瘤

230 溶血性黄疸的中药治疗

232 慢性白血病之又一方

232 顽固性口腔溃疡一例

232 阿替普酶

233 关于嗜神经侵袭(PNI)

233 乌鸡白凤丸

234 妇科再造丸

234 神经纤维瘤

235 核苷类药的安全性问题

235 中医治疗癌症小结

236 几点体会

237 左归饮和右归饮

237 白内障与桂枝茯苓丸

238 二仙汤治疗甲减

238 原发性血小板增多症一例治验

239 特应性皮炎或为终身疾患

239 扁鹊之六不治

240 范科尼综合征(Fanconi)

240 前哨淋巴结活检(SLNB)及

前哨淋巴结切除术（SLND）

240 血小板增多症的中药治疗

241 急性肺栓塞

241 谈谈黏液瘤

242 腹膜假黏液瘤

242 慢性肾脏病之电解质

243 内分泌紊乱之浮肿

243 胆汁反流性胃炎、食管炎

244 晚期结直肠癌的维持治疗

245 老年认知功能与一生工作

之复杂性有关

245 肺癌的最新资讯

245 呼吸系统疾病点滴

246 体重指数与癌症的相关性

246 最常应用之抗抑郁药

247 希罗达（卡培他滨片）

247 慢性胃炎再谈

248 说说胆脂瘤

248 脾功能亢进

249 肝硬化与贫血

2015年～2018年

2015 年

253 中医治疗慢性肾炎之总结

253 进行性肌营养不良症之治验

254 特发性血小板减少性紫癜又一方

254 纯红再生障碍性贫血一例治验

255 玻璃体混浊一例治验

255 血液病的中医临床思维

256 线粒体脑肌病

257 红斑性肢痛症

257 谈谈中西医结合治妇科病

259 《金匮要略》的两条经文

259 十二对脑神经

260 肾病杂谈

260 树突状细胞和 NF-κB

260 有关肾脏治疗的几个问题

261 乳腺癌患者的内分泌治疗

261 重症监护室（ICU）内感染

261 肾病领域的两个新技术

262 肝内门 - 体静脉分流

262 好的心态是中老年人健康的保证

263 血沉之思考

263 食疗浅说

264 气功浅说

265 血沉再认识

265　乳腺癌之临床认识

266　胸椎结核合并背部寒性脓肿治验

266　麻醉学的回忆

267　肌萎缩侧索硬化新进展

267　再生障碍性贫血一例治验

268　中医临床中的围点打援

268　尿崩症

269　伊文思综合征和尤文肉瘤

269　肿瘤临床治疗模式之反思

270　肿瘤是全身性疾病

270　细胞坏死与凋亡

271　T淋巴细胞亚群

271　端粒酶

271　免疫组化

272　经验三则

272　继发性血小板增多症效方

273　中药之久服伤胃

273　免疫组化在恶性肿瘤和血液病诊断中的应用

274　再说扶正固本

274　慢性肾炎合并高尿酸血症、高血红蛋白血症之治验

275　再生障碍性贫血治疗又一方

276　鸡鸣散之临床应用

276　系统性红斑狼疮治验

277　紫石英的药用

277　湿疹之外用药

278　胃癌的病理分型

278　倾倒综合征

279　再说己椒苈黄丸

279　谈谈肺癌胸闷、气短之中医治疗

280　育龄期女性的阴道自净作用

280　谈谈胆固醇为人体必须物质

281　质子重离子治疗技术

281　慢性肾衰竭又一方

282　维A酸

282　房颤的导管消融

282　慢性肾衰竭之中医治疗

284　原发性血小板增多症一例治验

284　慢性肾小球肾炎、肾衰竭一例治验

285　几个常用方剂纠错

285　多囊卵巢综合征

286　痛风治疗再说

287　维格列汀（DPP-IV抑制剂）

287　肺癌引致之胸痛

288　纯红再生障碍性贫血治验

288　慢性肾小球肾炎合并慢性肾衰竭治验

289　靶向治疗药物EGFR-TKI

耐药的研究进展

289　慢性粒细胞白血病治疗现状

290　会诊纪要

291　乙肝肝硬化合并血小板升高一例

291　慢性肾小球肾炎又一方

292　过敏性紫癜之用药点滴

292　癌症治疗的多学科诊疗（MDT）模式应用

293　分子生物学浅谈

293　再说肺癌胸痛

294　慢性肾衰竭

294　灾难性抗磷脂综合征（CAPS）

295　慢性肾小球肾炎一例

295　丁丙诺啡透皮贴剂

295　风湿、类风湿关节炎的生物制剂

296　痛风概述

297　引致腹泻的两个病原体

297　非酒精性脂肪性肝病（NAFLD）

298　腹泻之病原

298　丙肝奇愈

299　神经母细胞瘤

300　国际医学新闻续选

301　唑来膦酸钠之临床应用

301　肾小球肾炎之奇效方

2016 年

302　风湿性疾患治疗动态

302　阵发性睡眠性血红蛋白尿治验

303　天人合一的又一次验证

303　谈谈冬季上感

304　纯红再生障碍性贫血验案

305　治疗肝病又一方

305　系统性红斑狼疮（SLE）治验

306　空泡蝶鞍综合征和苍白球黑质红核色素变性

306　萎缩性胃炎的中药治疗

307　葡萄球菌烫伤样皮肤综合征（SSSS）和低颅压性头痛

307　真性红细胞增多症二例之治验

308　系统性红斑狼疮治验

308　过敏性紫癜性肾炎治验

309　谈谈生物治疗

310　羊水栓塞一例治验

311　胃癌肝转移并发腹水一例

312　化疗或是导致癌症复发的根源

312　POEMS 综合征

312 最近《中国医学论坛报》讨论的几个问题

313 转化医学

313 升白与升板

314 不孕症

314 读书小记

315 肝病、肝硬化失代偿合并肠系膜上静脉血栓形成

315 丙肝治疗动态

316 自身免疫性肝炎肝硬化巨脾一例治验

316 心脏介入治疗浅谈

317 再谈胆胰合症方

318 脑血管淀粉样变

318 总铁结合力

318 非酒精性脂肪性肝病（NAFLD）

319 肿瘤临床治疗的持续毒性评估

319 类风湿关节炎治疗再谈

320 PD-1单抗最近报道

320 慢性胰腺炎合并严重背痛一例

321 质子放射治疗浅谈

322 纯红再生障碍性贫血又一例治验

322 读书笔记一则

323 慢性肾小球肾炎肾衰竭治验二例

324 血小板减少之治疗一得

324 产后风漫谈

325 贲门癌治验

326 慢性肾小球肾炎治验

328 三个有效方

329 结肠癌术后放化疗之腹胀

329 读书小记

330 几个有效方药

330 生物治疗再谈

331 宫颈癌手术、放化疗后的三大后遗症

332 特发性血小板减少性紫癜

332 过敏性紫癜性肾炎治验

333 产后风再谈

333 外感与胃肠的关系

334 保乳治疗与乳房切除术

334 食管癌胸痛的治疗

335 特发性血小板减少性紫癜再论

336 癌症退热方

336 帕金森病阅读

336 胃癌化疗的近况

337 慢性肾炎两效方

337 分子靶向抗肿瘤药物浅说

338 慢性肾衰竭治验

338 肾小球肾炎之病理分类

339 肿瘤为什么难治

341 耳鸣治验

341 慢性肾小球肾炎治验

342 胰腺癌治验两例

343 特发性血小板减少性紫癜（ITP）又一方

343 慢性肾小球肾炎浅谈

344 下肢静脉曲张之治疗

345 再谈痛风

345 特发性血小板减少性紫癜

346 盆腔广泛转移癌的认识

347 三父母试管婴儿诞生

347 多脏器功能障碍治验

348 小苏打 +TILA-TACE 治疗癌症

349 再谈胰腺囊性肿瘤

349 阿法骨化醇的多领域应用的价值

350 肝癌之治疗现状

350 肝癌漫谈

351 中医治疗黄疸之经文

352 当前国内普遍接种之预防疫苗

352 胰腺癌患者之会诊纪实

353 胰腺癌之中西医结合治疗

354 两例疑难病案治验

355 "十六字"方针的临床补充

355 美国肝病协会学会（AASLD）年会

356 脑卒中再谈

357 中国重大医学新闻

358 鸡矢藤的临床应用

358 降脂新药依折麦布

358 经皮腔内冠状动脉成形术（PTCA）的几个问题

359 骨质疏松的药物干预

360 胸腺瘤再谈

360 胸腺恶性肿瘤一例

361 血液病近况

362 多发性骨髓瘤（MM）治疗研究领域之新星

362 谈谈白三烯受体拮抗剂 LTRA

363 血氧饱和度

363 颈肩综合征一例治验

364 老年眼病及其保护

2017 年

365 支气管哮喘的规范化治疗

365 验案两例

366 妇科病之中医辨证再谈

367 治疗肝豆状核变性一例

368 慢性肾衰竭一例

368　胃癌验方

369　最引人关注的心血管脑事件（2016年度）

370　乳腺癌术后肺转移、纵隔淋巴结转移医案

370　中药之疗效在服药之后慢慢出现

371　封闭抗体浅谈

372　IgG4相关性疾病（IgG4-RD）

372　复方丹参滴丸最近获国际亚临床认证

373　软组织肉瘤治疗进展

373　《伤寒论》少阴病漫谈

374　室管膜瘤一例

375　肺癌中医治疗再谈

376　血脂新见解

376　再谈"十六字方针"

378　支气管哮喘特殊发病一例

379　成年糖尿病患者平均寿命缩短九年

379　牙龈癌一例治验

380　抑癌基因与自然杀伤因子

380　参灵兰胶囊浅谈

381　白英与土贝母

381　继发性血小板增多症

381　再生障碍性贫血又一方

382　再生障碍性贫血与骨髓增生异常综合征

383　青蔻胶囊Ⅲ号之制备

383　精神分裂症之西医用药

384　抗抑郁药浅谈

384　最近临床心得

385　八十感怀

385　从滥用抗生素谈起

385　慢性肾病之进展

386　伊马替尼之治优势

387　谈谈活性酸素

388　谈谈白藜芦醇

388　头痛脑鸣之验方

389　ω-3多不饱和脂肪酸

389　三个小资料

390　肾炎一方

390　骨髓增生性血液病三方

391　迎风流泪小议

391　低剂量螺旋CT

392　读书点滴

393　临床好方剂

393　慢性肾小球肾炎一例

394　肿瘤临床之思考

394　迎风流泪之验方

395　慢性肾小球肾炎一例

396　慢性肾小球肾炎又一例

396　金之大家小论

397　原发性胆汁性胆管炎

397　乙型肝炎之八特点

398　乙肝最新资料

398　读书小记

398　肺动脉高压之新关注

399　治疗慢性肾小球肾炎之体会

399　再谈辨证论治

400　《中国医师宣言》全文

401　乳腺癌小论

402　苏州来兰肾病综合征患者
　　　记录

403　脾脏大小的测量

403　特发性血小板减少性紫癜
　　　之近况

404　水蛭、虻虫、土鳖虫再议

404　神农丸与藻虫散

404　诊余随记

405　食管癌之治疗小方

405　良性甲状腺结节无癌变可能

406　肝豆状核变性再说

407　乙肝抗病毒药物的临床评价

407　新时期肝脏疾患的特点

408　临床有效案例小记

408　胃癌术后吻合口堵塞一例

409　Wellens 综合征

410　红斑性狼疮治验

410　两个小问题

411　继发性血小板增多症之治验

411　再生障碍性贫血治验一例

412　癌症治疗再思

413　糖尿病西药应用小记

413　CALM 的临床意义

414　低蛋白血症浅谈

414　质子治疗简介

415　临床效方四则

416　治癌又一方

416　芦山茯小汤治疗慢性牙周
　　　炎小议

416　胃肠动力药漫谈

417　几个经验效方

418　CTLA-4（细胞毒性 T 淋巴
　　　细胞相关抗原 -4）和 PD-1
　　　（程序性死亡受体 -1）

418　剥脱性皮炎

419　典型支气管扩张癌变案例

419　CAR-T 细胞疗法（嵌合抗
　　　原受体 T 细胞免疫疗法）

420　M 蛋白浅说

420　社区获得性肺炎

421　全身骨转移一例治验

421　脚气沐浴汤

422　一点体会

422　银屑病治验

423　宫颈癌放化疗导致膀胱瘘

424 原醛症浅说

425 2017 诺贝尔生理学或医学奖得主及其得奖内容

425 美国《2 型糖尿病综合管理指南》浅谈

426 三个好方剂

426 甲状腺癌验案

427 少腹痛漫谈

428 再说特发性血小板减少性紫癜

428 条条辨证通向本

429 说说天麻

430 蛇皮与刺猬皮

430 谈谈儿童自身炎症性疾病

431 几点小经验

431 论生血

432 扶正固本在祛风胜湿方中的应用

432 增加膳食纤维可降低大肠癌的死亡率

433 卵巢功能早衰是妇女衰老的加速器

433 帕金森病浅谈

434 血栓闭塞性脉管炎

434 基因漫谈

434 糖尿病治疗新药——恩格列净

435 两个有效药方

435 沙库巴曲缬沙坦

436 读书小记数则

436 PD-1 的研究进展

437 美国感染病学会（IDSA）对脓毒症提出异议

437 两个好方剂

437 疏凿饮子

438 胃癌、乳腺癌、软组织癌一方

439 癌症患者顽固性胸水及腹水验方

440 呼吸窘迫综合征（ARDS）浅谈

2018 年

440 诊断动脉硬化的新指标

441 PAPA 综合征

441 谈谈 DNA 甲基化及去甲基化

441 几个有效方药

442 阳痿早泄效方

442 危病保胃汤

442 几例重危症患者治验

444 先父治妇女崩中漏下方

444 验方数则

445 肺动脉栓塞小叙

445　消化道疾病小资料

446　谈谈中药过敏

446　谈谈耳聋耳鸣

447　两个名方

447　五苓散和五皮饮

447　升麻葛根汤之应用

448　奔豚汤谈

448　几个小方剂

448　癌症晚期治疗经验谈

449　兰核三黑二保汤

449　裴氏疏凿饮子

450　妇科月经不调漫谈

450　中药治疗体腔积水

451　天麻小议

451　肛门全治方

451　肝病腹胀方

452　系统性红斑狼疮治验

453　骨转移妙方

453　肺癌效方

453　冉雪峰治癌内服方

454　再生障碍性贫血一方

454　特发性血小板减少性紫癜
　　　再谈

455　桃核承气汤案

455　肝癌疼痛案

456　乳腺癌验案

457　再谈"提壶揭盖"法

457　再谈特发性血小板减少性
　　　紫癜

458　谈谈"一芽知春"

458　血小板减少症一得

459　谈谈腹痛

460　甲状旁腺功能亢进症

460　《参考消息》一则

460　小知识四则

461　百病伤胃说

461　腹胀之中药方剂

462　壮阳药小叙

462　前列腺癌治验

463　肝病新证

463　男性优精合剂

464　肺癌治疗近况

464　再谈防风通圣散

465　子宫脱垂谈

465　读书小记

466　再谈五苓散

466　阳明证小叙

467　由 CTLA-4 和 PD-1 想到的

468　几个验案

468　肌萎缩脊髓侧索硬化症验
　　　方

469　脑胶质瘤验方

469　血小板增多症验方

470　结肠癌术后复发治验

470　再谈麻桂合剂

471　升白小记

471　宫颈癌外用药

472　直肠癌骶部痛

472　胡羊合剂再议

472　特发性肺间质纤维化再议

473　慢性肾衰竭治验

473　栀子豉汤小谈

474　慢性肾衰竭又一案

474　肝硬化失代偿期大量腹水之效方

475　肝癌剧烈痛一案

475　特发性血小板增多症一例

476　肺癌中医首治方

476　耳聋耳鸣再说

476　自身免疫性肝炎验案

477　再谈肺癌之临证治疗

478　美国胃肠病协会《急性胰腺炎诊治指南》更新

478　脊柱痛治验

478　说说三黑合剂

479　脑卒中启语汤之效案

479　风湿热退热降沉方

480　高热昏睡疑似脑炎二例

480　粒细胞集落刺激因子（G-CSF）

481　慢性肾衰竭案

481　几个有效方

482　读书小记

483　胃癌验案一则

483　读书小记

484　甲状旁腺疾患两例

484　一点小心得

485　直肠术后化疗后便血、肛痛

485　多发性骨髓瘤（MM）治验一例

486　子宫肌瘤一例治验

486　面神经、三叉神经、舌咽神经损伤一例

487　食管癌声嘶方

487　扁平苔藓方

487　卵巢癌伴大量腹水一例验案

488　过敏性结肠炎一例验案

488　漫谈慢性肾衰竭

489　最近临床治疗肾衰竭的方剂

489　升降散小论

490　妇科病一例随想

490　胡羊合剂再谈

491　三个有效方

491　迎风流泪一方

492　乳腺癌一方

492　乳腺增生、月经不调案

493 EB 病毒

493 自身免疫性肝炎之中药治疗

494 腰腿困痛说

494 自身免疫性肝硬化

495 巨脾小议

496 白血病研究之进展

496 多发性肾囊肿

497 双膦酸盐的临床应用

497 HPV 再说

498 试说中医治病

498 最近应用的几个效方

499 食管癌吞咽困难方

499 谈谈嗜血倾向

500 关节疾患用药点滴

500 验方耳鸣丸

500 从一例晚期肝硬化之退药谈起

501 肝癌治愈案

502 颈动脉斑块验案

502 浙江台州 31 人组团来兰求医

503 四个效方

504 肺癌咽嘶痰蕴案

504 类风湿关节炎

2019年～2022年

2019 年

507 更年期综合征

507 几个好方剂

508 肝癌治疗小结

509 基因——生命的密码

509 致心律失常型右心室发育不良

510 甲状腺癌之诊断

510 冠心病方与食管癌方同时应用

510 儿童糖尿病

511 几个最近常用的好方药

512 经导管主动脉瓣置换术

512 胆囊炎两方

512 小儿自身炎症性疾病

513 痿证十方

514 安理申（盐酸多奈哌齐片）

514 史载祥治疗食管癌验方

514 再生障碍性贫血治疗方小结

515 肝癌治疗近况

515 乌药顺气汤、四磨饮子之

同异

516 乌药散与鸡鸣散

516 恶性发热

517 乌药散再说

517 难治病案一例

518 重症肌无力效方

518 卵巢癌术后一方

519 特瑞普利单抗之上市

519 二仙汤再说

519 大病治疗中的恶心呕吐

520 癌症治疗新体会

521 谈谈下身潮湿

521 总生存期（OS）与无进展
生存期（PFS）

522 卵巢癌术后之调理

522 肺动脉高压效方二则

523 再说上腔静脉综合征

523 谈谈少腹之胀满疼痛

524 冠心病一效方

524 肺癌声音嘶哑可用化痰法
治愈

525 过敏性紫癜性肾炎验方

525 心律不齐再说

525 再谈卵巢癌

526 几个有效方药

527 房颤一例治验

527 大肉青香散治疗腹水

527 膀胱癌全身骨转移长卧不
起案

528 前列腺肥大一例治疗感想

528 几个临床有效的好方剂

529 手拈散再谈

529 继发性血小板增多症验案

530 乳腺癌验案

530 妇科病反复发作探讨

531 几个小单方

531 流泪眼糊方

532 降血沉的三个经验方

532 急性胸痛之鉴别诊断

533 肾上腺皮质功能减退说

533 慢性肾衰竭再说

535 增雌合剂再说

535 增雌合剂分大小

536 冠心病之别方

536 胃肠动力药之应用

537 最近耳鸣流泪患者增多

538 治疗癌症宜缓宜补

539 甲状腺功能减退症之中医
治疗

539 《伤寒论》《金匮要略》
问世的时代背景

540 血小板减少性紫癜

541 两个有效方剂

542 膀胱麻痹尿失禁一例

542 间质性膀胱炎一例

543 白血病治疗小记

543 肺心病之并发症

544 溶血性贫血治验

544 前列腺癌方

545 EB 病毒感染

545 IgA 肾病一方

545 浅谈病毒感染

546 肾衰治疗又一方

547 一例脑动脉硬化导致右眼失明治验

547 多发性骨髓瘤（MM）治验

548 两个好方剂

548 血小板减少症临床方药小结

550 由过敏性紫癜想起的

550 肝硬化失代偿脾功能亢进一例

551 从无脉症谈起

551 谈谈心衰

552 治疗肝硬化顽固性腹水的又一西药

552 帕金森病说

553 卵巢癌大量腹水案

553 幽门梗阻之中药方

554 巨大血管瘤之治验

554 纤维肌痛综合征简述

554 白芍总苷简述

555 头皮恶性肿瘤案

555 从刘寄奴谈起

556 原发性血小板增多症验案

556 谈谈"胸痹、心痛、短气"

557 雌性激素和妇科肿瘤

557 再谈增肾合剂

558 单复方之镇痛作用非一般镇痛

558 三个组合方药

559 更年期综合征寐差、胃脘不舒

559 上腹部三脏器之相互联系

560 抗癌中草药——蒟蒻

2020 年

561 几个临床有效的好方剂

561 脑啡肽酶血管紧张素受体抑制剂（ARNI）治疗心衰之机理

562 最新上市的贝利尤单亢(倍力腾)

562 甲状旁腺功能亢进症

563 精索鞘膜积液之治疗

563 质子和重离子治癌之优势

564 鳖甲煎丸说

564 慢性肾衰竭一方

565 血小板减少之验方

565 骨髓增生异常综合征
（MDS）验方

566 岁末感慨

566 空腹血糖（FPG）和糖化
血红蛋白（HbA1c）

566 一例喉部赘生物之临床教训

567 度他雄胺之治疗作用

567 中药治疗新型冠状病毒感
染之优越性

568 新型冠状病毒肺炎之预防
和治疗方药

569 少阴病之再认识

569 妇科疾病再认识

570 黄连对幽门螺杆菌（Hp）
的作用

571 苦参与甲硝唑漫话

571 扶正冲剂再说

572 D-二聚体

572 驱虫药漫话

573 几个经验方

573 两个小经验

574 近年来常见之细菌感染

574 新冠肺炎之中医认识

575 两当县一例新冠病毒性肺
炎诊治

575 领导干部之常见病诊查

576 近来几个效方

577 谈谈六一散

577 妇科药环的应用

578 过敏性紫癜性肾炎治验

578 顽固性耳聋治验

579 谈谈榧子的临床应用

579 危重患者用药之再体会

580 降血小板小议

580 唐氏综合征及染色体异常

581 谈谈黄体破裂

581 几个临床确效的好方药

582 厌氧菌专方

582 急性单核细胞白血病（M5）
治疗专方

582 胆、胃、胰、肠

583 慢性肾小球肾炎治愈一例

584 两个小经验

584 谈谈参赭镇气汤

585 声嘶一方

585 乌药和沉香

585 谈谈中药过敏

586 胃病治疗心得

586 谈谈大腹皮之除胀作用

587 厚朴温中汤

587 温胆汤与导痰汤

588 小儿自身免疫病

588 葡萄膜炎一例

589 两个小验方

589 卵巢癌术后肝转移

590 中医处方之体会

590 过敏性紫癜性肾炎又一例

591 少腹三方之临床应用

592 胃癌肝转移治验

592 腰椎间盘突出症、坐骨神经痛治验

593 几个小知识

593 重症溶血性贫血误诊一例

594 肝癌移植术后腹痛、腹胀治验

594 胆囊癌治验

595 最近发现的几个验方

595 前列腺癌骨转移一方

596 再话克银一号、二号

596 密陀僧小议

597 肺癌治疗一得

597 阳起石浅说

597 肠系膜上动脉炎

598 几个临床有效的方药组合

599 治疗抑郁症方

599 莲子清心饮再话

600 前列腺炎之中药治疗

600 胰腺癌一例

601 甲状腺功能亢进症再说

601 两个临床见效的好方剂

602 直肠癌术后一方

602 慢性肾衰竭一方

603 肝病内分泌临床观察的重要性

603 皮肤痒疹的治疗

604 甘温咸润"菀大仙"

604 肺炎胸痛一方

604 头晕耳鸣一方

605 肝硬化大量腹水案

605 靶向治疗漫谈

606 胰腺癌治疗体会

606 谈中药方之促肾上腺皮质作用

607 舌质红而无苔的临床意义

607 肠系膜上动脉炎一例

608 几点小经验

608 定心丸、安魂汤及振痿汤

609 腹膜假性黏液瘤

609 升阳益胃汤之临床应用

610 老年人感冒说

610 肾衰竭治验

611 克罗恩病（CD）之手术治疗

611 乙肝抗病毒治疗讨论

612 频发晕厥一例治验

612 近年临床出现的三类降糖药

613 慢性肾脏病与钙磷代谢

613 抗衰老新药 β-烟酰胺单核苷酸

614 谈谈青光眼

615 大肠癌漫谈

615 老年性腰腿痛治验

616 肺癌免疫治疗之现状

616 糖尿病足的认识

617 下肢静脉曲张漫谈

617 甲状腺功能减退症（甲减）
浅说

618 一例 EB 病毒感染验案

619 两个有效方剂

619 老年人营养不良

620 老年性白内障

620 严重眶上斑一例验案

620 癫痫水丸

621 腰腿痛经验方

621 乙肝肝硬化、肝癌验案

622 阳痿患者治验

622 经皮冠状动脉介入治疗
（PCI）

623 下腹部手术后腹部并发症
的治疗

624 结肠癌术后少腹痛、肛门
重坠案

624 前列腺癌少腹痛、肛门重
坠案

624 再论中医处方

625 慢性肾炎又一方

626 闲说几句宫颈癌

626 头晕、耳鸣、目赤方

626 说说金车丹芪方

627 胆囊癌一方

627 血液病中药治疗概说

628 胸腺瘤诊治一例

628 几组有效方药

629 肿瘤微环境概述

630 皮肤鳞癌一例

630 真性红细胞增多症一例治验

631 肾小球肾炎一方

631 甲亢突眼症之治验

631 青蔻系列漫谈

632 慢性肾炎又一验方

632 狼疮性肾炎一验方

633 慢性肾小球肾炎一例治验

633 说说白前

634 颅脑小血管病

2021 年

635 谈谈睡眠不佳问题

636 睡眠与心态的关系

636 胃癌肝转移一例治验

637 肺癌之中医治疗

638 头痛头昏方论

638 中药治疗直肠癌

639 两个小经验

640 白血病中医治疗

641 降血沉之体验

641 两个验方

642 皮肤癌治验

642 抑郁症一方

643 腹部手术后肠系膜粘连的中医治疗

643 胃气上逆咳嗽一例

644 三个效方

645 两个效方

645 老年人缺锌、缺钙

646 前列腺癌之中药方剂

646 糖尿病足验方

647 卵巢癌之治疗

647 再谈胆胰合证方

648 萆薢分清饮与萆薢胜湿汤

648 赤小豆与生薏苡仁

649 谈谈孕妇之血栓病

649 肺部磨玻璃样结节

650 几个验方

650 肾小球肾炎治疗有感

651 治愈下肢结节性红斑

651 两个验方

652 过敏性鼻炎一方

652 慢性肾小球肾炎又一方

652 谈谈腹胀

653 再谈胆胰合证方

653 充分认识每一传统方药之普遍适用性

654 脑血管瘤之中医效方

654 谈谈男性更年期综合征和女性处女膜肥厚

655 肾透明细胞癌之中药效方

655 慢性肾小球肾炎验案

656 骨髓增生异常综合征一例

656 老年妇女遗尿问题小论

657 甲状腺结节

657 老年遗尿与睾丸痛

658 外阴白斑小议

658 恶性贫血治验一例

659 妇人抑郁症

659 从原发性血小板增多症说起

660 从骨髓增生异常综合征一例说起

661 肺心病治疗一得

661 晚期乳腺癌的治疗

662 甲状腺结节合并耳鸣一例治验

662 从一例乳腺癌的治愈谈起

663 几个效方

664 硬脑膜下动静脉瘘

664 神经源性排尿功能障碍

664 老年性腰痛验方

665 再说巧克力囊肿

665　麻黄薏强汤治验

666　再说麻薏强导五虎

666　肺癌胸水、腹水一例

667　自身免疫性肝炎、肝硬化失代偿合并脾功能亢进一例

667　子宫内膜间质肉瘤治验

668　乳腺癌一例治验

668　肾透明细胞癌治验

668　肝硬化合并肝癌治验

669　肺癌声音嘶哑一例治验

669　肝性脑病一例治验

670　中药治疗慢性肾衰竭小结

671　条条辨证通向本

671　皮肤痒疹之概述

673　两个经验方

673　白血病验案

674　MDS-MLD 反复加重记

674　直肠癌术后腹痛腹泻

675　活血化瘀漫谈

676　临床应用古方之体会

676　卵巢囊肿治验

677　肾结石治验

677　卵巢癌一方

678　十二指肠间皮瘤治验

678　消化不良一方

678　脑胶质瘤治验

679　顽固性肾病综合征验案

679　慢性肾衰竭一例

680　危重患者治疗中务必保护脾胃

680　胃病治胆只能加强治胃之疗效

681　肾衰竭治验

681　肝豆状核变性简谈

682　痔疮脱肛治疗

682　白血病中医治疗谈

683　谈肺肾阴虚

684　结缔组织肿块——纤维肉瘤

684　慢性髓细胞白血病治验

685　直肠癌术后肛门、少腹疼痛

685　中医古方的应用

686　公丁香和母丁香

686　谈谈心率加快

687　肥儿丸说

687　食盐与睡眠

687　桂枝茯苓丸之临床应用

688　抗癌中药对肝无损害

688　抑郁症治验

689　面神经麻痹一例治验

689　颜面黑斑治验

690　自身免疫性肝炎流泪症治验

690　顽固性口腔溃疡及颜面黄褐斑治验

690　M_4 治验

691 骨髓抑制又一方

2022 年

692 肝硬化患者之腹泻

692 胃病方中之大黄去留谈

693 几个有效小方剂

693 贲门癌术后噎膈

694 又一发现

695 索 引

学到老来活到老，

古稀之年勤而劳。

无需你我评说好，

自认读书可增寿。

慢性丙型肝炎的研究进展　　　　// 2007.5.25

慢性丙型肝炎（简称丙肝），是由丙型肝炎病毒（HCV）引起的传染病。其主要传播途径为输血及使用血液制品。该病特点为症状少，预后差，慢性化者占 50% 左右。现认为，慢性化者较此数为多，估计可达 70% 以上。

HCV 对干扰素（IFN）治疗应答的个体差异性与病毒载量和宿主易感性相关。自 1969 年长效干扰素问世以来，本病之治疗出现了一些好的苗头。聚乙二醇（PEG）化干扰素联合利巴韦林方案之提出，使丙型肝炎患者得以根据基因类型进行个体化治疗。基因 I 型采用派罗欣 180μg 联合利巴韦林 1000 ～ 1200mg，48 周能显著提高持续性病毒应答；而基因 II ～ III 型仅需 24 周就可产生满意应答。

现已公认 PEG 干扰素联合利巴韦林是治疗丙肝之"金标准"。

利巴韦林之剂量必须保证在足够水平。利巴韦林之起始剂量通常与应答呈正相关，而更高起始剂量通常可提高基因Ⅰ型患者之持续病毒学应答（SVR）。所谓基因型，就丙肝而言，分为Ⅰ、Ⅱ、Ⅲ三型。其中Ⅰ型为难治型，患者病毒载量高、体重在85kg以上；Ⅱ、Ⅲ型则相对易治。Ⅱ型又可分为A、B、C、D四型，其难治情况依次递减。

糖尿病再说 *// 2007.8.27*

糖尿病之发病率逐年上升。2006年6月的统计数字显示，过去20年，全球糖尿病患者已由3000万人增至2.3亿人，增加了约7倍。中国之糖尿病患者约有4000万人，仅次于印度。

目前，治疗糖尿病的药物都有一定的副作用，具体如下：

1. 胰岛素促泌剂　无论瑞格列奈还是磺酰脲类促胰岛素分泌药都可引致低血糖。

2. 双胍类　乳酸中毒是苯乙双胍最常见的副作用。二甲双胍也有副作用，但较之轻得多，仅有3/10万，一旦出现，则可引致50%之死亡率。此种情况在心肺功能及肾功能不全时最为明显。

3. α-葡萄糖苷酶抑制剂　包括阿卡波糖、伏格列波糖。阿卡波糖是一种生物合成之假寡糖。它的结构与寡糖非常相似，因此能竞争性地与α-葡萄糖苷酶结合，故而称作α-葡萄糖苷酶抑制剂。葡萄糖之形成全靠α-葡萄糖苷酶来完成，因此阿卡波糖可以抑制葡萄糖之形成，使之不能进入血液循环，进而治疗糖尿病。但阿卡波糖可致腹胀肠鸣，矢气频频，甚者则见腹泻腹痛。鉴于此，该药之应用宜自小剂量开始，如起始剂量为25mg，逐渐增加至50mg。

4. 胰岛素增敏剂　此与胰岛素促泌剂不同。噻唑烷二酮类（罗格列酮和吡格列酮即属此类），通过刺激过氧化物酶体增殖物激活受体（PPAR），增加胰岛素对周围组织器官之敏感性，改善胰岛素抵抗。曾有此品之一代产品曲格列酮，因其剧烈之肝脏反应，美国 FDA 已于 2000 年宣布撤市。此类药物之二代产品罗格列酮与吡格列酮虽未发现肝脏毒性反应，但仍有致水肿之副作用（血管神经性水肿），因此心肾功能不全者应禁用。

5. 胰岛素　胰岛素之副作用为低血糖，用之不当则频频发作。因此，2007 年美国医师学会认定此类药为全球最易引发事端之药物。

药物流产之弊端　　　　　　　　　　　// 2007.8.31

药物流产易引发卵巢功能早衰，此为众所周知之事实。现美国加州大学的一项临床研究发现，药物流产并无其他弊端，包括对后续妊娠之恶性影响。该项研究选取了 2710 例曾经药物流产之妇女和 9104 例曾经手术引产之妇女，分别对比其异位妊娠、自发性流产、早产、低体重儿等的发病率，均无显著性差异。

溶血性贫血之检验诊断　　　　　　　　// 2007.8.31

1. 平均红细胞体积（MCV）> 95fL。
2. 乳酸脱氢酶（LDH）增高。
3. 网织红细胞增加。
4. 间接胆红素（IBIL）增加。

非酒精性脂肪肝 *// 2007.9.2*

脂肪肝分为酒精性脂肪性肝病（AFLD）和非酒精性脂肪性肝病（NAFLD）两种。前者诊断以饮酒为前提，也易于诊断；后者之诊断则于亚太地区医疗肝病会议已出指南，诊断要点如下：

1. 乙醇含量，男性小于 20g/d，女性小于 10g/d 之脂肪肝，为非酒精性脂肪性肝病。

2. 排除各型病毒性肝炎引致的脂肪肝，其中应包括免疫性肝病。

3. 以肥胖和代谢紊乱为前提之脂肪肝则属于此类。

16 排 CT 之临床应用 *// 2007.9.3*

由美国通用电气公司生产的 16 排螺旋 CT 应用于临床，有下列优势：①速度快，扫描一个断层仅需 0.3 秒，而普通 CT 需要5 秒。②能够三维成像。③无伪影。④心血管成像清晰且无创伤，可代替心脏导管插入术。

谈谈癫痫 *// 2007.9.3*

本病常见、多发，其中 70% 的患者在首次发作后经过治疗可出现长期之一段静息。卡马西平被认为是当前治疗癫痫的首选药。20 世纪末出现了几种治疗癫痫的药，如替加宾、加巴喷丁等，经十多年的临床观察，疗效均不如卡马西平。

卡马西平除用于治疗癫痫外，尚能止痛、抗抑郁、抗尿崩症，因而可用于各种神经痛（如三叉神经痛、疱疹痛等），以及抑郁症、精神分裂症。其用量为 0.1 ～ 0.2g，每日 3 次，口服，先从小剂量开始，逐渐增至 1.2 ～ 1.6g/d。本药的副作用有视物模糊、复视、眼球震颤、尿潴留、水中毒（低钠）、皮疹、儿童行为障碍、狼疮综合征；常见之不良反应有心律失常、骨髓抑制、精神障碍。

克罗恩病（CD）的诊断与鉴别诊断　　*// 2007.9.3*

本病应与肠结核和恶性淋巴瘤相鉴别。

1. 肠结核（ITB）　CD 与 ITB 受累的部位均为回肠部。CD 尚可累及直肠，其中吻合口病变约占 77%。CD 的肠系膜淋巴结最大直径为 1cm；ITB 的淋巴结最大直径可达 20cm，并伴上皮肉芽肿和干酪样坏死。CD 之炎症局部病变较 ITB 明显。

2. 恶性淋巴瘤（ML）　ML 之发病年龄中位数大于 CD，二者相差约 10 岁。ML 之病程中位数显著小于 CD。CD 之肛周病变有较高特异性，如易出现肠梗阻、瘘管等。ML 常见腹部肿块、积液；CD 则少见。

幽门螺杆菌之新疗法　　*// 2007.9.17*

意大利学者提出的 10 日序贯疗法，即前 5 日，使用质子泵抑制剂，如奥美拉唑、泮托拉唑、雷贝拉唑（每次 10mg，每日 3 次），搭配阿莫西林（每次 1000mg，每日 3 次）；后 5 日，质子泵抑制剂使用同前，搭配克拉霉素（每次 500mg，每日 2 次）及替硝唑（每次 500mg，每日 2 次）。

高血压患者之胰岛素抵抗　　　　　// 2007.10.15

　　高血压患者通常合并高血脂和胰岛素抵抗，三者统称为代谢综合征。在我国，35 ～ 64 岁的人群中，代谢综合征的患者占 10% ～ 20%；而在 60 ～ 95 岁的人群中其占比达到 20% ～ 40%。代谢综合征是心血管病和糖尿病发生之基础，可使前者的发病率增加 2 ～ 4 倍，使后者的发病率增加 5 ～ 9 倍。最近的研究发现，血管紧张素 Ⅱ 受体阻滞剂美卡素（替米沙坦）有降压、降脂、降糖功效，是防治代谢综合征之理想药物。

血管紧张素 Ⅱ 受体阻滞剂（ARB）在慢性肾病中的应用
// 2007.10.15

　　凡有肾脏疾患的高血压患者均应以 ACEI 或 ARB 为首选药物，需要注意的是，对两种药物的用法应该有所不同，因为体内的肾素–血管紧张素系统（RAS）有循环 RAS 和器官局部 RAS 之分。肾组织中的 Ang Ⅱ 是循环中浓度的 60 ～ 100 倍，因其中 85% 为肾组织本身产生，仅 15% 来源于循环。所以治疗肾病高血压时采用常规剂量常达不到保护作用，骤然加大剂量患者亦不能耐受，故而应从小剂量逐步增加至大剂量使用，有时使用 ARB 可达 8 ～ 12 片 / 日，持续 6 年以上。

尿毒症之最新概念　　　　　// 2007.10.19

　　肾衰竭之最终则形成尿毒症，此时尿素氮可达 21mmol/L，肌酐达到 700μmol/L，肾小球滤过率仅相当于常人之 7%。

其治疗方法有透析和肾移植。前者可解决尿素问题而不能解决溶质（胺、吲哚、酚、呋喃等）问题。所谓溶质问题，又称作残余综合征（乏力、厌食、恶心、惊厥、抽搐、痉挛、体温降低）。后者则既可解决尿素问题，又解决残留问题，但供体困难且不易推广。每周透析 2 ～ 3 次，部分患者可存活 10 年以上，但因感染等因素影响，5 年的生存率仍然很低。肾移植之排斥反应仍然属于大问题。最近临床采用骁悉（吗替麦考酚酯）、激素、他克莫司联合的方法，可大大减少移植之排斥。

肾小球滤过率 // 2007.10.22

肾小球滤过率即每分钟肾脏滤过之尿量，正常成人为 80 ～ 125mL/min。此值与内生肌酐清除率之绝对值相等，故内生肌酐清除率之成人正常值也是 80 ～ 125mL/min。

原发性胆汁性肝硬化 // 2007.10.22

早在 20 世纪原发性胆汁性肝硬化（PBC）就被引入自身免疫相关疾患，主要见于中年女性，在美国的发病率为 1% ～ 4%，在我国尚无发病之完整统计。乏力、皮肤瘙痒为本病最先发现之自觉症状。B 超检查可见肝硬化体征。抗核抗体（ANA）、抗线粒体抗体（AMA）经常呈现阳性。晚期可见黄疸、腹水和皮肤色素沉着。PBC 按组织学可分为四期，即汇管区炎症期、肝实质炎症期、间隔或桥接纤维化期、肝硬化伴再生结节期。本病患者生存期的中位数为 10 年。近年来采用熊去氧胆酸治疗本病见效，可望延长生存期。抗线粒体抗体（AMA）在非胆汁性肝硬化患者中亦可出现阳性，但非特异。

单克隆抗体 // 2007.10.22

单克隆抗体俗称"生物导弹"，乃特定之抗原决定簇作用于特定部位产生的抗体。临床常用之靶向治疗药物利妥昔单抗、甲磺酸伊马替尼、赫赛汀、易瑞沙均属此类。

排名前十位的用药错误 // 2007.10.26

2007年7月，在亚特兰大召开了美国药师协会年会，会议讨论了临床常见的用药错误，其中前十位有：①胰岛素：剂量。②抗凝药：时机。③阿莫西林：滥用。④阿司匹林：时机。⑤复方磺胺甲噁唑：伤胃。⑥对乙酰氨基酚（扑热息痛）：伤胃。⑦布洛芬：伤胃。⑧氢可酮（乙酰可待因）/ 对乙酰氨基酚：伤胃。⑨头孢氨苄：滥用。⑩青霉素：滥用。

舒喘灵 // 2007.10.26

舒喘灵（硫酸沙丁胺醇）是当前治疗支气管哮喘或喘息性支气管炎之首选药。其片剂用量2mg，每次1～2片，每日3次；气雾剂用量0.1mg，每日3～4次，每次2喷。

抗平滑肌抗体（抗 SMA）

// 2007.10.22

急慢性肝病时，肝细胞坏死，肌纤维收缩，蛋白释放入血液中产生抗 SMA。自身免疫性肝炎（原发性胆汁性肝硬化）时，该抗体阳性率较高；急性病毒性肝炎时，SMA 阳性率可达 80%，且多在发病第 1 周出现。

干扰素

// 2007.11.29

干扰素（IFN）是一种由单核细胞和淋巴细胞产生的活化细胞因子，由多肽组成。根据其来源和结构不同，可分为 IFN-α、IFN-β、IFN-γ 三类。前者有 20 余种亚型，后两者只有一个亚型。IFN-α 由白细胞产生，IFN-β 由成纤维细胞产生，IFN-γ 由淋巴细胞产生。其作用是抑制病毒，抑制增生、增殖，调节免疫。

鉴于此，干扰素目前可治疗三方面疾病：①病毒感染：乙肝、丙肝、带状疱疹、各种疣。②白血病、淋巴瘤、恶性肿瘤。③自身免疫病（因其副作用大，现已少用）。

IFN 之副作用：①发热及感冒样症状。②抑制骨髓造血。③精神症状，如烦躁、失眠、心慌。极少数患者可引起心血管病和肝损害。

IFN 制剂：① IFNα-1b（赛若金）。② IFNα-2a（罗扰素）。③ IFNα-2b（安福隆、安达芬）。④复合干扰素：其效用超出普通干扰素 5 倍，有 9μg、15μg 两种规格。⑤长效干扰素：聚乙二醇干扰素 α-2b（佩乐能）、聚乙二醇干扰素 α-2a（派罗欣），前者优于后者。药效长效干扰素优于短效干扰素，副作用长效干扰素亦少于短效干扰素。

氨溴索糖浆 // 2007.12.10

此药亦名沐舒坦，为当前祛痰止咳之常用药品。通常糖浆口服，成人 90mg/d，每日 3 次，见效后可改为 60mg/d，每日 3 次，平均疗程为 1 周。根据德国勃林格殷格翰的研究，该药之祛痰止咳作用可居当前同类药品之首。

连续性肾脏替代治疗（CRRT）治疗急性肾衰竭（ARF）
// 2007.12.10

此一疗法在西方国家已进行近 20 年，在我国才刚刚起步。此法之原理是以动、静脉压差作为体外循环之动力，连续、缓慢清除血液中多余的水分；以对流形式去除溶质中之尿毒物质及炎症介质。急性肾衰竭（ARF）原先之概念为中毒、烧伤、严重创伤及感染等所致之肾衰竭。但目前多脏器功能衰竭（MOF）、多脏器功能障碍综合征（MODS）等临床多见，并常伴发 ARF，故目前概念尚未统一。

几样当前医院设备 // 2007.12.15

1.JF-800A 血液灌流机集血液体外循环装置、抗凝溶液自动推注装置、血液保温装置、压力、气泡监控等于一身，用于血液净化及一切亟须体外循环的急救治疗，如农药中毒、各种原因所致的创伤、烧伤、脓毒血症等引起的急性肾衰竭。

2.HA300 树脂血液灌流器是专为中毒患者设计制造的灌流器，特别适用于救治大、中分子或与血浆结合的药物中毒患者。该设备通过利用树脂之强力吸附作用，直接清除毒物。此种灌流器亦可用于顽固性皮肤病，亦可用于肝性脑病、肾病综合征、系统性红斑狼疮。

3. 连续性血液净化设备是急诊血液净化的理想设备，适用于急慢性肾衰竭，亦适用于各种中毒之抢救。

第 58 届美国肝病学术会议　　// 2007.12.21

此届会议重点讨论了非酒精性脂肪性肝病（NAFLD）发病的意义，认为其是代谢综合征的产物。代谢综合征是以糖尿病、高血压为起点的一组具有严重危害的中老年疾病。因此，此类疾病好发人群应在平时关注肝功等指标的变化。

最近由美国率先推出之抗 HCV 新药聚乙二醇干扰素 α-2a，疗效较之前的干扰素好，但增加剂量并不能提高疗效。有人主张，对肝病之干扰素治疗应因人而异，采取个性化治疗。

特拉匹韦（VX-950）是一种口服的丙型肝炎病毒（HCV）NS3-4A 丝氨酸蛋白酶抑制剂，可大大降低干扰素治疗的依赖性和停药反弹。R1626 是丙型肝炎病毒（HCV）RNA 聚合酶核苷类似物抑制剂的前药，其疗效尚待进一步临床观察。

二〇〇八年

第一届重症感染暨 AIM 中国行高峰会议

// 2008.1.10

此次会议上澳大利亚昆士兰大学的 David L. Paterson 发表了关于"粒细胞缺乏症发热患者的管理"的演讲。他指出，此种情况应立即开始经验性抗生素治疗而不是等到细菌培养结果后再行治疗。美国感染病学会推荐使用三代头孢亚胺培南、美罗培南作为治疗单药。但根据 Paterson 教授的经验，替卡西林 / 克拉维酸的作用并不理想，而美罗培南和哌拉西林 / 舒巴坦的作用较好。Lancet 的分析也表明，三代头孢之疗效并不具备优势，且较其他的抗生素有更高的病死率。从细菌之种类看，铜绿假单胞菌是近几年最多引致粒细胞缺乏症发热之菌种。

其经验性治疗药物中美罗培南的疗效低于亚胺培南。哌拉西林 / 舒巴坦对铜绿假单胞菌引致之粒细胞缺乏症发热有效，原因是二药相配能明显抑制铜绿假单胞菌体内之内酰胺酶。美罗培南与亚胺培南同属一种药物，在我国之上市名称为"泰能"。初始抗菌药物之治疗是有别于既往之先观察、耐心等待药敏报告之常规治疗。

2007 年～ 2010 年 | 15

谷峰比值是衡量高血压患者病情的重要指标

// 2008.1.21

24 小时内血压的最高值谓峰，最低值谓谷，谷者 T 也，峰者 P 也，谷峰比值（T/P）即此代名词。T/P > 70% 为正常，高血压时谷峰比值通常在此值之下。在应用药物时，T/P 值之大小也是衡量药物疗效之重要标准。目前认为，长效 CCB 之是降压药中之佼佼者，其优势在于非但能降压而且能增加 T/P 值。

2008 年医学科研之六大趋势

// 2008.1.22

1. 更多使用靶向药物治疗　目前靶向药物尚在开发新药之中，已经用于临床的易瑞沙、赫赛汀、甲磺酸伊马替尼、利妥昔单抗等靶向药物分属于两类，即表皮生长因子之单克隆抗体和血管内皮生长因子之单克隆抗体。

2. 糖尿病之流行进入平台期　美国北卡罗来纳大学教堂山分校的内分泌部主任、糖尿病专家 Basu 预测：2008 年糖尿病的流行已进入平台期，这是因为作为糖尿病的发病基础的肥胖症已经越来越受到人们的重视。有研究表明，使用罗格列酮远期有引致心血管病之虞，故未来可能逐步减少使用此药。

3. 肥胖是百病之源　从儿童时期即应注意保持体重，避免肥胖，以预防高血压、糖尿病、心脑血管疾病的发生。

4. 脑卒中与冠心病是由共同危险因素决定的　美国俄亥俄州克利夫兰医学中心的 Bhatt 教授认为治疗冠心病之药物同样可以治疗脑梗死。

5. 风湿病新药即将面世　治疗风湿病的新药托珠单抗可抑制 IL-6 从而减轻关节炎症。

6. 心血管病激素替代疗法之回归　更年期激素替代疗法（HRT）因可引致心血管事件而销声数年，未来一年可能回归。

2007 年美国十大医学新闻　　// 2008.3.3

1. 干细胞的新来源——羊水。有研究成果显示，从羊水中可以分离出多能干细胞。此前人体多能干细胞的分离途径主要是人血、骨髓及桑椹胚。此项研究提供了干细胞分离的另一种途径。

2. 美国心脏病协会最近研究结果表明，单纯强化药物相较于药物联合心脏介入治疗的远期疗效无显著差异，由此引发了人们对 PCI 的质疑，动摇了 PCI（经皮冠脉介入术）、PTCA（经皮冠状动脉腔内成形术）之权威。

3. 干细胞疗法可治疗 1 型糖尿病。2008 年 4 月 11 日，巴西的研究人员发现，自体非骨髓性造血干细胞移植联合大剂量免疫抑制剂可在一定范围内治疗 1 型糖尿病，可使绝大多数 1 型糖尿病患者的胰岛 B 细胞发生一定程度的恢复。

4. 罗格列酮（文迪亚）之安全性引起争议。美国的一项研究报告提出，文迪亚可导致心血管病。该项报告引发患者对药物的广泛质疑。

5. 基因疗法可治疗帕金森病。美国学者通过 III 期临床试验证实，以腺相关病毒（AAV）作为载体，将谷氨酸脱羧酶（GAD）之基因导入丘脑底核的基因，可以治疗帕金森病，且安全性良好。试验患者中有 20% ～ 30% 在治疗 3 个月后运动功能得到改善。

6. 索拉非尼可延长晚期肝癌患者的生存期。美国临床肿瘤学会的一项循证医学报告表明，索拉非尼可显著延长肝癌患者的生存期。索拉非尼是单克隆靶向治疗药物，已获美国 FDA 认证，预计可在肝癌治疗方面起到划时代之影响。

7. 美国科学家最新的发布信息指出，中年人采取健康生活方式可降低心血管病的发病风险。所谓健康的生活方式，即禁烟酒、多锻炼、清淡饮食、多吃蔬菜、按时作息。

8. 美国有关科学家的研究表明，抑郁症较一些慢性病对人健康的损害更大。

9. 肥胖在全球蔓延。世界卫生组织随机抽取了全球 63 个国家的 16.8 万人，按照腹型肥胖标准进行评定，结果显示其中 60% 的男性和 50% 的女性属于超重或肥胖。

10. 美国的一个研究小组提出，可以将人体皮肤细胞转化为胚胎干细胞。

利福喷丁 // 2008.3.5

本药为长效利福霉素衍生物，目前主要用于结核病的延长治疗中，一般每周服用 1 次。最新的研究结果表明：利福喷丁可完全替代利福平、利福定；莫西沙星可完全替代异烟肼。莫西沙星又名拜复乐，为第四代喹诺酮类抗菌药物。喹诺酮类抗菌药物第一代为诺氟沙星，第二代为环丙沙星，第三代为左氧氟沙星，第四代为莫西沙星（拜复乐）。拜复乐每片 0.4g，每日 1 次，为当前新出现之最佳抗结核药。

芬太尼透皮贴 // 2008.3.5

自 2005 年 7 月 FDA 发布了关于合理安全使用芬太尼透皮贴的建议起，3 年来世界各地陆续报告了多例芬太尼中毒之案例。故而美国 FDA 于最近建议此贴剂只用于重症癌痛之患者，且使用持续时间不宜超过 1 周。

SFDA 紧急通知 // 2008.3.5

①头孢曲松与含钙溶液同时应用，可导致新生儿和婴幼儿死亡。②2 岁以下的婴幼儿使用麻黄碱、去氧肾上腺素时可能引致死亡。③婴幼儿服用麻黄碱、苯海拉明、马来酸氯苯那敏时可引起意外反应。

替勃龙 // 2008.3.7

绝经期妇女由于卵巢功能衰退，雌激素、孕激素水平降低，因此可出现潮热、盗汗、情绪波动；同时还可出现骨质疏松、阴道干燥的表现。传统的雌激素、孕激素替代疗法由于有一定副作用，同时尚可伴不规则的阴道出血，故而患者多不能坚持使用。

替勃龙是一种雌激素活性调节剂。与传统之激素替代治疗不同，该药进入外周血液时以不具激素活性之硫酸盐形式存在，待到达骨髓、子宫、外阴后才生成具有雌激素活性作用之物质，故而对其他脏器无损害作用。其优点是提增生活质量，改善阴道湿度，防止骨质疏松。

肝细胞癌（HCC）治疗现状 　　　　　*// 2008.3.14*

HCC 的发病率在癌症中位列第五，死亡率位列第二。

1. 介入疗法　　介入疗法包括经导管肝动脉化疗栓塞术（TACE）、经皮无水酒精注射、射频消融、微波消融、激光消融、氩氦冷冻消融。

TACE 是当前应用最广泛的介入疗法。介入疗法可在一定程度上缩小肿瘤体积，有望延长患者的生存期限，但 5 年生存率经循证医学证明仍低于 10%。近年来随着肿瘤血管生成理论的发展，血管内皮生长因子（VEGF）受到越来越多的关注。大量实验研究表明，VEGF 的过表达和激活是恶性肿瘤发生的关键因素。应用 TACE 时由于栓塞易引起肝组织缺氧，从而会上调 VEGF 并可能促使其激活，由此引发新的转移灶。试验证明，多数进行肝脏介入治疗（TACE）患者的 VEGF 均见增加，但亦有上述患者之 VEGF 值未见上升者。鉴于此，对于 HCC 患者或许应将 VEGF 之检测作为一项评价是否适宜选择介入疗法的有效指标。最近意大利学者指出，VEGF 之血清水平与癌症之生长和预后均相关，因此建议将其作为一项检测癌症预后的重要指标。

2. 分子靶向药物　　2007 年美国 FDA 批准索拉非尼上市。该药为血管内皮生长因子抑制剂，可将晚期 HCC 患者的生存期延长 44%。应用索拉非尼可大大降低 TACE 后新瘤的发生率。

肝细胞癌（HCC）外科治疗现状 　　// 2008.3.14

　　HCC 的外科治疗包括肝癌切除术（病灶切除和肝叶切除）、肝移植、微创肝脏切除术。虽然早期手术的 5 年生存率可达 50%～70%，但早期诊断实属不易，仅占全部肝癌患者的 1/3。晚期 HCC 寄希望于肝移植，但移植术之适应证选择极为严格。如米兰标准（单个肿瘤直径 ≤ 5cm 或 3 个肿瘤直径 < 3cm）即对一般肝癌患者来说过于严格，使肝移植之适应证过于狭小。

雄激素剥夺治疗（ADT） 　　// 2008.3.14

　　既往之雄性激素剥夺治疗即所谓去势治疗。近期美国伯明翰大学教授的报告称：放疗联合剥夺治疗可降低前列腺癌患者的死亡率。其方法是采取三维适形放疗 +ADT。

21 基因检测可预测激素依赖型乳腺癌之预后

// 2008.3.14

　　所谓激素依赖型乳腺癌是指 ER、PR 阳性或其中之一阳性者，单用他莫昔芬之 10 年复发风险仅为 15% 左右。目前对所有根治术后之依赖型患者均进行术后辅助化疗，则至少有 85% 的患者属过度治疗。美国 Paik 教授研究了 CMF（环磷酰胺 + 甲氨蝶呤 + 氟尿嘧啶）或 MF（甲氨蝶呤 + 氟尿嘧啶）方案与 RS（复发评分），结果表明激素依赖型乳腺癌，术后化疗至少有 50% 是无用之举。21 基因的检测可以回答化疗对哪些激素依赖型患者有益。

氧化效应——糖尿病走不出的怪圈 // 2008.3.18

糖尿病之高血糖和高尿酸、高游离脂肪酸可使体内自由基大量生成，从而启动氧化效应。该效应可导致胰岛素抵抗，同时还可促进动脉硬化斑块形成。

药物性肝损害 // 2008.3.18

目前，药物性肝损害等疾病日渐增多。西药中的化疗药、抗甲状腺药、抗冠心病药、降血压药等均可引起肝损害；中药中的雷公藤、山海棠、合欢皮、番泻叶、贯众、豆蔻、薄荷、地榆等对肝脏也有一定的损害作用，临床中应谨慎使用。

急性白血病之缓解标准 // 2008.3.20

1. 完全缓解（CR） 骨髓细胞分类中原始细胞 < 5%。血常规：Hb > 100g/L，WBC 10×10^9/L，PLT > 100×10^9/L。无症状。

2. 部分缓解（PR） 骨髓细胞分类中原始细胞 < 20%。血常规及症状未达上述标准。

3. 未缓解（NR） 原始细胞未达上述标准。

再谈心脏介入治疗 // *2008.3.21*

药物洗脱支架之应用是心脏介入治疗突破的里程碑。其被认为是介入心脏病学之第三次革命。目前，心脏介入治疗与外科互补之形势大开。生物干细胞研究方兴未艾，任重道远。此外，冬眠心肌的毛细血管再生也是心脏病治疗的发展方向之一；尚有针对心血管病之血管内皮生长因子之研究亦在进行。易损斑块之早期检测是保持介入成果，延长冠心病禁止期的有效手段。目前此种技术发展很快，应用虚拟组织学技术的血管内超声已经取得了较大进展。

经皮主动脉瓣置换术是将预先成形之人工瓣膜放置在支架上，再通过经皮方式置入体内。此术目前存在输送困难、定位困难、操作复杂、成功率较低等问题。

胃肠神经官能症 // *2008.3.24*

临床中常可见到胃肠症状非常明显的患者，但其内镜检查却呈阴性。此类患者曾被冠以肠易激惹综合征、过敏性结肠炎等病名。近期《中国医学论坛报》刊登了武汉大学协和医院侯晓华教授的论文，其文中称此类患者多由"内脏高敏感性"所致。最近笔者亦常在临床中发现部分患者对中药会产生严重的胃肠反应，或许属于高敏感者。

代谢综合征（MS） // *2008.3.31*

代谢综合征之提出已 10 年有余。斯征系因高血糖、高血压、高血脂、高尿酸、高血黏度，渐进发展而致多脏器损坏。此征之关键特点为胰岛素抵抗（IR）。胰岛素抵抗则胰岛之功能亢奋，从而出现交感神经活动性增强，于是血管痉挛，血管壁增厚，血压升高，形成 MS。

基因疗法为治疗帕金森病（PD）带来希望

// 2008.4.7

PD 多发于 50 岁以上人群，目前尚无有效治疗方法。纽约长老会医院 – 威尔康奈尔医学中心神经外科教授 Michael G. Kaplitt 以腺病毒作为载体，将谷氨酸脱羧酶（GAD）基因导入丘脑，用以治疗帕金森病获效。

索拉非尼治疗 HCC 是一个时代的破晓

// 2008.4.1

晚期肝癌全身性化疗目前多用吡柔比星、米托蒽醌两药。前者仅能延长 3 周治疗时间（一项随机、双盲、对照试验报告）；后者之缓解率仅为 10% ~ 25%，然而两药均能引起机体致死性不良反应。

索拉非尼作为靶向治疗药物可以使患者的生存期延长 44%，具体则可延长约 2.8 个月。这一疗效对悲观患者来说可能微不足道，然而对整个 HCC 之治疗进展来说确是振奋人心的；况且经试验证明此药物的副作用与对照组无差异，能够保证安全性。

索拉非尼（多吉美）治疗肾细胞癌 // *2008.4.11*

索拉非尼可显著延长肾细胞癌（RCC）患者的无进展生存期（PFS），于 2005 年 12 月被美国 FDA 批准上市，成为全世界第一个被 FDA 认证的晚期肾癌的靶向治疗药物。此药之 PFS 明显高于对照组；总生存期（OS）和肿瘤标志物检测数据亦明显高于对照组。

急性脑卒中治疗之新动态 // *2008.4.11*

重组人活性凝血因子Ⅶ（rhF Ⅶ a）可显著抑制血肿增大，由此引起人们的普遍关注。然而最近其在由国际多中心大样本组织的急性脑卒中的试验结果却令人大失所望，因而有人说重组人活性凝血因子Ⅶ是新星也是流星。

认识丙型肝炎 // *2008.4.14*

1992 ～ 1995 年，全国病毒性肝炎血清流行病学调查显示，我国人群乙肝病毒感染率为 57.6%，乙肝病毒携带率为 9.75%，丙肝病毒感染率为 3.2%。近 10 年来我国乙肝病毒之感染因乙肝疫苗之普遍注射而明显减少，而丙肝之流行却有增加趋势。

北京大学的肝病研究报告指出：丙肝感染 10 年、20 年之肝硬化发生率分别为 9.23% 和 17.81%，高于国外之相关数据。发病年龄方面：小于 20 岁、21 ～ 30 岁、31 ～ 40 岁、大于 40 岁患者的肝硬化发生率分别为 2.63%、8.6%、13.7%、19.64%，由此表明随着感染病毒时间的延长、年龄之增长，肝硬化的发生率逐渐增加。

1992 年起，我国强化了输血管理，对献血员严格筛选，经输血所染之丙型肝炎较前明显减少，但仍有一部分丙肝产生，说明丙肝的感染不完全是输血途径。对于此说尚需进一步研究证实。丙肝在甘肃省的发病率为 2% ～ 3%。

胃食管反流病再谈　　　　　// 2008.4.14

由于本病存在东西方差异，因而出现了胃食管反流病（GERD）的亚太共识。

①报警症状：吞咽痛、吞咽困难，呕血、便血，体重减轻、贫血，胃癌高发区或家族史。

②基本症状：胃痛或不舒服，反流症状（反酸、胃灼热感、嗳气），质子泵抑制剂治疗有效。

2008 年亚太地区《慢性乙型肝炎治疗指南》的变化
// 2008.4.16

① HBeAg 阳性者：ALT 升高 > 2×ULN（正常上限），且 HBV-DNA > $2×10^4$U/mL，应进行抗病毒治疗。

② HBeAg 阴性者：HBV-DNA > 10^5U/mL 改为 > 10^3U/mL，应予以抗病毒治疗。

③治疗期间应每 3 ～ 6 个月进行随访及对肝细胞癌（HCC）进行监测。

未来心脏介入治疗化身为"三头兽" // *2008.4.25*

美国经导管心血管治疗大会（TCT）主席、美国哥伦比亚大学医学中心的 Martin B. Leon 教授在 2008 年中国介入心脏病学大会上提出：未来心脏介入治疗将从导丝、球囊、洗脱支架等方面跃向易损斑块的诊治和血管之新生，选择性血管支架置入，成人先天性、结构性心脏病之治疗。

国人乙肝发病显著下降 // *2008.5.22*

近日公布的 2006 年我国乙肝血清流行病学调查结果显示：全国人群乙肝表面抗原（HBsAg）携带率已从 1992 年之 9.75% 降至 7.18%，下降了 2.57%；且低年龄群患者下降率较大，据估计我国儿童乙肝患者减少近 800 万人。

恶性淋巴瘤之分类 // *2008.5.29*

恶性淋巴瘤通常分为霍奇金淋巴瘤（HL）和非霍奇金淋巴瘤（NHL）。前者（HL）的依据细胞来源分为淋巴细胞型、结节硬化型、混合型、淋巴细胞弱势型。后者（NHL）依据细胞来源的分型如下：

1.B 淋巴细胞型　①惰性淋巴瘤：慢性淋巴细胞白血病、小淋巴细胞淋巴瘤、滤泡性淋巴瘤、边缘区淋巴瘤（胃黏膜相关、非胃黏膜相关、结内、脾内）、华氏巨球蛋白血症及低度恶性的套细胞淋巴瘤。②侵袭性淋巴瘤：大 B 细胞淋巴瘤、套细胞淋巴瘤。③高度侵袭性淋巴瘤：淋巴母细胞淋巴瘤、伯基特淋巴瘤、艾滋病相关淋巴瘤。

2.T 淋巴细胞型　外周 T 细胞淋巴瘤和蕈状霉菌病。

化疗联合射频消融　　　　　　　　　　　// 2008.6.1

肝癌无法切除者，可用此法，但目前尚在探讨之中。HCC 之发病逐年上升，在全球癌症患者相关死因中居第一位。肝癌患者中仅有 20% ～ 30% 能够进行早期切除或肝移植等根治性治疗。对于无法切除之肝癌患者，目前也有一些其他选择，如经皮无水乙醇注射（PEI）、射频消融（RFA）、肝动脉栓塞术（TACE）等。

1.RFA　采访法即采用置入肿瘤病灶之专用电极，施加射频能量后形成高频之毁损区，其范围包括肿瘤组织及其周围 1cm 之肝组织。最新研究资料证明：2 ～ 4cm 直径之第一肝癌，RFA 治愈率为 90%，3 年病情控制率为 80%。

2.TACE　如果肿瘤直径＞ 4cm，可选择此法。肝脏通过肝动脉和门静脉实现血流灌注，但 HCC 之供血几乎全部来自肝动脉。TACE 正是利用这一点。操作时将导管送入肿瘤动脉，并注入油性造影剂（碘油）和化疗药物（通常用多柔比星）之混合物，然后注入栓塞剂（如聚乙烯醇栓塞微球）。栓塞剂被血液携带至肝动脉末梢，于该处凝集并阻塞血管，致使肿瘤缺血性坏死。

RFA 即通常所谓之射频消融；TACE 即通常所谓之化疗栓塞。二者之联合则可提升 HCC 之生存期。

前列腺干细胞抗原（PSCA）之癌症相关性

// 2008.6.13

PSCA 系前列腺癌高度表达之基因，目前证明其与弥漫性胃癌有客观联系，同时与多种癌症因素有关。

美国国立综合癌症网络（NCCN）   *// 2008.6.13*

此为世界最高权威之癌症信息资源库，会定期或不定期向世界发布癌症诊断、治疗之最新信息和指南，各国医学界则急起应之。例如，NCCN 最近更新了《NCCN 胃癌临床实践指南》，则中国专家组与 NCCN 专家之代表立即进行了充分讨论和沟通，并初步确定了中国版指南。以下为更新要点。

①流行病学：中国胃癌发病人数占世界胃癌总人数的 40% 以上。中国胃癌之发病部位以胃窦部为主。

②外科治疗：切缘与肿瘤距离应大于 5cm。淋巴结清扫数目应在 15 枚以上，剔除以往之 D0、D1，而主张采用 D2 标准根治术。

③术前辅助化疗：可采用紫杉醇或多西他赛联合放疗，但仅作为三类推荐。

④术后化疗：D2 根治手术，术前未做化疗者，术后宜做；术前已做化疗者，术后则无须做。

⑤转移性胃癌：推荐 DFC（多西他赛＋5-FU＋顺铂）、DC（多西他赛＋顺铂）化疗方案。

心脏介入治疗之支架研究　　　　　　// 2008.6.16

目前，心脏介入治疗的支架有裸金属支架（BNS）、药物洗脱支架（DES），二者技术均有进步。后者有紫杉醇支架、西罗美司支架等。除此之外，尚有促进内皮愈合之新型支架和生物降解支架。

肝豆状核变性（HLD）　　　　　　　// 2008.6.30

HLD 又名威尔逊病，是一种常染色体阴性铜代谢障碍性遗传病。常人铜需要量为 2mg/d，血清铜含量约为 15μmol/L。大量铜与蛋白疏松结合，聚积于肝、脑、肾、角膜等处，导致血清铜蓝蛋白含量下降，尿铜排泄增加。

本病之临床症状分肝、脑二部。肝者肝硬化之全部表现；脑者神经系统之改变。豆状核位于大脑基底节区，此处与肝脏之铜离子沉积最多，引致肝、脑相应症状，如锥体外系症状、精神改变、肝硬化。其次沉积较多部位为角膜、肾脏、皮肤，相应症状为角膜色素环、肾损害等。

本病的治疗多使用青霉胺、二巯基丙醇。

胃癌近说　　　　　　　　　　　　　// 2008.7.4

目前，胃癌的发病率已位于全球癌症第四位（以常见为序），其致死率名列第二位。胃癌可分肠型和弥漫型，前者与 Hp 感染有关，后者则无关。两种胃癌之发病原因不同，后者似与遗传基因关系更密切。作为前列腺癌高度表达之 PSA 基因活性物质，其对胃癌诊断相关性尚在研究中。

《NCCN 胃癌临床实践指南》中对超声内镜（EUS）和 PET/CT 扫描的描述有一些变化。而中国版的临床实践指南亦根据 NCCN 版指南进行了修订。

1. 中国胃癌患者的死亡率：男性 40.8/10 万，女性 18.6/10 万。该死亡率较欧美等国家高 4 ～ 8 倍。中国胃癌患者约占全球胃癌患者的 40%。

2. 外科手术治疗推荐切口距肿瘤病灶 5cm 以上，D2 每日 1 次淋巴结清扫应至少检查 15 个淋巴结，并结合位置清扫到 2 站淋巴结。手术方式采用 D2 根治术，而非 D0 或 D1。

3. 对术前化疗和术后化疗的价值目前尚无一致看法。总体以 D2 根治术为主，一般术前采用化疗之患者术后不主张化疗。

4. 转移癌之化疗推荐多西他赛 +5-FU，或表柔比星 + 顺铂 + 5-FU。

《NCCN 结肠癌临床实践指南（中国版）》

// 2008.7.7

该项指南中分期之最大特点是将 II 期分为 II A（$T_3N_0M_0$）、II B（$T_4N_0M_0$），将 III 期分为 III A（$T_4N_1M_0$）、III B（$T_{3\sim4}N_1M_0$）、III C（$T_XN_2M_0$）。

美国监测流行病学统计，各期的 5 年生存率分别为：I 期 93.2%，II A 期 84.7%，II B 期 72.4%，III A 期 83.4%，III B 期 64.1%，III C 期 44.3%，IV 期 8.1%。

结肠癌合并肝转移的 5 年生存率为 0%。

贝伐珠单抗联合 5-FU 的化疗方案尚在临床试验阶段，且贝伐珠单抗的价格较高，在国内无法普及。

我国之结直肠癌治疗方案目前尚不统一。

2008 年罗氏中国肿瘤论坛报道　　　// 2008.7.14

一、晚期结肠癌治疗进展

目前已证实伊立替康和奥沙利铂治疗结肠癌晚期等效。卡培他滨（希罗达）和伊立替康可以完全合用。在转移性结直肠癌一线治疗中，XELOX 方案（卡培他滨 + 奥沙利铂）可取代 FOLFOX 方案（奥沙利铂 +5-FU+ 亚叶酸钙）。无论是无进展生存期（PFS）还是总生存期（OS），两者之作用均可持平。前者在中性粒细胞减少方面表现的毒性更小。在转移性癌的二线治疗药物方面：XELOX 较之 FOLFOX 在 OS 方便表现为佳。综上，在晚期结肠癌的治疗中，XELOX 方案似可全面代替 FOLFOX 方案。另有观点认为，各种晚期癌症之化疗方案均可联合贝伐珠单抗；且在首次应用取得成效后尚可继续使用。

二、乳腺癌靶向治疗现状

乳腺癌手术和综合治疗已有较大发展。除放、化疗和内分泌治疗外，生物靶向治疗已成为目前关注的焦点。曲妥珠单抗（赫赛汀）之临床疗效已得到欧美各国的认可。此药在延长无病生存（DFS）和总生存期（OS）方面取得了充分证据。表皮生长因子受体 2（HER-2）阳性患者，使用曲妥珠单抗 + 化疗是标准方案。

三、非小细胞肺癌（NSCLC）的治疗展望

NSCLC 目前已取代肝癌成为癌症死亡率第一因素。血管内皮生长因子（VEGF）与肿瘤生成关系密切。贝伐珠单抗系血管内皮生长因子抑制剂，用于 NSCLC，临床试验证明能延长 OS1 年以上。2008 年美国国立综合癌症网络（NCCN）对厄洛替尼作了系统论述，肯定了此药之疗效。

心律失常治疗之漫漫长路　　*// 2008.7.20*

1989 年，CAST 研究结果表明，心肌梗死患者之心律失常得到纠正后，其死亡率反而升高。后来，许多研究证实了上述说法之，大家认定其原因为抗心律药带来之益处被其药物副作用抵消外，尚有过之。

1996 年，三类抗心律失常药物伊布利特上市。该药对房颤、房扑之转复成功率高，副作用少。然而此药仅能静脉滴注，不利于长期家庭用药。后又发现同类药物阿米利特、多非利特有潜在之致心律失常作用，因而大大减少了该类药物之使用。

1987 年，射频导管消融技术开始应用，因其成功率高、安全、创伤小而被迅速推广。而今射频导管消融已成为治疗室上性心动过速之主要方法。1994 年，美国医生 Swarty 等首先将此法应用于房颤的治疗，并取得成功。1998 年，法国医生 Mas 发现房颤之发生九成来自位于肺静脉中之"局灶"，他主张用射频导管消融术消除"局灶"。随着三维定位之声像技术的不断发展，射频导管消融技术的发展日新月异，除房颤外，其对于一切心律失常来说都具有非凡的意义。

在治疗慢性心律方面，与上述射频导管消融同步前进的还

有 DDDR 型心脏起搏器。但近几年，一些国际权威研究证实，DDDR 型心脏起搏器置入者的死亡率和 OS 并不优于未置入者。

脑卒中之提前干预　　　　　　　　// 2008.8.6

早期干预分 I 期干预和 II 期干预。前者包括运动减肥、饮食调解。后者主要是控制高血压、高血黏度、高血脂、高血糖和高尿酸，其中宜重点关注前三项的治疗，可以采取早治、综合、个体化的治疗方案。

降低血黏度药物有氯吡格雷（波立维）、阿司匹林、法华林。抗高血压药物有 β 受体阻断剂、钙通道阻断剂（CCB）、ACEI、ARB。调解血脂药有他汀类。

短暂性脑缺血发作（TIA）　　　　// 2008.8.11

TIA 是在脑血管损伤的基础上，发生的数秒钟至数小时之晕厥甚至昏睡，发作后常无后遗症。以往认为，此为脑血管痉挛，现改称为短暂性脑缺血发作。其发病原因除脑血管痉挛外，尚有微栓说、凝聚说。其临床表现根据缺血发生部位不同而异，如颈内动脉系统 TIA 常见单瘫、偏瘫、偏身感觉障碍、失语等。椎 - 基底动脉系统 TIA 常见一过性眩晕、眼球震颤、下肢无力。

治疗脑梗死的常用药　　　　　　　// 2008.8.11

1. 抗血小板药，如阿司匹林、双嘧达莫、氯吡格雷、前列环素。

2.扩血管药

（1）倍他司汀 8mg，每日 3 次，口服；或 20mg，加入 5% 葡萄糖注射液 500mL，静脉滴注，每日 1 次，2 周为一疗程。

（2）葛根素 500mg，加入 5% 葡萄糖注射液 500mL，静脉滴注，每日 1 次。

（3）银杏叶胶囊 80mg，每日 3 次，口服。

（4）烟酸占替诺 300 ～ 900mg，加入 5% 葡萄糖注射液 500mL，静脉滴注，每日 1 次。

3.钙通道阻断药，如尼莫地平、氟桂利嗪。

4.溶栓药，如蚓激酶（400mg，每日 3 次，口服）、蝮蛇抗栓酶。

5.体外反搏治疗。

6.手术治疗，如颈动脉内膜剥脱术、颅外 - 颅内动脉吻合术。

7.降低血黏度，如复方丹参加低分子右旋糖酐。

8.消除脑水肿，如 10% 硫酸镁、20% 甘露醇、30% 尿素、40% 乌洛托品、50% 葡萄糖。

脑出血的治疗　　　　　　　　　　　// 2008.8.11

1.中成药包括安宫牛黄丸、圣宝丹、苏合香丸、醒脑静注射液、清开灵注射液。

2.保持安静，吸氧，心电监护，输液。

3.静脉滴注甘露醇 1 ～ 4 次，慢速，30 分钟。

4.若血压居高不下，可适当降血压，静脉滴注硝普钠 20mg，但不宜降得过低；若血压略高通常无须处理。

5.除外心血管疾病的患者可以采用冬眠疗法。

高脂血症

高脂血症可分为 4 型：① TC（胆固醇）＞ 5.72mmol/L，为高胆固醇血症。② TG（三酰甘油）＞ 1.70mmol/L，为高甘油三酯血症。③ TC ＞ 5.72mmol/L，TG ＞ 1.70mmol/L，为混合性高脂血症。④ HDL（高密度脂蛋白）＜ 0.7mmol/L，为低高密度脂蛋白胆固醇血症。

亚太肝脏研究协会会议（APASL）提出了慢加急性肝衰竭（ACLF）

亚太肝脏研究协会会议（APASL）提出了 ACLF。本病之定义为慢性肝病之基础上出现急性发作，临床表现为肝功能损坏、黄疸，常于 4 周内出现腹水、肝性脑病。本病可分为 A 型（此前肝功能良好）和 B 型（此前肝功能不好，肝硬化代偿期）和 C 型（此前肝功能不好，肝硬化失代偿期）三型。

慢加急性肝衰竭（ACLF），其实质乃原称之慢重肝也。

滋养细胞疾病

滋养细胞疾病（GTD）指葡萄胎、恶性葡萄胎、绒毛膜细胞癌。葡萄胎为低危型滋养细胞疾病；恶性葡萄胎为高危型滋养细胞疾病。GTD 之诊断：停经史 + 阴道流血 +B 超、CT、MRI 检查。又有妊娠滋养细胞肿瘤（GTN）之名词，与 GTD 雷同，因葡萄胎、恶性葡萄胎、绒毛膜上皮癌皆属瘤也。此瘤之治疗向以草药、化疗为常规，最常用甲氨蝶呤、放线菌素，二者联用者亦常有之。

慢性髓细胞性白血病慢性期（CML-CP）治疗新说

// 2008.8.25

传统治疗 CML 的药物白消安、羟基脲均有较好疗效，干扰素亦有效；若干扰素治疗无效时，可选用伊马替尼（甲磺酸伊马替尼）。

耳聋耳鸣效方

// 2008.10.27

方一：朱砂 2g，神曲 10g，龟甲 15g，五味子 3g，磁石 30g，生地黄 12g，山茱萸 10g，山药 10g，牡丹皮 6g，茯苓 12g，泽泻 10g。每日 1 剂，水煎服。

口诀：朱砂神龟五石六。

方二：磁石 30g，石菖蒲 6g，远志 6g，菊花 15g，赤芍 10g，山栀子 10g，黄芩 10g，连翘 15g，薄荷 3g，苦丁茶 30g。

口诀：芍药菊花远双石，凉膈四味苦丁茶。

耳聋、耳鸣为临床常见病，中西医学对此多无良法。余治本病前用耳聋左慈丸、当白桂合剂、二仙汤等见效常有，然大效者恒少。上方乃余新得，验之临床，效果颇佳。

风湿性心脏病之复方活络效灵丹

// 2008.10.27

土鳖虫 6g，地龙 15g，蒲黄 6g，五灵脂 6g，鹿角胶 10g（烊化），桑枝 30g，当归 10g，丹参 30g，制乳香 3g，制没药 3g，赤芍 10g，红花 6g，降香 10g，瓜蒌 10g，薤白 10g，半夏 6g。

口诀：土地失笑有鹿桑，冠二瓜蒌薤白汤。

此方治疗风湿性心脏病、二尖瓣双重损害及心力衰竭患者有特效。

肾素 – 血管紧张素 – 醛固酮系统（RAAS）抑制剂

// 2008.10.27

此系统之药物包括：①血管紧张素转换酶抑制剂（ACEI，普利类）。②血管紧张素 II 受体阻断剂（ARB，沙坦类）。RAAS 抑制剂是当前公认之可提供高血压终末靶器官保护之有效药物。事实证明，只有包含 RAAS 抑制剂的方案才能降低高血压对心、脑、肾三个靶器官损害的危险性。

锥体系与锥体外系

// 2008.10.31

锥体束乃皮层与皮层下中枢连通之基本线路。凡皮层与通路发生病变均称为锥体系病变或锥体束病变，此时患者表现为病理反射（巴宾斯基征、戈登征、奥本海姆征、查多克征、霍夫曼征、踝阵挛试验）阳性，浅反射消失，深反射亢奋。除锥体束外，其他中枢神经系统之病变，如帕金森病、肝豆状核病变等均未侵及锥体束系统，表现肌肉紧张、震颤，行动缓慢，姿势异常，即震、强、慢、姿四大特点，称为锥体外系表现。甲氧氯普胺、镇静药、止痛药等，均可引致锥体外系反应。

个体化治疗的概念　　　　　　　　　// 2008.11.3

　　现代提出的个体化治疗，其实质就是中医的辨证论治。张仲景提出的辨证论治观点就是以人为本，而非以病为本。孙燕院士对此深信不疑，他举例说：用吉非替尼治疗非小细胞肺癌（NSCLC）对西方人群无效，但东方人群有效。而同样是东方人，该药对女性、不吸烟、65岁以下腺癌者有效，对其他人群却无效。另外，伊马替尼原是治疗慢性髓细胞性白血病之专药，后来发现其对胃间质细胞瘤也有效。孙院士认为，中国传统文化与西方哲学思想在医学科学方面有许多结合之处。

三种降压药　　　　　　　　　　　　// 2008.11.11

　　1. 单硝酸异山梨酯，山梨醇之衍生物，意在扩张血管，降低血压，每次40mg，每日1次。

　　2. 寿比山（吲达帕胺），磺胺类利尿药，每次2.5mg，每日1次。

　　3. 西比林（氟桂利嗪），钙通道阻滞剂，每次20mg，每日1次。

　　前述之单硝酸异山梨酯药名消心痛，近有缓释片问世。此药可缓解冠状动脉之痉挛，亦可缓解全身之血管痉挛，更有缓解气管痉挛之特效。2008年11月，余以此药治疗一例肺部严重感染患者，而发生严重之药物不良反应。该不良反应表现为全身灼热、头痛、关节痛、心悸、气短。切记之！

心肾综合征

心肾综合征是指在心肾功能同时障碍之病理基础上，全身各脏器相继受累之综合病症。其根本原因是心肾功能不能代偿其他相关脏器功能之损害。慢性心衰患者如果发生肾功能障碍，则死亡率明显增加。肾功能越差其死亡率越高。

精彩演讲五分钟

2008 年 11 月 13 日，《中国医学论坛报》邀请中国各学科医学专家介绍自己的独特经验。

1. 侯晓华　胃食管反流病、功能性消化不良、肠易激综合征、功能性便秘，均能引起消化道动力学改变。Barrett 食管多见于老年男性，增生多见，化生较少。功能便秘女性多见，分娩次数越多则便秘越多见。

2. 胡伏莲　Hp 走出胃肠道，可诱发动脉粥样硬化，导致急性冠心病、胰腺癌等。

3. 许国铭　急性重症胰腺炎不能一切了之，仍需内科治疗。

4. 钱家鸣　胃肠激素之研究已渗入各学组。胃肠胰内分泌系统关系到胃肠道各种疾患，是当前治疗胃病，尤其是功能性胃肠病等胃肠疾患之难点。

5. 唐承薇　门静脉高压之分流术、断流术、脾动脉栓塞等介入手术正在讨论中。

6. 胡品津　围绕免疫抑制剂硫唑嘌呤之应用安全性进行了探讨。硫唑嘌呤是 6- 巯基嘌呤之衍生物，为抗癌化疗药物之一。免疫抑制剂可用于类风湿关节炎、系统性红斑狼疮等自身免疫病的治疗；近年来亦用于脏器移植之抗排斥反应。

房颤 // 2008.12.15

房颤为心律不齐患者中最常见者，在以心律不齐为主要表现之患者中约占 1/3。其分为阵发性、长期性、永久性。临床表现为胸闷、心悸、气短、休克。

房颤的治疗：①胺碘酮 100mg，每日 3 次，口服，副作用有口干、舌麻、头晕、头痛、传导阻滞。②普罗帕酮（心律平）150mg，每日 3 次，口服，副作用有头痛、头晕、手麻、传导阻滞、休克。

几种新型制剂 // 2008.12.25

1. 安博诺（厄贝沙坦氢氯噻嗪），每粒含厄贝沙坦 150mg、氢氯噻嗪 12.5mg，每日 3 次，口服。

2. 安博维（厄贝沙坦），每次 150mg，每日 1 次，口服。

3. 波立维（氯吡格雷），每次 75mg，每日 1 次，口服。

两种杀虫药

1.雷丸　白蘑科真菌雷丸的干燥菌核，功效杀虫，有小毒，入大肠、胃二经。雷丸直径 0.5 ～ 0.8cm，勿煮，研末冲服，每次3 ～ 6g。

2.芜荑　为榆科植物大果榆的种子经加工而成，功效杀三虫、去死肌，入脾、胃二经。芜荑内服煎汤或入丸散，每次 3 ～ 6g。

抗甲状腺药物

1.甲硫氧嘧啶，每次 0.1 ～ 0.2g，每日 3 次，口服，副作用有荨麻疹、恶心呕吐、头晕。

2.丙硫氧嘧啶，每次 0.1 ～ 0.2g，每日 3 次，口服，副作用与上药同，略小。

3.甲巯咪唑（他巴唑），每次 5 ～ 10mg，每日 3 次，口服，作用较上药强 10 倍，副作用与上药同，极轻。

干细胞移植疗法概说　　　　　　　// 2009.2.11

　　20世纪60年代，造血干细胞之移植始在临床应用。该疗法通常分自体移植和同种异体基因移植。根据干细胞之来源又分为骨髓移植和造血干细胞移植。目前开展最多者乃异体基因造血干细胞移植。自体干细胞之移植无须他人供体，客观上可使粒细胞白血病患者之生存期延长，因而亦具推广意义。目前干细胞移植之应用方法是先采用大剂量放疗、化疗，使体内之肿瘤细胞清除，然后再移植自体、异体造血干细胞。此法最早应用于白血病及恶性肿瘤，近年来在自身免疫性疾患之应用上取得了一定进展，如应用于系统性红斑狼疮（SLE）、类风湿关节炎（RA）和多发性硬化病（MS）等免疫系统疾病。移植后复发是此法最大之缺陷，为了防止复发通常要配合使用一些免疫抑制剂，如激素、骁悉、他克莫司等。

　　祖细胞的功能与干细胞类似，不同之处在于其分化的大方向已经确定，不能像干细胞一样具有无限的分化方向。人体存在着强大的修复能力。在紧急情况下，干细胞受到来自不同方面活化因子的刺激，向各种特定方向分化，可以对自身损伤进行修复，如临床上的假胆囊、假膀胱之形成即属此类。

自身免疫性肝炎再谈　　　　　　　// 2009.2.12

　　自身免疫性肝炎（AIH）是发生在肝脏的特发性疾病。临床以高血清转氨酶、高 γ 球蛋白血症、自身抗体阳性和肝组织学上的界面性肝炎为特点。急性患者一般对糖皮质激素的反应良好。

AIH 按血清免疫学分型可分为 3 型，其中 I 型 AIH 最为常见，相关抗体为 ANA 和（或）SMA；II 型 AIH 的特征为抗 LKM-1 阳性；III 型 AIH 的特征为血清抗 SLA/LP 阳性。也有学者认为，III 型应归为 I 型。各型的病因及对糖皮质激素的疗效并无明显差异，因此分型对临床的指导意义不大。其中 80%～ 85% 的患者属于 I 型。

国际自身免疫性肝炎小组（IAIHG）于 1993 制定了 AIH 描述性诊断标准和诊断积分系统，并于 1999 年和 2008 年先后两次进行了修订。

通窍活血汤与血府逐瘀汤 // 2009.3.4

此二方乃王清任之名方也。前方口诀：桃红四物姜枣葱，通窍活血麝香真。后方口诀：桃红四物血府名，柴枳桔牛二十症。前方主治酒齄鼻、紫斑、耳聋；后者治疗头痛、头晕、胸痛、胸闷等。

伊文斯综合征 // 2009.3.31

本病乃特发性血小板减少性紫癜合并溶血性贫血，由加拿大内科医生伊文斯首先提出，故而得名。糖皮质激素及免疫抑制剂为本病首选治疗药物，能减轻症状，但不能根治。

晚期胃癌之化疗方案 // 2009.4.1

1. 顺铂＋替吉奥　顺铂 60mg/m^2，静脉输注，于第 1 天输注。

替吉奥 40 ～ 60mg，口服，每日 2 次，于第 1 ～ 14 天口服。每 21 天重复。

2. 顺铂 +5- 氟尿嘧啶　顺铂 75 ～ 100mg/m²，静脉输注，于第 1 天输注。5- 氟尿嘧啶（5–FU）750 ～ 1000mg/（m²·d），静脉输注，持续 24 小时，于第 1 ～ 4 天输注。每 28 天重复。

乙型肝炎最新资料　　　　　// 2009.5.19

1. 慢性乙型肝炎的治疗目标　慢性乙型肝炎治疗的目标是持续抑制 HBV 复制，预防肝硬化、肝衰竭、肝细胞癌，改善患者的生存质量和延长生存期。如果 HBV 持久被抑制，肝组织之炎症因子活性降低，该目的是可以达到的。但由于 CCCDNA 存在于受感染肝之细胞核内，故 HBV 不能完全被清除。

2. 乙型肝炎之治疗终点　所谓治疗终点即是指何时可以停药。目前，抗乙肝病毒药物总体可分为两类，即干扰素和核苷类。前者有普通干扰素、聚乙二醇干扰素，后者有拉米夫定、阿德福韦、恩替卡韦、替米夫定、替诺福韦。各国指南和《流程》杂志中关于上述两类药物之停药时间的表述是不同的。其中干扰素之疗程较固定，24 周为小疗程，48 周为大疗程，必要时可延长至 2 年。核苷类药物的疗效稳定，且较安全，但疗程较长，不易停药。所谓停药标准，主要系指核苷类药物。美国肝病研究协会（AASLD）发布的指南中指出：e 抗原阳性之患者转阴后即可停药，50% ～ 90% 患者可持续应答。e 抗原阴性患者亦见经常复发，此种患者之核苷治疗尚无明确定论。持久性 HBsAg 消失，和抗 –HBS 形成是最理想的乙肝治疗终点。

MRI 之肝改变

MRI 看肝，不如 CT 具体，应在三个特点基础上分析：①血、水、气之低信号。②肝裂之大小、位置。③血管、胆管之走向（是否紊乱）。

肝硬化：肝裂扩大，前缘起伏，肝脏肿大。

肝囊肿：T1 低信号，T2 高信号。

肝血管病：因血流慢，故 T1 低信号，T2 高信号。

肝癌：T1 等信号，T2 高低不均。形态改变，肝裂移位，血管走向紊乱，肝管走向亦紊乱。

阿尔茨海默病

阿尔茨海默病系神经系统疾病，于 1906 年由德国精神科医生阿尔茨海默首先发现。该病主要表现为随着记忆之丢失而渐进至痴呆。2005 年美国学者证实，该病患者之脑组织中胰岛素信号明显低于常人，因而有人建议将其称作 3 型糖尿病。

血管性痴呆

血管性痴呆亦称血管性抑郁，乃因脑动脉硬化致脑供血不足，同时神经介质 5- 羟色胺、去甲肾上腺素分泌增强所致，患者初始表现为精神抑郁、认知功能低下，进一步出现记忆、感情、行为功能障碍。其治疗药物大多系 5- 羟色胺受体抑制剂。

成人心衰和心律失常治疗指南　　// *2009.6.4*

成人心衰和心律失常的治疗首选药物为 ACEI，其次为 ARB。总之，凡是肾素－血管紧张素系统（RAS）之药物均属首选，β受体阻断剂亦可应用，尤其对于存在快速心律失常之心衰患者更为适合。CCB 有无纠正心衰之作用，目前尚无定论。

心律失常方面，除推荐 RAS 和 β 受体阻断剂外，尚推荐胺碘酮。此药为钾离子通道阻断剂，亦具有钙离子通道阻断作用，因而系心律失常之理想药物。

动态心电图　　// *2009.6.5*

美国物理学家霍尔特发明了动态心电图，后人将其命名为Holter。此项技术具有"长程""动态"两大优点，极大地提高了对心律失常的认识。但动态心电图对于间歇性发作之心律失常则无能为力。鉴于此，置入式动态心电图应运而生。1997 年第一代植入式 Holter 经美国 FDA 认证应用于临床。其植入方式是在胸骨左缘、左锁骨中线、第一肋骨和第四肋骨围成的长方形区域内做一个 1.5cm 大小的切口，然后将仪器包埋于皮下，放置约1.5 年。

原发性肝细胞癌（HCC）诊治共识　　// *2009.6.10*

1.HCC 小者手术切除，大者介入治疗，可联合生物治疗，如使用 INF–α、胸腺肽 α1、IL–2 等。

2. 应用靶向治疗药物，如索拉非尼、舒尼替尼。

3. 全身化疗方案，既往使用药物包括 5-FU、丝裂霉素、顺铂、多柔比星。目前临床常用药物包括奥沙利铂、卡培他滨、伊立替康、吉西他滨。

阿司匹林可否作为一级预防 // 2009.6.16

《中国心血管病一级预防指南》认为，无病而服用阿司匹林系心血管疾患一级预防之重要措施。然国际抗栓临床试验（ATT）协作组经过循证医学分析得出：只有已发生过心血管危症之患者服用阿司匹林才可减少心血管事件之再发，因而阿司匹林不宜作为一线预防药物，应该作为二线预防药物。

哺乳期长可预防妇女心血管事件 // 2009.6.17

美国学者的一项研究表明，延长哺乳期与女性绝经后高血压、糖尿病、高脂血症和心血管疾病的发病率降低相关。该论文发表于 2009 年第 5 期《国际妇产科学杂志》。

慢性肾脏病 // 2009.6.18

慢性肾脏病（CKD）是危害人类健康之大敌。据统计，至 2010 年全球范围内需要进行透析之患者（终末期肾病，ESRD）已达 200 万。

CKD 与糖尿病之联系最为广泛，约有 30% 之糖尿病患者伴发 CKD。如何阻断 CKD 到 ESRD 的发展，是当前医学界非常关注之重大问题。

常见妇科肿瘤　　　　　　　　// 2009.6.19

1.宫颈癌　最常见，占妇科恶性肿瘤的 72.4% ～ 92.1%。其中鳞癌占 95%，腺癌占 2.5%，混合癌（鳞＋腺）占 2.5%。手术、放疗均可作为本病首选治疗方法。化疗亦可做，但仅为辅助疗法。

2.子宫内膜癌　占妇科恶性肿瘤的 10% 左右。手术切除为本病首选治疗方法。

3.卵巢癌　①上皮性卵巢癌：浆液性腺癌占 40% ～ 50%，黏液性腺癌占 10%，子宫内膜样腺癌约占 5%，透明细胞腺癌占 5%。②生殖细胞肿瘤：畸胎瘤（占 10%）、无性细胞瘤、内胚窦瘤（儿童）。③转移癌（库肯勃瘤）。④性索间质肿瘤。

4.妊娠滋养细胞癌　完全性葡萄胎、部分性葡萄胎、绒毛膜癌。

雌激素受体拮抗剂　　　　　　// 2009.7.6

ER、PR 阳性患者可用雌激素受体拮抗剂。雌激素水平高的患者，乳腺癌容易复发，用此拮抗剂可延缓或阻止乳腺癌之复发。

常用的雌激素受体拮抗剂：①三苯氧胺（他莫昔芬）10 ～ 20mg，每日 2 次，可长期使用。②枢瑞（托瑞米芬）40 ～ 60mg，每日 1 次，可长期使用。③芙瑞（来曲唑）25mg，每日 1 次，可长期使用。④瑞婷（阿那曲唑）1mg，每日 3 次。

几种抗癌新药 *// 2009.7.16*

1. 特罗凯（厄洛替尼）150mg，每日 1 次，空腹服。

2. 易瑞莎（吉非替尼）250mg，每日 1 次，空腹服。

3. 盖诺（长春瑞滨）25 ～ 30mg/m^2，每周 1 次，静脉注射。

几个有效的中药方剂 *// 2009.7.30*

1. 复方杞菊汤　生地黄 12g，山茱萸 10g，山药 10g，牡丹皮 6g，茯苓 12g，泽泻 10g，枸杞子 10g，菊花 10g，党参 10g，白术 10g，黄芪 20g，远志 6g，炒酸枣仁 15g，木香 3g，龙眼肉 10g，葛根 15g，蔓荆子 10g，白果 20g，黄柏 6g，升麻 3g。每日 1 剂，水煎服。

此方乃杞菊、归脾、聪明三方之合方。余于乙丑年在赵家河（天水市麦积区甘泉镇）用此方治疗焦虑症三人，均有效。

2. 复方芍药甘草汤　白芍 20g，甘草 6g，青风藤 15g，海风藤 15g，鸡血藤 15g，木瓜 20g，生薏苡仁 20g，川牛膝 15g，威灵仙 10g，当归 10g，桃仁 10g，红花 6g，生地黄 12g，赤芍 10g，川芎 6g，川乌、草乌各 10g，细辛 3g，马钱子 1 个（油炸）。每日 1 剂，水煎服。

此方治疗关节疾患，疗效确切。

颈椎病之组方 *// 2009.7.31*

本病经常见头痛、头晕、肩重、手麻，然有少数患者见头热、颈热、脑鸣、耳鸣、心烦、郁闷，误诊多矣！

余查治疗颈椎病之全国名老中医验方共10方，列举部分如下：

①四物、葛根、黄芪、威灵仙、枳壳、全蝎。

②生薏苡仁、木瓜、自然铜、补骨脂、草乌、川乌、土鳖虫。

③葛根、桂枝、白芍、甘草、川芎、白芷、细辛、羌活、独活、防风。

④赤芍10g，川芎10g，红花6g，降香10g，丹参20g，汉三七3g，水蛭10g，白芷6g，地龙12g，细辛10g，羌活、独活各15g，防风12g。

痛风一方   // 2009.8.7

伸筋草15g，络石藤20g，僵蚕15g，山慈菇10g，威灵仙10g，菝葜10g，防己6g，刘寄奴15g，滑石20g，苍术16g，黄柏10g，制乳香、制没药各10g。水煎服。

口诀：伸山菝石作乳没，二妙留防威灵虫。

原发性胆汁性胆管炎（PBC）   // 2009.8.13

本病旧称淤胆型肝硬化，其诊断依据为黄疸、门静脉性肝硬化、碱性磷酸酶（ALP）升高、血清抗线粒体抗体（AMA）阳性。该病既往普遍认为属自身免疫性肝病。近来观点认为，该病大部分病例属PBC与AIH重叠综合征。

原发性硬化性胆管炎（PSC） // *2009.8.14*

原发性硬化性胆管炎（PSC）的诊断多依赖磁共振胆胰管成像（MRCP）或经内镜逆行性胰胆管造影（ERCP）。PSC 经常合并肠易激综合征（IBS），如果未发现 IBS，说明 PSC 刚刚开始。凡是长期罹患胆囊炎之患者，应检查肝内胆管是否存在炎症，结肠之有否炎症，前者为 PSC，后者为 IBS。

胶质瘤之治疗经验 // *2009.10.19*

余曾先后治疗 2 例脑胶质瘤患者见效。一例为 20 岁男性患者，一例为 14 岁女性患者。前者服药于术后，后者服药后未行手术治疗。前者手术后低密度斑块完全消失；后者治疗后原位低密度斑块几乎完全消失，二者精神状态完全好转。具体用方如下：

龟甲 15g，鳖甲 15g，牡蛎 15g，女贞子 12g，墨旱莲 12g，生地黄 12g，熟地黄 12g，红花 6g，白芍 15g，怀牛膝 15g，补骨脂 10g，丹参 20g，苦参 20g，朱砂 2g，麻黄 10g，三棱 10g，莪术 10g，海藻 10g，昆布 10g，石菖蒲 6g，槐花 15g，白花蛇舌草 15g，半枝莲 15g，山茱萸 10g，山药 10g，牡丹皮 6g，茯苓 12g，泽泻 10g，桂枝 10g，附片 6g，水蛭 10g（分次冲服），汉三七 3g（分次冲服），麦冬 10g。水煎服，每 2 日 1 剂。

同时服用古圣 2 号、消风 2 号。

再生障碍性贫血治疗经验 // 2009.10.21

当归 10g，川芎 6g，鸡血藤 15g，丹参 20g，红花 6g，生地黄 12g，何首乌 15g，墨旱莲 20g，土大黄 10g，山茱萸 30g，龙眼肉 10g，菟丝子 10g，女贞子 10g，枸杞子 10g，马钱子 1 个（油炸），肉苁蓉 10g，人参须 15g，太子参 15g，党参 15g，北沙参 15g，麻黄 10g，鹿茸 10g，皂矾 2g。水煎服，每 2 日 1 剂。

余用上方进退加减，治愈多例再生障碍性贫血。

侵袭性真菌感染的经验治疗 // 2009.11.3

美国麻省总医院提出：念珠菌感染是免疫缺陷病侵袭性真菌感染的主要形式，若不及时治疗，后果不佳。氟康唑和棘白菌素类可作为起始治疗药物。两性霉素 B 脂质体可以作为前述二药无效者之补充。

卡泊芬净是棘白菌素类药物之代表药，为目前此类药物中唯一上市者。卡泊芬净的商品名为科赛斯，只供静脉滴注，每次 50mg，加入生理盐水中缓慢滴入，2 小时滴完最妥；首次用量为 70mg，14 天为一疗程。

银屑病治疗经验 // 2009.11.16

余在门诊治一陈姓银屑病患者，先时服克银一号：山豆根 10g，重楼 10g，白鲜皮 10g，白茅根 20g，白蒺藜 30g，土茯苓 15g，忍冬藤 20g，生地黄 12g，板蓝根 20g，威灵仙 10g，大黄

10g，连翘 20g，青黛 3g，火麻仁 15g。

服药百余剂，见大效，然时好时坏。后余在上方中加入菝葜 20g，金银花 15g，蒲公英 15g，败酱草 15g，地肤子 10g，防风 12g，萆薢 15g，赤芍 10g，牡丹皮 6g，甘草 6g，蝉蜕 6g。服药后患者又见前所未有之大效。

上气道咳嗽综合征　　　　　　　　// 2009.11.18

李姓患者，患慢性咽炎、咳嗽，百药弗效。余先以养阴清肺汤合止嗽散治疗，仅见一般疗效。后加罂粟壳 10g，效增。继则以麻黄 10g，杏仁 10g，甘草 6g，罂粟壳 20g，牡蛎 15g，地龙 15g，陈皮 6g，胆南星 6g，加入前方，则见大效。

口诀：甘粟牡地之陈南有麻杏。

另以青黛 20g，冬虫夏草 20g，枯矾 20g，浙贝母 20g，蛤蚧 1 对。共研末，装入胶囊，每粒装药 0.5g，每日 3 次，每次 2 粒。

口诀：青草枯贝，蛤蚧一对。

治疗冠心病之新药尼可地尔　　　　// 2009.11.24

心绞痛可分为劳力型和痉挛型，前者于劳动（体力劳动）后发作，后者在无劳力时发作。传统药物硝酸甘油类、钙通道阻滞剂（CCB）对上述两类心绞痛均有效；β 受体阻断剂对痉挛型心绞痛无效；ACEI、ARB、阿司匹林、他汀类对上述两类心绞痛均无消除症状作用，但有改善预后作用。近来新推出之尼可地尔，商品名喜格迈，不仅能缓解劳力型、痉挛型心绞痛症状，尚具有改善预后的作用。

纯红再生障碍性贫血 // 2009.11.28

单纯红系之再障，临床少见，最近几年多见。本病通常与胸腺瘤伴发，手术去除胸腺瘤后，其可望恢复或稳定。本病的治疗以激素为主，检查以红系再生不良、网织红细胞缺如为主。

浆细胞性乳腺炎 // 2009.11.29

浆细胞性乳腺炎系指乳腺炎以浆细胞浸润为主者，亦谓慢性乳腺炎，主要表现为乳腺导管慢性扩张。本病手术后易复发，有坏死、结节、窦道，通常抗炎治疗无效，中药治疗有效。

多发性骨髓瘤（MM） // 2009.11.30

多发性骨髓瘤指骨髓浆细胞高度增生所致之三系细胞减少，临床表现为骨痛、溶骨、三系减少、单克隆免疫球蛋白增加、本周氏蛋白增加、高钙血症、高尿酸血症、肾功能损坏。采用化疗方法治疗本病效果欠佳。另有浆细胞性骨髓瘤与本病之区分尚属探讨之问题。

治疗支气管哮喘的喷雾 // 2009.12.15

喷雾器之形式多样，但所用药物则不外乎四种：①异丙托溴铵：解痉、化痰。②沙丁醇胺：β受体激动剂。③布地奈德：激素类药，副作用少。④抗生素。

腔静脉之走向 // *2009.12.16*

腔静脉分下腔静脉和上腔静脉。

下腔静脉：在第 4、5 腰椎之间，由左、右髂总静脉汇合成下腔静脉，沿腹主动脉右侧，与腹主动脉并行上达肝门下内侧，斜穿腔静脉沟向上自横隔之上腔静脉孔穿过到达胸腔，入右心房。

上腔静脉：在右侧第 1 胸肋结合处后方，由左、右头臂静脉合成，沿升主动脉右侧下行，至右侧第 3 胸肋关节下缘注入右心房。

美国临床肿瘤学会（ASCO）公布的临床重大事件

// *2009.12.28*

1. 乳腺癌采用卡培他滨单药治疗不及标准化疗（环磷酰胺 +5-FU，环磷酰胺＋多柔比星）效果好。

2. 胃癌患者，若 HER-2 阳性，其死亡率较高。曲妥珠单抗可使胃癌患者的死亡风险降低 26%，其客观有效率也由 34% 升高到 47%。

3. 接受吉非替尼治疗之 NSCIC（非小细胞肺癌）患者，如 EGFR 阳性，无进展生存期（PFS）显著延长。

前哨淋巴结活检（SLNB） // 2010.1.4

前哨淋巴结活检（SLNB）之进行，为腋窝淋巴结分期之准确创造基础。前哨淋巴结（SLN）阳性，为如何处理腋窝淋巴结之清除术提供了依据。

我国癌症发病态势 // 2010.1.6

按照癌症的发病人数由多到少排序：肺癌＞胃癌＞肝癌＞食管癌＞大肠癌＞乳腺癌＞宫颈癌＞鼻咽癌＞膀胱癌＞卵巢癌。

恶性肿瘤漫谈 // 2010.1.13

恶性肿瘤为目前危害人类健康的最大危险因素。其病原虽未全明，但免疫障碍、基因突变、遗传因素等是决定细胞超常分裂的根本原因。

1. 细胞分裂周期（G_1、S、G_2、M、G_0） G_1 期 2～3 日，S 期 1～2 日，G_2 期 2～3 小时，M 期 1～2 小时，G_0 期数小时至数十年。

2. 细胞毒类药物对细胞周期的影响 ①影响 M 期的药物：长春新碱（VCR）、长春碱（VLB）、长春地辛（VDS）、秋水仙酰胺（COL）、鬼臼乙叉甙（VP-16）。②影响 S 期的药物：阿糖胞苷（Ara-C）、5- 氟尿嘧啶（5-FU）、巯嘌呤（6-MP）、甲氨喋呤（MTX）。③影响 G_1 期的药物：激素。④影响 G_2 期的药物：抗生素。

3. 化疗方案的制定 需要考虑细胞分裂周期、癌细胞分类及分化程度。

（1）肺癌：①小细胞肺癌（SCLC）：EP 方案。②非小细胞肺癌（NSCLC）：AP、NP、GP、TP 方案。总之，顺铂占主要地位。

（2）胃癌：MFC 方案（丝裂霉素 +5-FU+Ara-C）、CF 方案（顺铂 +5-FU）、CS 方案（顺铂 + 替吉奥）。通常之胃癌化疗方案中 5-FU 占主要地位，晚期胃癌则必加顺铂（DDP）。

（3）大肠癌：FOLFOX 方案（奥沙利铂 +5-FU+ 亚叶酸钙）、XELOX 方案（奥沙利铂 + 卡培他滨）。

（4）食管癌：TC 方案（紫杉醇 + 卡铂）、NP 方案（长春瑞滨 + 顺铂）。

（5）乳腺癌：TC 方案（多西他赛 + 环磷酰胺）、AC 方案（多柔比星 + 环磷酰胺）。

（6）恶性淋巴瘤：①霍奇金淋巴瘤（HD）：MOAP 方案（氮芥 + 长春新碱 + 阿霉素 + 强的松）。②非霍奇金淋巴瘤（NHL）：COAP 方案（环磷酰胺 + 长春新碱 + 阿霉素 + 强的松）。

几个临床问题　　　　　// 2010.8.31

1. 生殖器疱疹 生殖器疱疹为我国多发病，由单纯疱疹病毒（HSV）引致。目前发现之 HSV 有 HSV-1、HSV-2 两型。近年来，该病的治疗有了突破性进展，如已通过对 HSV 进行灭活及基因工程制得相关疫苗。

2. 溶血性贫血　①红细胞内因：6- 磷酸葡萄糖脱氢酶缺乏、阵发性睡眠性血红蛋白尿、先天性家族性球型红细胞。②红细胞外因：感染、中毒、免疫反应。本病的特点：间接胆红素升高，网织红细胞升高，乳酸脱氢酶升高，粒红比例下降，Coombs 试验阳性。

3. 白细胞核左移　骨髓、外周血中杆状核与分叶核之比为1 : 13，杆状核增多为核左移，说明骨髓增生活跃。杆状核与分叶核的比值 > 0.06 为轻度左移，> 0.1 为中度左移，> 0.25 为重度左移。其中前两者见于急性疾病，如感染、中毒；后者见于白血病。分叶核增多为核右移，说明骨髓增生受限，见于再生障碍性贫血。

他汀类药物小记　　　　　　　　　　　　　// 2010.12.20

他汀类降脂药有亲水、亲脂之分，前者之脏器穿透力强于后者，但副作用较少。此类药物的副作用主要有肌纤维断裂、溶解，以及神经系统之脱髓鞘。前者之症状为肌痛，后者之症状为记忆力减退。亲脂性他汀包括氟伐他汀、辛伐他汀、阿托伐他汀。亲水性他汀包括普伐他汀、瑞舒伐他汀。

乳腺癌 ER、PR、HER-2 阳性之生物治疗

// 2010.12.21

1. 三苯氧胺（他莫昔芬）10 ～ 20mg，每日 1 ～ 2 次。

2. 托瑞米芬（舒瑞）40 ～ 60mg，每日 1 ～ 2 次。

3. 来曲唑（芙瑞）2.5mg，每日 1 次；阿那曲唑（瑞婷）1mg，每日 1 次。

以上药物的使用原则是在乳腺癌手术及放化疗开始时应用，疗程至少 5 年。

ER、PR 中有一项阳性者可用，HCR–2 阳性者亦可用。

麻桂合剂与益肾复方治疗慢性肾炎   // 2010.12.22

庚寅冬，一慢性肾炎患者王某，病数年，经多次住院治疗，病情反复，无治愈征象，来门诊求余诊治，就诊 3 次，每次 10 余药，有小效而未见大功。四诊时患者兼有重感冒，发热身痛，鼻塞、流涕、头痛；尿蛋白（+++），隐血（++）；BUN 12mmol/L，Cr 136μmol/L。

处方：麻黄 10g，桂枝 10g，杏仁 10g，甘草 6g，生石膏 30g，川芎 6g，白芷 6g，细辛 6g，羌活、独活各 10g，防风 12g，蒲公英 15g，败酱草 10g，当归 10g，赤芍 10g，桃仁 10g，红花 6g，益母草 20g，丹参 20g，金银花 15g，连翘 15g，板蓝根 15g，生姜 6g，大枣 4 枚。

服药 7 剂后患者感冒愈，肾炎亦大愈，肾功能较前明显改善，尿蛋白（–），隐血（±）。后令其继续服用上方，数年未愈之慢性肾炎及肾功衰竭出现前所未见之缓解。

养阴清肺汤治疗痤疮   // 2010.12.23

庚寅冬，余治疗一颜面痤疮之成年患者，凡用石山桑柏、通窍活血等方有效。患者谓其曾自服养阴清肺丸有大效。余闻此语而心有所思：余治疗痤疮向以泻火滋阴、清热解毒为大法，泻火者三黄，滋阴者增液，清热解毒者五味消毒饮也，养阴清肺之组成可谓前法之应有尽有矣！

乙肝诊治指南之修订　　　　　　　　// 2010.12.24

1.HBV–DNA ≥ 2×1000 者，无论是肝炎、肝硬化皆须抗病毒治疗。

2.ALT、AST 升高为正常值上限 2 倍时须抗病毒治疗。

足跟痛之中药治疗　　　　　　　　　// 2010.12.26

足跟痛患者中有 80% 为跟腱炎，即跟骨周围之韧带及骨膜的损伤性炎症。

外用药：吴茱萸 10g，五味子 10g。研末，装填置鞋内跟处。

内服药：枸杞子 10g，肉桂 3g，熟地黄 12g，木瓜 20g，杜仲 10g，川牛膝 10g，当归 10g。每日 1 剂，水煎服。

恶性淋巴瘤　　　　　　　　　　　　// 2010.12.27

1.霍奇金淋巴瘤之主要疗法为放疗，对化疗不敏感。本病放疗的十年生存率为 80% ～ 92%。

2.NK/T 细胞淋巴瘤常先侵害鼻咽部，可放疗，亦可化疗。

3.非霍奇金淋巴瘤之占位可在脾和脑。

急性呼吸窘迫综合征（ARDS）是呼吸道疾患之常见危象

// 2010.12.28

ARDS 是呼吸衰竭之主要形式，临床表现为肺泡因炎症而塌陷，呼吸容积大量减少，全身氧分压降低，呼吸困难，随即可见多脏器功能损害（MODS）。

对此之抢救，西医以呼吸机维持。然呼吸机损伤呼吸道后会继发感染，使之增加向愈之困难，故有人主张用低通气量持续通气来代替呼吸机治疗。

慢性肾炎一得

// 2010.12.30

甘肃酒泉一患儿，患慢性肾炎，多年未愈，近来求治于余。余用三味消土合黄白漏芦汤见效。

金银花 12g，连翘 12g，蒲公英 15g，败酱草 12g，土茯苓 12g，白茅根 30g，生地黄 12g，地肤子 10g，防风 12g，萆薢 10g，赤芍 10g，牡丹皮 6g，甘草 6g，蝉蜕 6g，黄芪 20g，黄精 20g，白花蛇舌草 20g，漏芦 30g。

此方如加泽泻、薏苡仁、黄柏、滑石、木通，则为萆薢胜湿汤加三味消土加黄白漏芦汤，治疗肾炎效优。

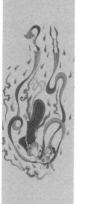

2011
—— 年
2014

青春期功能性子宫出血

吴某，女，17 岁，月经多，淋沥不尽，终日不绝，求治于余。

刻下症见腹部微有不舒，下血日余不止。余诊其脉沉细，血压 90/60mmHg。

余以气不统血用方：党参 10g，白术 10g，黄芪 20g，茯神 10g，远志 6g，炒酸枣仁 15g，木香 3g，龙眼肉 10g，当归 10g，桂枝 10g，白芍 10g，桃仁 10g，丹皮 6g，生地黄 12g，阿胶 10g，艾叶 10g，生龙骨 15g，生牡蛎 15g，海螵蛸 15g。每日 1 剂，水煎服。

服药 14 剂后血止，月经正常。

查张景岳之通瘀煎（归山香花泽青乌）、张锡纯之理冲汤（三术母鸡天山醋），均为治盆腔静脉淤血综合征、癥瘕积聚、卵巢囊肿、子宫肌瘤等瘀血证而设，能否用于止血？余认为，出血若为上述疾病所致则可止，如无上述诸病而出血者则断不可用也！

振痿汤

张锡纯振痿汤：党参、白术、黄芪、山茱萸、龙眼肉、生龙骨、生牡蛎、知母、生姜、制乳香、制没药、菟丝子。

裴氏振痿汤：黄芪、当归、制乳香、制没药、生龙骨、生牡蛎、马钱子、鹿角胶、鳖甲、龙眼肉、山茱萸。

上述二方合二为一则效大焉。

紫金锭治疗癫痫

五倍子 10g，山慈菇 20g，续随子 10g，大戟 6g，雄黄 2g，朱砂 2g，苦参 20g，麝香 1g。

上药共研末，过筛，压片，每片 0.3g，每日 3 次，每次 1～2 片。

口诀：五山随大雄，朱砂苦而香。

他克莫司

他克莫司是一种强力免疫抑制剂，能与 506 受体结合蛋白 -12（FK-BP-12）结合，抑制白介素 2（IL-2）的释放，从而达到预防和（或）治疗排斥反应的目的。此药有口服、注射两种，口服剂量为 1mg/（kg·d），每日 2 次。其抗排斥作用较环孢素大 100 倍。

凝血机制

外伤使血小板受到刺激，释放出凝血活酶，凝血活酶作用于凝血酶原，使凝血酶原变成凝血酶，凝血酶作用于纤维蛋白原，使纤维蛋白原变成纤维蛋白，纤维蛋白收缩则形成血块。上述过程中有 12 个凝血因子参与，分别用罗马字母Ⅰ、Ⅱ、Ⅲ……ⅩⅢ标记，其中Ⅵ实际为活化的第五因子，因此取消命名。通常所熟知之 Ca^{2+}、维生素 K 均属于凝血因子。血友病是凝血因子Ⅷ缺如之临床表现。

耳鸣之中医治疗

耳鸣大多为神经性耳鸣，脑动脉之硬化亦可引致，颈动脉之斑块、脑干之梗死通常亦可引致。遇本病余前辄用耳鸣丸、当白桂合剂、六味、左慈丸、朱砂神龟五石六，有见效者，亦有未见效者。近得一方，颇有效，其方组成为黄芪、北沙参、柴胡、车前子、龟甲、鳖甲、生龙骨、生牡蛎、磁石、石决明、珍珠母、生地黄、山茱萸、山药、丹皮、茯苓、泽泻。此方之特点在重用"五石"，即龟甲、鳖甲、生龙骨、生牡蛎、石决明、珍珠母等。前余未曾领会五石等金石介类药对耳鸣之意，今理解之，可试用之。

睾丸肿痛之治疗

睾丸肿痛者恒炎症也。附睾炎、睾丸炎皆化脓感染之类。另有附睾结核、睾丸癌者，初起不痛，后可痛也（感染、浸润）。有一方可治前者：当归、川芎、白芷、细辛、羌活、独活、防风、延胡索、川楝子、制乳香、制没药、桃仁、红花、海藻、昆布、皂角刺、穿山甲（现用替代品，下同）。此方寓桃红四物、活络效灵、选奇汤于一炉，另有仙方活命饮之寓意。根据余之临床经验，此方加味可用于全身所有部位之软组织损伤及感染，现拟口诀方便记忆。

口诀：佛手桃红合效灵，选奇金铃在其中，感染尚有仙方饮，桂枝茯苓睾丸通。

突发耳聋方 // 2011.2.9

磁石、石菖蒲、山药、白芍、骨碎补、大黄、川芎、葛根、甘草、炒酸枣仁。

口诀：石山埋灵骨，大川根生枣。

此方中磁石、石菖蒲、大黄、葛根为核心。

肝癌镇痛汤 // 2011.2.9

当归 10g，川芎 10g，赤芍 10g，生地黄 12g，桃仁 10g，红花 6g，枸杞子 10g，菊花 10g，牡蛎 15g，龟甲 15g，土鳖虫 15g，全蝎 6g。

此方专治由肝癌引起之肝痛。

化疗之少见毒副危象 // 2011.2.25

①心律不齐。②气胸。③胆、胰、阑尾（盲肠）炎。④肠系

膜炎。⑤溶血。⑥剥脱性皮炎。

软组织肿瘤之首选方　　　　　// 2011.3.15

紫草 30g，龙胆 15g，夏枯草 15g，海藻 10g，瓜蒌 10g，桃仁 10g，柴胡 10g，丹参 20g，玄参 20g，山茱萸 10g，山豆根 20g，山慈菇 15g。

口诀：紫龙夏海参参，山山山瓜桃胡。

手臂痛方　　　　　　　　　　// 2011.3.15

白芥子 15g，马钱子 1 个（油炸），没药 10g，肉桂 3g，木香 6g。

此方名曰白芥子合剂，可与指迷茯苓丸合用。其处方亮点为马钱子。

祛风胜湿汤　　　　　　　　　// 2011.3.15

麻黄 10g，川牛膝 10g，木瓜 20g，马钱子 1 个（油炸），川乌、草乌各 15g（先煎 1 小时），制乳香 10g，制没药 10g，羌活 15g，独活 15g，防风 12g，防己 12g。

口诀：麻牛木马四对药。

加味乌药顺气丸　　　　　　　// 2011.3.15

乌药 10g，麻黄 10g，陈皮 6g，僵蚕 6g，枳壳 10g，桔梗

20g，甘草 6g，生姜 6g，大枣 4 枚，川芎 6g，白芷 6g，细辛 3g，
羌活、独活各 10g，防风 12g。

口诀：乌药顺气麻陈姜，枳壳桔梗草枣姜，川芎白芷活细风。

此方可治疗外感或胃肠疾患后因维生素 B 族缺乏引致的多发
性神经炎，症见头痛、身痛、四肢麻木。

骨髓增生异常综合征（MDS）之临床分类

// 2011.3.17

1. 难治性贫血（RA） 骨髓增生异常活跃，三系反而减少，
原始细胞＜ 1%。

2. 难治性贫血伴环状铁粒幼细胞（RARS） 骨髓增生异常活
跃，三系减少，骨髓有环状铁粒幼细胞。

3. 难治性血细胞减少伴多系病态造血（RCMD） 骨髓超过
两系病态造血的细胞≥ 10%，原始细胞＜ 5%，外周血单核细胞
＜ 10^9/L。

4. 难治性贫血伴原始细胞增多 –1（RAEB–1） RA+ 原始细
胞＜ 5%。

5. 难治性贫血伴原始细胞增多 –2（RAEB–2） RA+ 原始细
胞＞ 5%。

多发性骨髓瘤（MM）概说

// 2011.3.17

多发性骨髓瘤即浆细胞恶性肿瘤，原曾谓浆细胞性白血病，
骨髓中浆细胞＞ 30%。MM 的临床表现为贫血，骨痛，血钙升
高，肾损害，M 蛋白增加，本周蛋白阳性，IgA、IgG、IgM 升高，

尿检单克隆轻链阳性。西医治疗常使用苯丙氨酸氮芥（马法兰）2～4mg，每日 3 次，4 天为一疗程，配合顺铂疗效更好。

多发性神经炎治方 // 2011.4.12

本病余常用"桃仁四物秦川牛，三虫柏瓜伸筋草""急起防风二龙星，慢时桑枝乌梢藤""四物茯陈远，顽麻血兰床"等方治疗。另外，尚有"川甘白蒿细，香附乌药物"等。近来又始用三方如下。

①当归拈痛汤：羌防芩草加茵陈，升麻葛根双四君。

②加味乌药顺气丸：乌药顺气麻陈姜，枳壳桔梗甘草尝，木香草蔻健脾胃，川芷羌防效更新。

③升阳益胃汤：升阳益胃参术芪，黄连半夏草陈皮，苓泽防风羌独活，柴胡白芍枣姜随。

上三方之共同特点是兼顾脾胃，重用祛风胜湿之品。由此可见，多发性神经炎之发病，脾胃因素是非常重要的。盖脾胃者，气血生化之源也，中焦受气取汁，变化而赤，是为血，血虚则生风也。

颈椎增生之验方 // 2011.4.18

辛卯春，王某，患颈椎病，头痛、颈项痛，伴背、肩、臂抽痛、麻木。曾服用布洛芬、芬必得、吲哚美辛、吡罗喜康、双氯灭酸等未见明显疗效。余拟一方，服 7 剂，疼痛全消，手臂之麻木亦霍然消失。

处方：黄芪 20g，生薏苡仁 20g，木瓜 20g，自然铜 20g，补骨脂 10g，骨碎补 10g，川乌、草乌各 15g（先煎 1.5 小时），续断 10g，土茯苓 10g，桂枝 10g，白芍 10g，甘草 6g，生姜 6g，大枣 4g，葛根 20g，川芎 6g，白芷 6g，细辛 3g，羌活、独活各 10g，防风 12g，僵蚕 6g，全蝎 6g，蜈蚣 1～2 条。每日 1 剂，水煎服。

上方由四部分组成：①薏瓜自破乌川土。②桂枝汤加葛根（含黄芪桂枝五物汤）。③羌活胜湿汤。④三虫汤。

肾衰竭一例 // 2011.4.18

陈某，慢性肾炎、肾衰竭。尿蛋白（++），隐血（++）；尿素氮 11.2mmol/L，肌酐 135μmol/L。

处方：生地黄 12g，山茱萸 10g，山药 10g，牡丹皮 10g，茯苓 12g，泽泻 10g，桂枝 10g，附片 6g，桃仁 10g，红花 6g，当归 10g，川芎 6g，赤芍 10g，益母草 20g，丹参 20g，金银花 20g，连翘 20g，蒲公英 20g，板蓝根 20g，苏梗 15g，蝉蜕 6g，汉三七 3g，水蛭 10g。每日 1 剂，水煎服。

上方服共 14 剂，患者精神好、饮食好，尿素氮降至 5.9mmol/L，肌酐降至 90μmol/L，尿蛋白变为（+），尿隐血全消。

此方之加味，余曾于 30 年前用治秦安汽车站站长陈某。近 30 年来余以此方作为治疗慢性肾炎之常用方，曾使无数患者获效，但对肾衰竭尚未见如此明显之疗效。此例之疗效说明，能消除尿蛋白、尿隐血之方药，对肾功能恢复亦有效也。

超级细菌之警示 // 2011.4.18

继耐甲氧西林金黄色葡萄球菌（MRSA）、鲍曼不动杆菌（院内感染）之后，2010 年被称作超级细菌之新德里金属 β– 内酰胺酶 –1（NDM–1）耐药菌又肆虐于世。2009 年 12 月，印度新德里一家医院首先发现了 NDM–1 耐药菌。该菌出现在一例肺炎克雷伯菌肺炎患者之肠道分泌物中。该菌体内之内酰胺酶百药均抗，死亡率高。

抗抑郁之新药米氮平 // 2011.4.19

米氮平之抗抑郁作用显著高于其同类药氯氮平，亦高于选择性 5–HT 再摄取抑制剂（SSRI）。SSRI 能够通过抑制突触前 5–HT 能神经末梢对 5–HT 的再摄取，使突触间隙 5–HT 含量升高，从而提高单胺递质的神经传递而发挥抗抑郁疗效。

NCCN 癌症诊治指南更新要点 // 2011.4.19

1. 非小细胞肺癌　术前必须进行纤维支气管镜、纵隔镜、支气管内镜、正电子发射计算机体层显像（PET/CT）、肺功能检查。上述检查是 NSCLC 手术前必不可少的。

2. 乳腺癌　①前哨淋巴结活检（SLNB）阳性之乳腺癌患者，未必需要做腋窝淋巴结清除术。美国 Carlson 教授将 856 例患者分为 2 组，分别是接受腋窝淋巴结清除术组和未接受腋窝淋巴结清除术组。两组比较，无病生存期、总生存期均无显著性差异。②骨转移新药：帕米膦酸二钠、唑来膦酸、地舒单抗的效果均较好，其中地舒单抗最佳。最近又有新药艾日布林上市，其为大田软海绵素的合成类似物，可用于转移性乳腺癌之难治者。③ ER、PR、HER–2 的检测不应只做一次，因其一直在不断波动变化中，故应动态观察。

3. 胃癌　①PET/CT 可发现常规 CT、MRI 不能发现的病灶，特别是小的腹膜及淋巴结和骨转移的病灶。但 PET/CT 对腹膜小的转移癌的显像率较差，约有 36% 不能显像。②内镜下黏膜切除术，适用于 Tis 或 T1a 期。M1 期不可手术治疗。③ M0 期患者推荐术前用紫杉醇＋卡培他滨＋顺铂。④卡培他滨＋奥沙利铂的作用效果不小于 5-FU＋顺铂，故而推荐。⑤结肠癌一线化疗方案——FOLFOX 方案用于胃癌获准；FOLFRIL 方案（伊立替康＋5-FU＋亚叶酸钙）亦获推荐。

4. 卵巢癌　发病率为 1 ～ 2/10 万，在恶性肿瘤中排名第 10 位左右。根据来源不同，卵巢癌可分为上皮性肿瘤、生殖细胞肿瘤、性索间质肿瘤、转移性肿瘤。上皮性肿瘤约占卵巢癌的 70%，生殖细胞肿瘤约占 20%。卵巢癌的治疗方法有手术、放疗、化疗。其中常用的化疗药物有 CTX、DDP、塞替派（TSPA）、苯丁酸氮芥、苯丙氨酸氮芥。

尤文肉瘤（ES）介绍　　　　　　　// 2011.4.25

尤文肉瘤来源于骨骼，发病以儿童、青少年多见，占 70% ～ 80%，肿瘤多见于长骨，发病人群中男女之比为 3∶1。尤文肉瘤为低分化癌，恶性程度高，首先转移到肺，通常采用手术、放疗、化疗的方法治疗。化疗药物马法兰、克瘤灵、环磷酰胺、阿霉素、放线菌素 D。

膀胱癌介绍　　　　　　　　　　// 2011.4.26

膀胱癌约占全部恶性肿瘤的 6% ～ 10%，发病率为 0.5 ～ 1/10

万，主要发病年龄是 50 ～ 70 岁，男性多于女性。移行细胞癌占膀胱癌的 75% ～ 80%。膀胱癌的主要症状为血尿、膀胱刺激症状。本病手术治疗为首选，可通过膀胱镜进行电切术、激光切除术、射频消融等操作。化疗药物有阿霉素、顺铂、丝裂霉素等。

读书小记

// 2011.6.20

近日读明代医家龚居中的《红炉点雪》。该书中"大造丸方论"提到，此方气血双补、阴阳两摄，乃当今大补虚积羸气之第一方也。

大造丸方组成：紫河车、天冬、生地黄、人参、麦冬、五味子、杜仲、牛膝、龟甲、黄柏、砂仁、白茯苓、黄芪、当归。

《扶寿精方》中亦有关于大造丸的论述，其谓："一人禀弱，阳事痿……服之二料，体貌顿异，嗣生数子。一妇年近六十，衰惫日侵……自后自制常服，寿至九十，强健如壮……一人足痿不任地者半年，服此一料，病去其半。"

口诀：三才河车杜牛龟，当归补血黄砂白。

急性冠脉综合征（ACS）之抗血小板治疗

// 2011.7.7

目前，特别强调 ACS 之抗血小板治疗。该疗法之实质系对抗血小板之凝聚，应用之药物除阿司匹林、法华林、氯吡格雷外，现推荐使用血小板膜糖蛋白 II b/ III a 受体拮抗剂（GPI）。此类药物目前应用于临床者主要是依替巴肽和替罗非班。

糖尿病肾病　　　　　　　　　　// 2011.7.7

　　糖尿病肾病为2型糖尿病最严重之并发症。脑血管、心血管之硬化均有相应治疗措施，唯本病尚无良法。目前以早期诊断、早期预防为主，正常人之尿微量白蛋白＜20μg/min；如果高于20μg/min，24小时高于30mg，则应考虑糖尿病肾病（DN）。

糖尿病之诊断　　　　　　　　　// 2011.7.7

　　①空腹血糖≥7.0mmol/L。
　　②餐后2小时血糖≥11.1mmol/L。
　　③OGTT（口服葡萄糖耐量试验）2小时血糖≥11.1mmol/L。
以上三项中有一项即可诊断糖尿病。

脊髓空洞症　　　　　　　　　　// 2011.7.8

　　本病发病原因未明，病变部位以脊髓之颈段、骶段为多；MRI检查矢状位可见长条形空洞，内充脑脊液；患者可见半马甲、马甲样区域之分裂性感觉障碍。所谓分裂性感觉障碍是指浅感觉（痛、温）与深感觉分离，即浅感觉消失，深感觉存在。

室管膜瘤　　　　　　　　　　　// 2011.7.11

　　此为颅内肿瘤之一，属于胶质细胞瘤的一种。胶质细胞瘤按发病率排序：星形细胞瘤＞室管膜瘤＞髓母细胞瘤＞少突胶质细胞瘤。室管膜瘤之好发部位为第四脑室、脊髓中央管。

糖尿病肾病之分期 // 2011.7.13

Ⅰ期：肾小球滤过率（GFR）增加，肾体积增大。

Ⅱ期：尿中微量白蛋白＜ 20μg/min，24 小时尿微量白蛋白＜ 30mg，但在运动后可见轻度增加。

Ⅲ期：GFR 开始下降并接近正常，Ⅱ期末见之微量白蛋白呈现经常性阳性。

Ⅳ期：尿中微量白蛋白＞ 200μg/min，24 小时尿微量白蛋白＞ 0.5g。

Ⅴ期：尿毒症期。

纵隔肿瘤 // 2011.9.19

纵隔肿瘤根据发生部位可分为前纵隔肿瘤、中纵隔肿瘤、后纵隔肿瘤。

①神经源性瘤：常见于后纵隔，发病率 27.1%。

②畸胎瘤：常见于前纵隔、中纵隔，发病率 26.4%。

③胸腺瘤：常见于前纵隔，发病率 20.7%。

④胸骨后甲状腺肿：常见于前纵隔，发病率 5% ～ 6%。

前纵隔肿瘤大部为胸腺瘤，按病理学分型可分为上皮细胞型、淋巴细胞型、混合细胞型、梭形细胞型。胸腺瘤为恶性程度较低的肿瘤，发展慢，起始无症状，后期可见胸闷、气短、咳嗽、声嘶，晚期可见淋巴转移，出现上腔静脉综合征、胸腔积水。

本病的治疗以手术、放化疗为主，中药亦可选择。

颈部不适连及头面、胸部 // 2011.9.19

一男性患者，颈部不适连及头面、胸部，以亚急性甲状腺炎治疗，无效。余以下列处方治疗。

当归10g，赤芍10g，川芎6g，生地黄12g，桃仁10g，红花6g，柴胡10g，枳壳10g，桔梗20g，甘草6g，牛膝10g，苏梗10g，半夏6g，陈皮6g，茯苓12g，厚朴6g，大黄6g，蝉蜕6g，僵蚕6g，姜黄6g。每日1剂，水煎服。

患者服药7剂而见大效，谓此方乃神方也！

炎症性肠病（IBD）可引起的八方面病变
// 2011.10.20

炎症性肠病（IBD）通常包括溃疡性结肠炎和克罗恩病。本病患者可发生八方面病变：①结肠炎。②口腔炎。③胆囊炎。④脂肪肝。⑤骨质疏松。⑥关节炎。⑦下肢血栓性静脉炎。⑧皮肤化脓性病变。

支气管哮喘之 ICS/LABA 治疗 // 2011.10.20

支气管哮喘治疗的首选药物是糖皮质激素。长效 β_2 受体激动剂（LABA）一般只能扩张支气管平滑肌，扩张气道，改善气道高反应性，但没有抗炎作用。吸入性糖皮质激素（ICS）是当前治疗哮喘比较有效的抗炎药物。吸入性糖皮质激素联合长效 β_2 受体激动剂，即为国际通用之 ICS/LABA 疗法。

大脑镰与小脑幕　　　　　　　　　// 2011.11.9

　　大脑镰为大脑两半球之间脑膜之反折，形如镰刀状，其间含上下两个矢状窦。

　　小脑幕为覆盖于小脑表面之脑膜，前缘游离包围中脑，两侧伸出附着于颞骨锥体之上。小脑幕之上为大脑，之下为小脑及脑干。此膜将脑组织分为幕上和幕下两部分，其最大作用是防止大脑借重力下移压迫小脑。

肺癌手术之进展　　　　　　　　　// 2011.11.10

　　1933 年，美国圣路易斯华盛顿大学医学院开展了第一例全肺切除术。1948 年，美国麻省总医院开展了第一例肺叶切除术。1993 年，美国人开展了世界上第一例胸腔镜下肺叶切除术。近来又有人提出亚肺叶切除术之方法。总之，手术创面越大则对患者的损伤越大，创面越小则对患者的损伤越小。由全肺→肺叶→微创肺叶→微创亚肺叶切除术，这是手术技术之进步。

癌症之近年增长　　　　　　　　　// 2011.11.12

　　据近几年的统计数据显示，几种常见癌症，如肺癌、胃癌、肝癌、食管、膀胱癌、恶性淋巴瘤的发病人数男性均较女性多，而肺癌、胃癌、肝癌之发病，男性约为女性的 2 倍。女性仅有甲状腺癌的发病率高出男性 1 倍以上，当然宫颈癌、子宫内膜癌、卵巢癌等为男性缺如。总体来看，癌之发病男女相差无几矣！

糖尿病之新药——沙格列汀　　　// 2011.11.14

　　沙格列汀之商品名安立泽。此药为 DPP–4 抑制剂。DPP–4 乃二肽基肽酶也。糖类进入胃肠道首先激活胰高血糖素样肽（GLP）和葡萄糖依赖性促胰岛素多肽（GIP）两种促胰岛素，致血中胰岛素释放增加，血糖随之降低。待血糖降低后，GLP、GIP 即降解。GLP、GIP 等促胰岛素均属二肽酶类，故促进该酶则血糖不能升高矣！

皮肤 T 细胞淋巴瘤有三种　　　// 2011.11.22

　　原发性皮肤 CD_{30}^+ T 细胞淋巴增生性疾病（CD_{30}^+LPD）是一种 CD_{30} 阳性 T 淋巴组织增生性疾病，也叫皮肤 T 细胞淋巴瘤，占原发性皮肤 T 细胞淋巴瘤（CTCL）的 30%，包括淋巴瘤样丘疹病（LYP）、原发性皮肤间变性大细胞淋巴瘤（PCALCL）和交界性病变。

急性肠系膜上动脉缺血（ASMA）　　　// 2011.11.25

　　ASMA 系常见病，男性发病多于女性。因肠系膜上动脉，属中等大小之动脉，又有大量分支和弯曲，故易出现动脉之硬化。肠管因之缺血、炎症、坏死、梗阻、疼痛。本病常误诊，需与急性胰腺炎、急性胆囊炎、肠梗阻等鉴别。

　　诊断：腹部 X 线片、多普勒超声、数字减影血管造影（DSA）。

治疗：介入、手术、内科保守治疗。

转移性结直肠癌 // *2011.11.31*

转移性结直肠癌是指转移性疾病或扩散到原结直肠癌肿块之外的癌症，其最常见的转移部位为淋巴结、肝脏、肺和腹膜。化疗是转移性结直肠癌的标准治疗方案之一。以下为本病常用的化疗方案比较。

① 5–FU，总生存期限（OS）12 个月。

② 5–FU+ 奥沙利铂，OS16 个月。

③贝伐珠单抗 +5–FU+ 奥沙利铂，OS24 个月。

由此可见，三药联合优于双药，但毒性难以耐受，OS 难以再获突破。

女性肺癌之四大特点 // *2011.12.4*

①年龄偏小。②腺癌占比大。③易转移。④易误诊。

记忆口诀：一"大"一"小"，两个"易"。

二〇一二年

活到老来学到老，
自认读书可增寿，
每有心得咸记之，
案头最是乐润润。

慢性髓细胞性白血病（CML） // 2012.1.5

本病为常见病，主要表现为粒细胞增生活跃，伴白细胞极度增加、脾大、贫血等。其主要病机是染色体中第9对、第22对出现变异，从而形成BCR-ABL融合基因。本病之治疗旨在对BCR-ABL融合基因之抑制。目前治疗药物：白消安→羟基脲→干扰素→异基因造血干细胞移植→靶向治疗（伊马替尼）。

①白消安：每次2mg，口服，每日3次，2周后见效，有抑制骨髓造血之作用。此为烷化物，主要作用于造血祖细胞。

②羟基脲：每次20mg/kg，口服，每周2次，作用快，见效快，副作用小，容易复发。本药主要作用于S期细胞。

③干扰素：副作用较大。

④异基因造血干细胞移植：总体疗效不如伊马替尼。

⑤伊马替尼：每次400mg，每日1次，应在进餐时服用，常

见不良反应为中性粒细胞减少、血小板减少、贫血、头痛、消化不良、水肿、肌肉痉挛、腹泻、皮疹等。

替加环素与雷帕霉素 // *2012.1.6*

替加环素为最新开发出的广谱抗生素，对耐药之超级细菌有效。雷帕霉素（西罗莫司）为最近开发出之强效免疫抑制剂，较之骁悉、他克莫司、激素似更强矣！

萆薢分清饮和萆薢胜湿汤 // *2012.1.14*

萆薢分清饮：萆薢 10g，乌药 10g，益智 10g，石菖蒲 10g，茯苓 12g，甘草 6g。

萆薢胜湿汤：赤茯苓 10g，泽泻 10g，薏苡仁 20g，黄柏 6g，丹皮 6g，滑石 10g，木通 6g。

前者用治虚寒性尿浊、尿频、老年性尿道炎之类；后者用治湿热下注之泌尿系感染。

进行性肌营养不良 // *2012.1.18*

本病为遗传性疾患，常见于 10 ～ 30 岁之青少年。肌营养不良的部位主要在肩带、髋带邻近之肌肉，可表现为肌肉的萎缩、疼痛、功能障碍。本病实验室检查常见肌酸激酶、肌酸激酶同工酶、乳酸脱氢酶升高。本病采用激素类西药治疗无效；使用氢溴酸加兰他敏、维生素 B_1、维生素 B_2、维生素 B_{12}，仅见小效；使用张锡纯的振痿汤、裴氏振痿汤、三才封髓丹、虎潜丸等有小效。

基因类型在临床之应用 // *2012.1.29*

基因之类别体现基因之多态性，其影响体现在人体之生理、病理和疾病的方方面面。如丙型肝炎之基因分型有四型，其中Ⅰ型和Ⅳ型多见，Ⅱ型、Ⅲ型少见。治疗前者应用派罗欣之疗程宜长，通常为48周；后者应用派罗欣之疗程宜短，通常24周即可。中山大学肿瘤防治中心的邵建永教授筛选出7个与鼻咽癌患者生存预后相关的基因，从而可以预测鼻咽癌患者的复发风险和生存预后，指导临床实施更有效的治疗方案。

治疗类风湿关节炎（RA）新药上市 // *2012.1.29*

我国完全自主知识产权的抗风湿病新药——艾拉莫德（商品名"艾得辛"），为治疗类风湿关节炎（RA）的小分子药物。本药的Ⅲ期临床试验表明：艾得辛自服用第4～6周起即可起效；服药24周后按照美国风湿病学会规定的20%改善为有效的标准，艾得辛50mg/d的有效率63.8%，且RF和IgA、IgG、IgM抗体均呈显著降低。本药的副作用相较于甲氨蝶呤明显减少。

特发性膜性肾病 // *2012.1.29*

此类肾病亦称风湿免疫肾病，亦称为膜性肾病。其实所有原发性肾小球肾病都是抗原抗体复合物在肾小球血管之基底膜上沉积而发生的变态反应，属Ⅲ型变态反应，都可称为膜性肾病，其中最典型之代表为IgA肾炎。继发性肾炎如狼疮性肾炎、过敏性紫癜性肾炎、糖尿病肾病、尿酸肾等则当别论。

巨细胞病毒之感染 // 2012.1.31

本病毒又称包涵体病毒，属疱疹病毒系列，英文缩写为CMV，最易感染婴幼儿，老年体弱者亦可被感染。新生儿在围生期可感染本病毒引致多脏器功能损害，如可侵犯呼吸、消化、生殖、血液等系统。

艰难梭菌与大肠癌 // 2012.2.1

艰难梭菌感染目前认为与结肠癌之发病具有相关性，因为在结肠癌患者之肠道中艰难梭菌的检出率较正常人高 20 ～ 100 倍。乙肝病毒与肝癌、幽门螺杆菌与胃癌、艰难梭菌与大肠癌，可见在癌症发病之前均有一致病微生物之感染。癌症与致病微生物之相互关系可谓相当密切矣！

有人想出艰难梭菌感染治疗的奇招——粪便移植，初试谓其有效。

白血病领域的热点问题 // 2012.2.2

1. 慢性淋巴细胞白血病（CLL） 微环境与靶向治疗。临床上 CXCR4 拮抗剂和 B 细胞受体相关激酶的小分子拮抗剂是针对CLL 细胞及其微环境的最新药物。

2. 慢性髓细胞性白血病（CML） 深度缓解和长期抑制。在过去 10 年中，伊马替尼（甲磺酸伊马替尼）在 CML 的治疗中别开生面。近年来，更具潜力之 BCR–ABL 融合基因抑制剂——口服普纳替尼对 T315I 突变具有更强的活性。

3.急性髓系白血病（AML）及骨髓增生异常综合征（MDS）DNA 的甲基化研究引领潮流。越来越多的研究显示，基因突变的转台与核型可预测 AML 之预后，并为个性化治疗提供重要依据。曾经有人估计，分子生物学的发展会给恶性肿瘤之靶向治疗带来快速之进展，但事实并非如此，许多具有潜力的药物并未取得预期成果。

DNA 的甲基化在髓系血液系统恶性肿瘤的基因增殖调节中发挥关键作用，该发现改变了我们对 AML 病机的认识，提出了新的治疗思维。基因突变是形成恶性肿瘤之根本原因，而 DNA 甲基化是细胞增殖调节之关键。

非霍奇金淋巴瘤（NHL）的研究进展　　　// 2012.2.4

美国东部肿瘤协作组（ECOG）通过对弥漫大 B 细胞淋巴瘤（DLBCL）患者保留多年的石蜡切片，进行总生存期（OS）和无进展生存期（PFS）的分析；并选用了有预测作用的 6 个基因，发现基因突变是造成 NHL 异质性的主要原因。通过比较不同患者 R-CHOP 化疗方案（利妥昔单抗＋环磷酰胺＋多柔比星＋长春新碱＋泼尼松）的疗效，可以得出造成疗效不同的主要原因是基因的多态性。

预防化疗引起之恶心、呕吐　　　// 2012.2.4

预防化疗引起的恶心、呕吐，在 20 世纪 90 年代前仅用胃复安、氯丙嗪；1998 年开始用 5 羟色胺（5-HT）受体拮抗剂与地塞米松合用；到了 2003 年，神经激肽 1（NK-1）受体拮抗剂上市，疗效明显提升，但仍然不十分令人满意。近来上市之阿瑞匹坦对化疗引起的恶心、呕吐的治疗有所突破。

2012 年心血管事件的三个亮点　　// 2012.2.8

1. 三种新药　达比加群酯、利伐沙班、阿哌沙班，有望在房颤患者的治疗中替代法华林。房颤患者最易形成栓子，栓子脱落则可导致脑栓塞，法华林之抗凝作用可杜绝此类现象。

2. 脂质管理　最早人们只注重胆固醇（TC）和三酰甘油（TG）的调理，后来人们注意到低密度脂蛋白的调理才是高血脂治疗的关键。正常人低密度脂蛋白胆固醇（LDL-C）< 3.12mmol/L。近来人们又在高密度脂蛋白（HDL-C）的研究上投入了较多精力，目前尚无大的发现。

3. 心肌再生　利用多能干细胞使心肌再生的研究是当前心脏疾患治疗之又一亮点。

沙格列汀　　// 2012.2.8

DPP-4 抑制剂。DPP-4 乃二肽基肽酶。沙格列汀与二甲双胍合用疗效显著提高。本药对 2 型糖尿病合并肾功能损害者亦有明显疗效。本药在降低血糖的同时还可降低三酰甘油。其对胆固醇（TC）的作用尚在试验中。

利拉鲁肽 // 2012.2.8

利拉鲁肽又叫诺和力，为 FDA 上市新药，是一种人胰高糖素样肽 –1（GLP–1）类似物。GLP–1 是在进食刺激下由肠道 L 细胞分泌之肽类激素，属于一种肠促胰岛素，可作用于胰岛、心血管，能降血糖、保护心血管、降血压、减肥。

肝癌治疗若干谈 // 2012.2.9

目前，肝癌治疗仍以手术、介入、化疗、移植为法。对于小肝癌（单个癌肿直径 < 5cm，或 2 个以上癌肿直径 < 3cm），手术切除最有效。大的肝癌可在介入治疗后待癌肿缩小后再做手术，通常称为二期手术。

手术疗法包括微创手术与切除手术，前者有 γ 刀、X 刀、氩氦刀、微波消融、射频消融等。此外，尚有激光消融、冷冻、无水酒精注入等疗法。

肝癌介入治疗中有一种门静脉（粒子）支架植入术，其是针对门静脉主干因癌栓形成闭塞的肝癌患者，放置支架作为天桥跨越病变狭窄段。在门静脉主干癌栓部位植入一枚"粒子支架"，该支架"外挂"碘 125 放射性粒子，在打通门静脉改善肝功能的同时，有持续近距离放射治疗抑制癌栓生长的作用，可谓"一箭双雕"。

肝癌患者肝移植术的一年生存率高达 90%，五年生存率达 60%。

最近有报道称，将"达芬奇"手术机器人应用于肝癌手术，据说疗效接近常规操作。

治疗肾衰竭效方　　　　　　　　// 2012.2.10

　　肾衰竭分为急性与慢性两类。前者系由烧伤、创伤、急性严重感染、输血等所致；后者则系真正之肾衰竭，常称为慢性肾衰竭。中医有以下方药治疗肾衰竭有效。

　　方一：十八贯贼汤

　　石韦 10g，胡芦巴 10g，贯众 10g，木贼草 10g，木蝴蝶 6g，鱼腥草 20g，僵蚕 6g，肉苁蓉 10g，大黄 10g，巴戟天 10g，山栀子 10g，生地黄 12g，当归 10g，柴胡 10g，淫羊藿 10g，何首乌 10g，黄芪 20g，鹿角胶 10g，桑椹 10g，水蛭 10g（分次冲服），汉三七 3g（分次冲服），牡蛎粉 30g（分次冲服）。

　　方二：复方益肾汤

　　生地黄 12g，山茱萸 6g，山药 10g，丹皮 6g，茯苓 10g，泽泻 10g，桂枝 10g，附片 6g，当归 10g，川芎 10g，赤芍 10g，桃仁 10g，红花 6g，益母草 20g，丹参 20g，金银花 15g，连翘 15g，蒲公英 15g，板蓝根 20g，苏梗 10g，蝉蜕 6g，汉三七 3g（分次冲服），水蛭 10g（分次冲服）。

　　方三：四对合剂

　　益母草 20g，车前子 10g，金银花 15g，白花蛇舌草 15g，大黄 10g，附片 6g，黄芪 20g，丹参 20g，山茱萸 20g，枸杞子 10g，桑椹 10g，水蛭 10g（分次冲服），当归 10g，川芎 6g，赤芍 10g，桃仁 10g，红花 6g，连翘 20g，公英 20g，板蓝根 20g，蝉蜕 6g，汉三七 3g（分次冲服），苏梗 20g。

　　方四：黄芪牡蛎合剂

黄芪 30g，吴茱萸 10g，大黄 20g（后下），附片 6g，牡蛎 30g（分次冲服）。

方五：益丹赤果汤

益母草 30g，丹参 20g，赤芍 10g，草果 10g，黄芪 30g，吴茱萸 10g，大黄 20g，附片 6g，牡蛎粉 30g（分次冲服）。

谈谈射线 // 2012.2.13

七种可见光，即红、橙、黄、绿、青、蓝、紫，其波长由红到紫逐渐变短，红之前有红外线，紫之后有紫外线。红外线有微波，微波前有无线电波。紫之后有紫外线，紫外线之后有 X 射线、γ 射线。

波长由长到短排序：无线电波＞微波＞红外线＞红色光＞橙色光＞黄色光＞绿色光＞青色光＞蓝色光＞紫色光＞紫外线＞ X 射线＞ γ 射线。

从左向右波长越来越短，振幅越来越大，穿透性越来越强。无线电波、微波用于临床，因其穿透性较弱，只能称为射频消融。X 射线、γ 射线因其穿透力强，故而称作"刀"。

α、β 射线不属于电磁波范畴。α 射线之穿透力较 β 射线弱，但电离能力较强，其质量较大，穿透力差，在空气中的射程只有几厘米。β 射线的穿透力强，电离作用弱。

糖尿病周围神经病变 // 2012.2.14

糖尿病周围神经病变包括感觉和运动神经末梢病变、神经丛病变、神经根病变、颅神经病变。此种病变的临床表现多样，患者可能出现感觉异常，如烧灼感、寒冷感、麻木感，最后尚可致局部营养不良而出现溃烂、坏死。最近推荐普瑞巴林为较理想的糖尿病周围神经病变治疗药物。

短暂性脑缺血发作（TIA）之血清学诊断

// 2012.2.14

美国宾夕法尼亚大学医院一位教授指出：脂蛋白相关磷脂酶 A2（Lp-PLA2）、C 反应蛋白（CRP）、D-二聚体（DD）、B 型钠尿肽（BNP）、基质金属蛋白酶等 9 项检测可明确 TIA 病因及判断预后。

对比剂肾病

// 2012.2.17

经皮冠状动脉介入治疗（PCI）之三大并发症：①支架内血栓形成。②动脉狭窄。③对比剂肾病（CIN）。对比剂肾病（CIN）系指进行 PCI 后 2 ～ 7 天血清肌酐上升 25%，或绝对值超过 444μmmol/L。

目前正在探讨用他汀类药物预防此类事件发生的可能性。

七厘散

// 2012.2.17

七厘散方出清代谢元庆的《良方集腋》。其方组成：朱砂 30g，血竭 60g，儿茶 100g，制乳香、制没药各 100g，藏红花 60g，麝香 3g，冰片 1g。研末，过筛，每服 5g，外用可敷创面。

儿茶为豆科植物儿茶的去皮枝、干的干燥煎膏，内服每次 1 ～ 3g，有清热泻火、消肿止痛、收敛止血的作用。

七厘散可用于治疗跌打损伤、刀伤出血。

鸡内金之再论述 // 2012.2.19

鸡内金为消积磨谷之品，除消积外，尚可治疗干血、经枯。鸡内金与水蛭相配，主治妇人干血不下，闭经腹痛；与生薏苡仁、鳖甲相配，治疗各种肿瘤、肿块。

花粉与天花粉 // 2012.2.20

花粉是指油菜花之花粉，乃植物之精子也，含有大量的维生素和微量元素，号称天然营养库，可美容，治疗前列腺炎、慢性肾衰竭。天花粉则为瓜蒌之根，具消肿排脓、生津止渴之作用。仙方活命饮、理冲汤中用天花粉意在消肿排脓也。

指甲病变 // 2012.2.20

有专家指出，病毒性疾患、自身免疫性疾患、霉菌感染、血液病等常常会在指甲上产生相应的改变。

①膨起：缺氧、肺气肿。②塌陷：湿疹、皮肤病。③变色：霉菌感染。④白点、纵纹、横纹：缺钙、缺乏维生素。⑤色淡：贫血。⑥色红：高血压。

冠心病与男性 Y 染色体基因相关 // 2012.2.23

冠心病之发病男性多于女性，长期以来，人们悉以女性性激素对心血管的保护作用来解释。近年来，复旦大学附属中山医院的黄浙勇教授指出，Y 染色体与冠心病之发作有明显的相关性。Y 染色体与睾丸发育、高血压之发生，以及低密度脂蛋白的升高均有相关性。

滥觞二字之解释　　　　　　　　　　　　　 // 2012.2.26

在中医古书中经常有"滥觞"二字出现，如"热为火之滥觞""气为阳之滥觞"等。此处之滥觞意为某种事物的开头或起始。

从单个字意来讲，"滥"是泛滥、滥用之意；"觞"是酒杯、酒器，合之则为"起始"之意。而这通常令人费解，因最初之"滥觞"乃贪杯滥饮之意。北魏郦道元的《水经注》载："江河之源水皆小微，仅可滥觞也。"这句是说江河之源头水小，只可浮起一支酒杯。此后"滥觞"一词之意则渐次发展为先河、先导、发轫、领导、统领。

激活转录因子 2（ATF2）——致癌、抑癌两面派
// 2012.2.26

人有两面派，生物活化物中亦有两面派。ATF2 是一种激活转录因子，在黑色素瘤中具有癌基因样作用，而在非皮肤恶性肿瘤中却具有抑瘤作用。

血栓性静脉炎与恶性肿瘤　　　// 2012.2.27

　　恶性肿瘤经常伴有静脉血栓事件。2012 年 2 月 16 日《新英格兰医学杂志》刊载了一篇文章，其内容是关于选取 3212 例癌症大样本，经过随机双盲多中心对照试验发现超低分子肝素可减少静脉血栓栓塞事件的发生率。由此不禁让人联想到是否应将低分子肝素之预防治疗作为癌症晚期之常规治疗。

　　肝素之抗血栓作用，已众所周知，然此作用可否延伸至抗癌领域，值得探讨。

恶性淋巴瘤分类漫谈　　　　　// 2012.2.27

　　恶性淋巴瘤分为霍奇金淋巴瘤和非霍奇金淋巴瘤。前者分富含淋巴细胞型、淋巴细胞消减型、结节硬化型、混合细胞型四型。后者则分为 B 细胞型和 T 细胞型。前者根据临床特点可分为惰性淋巴瘤、侵袭性淋巴瘤、高度侵袭性淋巴瘤。

　　目前 T 细胞淋巴瘤的分类中存在一些异议，主要因为对不同的生物亚型缺乏形态学、免疫学、基因学的认识不同。在治疗方面，除间变性大细胞淋巴瘤对以多柔比星为基础的化疗方案敏感外，几乎所有的 NK/T 细胞淋巴瘤，特别是结外鼻型 NK/T 细胞淋巴瘤、外周 T 细胞淋巴瘤，对化疗均不敏感。

慢性阻塞性肺疾病（COPD）常用药　// 2012.3.5

　　1. 短效 β_2 受体激动剂　①非诺特罗气雾剂，0.5% 溶液，成人每次 0.4mg，每 4 小时 1 次；儿童每次 0.2mg，每日 3 ～ 4 次。②沙丁胺醇片，每次 5mg，每日 3 次。③特布他林片，每次 2.5mg，每日 3 次。

2.长效 β_2 受体激动剂　福莫特罗、阿米特罗、沙美特罗、妥洛特罗，药效持续时间均在 12 ～ 24 小时。

3.短效胆碱能药物　异丙托溴铵、氧托溴铵均为吸入剂，每 6 ～ 8 小时用药 1 次。

4.长效胆碱能药物　噻托溴铵，吸入剂，每日 1 次。

5.吸入性糖皮质激素　倍氯米松、布地奈德、氟替卡松、泼尼松、甲泼尼龙。

肺癌个体化诊治 // 2012.3.6

2011 年国际肺癌联盟（IASLC）确定了肺腺癌的 10 个驱动基因，为肺癌的个体化治疗拉开了序幕。目前，肺癌的个体化治疗主要针对 3 个分子标志物展开，即表皮生长因子受体（EGFR）、KRAS 基因和 EML4–ALK 融合基因。

慢性胰腺炎（CP）之诊断 // 2012.3.9

目前已确认 CT、MRI、PCT 不适合评估 CP，而 ERCP、MRCP、胰管内超声等检查技术大大增强了本病诊断的准确率。胰管超声内镜检查（EUS）是目前诊断 CP 之可靠手段。

慢粒（CML）中药得一方 　　// 2012.3.10

紫草 30g，龙胆 15g，夏枯草 15g，马钱子 1 个（油炸），丹参 20g，瓜蒌 10g，桃仁 10g，苦参 20g，山豆根 20g，山慈菇 10g，玄参 10g，穿山甲 20g，生地黄 12g，山茱萸 30g，人参须 15g，太子参 15g，北沙参 15g。每日 1 剂，水煎服。

壬辰正月，一位 CML 患者经西医治疗后各项指标均趋正常，但嗜碱性粒细胞恒在 6% 以上。余用上方治疗后嗜碱性粒细胞降至 4%。

浅谈《黄帝内经》沿革 　　// 2012.3.11

《黄帝内经》之名首见于班固《汉书·艺文志》。东汉张仲景在《伤寒杂病论》序言中提到《素问》《九卷》。西晋皇甫谧有《素问·针经》之说。南北朝时期全元起有《素问》《九卷》之说，但《素问》中之第七卷从此佚失。隋朝杨上善本亦未见第七卷。唐代王冰之最大功劳在于补齐了佚失三百年之第七卷。此后中原刀兵频仍，《九卷》流亡何处？中原未见其书。时过 500 年，元祐八年，高丽使臣为宋哲宗献上《九卷》全书。时遇金兵南下，靖康之乱，该书未经刊发又复佚失。南宋时期，由朱松从家中拿出散失之《九卷》，经重订名曰《灵枢》。于是《黄帝内经》正式以现今版样——《黄帝内经素问》《灵枢经》前后各 24 卷流传于世。

类风湿关节炎研究之新进展 // *2012.3.13*

最近关于类风湿关节炎（RA）的研究发现，JAK 通路的闭锁是 RA 形成的根本原因。JAK 通路即酪氨酸激酶通路。20 世纪 90 年代，人们在研究 IFN 时发现了这条通路。JAK 通过转录因子 STAT 将炎性信号传达到关节，从而使关节疼痛，久则变形。因而 JAK-STAT 之阻滞剂被认为是 RA 治疗领域之明日之星。

高血压控制三达标（3G） // *2012.3.15*

2011 年 5 月颁布的《中国高血压防治指南》指出，高血压控制之三达标（3G）包括：①平缓达标。②晨起达标。③长期达标。

鳖甲煎丸 // *2012.3.17*

鳖甲煎丸：蜂房、蜣螂、鳖甲、鼠妇、䗪虫、瞿麦、葶苈子、石韦、凌霄花、阿胶、射干、大黄、芒硝、桃仁、丹皮、厚朴、柴胡、黄芩、半夏、党参、桂枝、白芍、干姜、大枣。

此方为《金匮要略》治疗疟母之专方，近世用治肝硬化失代偿期。余以此方治疗慢粒能使脾大缩小。

慢性阻塞性肺疾病（COPD）之治疗 // *2012.3.25*

本病为慢性支气管炎、肺气肿、肺间质纤维化、肺心病、心衰之总称。20世纪50年代，认为肺气肿为本病发病之核心病机；80年代后，认为肺动脉高压为其核心病机。治疗本病西医总以抑制肺部之炎症为首重。中医治疗本病以杏苏散、麻杏石甘汤、苏子降气丸、三子养亲汤为首选方。

近日余在本病之治疗方面辄用紫石英、沉香、肉桂、鸡内金、枳实、桔梗、瓜蒌、薤白、半夏。上述药物在治疗胸闷、胸痛、气短等方面着实有效。另外，青皮、陈皮、桑白皮、大腹皮在消除肺水肿方面显有疗效。

养阴清肺丸治疗痤疮 // 2012.3.25

养阴清肺丸（汤）治疗颜面痤疮有效。此方中含增液汤、浙贝母、桔梗。余治疗痤疮之首选方：生石膏、山栀子、桑白皮、侧柏叶、白花蛇舌草、半枝莲、生地黄、玄参、麦冬、大黄、黄连、黄芩。此方中亦有增液汤用药。由此说明，生地黄、玄参、麦冬为治疗痤疮之必备药物；三黄、生石膏、山栀子、白花蛇舌草、半枝莲乃清热泻火解毒之品也，与桔梗、贝母类同。

综上所述，痤疮宜滋阴、泻火、清热、解毒。后三者为治标，前一者为治本。盖痤疮之形成乃因雄性激素相对较高，具体而言：内分泌紊乱→雄性激素升高→皮脂腺分泌物增加→毛囊阻塞→囊内缺氧→厌氧菌滋生→化脓感染→粉刺、脓疱疮、丘疹等。

由此可知，雄性激素之分泌增加是痤疮之本也。生地黄、玄参、麦冬既治本，可否抑制雄性激素之上升？此为今后一研究课题。

纪念科赫，谈结核病　　　　　　// 2012.3.27

自德国科学家科赫发现了结核分枝杆菌已有 130 年。130 年前结核病席卷全球，成为人类无法克服之传染病。自科赫氏发现结核分枝杆菌后，本病才得以有效遏制。1905 年科赫凭借此项成果获得诺贝尔生理学或医学奖。

WHO 出台了《结核病治疗指南》，我国也制定了相应的指南。《指南》规定初治患者可联合使用异烟肼、利福平、吡嗪酰胺、乙胺丁醇 4 药，持续 2 个月；然后使用异烟肼、利福平两药联合治疗 4 个月，作为强化性治疗。复治性患者强化期使用异烟肼、利福平、吡嗪酰胺、链霉素、乙胺丁醇、卡那霉素、阿米卡星、卷曲霉素、喹诺酮中选取一种注射剂，另选 2 ～ 3 种口服药物，治疗 3 个月；然后选择 2 ～ 3 种口服药，治疗 6 ～ 12 个月。

手术治疗适应证：经内科治疗无效和存在并发症（不能闭合之空洞、持续排菌之干酪样变、结核瘤、结核性支气管扩张见咯血）者。

急性迟缓性麻痹（AFP）　　　　　// 2012.4.5

本病是指临床表现为急性起病，以肢体运动障碍为主并伴有肌肉迟缓性麻痹（软瘫）的一组疾病，主要包括：①小儿脊髓灰质炎。②格林 - 巴利综合征。③感染性神经根炎。④高钾或低钾性麻痹。⑤周围神经炎。本病为小儿特有之诊断名词，故患者必须是 15 岁以下儿童方可称谓，成人则不可称谓也。

一例甲状腺癌 // *2012.4.6*

甲状腺癌之患者可致颈部淋巴结肿大。壬辰春，病房来一颈部淋巴结肿大患者，余先考虑颈部淋巴结结核，后考虑霍奇金淋巴瘤，最后经 CT 检查显示甲状腺占位，再经肿瘤标志物检查确诊为甲状腺癌。

大黄䗪虫丸 // *2012.4.7*

大黄䗪虫丸：大黄、䗪虫、蛴螬、水蛭、虻虫、干漆、桃仁、杏仁、当归、黄芩、甘草、生地黄。

此方可水丸，可蜜丸。《金匮要略·血痹虚劳病脉证并治》载："五劳虚极羸瘦，腹满不能饮食，食伤，忧伤，饮伤，房事伤，饥伤，劳伤，经络荣卫气伤，内有干血，肌肤甲错，两目黯黑。缓中补虚，大黄䗪虫丸主之。"方以虫类药为主，皆活血化瘀之品也，可治内有瘀血之证。此证包括西医学之慢性血液增生性疾患，如多发性骨髓瘤、慢性粒细胞白血病、慢性淋巴细胞白血病、真性红细胞增多症、血小板增生症等。

肾小管性酸中毒 // *2012.4.10*

肾小管性酸中毒（RTA）是指肾小管对 HCO_3^- 之重吸收障碍和氢离子分泌功能障碍同时存在，致使肾小管内 pH 下降，从而形成酸中毒。主要表现：①高氯性酸中毒。②电解质紊乱：低钾、低钠、低钙。③多尿、烦躁、多饮，与尿崩症无异。④骨质脱钙。

⑤ I 型：远端 RTA；Ⅱ型：近端 RTA；Ⅲ型：混合型 RTA；Ⅳ型：高血钾型 RTA。

肾小管性酸中毒分为原发性和继发性。前者见于婴幼儿，属遗传病；后者见于自身免疫性疾病、中毒，与肾小球肾炎不同。在肾病综合征晚期，有肾衰竭之患者可见类似的病理改变。

胞磷胆碱钠 // 2012.4.17

胞磷胆碱钠商品名思考林，为治疗脑血管病、脑外伤、中毒性脑病（CO 中毒）及老年性神经系统减退性疾病的常用药。本药在眩晕、头痛、抑郁、记忆力减退、言语困难、痉挛、走路不稳、乏力等方面均有明显的改善作用。本品之作用如下：

①促成神经细胞膜磷脂的生物合成，修复神经细胞膜结构，改善细胞膜功能。

②抗氧化作用，降低游离脂肪酸之毒性。

③调节神经递质水平，增加脑干网状结构上行系统之功能。

④增加脑之血流量，改善脑循环。

⑤抑制细胞凋亡，促进神经重塑。

抗抑郁药——草酸艾司西酞普兰 // 2012.4.18

草酸艾司西酞普兰，在抗抑郁症之治疗上，以起效快、治愈率高、安全性好而著称。该药现已在我国上市 10 年，专家们聚集三亚城，畅叙此药之疗效，从而得出上述之结论。

中枢神经系统疾病概述 // 2012.4.20

一、椎体系疾病

皮质丘脑束、皮质脑干束、皮质脊髓束，形成了上大下小之椎体束系统，也叫冠状束系统。各种脑部炎症，如化脓性脑膜炎、结核性脑膜炎、病毒性脑膜炎、流行性乙型脑炎、森林脑炎及各种脊髓疾患均属此类。病理反射，如巴宾斯基征、戈登征、奥本海姆征、布鲁津斯基征等阳性，亦见于此类疾患。

二、锥体外系疾病

椎体束之外的中枢神经系统，主要有两条传导路线，能够影响全身骨骼肌的收缩与舒张。

1. 大脑颞叶→纹状体→黑质和红核→丘脑→脊髓前角运动细胞。基底核系大脑两半球之间散在之灰质团块，由豆状核、尾状核、杏仁体和屏状核组成，其中豆状核与尾状核合称纹状体。间脑可分为背侧丘脑、后丘脑、上丘脑、底丘脑和下丘脑五部分。两侧间脑之间呈矢状位的裂隙谓之曰第三脑室。其前部经室间孔与侧脑室连通，向后经中脑水管通第四脑室。下丘脑与脑垂体相接，背侧丘脑与松果体相接。丘脑之作用很重要，负责全身内分泌和椎体神经系统。

2. 大脑颞叶→小脑→脊髓前角运动细胞。锥体外系的疾病有帕金森病、肝豆状核变性。其主要症状为震颤、肌强直、平衡失调、定向力障碍。

三、白质系统疾病

白质系统疾病即脱髓鞘病变。白质位于脑组织内部，与皮层之灰质呈内外相邻关系。白质负责自主神经系统之功能，与丘脑共同参与内分泌代谢的调节。脱髓鞘病变即白质病变，其中包括白质变性、白质营养不良等。发生在大脑、丘脑、中脑等的脱髓鞘病变谓之多发性硬化；发生于脊髓者则谓之格林 – 巴利综合征。格林 – 巴利综合征发生于 15 岁以下儿童者，又属于 AFP。

四、脑血管病

即脑血管意外。包括：脑出血，脑梗死，脑栓塞，蛛网膜下腔出血，脑动脉硬化，脑萎缩。小儿脑萎缩发病很多，主要是脑组织围产损伤、中毒、缺氧、感染等形成之后遗症。

五、运动神经元病

运动神经元病是指丘脑及脑干运动神经核、脊髓之运动神经元受损而逐渐进展的一组疾病，包括肌萎缩侧索硬化、进行性延髓麻痹、原发性侧索硬化和进行性肌萎缩。

肺间质纤维化之中医治疗　　　　// 2012.4.21

肺间质纤维化为呼吸道疾患之终末期并发症。慢性支气管炎、哮喘、支气管扩张症、肺结核、尘肺、肺癌、鼻后滴流、上气道咳嗽综合征等，最后之结局不外肺气肿、肺间质纤维化、肺动脉高压、肺心病、心衰。肺间质纤维化与肺气肿并驾齐驱，同步进展，哪里的肺泡呈气肿，该处之间质则纤维化，一部分兼有自身免疫性疾病则进展更快。此种病理过程之催化剂是感染，每感染一次则病理前进一次。感染之源头是上呼吸道感染。中医所谓"温邪上受，首先犯肺""肺属金，最易被火所克""风寒入里，犯肺化热"，即说明此理。西医治疗本病的方法甚多，主要以抗生素为核心，配合使用 β 受体激动剂、生物制剂、化痰剂、激素等，但疗效尚不理想。

余积 50 余年之临床经验，治疗本病以麻杏甘石汤为核心，结合养阴清肺、百合固金、杏苏散、苏子降气、三子养亲、金水六君、生脉二陈、大味远走汤、礞石滚痰、甘苏小阿、甘苏陈南、止嗽散等加减使用。在改善胸闷、气短方面，常用的中药有紫石英、沉香、肉桂、鸡内金、水蛭、瓜蒌、薤白、半夏、枳壳、桔梗，疗效通常较好，但必须在辨证论治之前提下使用。

紫参合剂治疗癫痫 // 2012.4.23

紫参合剂：五倍子 10g，山慈菇 20g，续随子 5g，大戟 10g，雄黄 3g，朱砂 2g，麝香 1g，苦参 30g。共研末，每次 0.3g，每日 2 次。

口诀：五山随大硫（雄黄），麝香朱砂苦。

此方为紫金锭加苦参组成，故名紫参片（紫参合剂）。紫金锭方出《寿世保元》，一说方出《仙拈集》，主治癫痫、疮、疡、咽喉肿痛、腮腺红肿、高热惊厥。方中续随子即千金子，为大戟科植物续随子的干燥成熟种子，有毒，宜去壳、去油，多入丸散使用，药量为 2g，功效利尿消肿、软坚散结、清热解毒。

类癌　　　　　　　　　　　　　　　　// 2012.4.24

类癌为一组恶性程度低、病程长之肿瘤，可转移。通常病理所云之神经内分泌瘤即类癌之代表。类癌中 90% 位于消化道，10%位于肺、肾上腺、甲状腺。前者依发病率由高到低依次为胃体、食管、大肠、阑尾、胰、胆、脾。有人认为此类肿瘤之细胞源自嗜铬细胞瘤之亚型。嗜铬细胞瘤分泌儿茶酚胺、肾上腺素、去甲肾上腺素、多巴胺。类癌分泌 5- 羟色胺、组织胺、乙酰胆碱。发生于消化道之类癌通常会出现消化道症状，如恶心、呕吐、腹痛、腹泻。本病之治疗可手术，可化疗；中药以常法辨治，亦可取效。

桥本甲状腺炎　　　　　　　　　　　　// 2012.4.26

1912 年，桥本策首先发表论文，确定了慢性淋巴细胞性甲状腺炎的存在。本病之诊断标准是甲状腺球蛋白抗体（TGAb）阳性，甲状腺过氧化物酶抗体（TPOAb）阳性，T_3（甲状腺原氨酸）、T_4（甲状腺素）可高可低，TSH 可高可低。后人将慢性淋巴细胞性甲状腺炎命名为桥本甲状腺炎。亚急性甲状腺炎中甲亢占 70%，甲减占 30%；桥本甲状腺炎中甲亢占 30%，甲减占 70%。另有Graves 病（甲亢，眼突，TGAb、TPOAb 均为阳性），既往称为Basedow 病，应注意与桥本甲状腺炎鉴别。

乳腺癌根治术的两个问题　　　　　　　// 2012.4.27

1.2011 年，《St.Gallen 早期乳腺癌初始治疗国际专家共识》认可了放疗是乳腺导管原位癌（DCIS）切除术后之标准疗法。此共识确定了 DCIS 在施行根治术后必须再进行放射治疗，且应作为常规治疗。

2.2012 年 3 月，美国国立癌症综合网络（NCCN）公布了《乳腺癌临床实践指南》。该《指南》推荐：乳腺癌腋窝淋巴结阳性者，首选前哨淋巴结活检（SLNB）。前哨淋巴结活检阴性者不需要接受腋窝淋巴结清扫术。

乳腺癌之病理分类 // 2012.4.27

1. 非浸润性癌　导管原位癌、小叶原位癌。

2. 浸润性癌　①非特殊型浸润性乳腺癌：浸润性导管癌、浸润性小叶癌。②特殊类型癌：单纯性小管癌、浸润性筛状癌、髓样癌、黏液癌。

甲状腺癌简谈 // 2012.5.9

甲状腺癌简称甲癌。自从 20 世纪 80 年代苏联核泄漏事件以来，本病发病人数明显增加，目前已达 3.5/10 万，仅次于鼻咽癌，位列世界癌症发病第 12 位。甲状腺癌之病理分型：①乳头状癌占 90%。②滤泡状癌占 5%。③髓样癌占 4%。④其他（包括未分化癌、低分化癌、鳞癌等）占 1% 左右。

甲癌（乳头状、滤泡状、髓样）中 99% 为高中度分化癌，因此甲癌的恶性程度低、病程长。乳头状癌、滤泡状癌同属腺癌，虽然恶性程度不高，但临床淋巴结之转移却非常多见，且早期即可见到。许多甲癌患者原位癌发现之前颈部淋巴结、纵隔淋巴结早已明显可见。有一部分类癌患者被误诊为恶性淋巴瘤，一部分被误诊为淋巴结结核。纵隔淋巴结之肿大可引起压迫症状，如霍纳综合征、声音嘶哑、频繁咳嗽、吞咽困难等。

甲状腺髓样癌严格来说不应称为癌，如在甲状腺腺体之前下方发现 C 细胞增生，这种增生通常称为髓细胞癌。该细胞通常分泌一种激素，叫降钙素。髓样癌通常有两个特点，即降钙素升高、癌胚抗原（CEA）升高。鉴于此，甲状腺髓样癌应属胃肠道类癌。其与肾上腺嗜铬细胞瘤一样同属于神经内分泌瘤，也就是通常所说之类癌。

甲癌之治疗仍以手术为主。放、化疗对乳头状癌、滤泡状癌均不敏感，对髓样癌也不敏感。中医中药治疗甲癌之疗效堪称上乘。

结肠癌术后二方   // 2012.5.10

结肠癌的发病率逐年上升，其治疗仍以手术为首选，辅以化疗、中药等法。化疗方案以 FOLFOX 方案为首选，即奥沙利铂+5-FU+ 亚叶酸钙。本病患者手术后常有腹胀、腹痛、大便不畅，严重者尚可见肠梗阻。针对以上症状，以下二方可选择使用。

方一：当归 10g，白芍 10g，苍术 6g，厚朴 6g，陈皮 6g，甘草 6g，枳实 10g，木香 10g，黄连 6g，黄芩 10g，生薏苡仁 20g，黄芪 20g，防风 12g，槟榔 10g。

方二：生薏苡仁 20g，半枝莲 20g，冬瓜子 20g，白术 10g，白花蛇舌草 15g，女贞子 10g，墨旱莲 15g，槐花 15g，山慈菇 15g，丹参 20g，水蛭 10g，莪术 10g，防风 12g。

肺气肿的中医论治　　　　// 2012.6.1

肺气肿的主要症状是气短、胸闷、呼吸困难，张锡纯谓之曰"大气下陷"。其治疗先是升阳举陷汤（升麻黄芪柴知桔）；后有参赭镇气汤（参赭山山龙骨、牡蛎白苏芡）。此二方之适应证为胸闷、气短、呼吸困难。

甲亢治疗又一方　　　　// 2012.6.3

青葙子 10g，天麻 10g，白芍 15g，磁石 20g，鸡内金 10g，川芎 6g，生地黄 12g，麦冬 15g，枸杞子 10g，黄芪 30g，黄精 20g，鸡血藤 20g，菟丝子 10g，砂仁 6g，北沙参 15g。每日 1 剂，水煎服。

口诀：青天白石金，川地麦芪黄；鸡兔黄砂沙，甲亢又一方。

心衰治疗里程碑　　　　// 2012.6.5

心脏再同步化治疗（CRT，即双心室起搏）是严重心衰患者的最优方法。此法在国内起步虽然较晚，但其改善心衰的效果较好，因而发展较快。2011 年，我国 CRT 置入总数为 1022 台，较 2010 年增加了 18.8%。2011 年置入 CRT 在 10 台以下的医院占 84.5%，其中大部分为外请专家完成。目前，CRT 的置入比例：欧洲 120 台 / 百万人，美国 300 台 / 百万人，中国 2 台 / 百万人，说明我国在此方面尚属后进。

缺血性脑卒中的预防 // 2012.6.8

缺血性脑卒中是指由于高血压脑动脉硬化、脑血管狭窄，导致脑供血不足，从而形成之脑梗死、脑出血或脑缺血。当前之共识认为，阿司匹林单纯抗血小板二级预防为首选，但是有人提出双抗血小板预防较单抗血小板预防疗效更佳。所谓双抗血小板预防就是除阿司匹林外，尚可加一味氯吡格雷或华法林等。最近又有达比加群酯、阿哌沙班、利伐沙班等新型抗血小板药物可以酌情使用之。

再说 2 型糖尿病（ T_2DM ） // 2012.6.9

胰岛素抵抗和早相分泌缺失是 T_2DM 之原发病理生理基础，而后者（早相分泌缺失）是 T_2DM 发生的决定性因素，对餐后血糖的影响较空腹血糖和糖化血红蛋白（HbA1c）更为突出。控制餐后血糖是减少动脉硬化及心脑血管事件的重要措施。

目前，T_2DM 形成之机理有以下观点：首先是胰岛素抵抗，继而机体启动代偿机制，即胰岛素早相分泌。所谓早相分泌其实质是胰岛素分泌量相对增加，从而暂时性抵消了胰岛素之抵抗，使血糖水平趋于正常。然而这种胰岛素之早相分泌一旦缺失，糖尿病便应运而生。因此胰岛素抵抗、胰岛素早相分泌缺失是糖尿病产生的主要机制。

瑞格列奈能重塑胰岛素早相，从而全面控制血糖。

几个有效方 // 2012.6.10

1. 肝癌胁痛方　当归、川芎、生地黄、赤芍、桃仁、红花、枸杞子、菊花、牡蛎、土鳖虫、全蝎。

2. 口腔溃疡方　当归、川芎、生地黄、赤芍、知母、黄柏、麦冬、五味子、柴胡、丹皮、玄参。

3. 牛皮癣方　麻黄、杏仁、生石膏、甘草、葛根、桂枝、白芍、甘草、大黄、蝉蜕、白鲜皮、白蒺藜、归尾、苦参、皂角刺。

4. 皮肤麻木方　苍术、陈皮、厚朴、甘草、桂枝、白芍、半夏、茯苓、当归、赤芍、羌活、独活、黄芩、防风、青皮、牛膝、香附。

5. 口臭方　麦冬、生地黄、枇杷叶、茵陈、枳壳、白芷、石斛、黄芩、犀角。

6. 癫痫方　僵蚕、全蝎、桃仁、红花、生地黄、天麻、钩藤。

乙型肝炎抗病毒治疗之突破 // 2012.6.19

自美国科学家巴鲁克·塞缪尔·布隆伯格发现乙肝病毒以来，人们即把注意力倾注在 HBV 之抑制和清除上。先是用肝炎灵、甘草酸、聚肌胞、阿糖腺苷、阿昔洛韦、膦甲酸、白介素 –2 等药物，后来始用干扰素（IFN）抗 HBV 产生功效。直到 20 世纪 90 年代，核苷类似物拉米夫定、阿德福韦酯、恩替卡韦问世，出现了前所未有的新局面——该类药物可使乙肝病毒的清除率达到 20% ～ 30%，HBeAg 之转阴达到 40%。然而随着抗药性的增加，此类药物疗效有明显下降趋向。近来上市之抗 HBV 新药——REP 9AC，其出现如一线光明投向乙肝之治疗。

REP 9AC 是非核苷类似物，是一种反义核酸，可作用于病毒的核酸序列，阻止细胞膜与病毒融合，从而有效地阻止病毒入侵。反义核酸是人工合成的 DNA 片段，简称寡核苷酸。

REP 9AC 用于乙肝病毒患者之治疗报告：2010 年纳入 6 例，其中 5 例实现 HBV 完全清除。2011 年纳入 8 例，其中 7 例实现 HBV 完全清除。

澳大利亚一项药物试验显示：感染 HBV 之鸭子接受 REP 9AC 治疗 2 ～ 4 周，可实现 HBV 清除；停药 14 周，55% 鸭子血中检测不到 HBV 并出现相关病毒学应答。

抗乙肝病毒中草药的最新动态　　　// 2012.6.20

抗 HBV 之中草药一般同时具有或强或弱的抗 HCV 作用。目前，科学研究显示，有八种中草药具有抗 HBV 和 HCV 的作用。

1. 赛菊宁黄质　从柳杉中提取，可抑制 HBV　DNA 的合成。

2. 绿茶多酚　从绿茶中提取，可抑制 HCV　RNA 之复制。

3. 姜黄素　提取物可降低 HBV　DNA 之复制。

4. 汉黄芩素　提取物可抑制 HBV 与宿主肝细胞之结合。

5. 刺槐　提取物可抑制 HCV　RNA 复制。

6. 苦味叶下珠　提取物可抑制 HCV 病毒之复制。

7. 樟树皮提取物　保肝、抗 HCV。

8. 水飞蓟素　抑制 NF-KB 之转录。

降钙素原能指导临床抗生素的应用   // 2012.6.24

降钙素原（PCT）是降钙素前肽物质，由甲状旁腺的 C 细胞分泌。正常人血中降钙素原含量很低（＜0.2μg/L），而在细菌感染时血 PCT 则升高（＞0.5μg/L）。病毒感染、癌性浸润、手术创伤时 PCT 不升高，均处于较低水平上，尚不受临床用药之影响。临床实践证明，PCT 对感染及感染性体质之诊断敏感性明显高于 C 反应蛋白（CRP），且特异性高达81%～100%。鉴于此，PCT 可用于区分病毒性感染与细菌性感染；还可用于指导是否替换抗生素；最后较之于药敏试验，PCT 检测更加快捷实用。

反面意见：① PCT 只能确定用抗生素还是不用抗生素，并不能决定用什么抗生素。② PCT 有假阳性，也有假阴性，遇此则会延误病情。

不孕不育症向人类逼近   // 2012.6.25

2000 年 WHO 针对世界47 国进行调查统计，结果显示不孕不育症的发病率占25%。我国之不孕不育症尚没有确切统计数据，但从最近门诊的患者来看，不育不孕人数似较前明显增加。其中卵巢功能早衰的发病人数增加更为明显，分析原因可能与晚婚晚育、服用紧急避孕药物，以及人工流产、药物流产有关。

两个好药方   // 2012.6.26

壬辰五月，荟萃堂门诊二则验案。

病案一

王某，再生障碍性贫血，服当川龙马黑山三子方渐愈，后因感冒，旋即三系下降，换服方药：归脾三子桂，板破人皂鸡，人以兰核代之，再加麻黄、鹿茸、马钱子。服药 20 剂，三系均明显上升。由此说明，补肾日久必当健脾，古人有"补肾莫若健脾，健脾莫若补肾"之说。

病案二

一妇人患银屑病，余拟处方：麻黄、杏仁、生石膏、甘草、葛根、桂枝、白芍、生姜、大枣、大黄、蝉蜕、白蒺藜、白鲜皮、当归尾、苦参、皂角刺、乌梢蛇、地肤子、全蝎、蜈蚣、菝葜。服药 10 剂，银屑全脱，瘢痕消失，一如常人。

斑秃又一方 // 2012.6.28

余治疗斑秃向予加味异功散、破首四物二至丸、白皮木瓜甘草参。然有一方，在 20 世纪 80 年代余曾常用之，见效颇著。其方组成：黄芪、龙胆、红花、鸡血藤、荆芥、藕节、白茅根、甘草、生地黄、玄参、麦冬、丹皮、山栀子。此方与加味异功散合用治疗斑秃疗效更著。

乳腺灵 // 2012.6.29

柴胡 10g，鳖甲 15g，木通 6g，路路通 10g，天花粉 10g，制乳香 10g，制没药 10g，当归 10g，郁金 10g，夏枯草 20g，浙贝母 10g，三棱 10g，莪术 10g，败酱草 10g，蒲公英 10g，肉苁蓉

10g，延胡索 10g，川楝子 20g，汉三七 3g，水蛭 10g，黄芪 30g，白花蛇舌草 15g，半枝莲 15g，丹参 10g。

上药三煎，取汁收膏，加入水蛭、延胡索二粉，做成颗粒 4 包，日服 2 次，每次 1 包，温开水冲服。

该方主治乳腺增生、纤维腺瘤、乳腺导管扩张症、乳腺癌。

张锡纯先生两效方 // 2012.7.2

方一：参赭镇气汤——哮喘

苏子、杭白芍、芡实、党参、赭石、山药、山茱萸、生龙骨、生牡蛎。

口诀：苏杭芡实三对药。

方二：参赭培气汤——食管癌（噎膈）

柿饼、当归、知母、肉苁蓉、半夏、天冬、党参、生赭石。

口诀：柿饼归母大半天。

睾丸炎之治疗 // 2012.7.2

苍术、黄柏、牛膝、生薏苡仁、茯苓、泽泻、青皮、陈皮、延胡索、川楝子、制乳香、制没药、橘核、荔枝核、白花蛇舌草、半枝莲、车前子。

口诀：四妙六对车，睾肿胀可歇。

甲状腺髓样癌一例 // 2012.7.3

一老年男性患者，患甲状腺髓样癌，经手术切除后降钙素原升高、CEA 升高。此二项指标升高说明癌症有复发倾向。手术后若降钙素原未恢复正常，说明手术对外周淋巴结之处理有缺陷，首选要考虑纵隔淋巴结，其次要考虑肝、肺转移。

该患者求治于余，余予中药抗癌散结、扶正固本、清热解毒等治疗，未见疗效。后该患者去上海、北京等地求治，采用各种方法治疗，均未见效，说明当前医疗技术对完全治愈甲状腺髓样癌，还有一定难度。

非结核分枝杆菌 // 2012.7.4

非结核分枝杆菌（NTM）是一种环境生长菌，在自然界中普遍存在，其抗酸染色呈阳性，但有别于结核分枝杆菌。20 世纪 30 年代以前，人们普遍认为 NTM 不在人体内致病。1943 年，一例可疑结核患者体内培养出非结核分枝杆菌，从此非结核分枝杆菌在人体中的感染引起了人们的重视。

NTM 感染有以下特点：①易引起院内感染。②与结核分枝杆菌感染可同时出现。③与肺部结核感染在影像学上很难鉴别。④可通过抗酸培养明确诊断。⑤常用抗生素治疗。

分枝杆菌的院内感染 // 2012.7.4

分枝杆菌包括结核分枝杆菌（MTB）和非结核分枝杆菌（NTM），二者均能引起院内感染。耐多药结核病（MDR-TB）和广泛耐药结核病（XDR-TB）为医院工作者的天敌。据统计，1988～1995 年全球共发生分枝杆菌的院内感染 15 起，涉及人数达千人以上。

胃癌的临床现状 // *2012.7.4*

20 世纪 70 年代至今，关于胃癌的探索取得了巨大成就，如 D2、D3、D4 胃癌术式技术的改进及手术适应证的准确，已为人所共知。美国癌症联合会（AJCC）发布的第 7 版肿瘤 TNM 分期手册中关于胃癌 TNM 的修改参考了我国学者的意见，即在胃癌的根治原则中增加了完全杀灭癌细胞（ECC）是胃癌根治概念的基本原则。

我国胃癌的早期检出率很低，只有多学科的协同才能使胃癌的早期检出率提高。基础研究与临床研究未能紧密结合，成为我国当前胃癌学术之不足点。

食管癌的中医治疗 // *2012.7.10*

积 50 余年之经验，余总结出治疗食管癌三方。

方一：生地黄、山茱萸、山药、丹皮、茯苓、泽泻、夏枯草、补骨脂、远志、黄芪、当归、制乳香、制没药、穿山甲、皂角刺、郁金、丹参、浙贝母、砂仁、粳米、荷叶。

口诀：六味夏破远，托里透脓散，食癌不手术，须加启膈散。

方二：半夏、陈皮、三棱、莪术、枳实、木香、丹参、砂仁、厚朴、重楼、甘草、吴茱萸、黄连。

口诀：三对大丹参，厚蚤草左金。

方三：旋覆花、生赭石、海藻、昆布、郁金、丁香、沉香、木香、竹茹、厚朴、当归、急性子、煅瓦楞子、夏枯草、蚕螂。

口诀：旋覆代赭二金香，竹厚当急煅草蚕。

治疗脑卒中后遗症之中药方剂 // *2012.7.11*

1. 血竭 2g，海藻 15g，玄参 15g，黄芪 15g，丹参 15g。

2. 党参 10g，黄芪 20g，当归 10g，川芎 10g，桃仁 10g，红花 3g，何首乌 15g，怀牛膝 20g，丹参 20g。

3. 五加皮 20g，水蛭 10g（冲服），昆布 10g，海藻 10g，三七 3g（冲服）。

4. 山楂 10g，丹参 20g，红花 10g，五加皮 20g，泽兰 10g，川芎 6g。

5. 三棱 10g，莪术 10g，枳实 10g，青皮、陈皮各 6g，佛手 10g，木香 6g，檀香 6g，降香 6g。

6. 蜈蚣 20 条，白芷 120g，地龙 120g。共研为末，每次 5g，每日 3 次。

7. 赤芍 10g，川芎 10g，红花 6g，降香 10g，丹参 20g，郁金 6g，制乳香、制没药各 6g。

8. 桂枝 10g，附子 6g，怀牛膝 15g，郁金 6g，胆南星 6g，乌药 10g，乌头 15g（先煎），马钱子 1 个（油炸），干姜 6g，当归 10g，川芎 6g，赤芍 6g，半夏 6g，陈皮 6g，苍术 6g，厚朴 6g。

9. 桑枝 30g，桂枝 10g，鸡血藤 15g，忍冬藤 15g，益母草 15g。

上述方药除注明为散剂者外，其余均为汤剂。

从口腔溃疡到白塞病 // *2012.7.21*

近来口腔溃疡患者越来越多，大部分患者为体质虚弱、易感冒、关节炎患者；或为慢性鼻炎、慢性咽炎患者。

余之体会：本病与白塞病同类，仅程度不同。本病乃自身免疫紊乱之前声，亦可称为自身免疫疾患之马前卒也。

余治疗本病，常用之方药如下：

①生石膏、山栀、黄芩、黄连、生地黄、藿香、防风、白术、茯苓、导赤散（生地黄、木通、淡竹叶、甘草梢）、威灵仙。

②薏苡仁、附片、黄柏、土茯苓、忍冬藤、生地黄、泽兰。

③四物汤、知母、黄柏、麦冬、五味子、柴胡、丹参、玄参。

④四妙散、龙胆、黄芩、山栀子、石斛、射干、生石膏、知母、粳米、甘草、当归、猪苓、黄连、赤小豆。

上述诸方中生地黄、玄参、麦冬、生石膏、木通、三黄、山栀、当归、薏苡仁等药为数方之共同点。

胆囊切除术后综合征治验 // *2012.7.24*

壬辰盛夏，医科院职工李某，胆囊切除 2 年，上腹抽搐，全身乏力不舒，精神萎靡不振，月经先后不定，少腹时痛。余以丹栀逍遥散合桂枝茯苓丸、归脾汤治疗，大效。患者精神好转，上腹再无不适，唯睡眠仍不佳。李某谓此方神效。复诊时在前方基础上加合欢皮、首乌藤、柏子仁。患者睡眠改善。

热痹两方   // 2012.7.25

所谓热痹，即关节疼痛而伴全身热象。

方一：桂枝、白芍、知母、干姜、甘草、防风、麻黄、白芷、附片、忍冬藤、生薏苡仁、桑枝、丹参。

口诀：桂枝芍药知母汤，冬芷甘丹薏片桑。

方二：苍术、蒲公英、苏梗、木通、防己、牛膝、地龙、金银花、连翘、生薏苡仁。

口诀：苍公苏通己（薏）牛龙，银花连翘在其中。

成骨肉瘤之治验   // 2012.7.29

甲子长夏，武山洛门镇农民王某携其子来荟萃堂门诊，谓："先生之医术如神，吾子得救矣！"

该患儿 9 岁，女，在北京某医院曾诊断"成骨肉瘤（左肱骨近端）"。这样的疾患，最佳的治疗选择应是早期截肢放化疗，但因家属不愿截肢而返回甘肃家中，旋即来兰州求治于余。

余拟处方：生地黄、山茱萸、人参须、太子参、北沙参、党参、山药、丹皮、茯苓、泽泻、麦冬、五味子、桂枝、白芍、甘草、浮小麦、大枣、三棱、莪术、海藻、昆布、山慈菇、夏枯草、白花蛇舌草、半枝莲、汉三七、水蛭。共研为末，每次 7g，每日 2 次，温开水冲服。

患儿服药半年，肿块全消，症状医消。赴京复查，医院谓本病痊愈，并问："何人所治？"患儿家属云："我省名医裴大夫也！"。

习惯性便秘治验 // *2012.7.31*

壬辰盛夏，一患者便秘30年，百医无效。

余以处方：枳实10g，厚朴10g，大黄20g（后下），芒硝10g（冲服），火麻仁15g，郁李仁15g，柏子仁15g，升麻6g，泽泻10g，当归10g，川牛膝10g，肉苁蓉20g。

服药20余剂，患者大便通畅，头晕、头痛好转，30年之耳鸣亦得以痊愈。此方为麻子仁丸与济川煎之合方，外加芒硝10g冲服。患者服20余剂后停药，停药后大便通畅，干稀适度。

按：此例30年之便秘，服20剂顽疾悄然若失。先时余曾为咸某治疗便秘，服上药有效，但仅服5剂即停药，停药后便秘如前。殊不知矫枉必须过正，治疗便秘时还需持续服药，使大便长期趋于正常。

另：此例之积年耳鸣亦消失，何也？方中药物系麻子仁丸合济川煎，并无治耳治肾之品。余思之，通腑或可治耳鸣耶？

麻桂合剂治疗积年之遍身顽疾 // *2012.8.1*

麻黄、杏仁、生石膏、甘草、桂枝、川芎、白芷、细辛、羌活、独活、防风。

上方加柴胡、黄芩，可治三阳各证；加白芍、附片，可治风湿痹痛；加白术、茯苓，可治风湿水肿；加白芍、木香、草豆蔻，可治胃脘疼痛；加乌梢蛇、蝉蜕、白鲜皮、地肤子，可治风湿痒疹；加滑石、木通，可治泌尿系感染。

多重耐药菌感染 // 2012.8.4

目前多重耐药菌（MDRO）的感染很普遍，临床常见持续高热，百药不效之局面。除已知之抗甲氧西林金黄色葡萄球菌（MRSA）、鲍曼不动杆菌（CR-AB）外，近来又有抗万古霉素肠球菌（VRE）、超广谱 β – 内酰胺酶（ESBLs）耐药菌株、耐碳青霉烯类肠杆菌（CRE）。

自身抗体 // 2012.8.5

随着自身免疫性疾病的日益增多，除大家耳熟能详之系统性红斑狼疮、类风湿关节炎、皮肌炎、硬皮病、结节性红斑、结节性动脉周围炎、白塞病等外，近来自身免疫性肝炎之病例日益增多，PBC、PSC 患者随处可见。自身抗体之检测为自身免疫性肝炎提供了诊断依据：①抗核抗体（ANA）：自身免疫性疾病的主要抗体，覆盖面 95%。②抗平滑肌抗体（SMA）：覆盖面 60% ～ 80%。③抗线粒体抗体（AMA）：自身免疫性肝炎覆盖面 90%。④抗中性粒细胞胞浆抗体（ANCA）：覆盖面 60% ～ 80%。

狼疮性肾炎之治愈 // 2012.8.6

壬辰盛夏，一女，28 岁，狼疮性肾炎，尿隐血（+++），尿蛋白（++），伴头痛、胃脘不舒、全身浮肿，血压不高。

处方：乌药 10g，木香 10g，砂仁 10g，甘草 6g，香附 6g，延胡索 10g，苏梗 10g，槟榔 10g，木瓜 20g，陈皮 6g，桂枝 10g，附子 6g，半夏 6g，吴茱萸 6g，何首乌 15g，桔梗 15g，白花蛇舌草 15g，半枝莲 15g。10 剂，每日 1 剂，水煎服。

服药 10 剂，患者尿蛋白转为（±）。

此例之治愈说明加味乌药散合鸡鸣散之神效。查加味乌药散为《圣济总录》之名方，主治妇人经来腹痛，手足麻木，胃脘不舒连及双乳。鸡鸣散为《三因极一病证方论》之名方，主治脚气湿凝，下肢麻木不仁。两方均为中医治疗湿气之主方，"乌方"所主之湿气在上，"鸡方"所主之湿气在下。余用"乌方"皆以胸脘胀满为主症。一方在上，一方在下，二方相合则上下全治矣！此方治疗狼疮性肾炎获效，树立了古方治愈今病之典型。

酒精性红脸人易患食管癌　　　　　// 2012.8.7

酒精引起之红脸是因酒精中毒。酒精→乙醛→$CO_2 + H_2O$。人体内之乙醇脱氢酶（ADH）和乙醛脱氢酶（ALDH）促使了上述反应。两种酶不足的人容易形成酒精性红脸。酒精是食管癌之危险因子，因此凡具酒精性红脸之个体说明酒精之敏感性强，因此易患食管癌。

赵心波治疗大脑发育不良方　　　　// 2012.8.15

石菖蒲 6g，远志 6g，生龙骨 15g，生牡蛎 15g，龟甲 15g，玳瑁 15g，茯神 10g，桃仁 10g，红花 6g，生地黄 12g，当归 10g，麦冬 10g，天花粉 10g，益智 15g，龙胆 10g，山栀 10g，乌梢蛇 10g，全蝎 6g，蜈蚣 2 条，莲子心 10g，生赭石 15g，石决明 15g，磁石 15g。每日 1 剂，水煎服。

按：近来晚婚晚育者众，加之滥用药物，因而先天性颅脑疾患、大脑发育不全等婴幼儿疾病愈来愈多。赵氏此方余于 10 年前始用于临床，其中有数例患儿服用 1 ～ 2 年后，病情有所好转，大脑逐渐发育向好。

慢性咳嗽 _// 2012.8.16_

慢性咳嗽是指无血常规、X 线之异常改变，仅咳嗽一个症状持续存在 8 个月以上者。此种咳嗽通常有下列四种情况：①咳嗽变异性哮喘（CVA）。②鼻后滴漏综合征。③胃食管反流性咳嗽（GERC）。④非哮喘性嗜酸粒细胞性支气管炎（NAEB）。上述四型中咳嗽变异性哮喘占全部慢性咳嗽的 50%，鼻后滴漏综合征占 40%，胃食管反流性咳嗽和非哮喘性嗜酸粒细胞性支气管炎占 10%。

常见病名之英文缩写 _// 2012.8.17_

病名	英文缩写
高血压	HP
动脉硬化	AS
冠心病	CDA
慢性胰腺炎	CP
慢性阻塞性肺疾病	COPD
多器官功能障碍综合征	MODS
急性肝衰竭	ALF

续表

病名	英文缩写
强直性脊柱炎	AS
类风湿关节炎	RA
系统性红斑狼疮	SLE
胃食管反流病	GERC
急性髓细胞性白血病	AML
急性淋巴细胞白血病	ALL
肝细胞肝癌	HCC
溃疡性结肠炎	UC
功能性消化不良	HD
鼻后滴漏综合征	PNDS
咳嗽变异性哮喘	CVA
非哮喘性嗜酸粒细胞性支气管炎	NAEB
原发性胆汁性肝硬化	PBC
原发性硬化性胆管炎	PSC
炎症性肠病	IBD
骨关节炎	OA
干燥综合征	SS
多发性硬化	MS
狼疮性肾炎	LN
格林 – 巴利综合征	GBS
肠易激综合征	IBS
急性冠脉综合征	ACS
短暂性脑缺血发作	TIA
周围动脉疾病	PAD
慢性肾衰竭	CRF

续表

病名	英文缩写
急性非淋巴细胞白血病	ANLL
溶血性贫血	HA
2 型糖尿病	T2DM
不稳定型心绞痛	UAP
急性心肌梗死	AMI
韦格纳肉芽肿病	WG
肺栓塞	PE
变应性亚败血症	WFC
急进性肾小球肾炎	RPGN
胃肠道间质瘤	GIST
慢性萎缩性胃炎	CAG
胃溃疡	GU
十二指肠溃疡	DU
慢性活动性肝炎	CHA
慢性迁延性肝炎	CPH
冠状动脉造影	CAG

慢性咽炎一方　　　　　　// 2012.8.18

牡蛎 15g，生赭石 15g，黄连 6g，金银花 15g，生地黄 12g，玄参 10g，麦冬 10g，乌梢蛇 10g，蝉蜕 6g，僵蚕 6g。每日 1 剂，水煎服。

口诀：牡蛎代黄金，增液加三虫。

雷公藤 // 2012.8.20

雷公藤为卫矛科植物雷公藤的干燥根茎，有大毒，宜去皮入药。本品水煎2小时可去毒，常用量为6～20g/d。另有不去皮疗效较佳之说法，用量6～10g/d，亦需水煎2小时。此药可用于类风湿关节炎、风湿关、硬皮病、皮肌炎、系统性红斑狼疮、雷诺病。凡属自身免疫性疾病者均可以此药治疗。

慢性肾功能不全漫谈 // 2012.8.22

慢性肾功能不全和终末期肾脏病的患者精神脆弱，因而易患抑郁症。肾衰竭患者CRP、ESR水平升高，说明存在慢性炎症。这种慢性炎症与多种细胞因子失调有关，进而影响5-羟色胺等神经递质的分泌。韩国学者对此进行了系统的研究，证明自主神经功能紊乱是抑郁症的根本原因。

乳腺癌患者的生育问题 // 2012.8.23

年轻乳腺癌患者行根治术、化疗、放疗后，导致闭经者占33.6%～74.3%，复生育者占3%～4%。传统观点认为，雌激素受体（ER）、孕激素受体（PR）阳性者，除可放、化疗外，尚须进行生化治疗（他莫昔芬、托瑞米芬、来曲唑、阿那曲唑），意在降低雌激素、孕激素水平，以停经为理想结果。然而近年来在45岁以下乳腺癌患者的随访中发现，此类患者之生存时间较同类未生育患者为长。此结论打破了传统观点，目前正在讨论中。

非冠状动脉粥样硬化性心肌梗死 　　// 2012.8.24

　　临床上有 10% ～ 20% 的心肌梗死患者冠脉造影无异常表现，因此可以认为该部分心肌梗死患者可能是由其他原因引起的冠状动脉缺血。除动脉粥样硬化外，尚有引起心肌缺血、梗死的原因，如冠脉痉挛、冠脉炎、冠脉畸形和栓塞、低血压冠脉供血不全。

系统性红斑狼疮引致心肌梗死一例 　　// 2012.8.26

　　北京协和医院心内科报一例 16 岁青少年患急性心肌梗死经抢救未成功的病例。该报道称：患者全面检查示无高血压、高血脂及动脉硬化，但血沉加快，自身抗体阳性，有关节病、发热、肾病病史，诊断为系统性红斑狼疮。因此，医院认为此患者之心肌梗死可能系 SLE 引起的冠状动脉炎所致。

多发性硬化中药治疗显效 　　// 2012.8.29

　　患者，女，56 岁。确诊多发性硬化 1 年。头晕，四肢麻木，胃脘不舒。

　　处方：当归、赤芍、川芎、生地黄、桃仁、茯神、防风、陈皮、远志、血竭、泽兰、蛇床子、红花、金银花、龟甲、鳖甲、牡蛎、阿胶、五味子、胆南星、地龙、黑大豆、菟丝子、桑枝、豨莶草、威灵仙、乌梢蛇、鸡血藤。10 剂，水煎服，每 3 日 2 剂。

　　服药 15 天，患者诸症消失，精神较前明显好转。

痉挛性斜颈治验 // 2012.8.30

壬辰夏，一女性患者，56岁。突发痉挛性斜颈，头向右偏，颈肌痉挛，不由自主，睡眠时则颈部松弛无上述现象。发病5日，百药无效。

处方：桃仁、红花、当归、赤芍、川芎、生地黄、秦艽、续断、牛膝、乌梢蛇、全蝎、蜈蚣、柏叶、木瓜、伸筋草、葛根、桂枝、天花粉、川乌、草乌、细辛、马钱子。10剂，水煎服，每3日2剂。

服药15天后患者病情明显好转。

脑胶质瘤术后之中药治疗 // 2012.8.31

患者脑胶质瘤术后头痛头晕，半身麻木，行动不便。

处方：龟甲、鳖甲、牡蛎、女贞子、墨旱莲、红花、旋覆花、白芍、牛膝、补骨脂、丹参、朱砂、三棱、莪术、海藻、昆布、石菖蒲、夏枯草、生地黄、山茱萸、山药、丹皮、茯苓、泽泻、桂枝、附片。10剂，水煎服，每3日2剂。

服药15天，患者精神状态较好，病情缓解。

2012欧洲心脏病学会（ESC）发布的心肌梗死的最新研究进展 // 2012.9.10

1.检测心肌梗死的首选标志物　心肌肌钙蛋白（cTn）：阳性（平片法）；$0 \sim 0.15 \mu g/L$（免疫法）。

2. 心肌梗死的分型　①自发或突发斑块破裂，冠脉受阻。②冠脉痉挛，心肌供氧不足。③渐进型，属前之不稳定型心绞痛。④经皮腔内冠状动脉成形术（PTCA）后复发。⑤冠状动脉旁路移植术（CABG）后复发。

3. 急性 ST 段抬高心肌梗死的处理指南　①在 10 分钟内完成 12 导联心电图（ECG）。②对疑似 ST 段抬高心肌梗死（STEMI）者启动监测 ECG。③对 ECG 表现不典型者应做相应处理。④能够实施经皮冠状动脉介入（PCI）的中心必须提供 24 小时服务。⑤如无 PCI 团队则实行溶栓治疗。⑥溶栓失败则实施 PCI。

4. 心功能之最新分级

1 级：有心脏病，但无任何不适。

2 级：休息时无任何不适，稍活动则见心悸气短。

3 级：休息时有轻微心悸，活动时则见心悸气短。此为心衰 II 度。

4 级：休息时心悸气短。此为心衰 III 度，心衰体征明显。

5. 最新之心衰分期

A 期：引起各种心脏病，但无心衰之表现。

B 期：器质性心脏病已有，但无心衰表现。

C 期：器质性心脏病，心衰症状已存在。

D 期：心衰症状明显，屡治不愈。

加巴喷丁治疗难治性咳嗽　　// 2012.9.11

加巴喷丁是常规的癫痫和精神分裂症治疗药物，近年来，澳大利亚、美国等地相继有人用此药物治疗难治性咳嗽取得显著性疗效。镇静药品为何可以止咳？可待因之止咳、中药罂粟壳之止咳均说明镇静药物具有止咳作用。张锡纯的参赭镇气汤中使用生龙骨、生牡蛎;《太平惠民和剂局方》的二陈汤中使用茯苓,亦说明此意也。

糖尿病酮症酸中毒（DKA） // 2012.9.12

DKA 为常见之糖尿病并发症，Ⅰ型、Ⅱ型均可出现。Ⅰ型可在无任何原因的情况下发生，Ⅱ型可在糖尿病失控（骤停降糖药、感染、暴食）、高血糖、高尿糖、高酮体、酸中毒、电解质紊乱时发生。

DKA 的临床表现：①三多一少加重。②恶心、呕吐、腹痛、腹泻。③出现脱水症状，如皮肤无弹性、眼窝凹陷、心率加快。④深大呼吸，口气有酮味。⑤昏迷。

DKA 的治疗：大量补液、先快后慢、先盐后糖，先晶后胶，24 小时补液量在 3000 ～ 5000mL。静脉滴注胰岛素，补钾，纠正电解质紊乱。

另有糖尿病高渗性昏迷，此类昏迷除血酮不高外，余症均与DKA 完全相同。其诱因以感染居多。DKA 的治疗要点是补液，而糖尿病高渗性昏迷的治疗要点是抗感染、降糖补液、纠正电解质紊乱。

复方丹参滴丸降低颈动脉内 – 中膜厚度
// 2012.9.17

颈动脉内 – 中膜厚度（IMT）是公认的能引起大血管病变的指标。中国人民解放军第二军医大学的教授通过实验研究证实，复方丹参滴丸能明显抑制颈动脉内中膜厚度及斑块形成，共观察病人 100 例，追踪观察 5 年。

更年期综合征 // 2012.9.18

更年期综合征，在停经前后（45～55 岁）最多见，主要表现为烦躁、五心烦热、多汗、头晕、失眠、意志丧失、懒散，个别患者伴血压增高、胸闷不适。余常用血府逐瘀汤、丹栀逍遥丸、柴胡加龙骨牡蛎汤等方治疗该病。

胰腺炎之分期、分型 // 2012.10.25

1. 分型　急性胰腺炎发作之后可转为慢性胰腺炎。前者为 I 型；后者为 II 型；合并肠梗阻、门静脉高压、腹水、胰瘘等症为 III 型；出现吸收不良、腹泻、糖尿病者为 IV 型。

2. 分期

一期：急性胰腺炎发作或转为慢性胰腺炎表现为腹痛。

二期：无论 I 型、II 型，即无论急性或慢性均可引起假性囊肿、肠梗阻、门静脉高压、腹水、胰瘘等局部并发症。

三期：出现吸收不良、腹泻、糖尿病者。

痴呆概述 // 2012.10.26

痴呆的特点是认知力丧失，此症常见于阿尔茨海默病（AD），亦可见于血管性痴呆，此外帕金森病、额颞叶痴呆、路易体痴呆等也可见到。目前本病的病机尚不明确，亦无治疗的特效药，常用药物多为胆碱酯酶抑制剂，如多奈哌齐、卡巴拉汀，此外还有加兰他敏。

慢性肾衰竭又一方　　　　　// 2012.10.30

黄芪30g，黄精30g，白蒺藜30g，白茅根30g，三棱15g，莪术15g，滑石10g，木通6g，甘草梢6g，苏梗20g，蝉蜕6g，益母草15g，大黄15g。

30年前，余以此方治疗肾衰竭患者吴某，见效神速，其尿素氮由20mmol/L降至正常。方中大黄泻下，乃肠道透析之作用也；黄芪、黄精扶正，调节免疫力；三棱、莪术活血化瘀以祛风，所谓"治风先治血，血行风自灭"；白蒺藜与白茅根配合，祛风利水；滑石、木通、甘草梢，通利小便；苏梗、蝉蜕、益母草，亦通利小便也。

纤维瘤　　　　　　　　　　// 2012.10.31

纤维瘤为源于纤维组织之良性肿瘤。纤维组织旧称结缔组织，包括弹力纤维与胶原纤维。二者存在于人体各器官中，因此纤维瘤可发生于全身各器官，然最常见于皮下组织、乳腺、肠系膜。纤维瘤可分为纤维腺瘤、纤维肌瘤、纤维肉瘤。前两者为良性，后者为恶性。近来国内有研究发现，纤维瘤多见于肠系膜，表现为腹膜之包块。

全身反应性器官改变的问题，因此建议他的学生陈德昌教授在以后的手术中，观察这一问题，思考这一问题。

食管癌的中医治疗 // 2012.11.8

食管癌的中医治疗，先有六味夏朴远，后有托里透脓散，继之以启膈散、旋覆代赭三金香、竹厚当急断草蛲。三对大丹参、厚蚕草左金、四七汤、半夏厚朴汤等皆可用于此病。

莲子清心饮 // 2012.11.17

莲子清心饮，为《太平惠民和剂局方》之著名方药。其组成：柴胡 10g，黄芩 10g，党参 10g，茯苓 12g，甘草 6g，石莲子 20g，车前子 10g，黄芪 20g，麦冬 10g。此方适应证为潮热、心烦、小便赤热。治疗女性神经官能症，可与血府逐瘀汤同用；治疗小便赤涩，可与导赤散同用。

妇科激素替代疗法（HRT）与人工月经周期
// 2012.11.20

人工月经周期的建立，主要使用雌激素和孕激素。雌激素常用雌二醇，孕激素常用黄体酮。HRT 的目的是改善女性更年期的状态，使性生活达到正常。建立人工月经周期，市售之替勃龙可满足临床需要。

呼吸机相关性肺炎（VAP） // 2012.11.24

VAP 是指患者在建立人工气道（气管插管、气管切开），并接受机械通气时发生的肺炎。该病在美国每年发病约有 25 万例，造成经济损失 25 亿美元，死亡人数达 3.5 万人。发展中国家的 VAP 发病率是美国的五倍，中低收入国家是高收入国家的三倍。VAP 发病的原因有自身菌群异位、呼吸道污染、局部免疫力下降等。其预防措施包括：①气道压力不低于 25cmH$_2$O，理想情况下应在 20 ～ 30cmH$_2$O。②床头抬高 30 ～ 45°。③声门下分泌物吸引。④避免重复插管。⑤保持口腔清洁。⑥经口插管。⑦尽早拔管。⑧每日评估。⑨早日无创通气。⑩减少设备污染。

双联抗血小板治疗 // 2012.11.26

抗血小板治疗为 PTCA 术后必须予以重视的治疗手段，因为大多数急性冠脉综合征（ACS）患者在介入治疗前血管内存在大小不等的血液凝块，一旦介入则易游离形成血栓。因此，术前、术后均应采用阿司匹林、氯吡格雷、华法林、达比加群酯、阿哌沙班、利伐沙班等抗血小板凝聚药物治疗。此种治疗对 PCI 尤其重要。目前主张进行双联抗血小板治疗，即采取氯吡格雷之双倍剂量，或采用上述两种抗凝药物联合应用。

肝细胞癌的治疗概述 // 2012.12.5

根据 2012 年 EASL/EORTC 临床实践指南——肝细胞癌的管

理的相关内容：①病理组织学诊断。② CT、MRI 成像。③血管造影术。④氟脱氧葡萄糖 – 正电子发射体层摄影（FDG–PET）。以上四项检查为肝癌（HCC）之推荐诊断手段。前两者适用于各型 HCC 之诊断；后两者在早期诊断中不推荐应用。肝癌合并肝硬化失代偿者，以及有严重肝损伤着均不适宜做活体组织检查。

本病之治疗：①手术是首选，目前仍以米兰标准为手术适应证的"金标准"。②不能手术的患者可选择射频消融术（RFA）和无水乙醇注射治疗（PEI）。RFA 适用于癌肿直径＜ 5cm 患者；PEI 适用于癌肿直径＜ 2cm 患者。③不能手术，亦不能 RFA、PEI 者的唯一治疗手段是肝移植。

转移性肝癌之治疗：姑息疗法、经导管动脉栓塞化疗（TACE）、全身放化疗均可（此观点与老观点不同）。如上述治疗均不奏效，推荐索拉非尼（多吉美）治疗，或可延长 DFS 和 OS。

非小细胞肺癌 GP 方案　　　*// 2012.12.8*

此为当前肺癌化疗中最常用的方案：①生理盐水 250mL+ 吉西他滨 1.2g，静脉滴注，第 1 天、第 8 天。②生理盐水 250mL+ 顺铂 40mg，静脉滴注，第 1 ～ 3 天。③ 20% 甘露醇，静脉滴注。④ 5% 葡萄糖注射液 250mL+ 胃复安 20mg+ 维生素 B_6 0.2g+ 地塞米松 5mg，静脉滴注。⑤化疗前注射司琼类注射液 1 支。

溶血性贫血再谈　　　*// 2012.12.9*

溶血性贫血发病日增，西医尚无可靠之法。

目前其发病有如下类型：①遗传性球形红细胞增多症。②葡

萄糖 –6– 磷酸脱氢酶缺乏症。③阵发性睡眠性血红蛋白尿。④ β –脂蛋白缺乏症。

本病的病因：物理、化学、生物刺激，以及脾功能亢进、感染和自身免疫性疾病。

本病的诊断：间接胆红素增加，乳酸脱氢酶增加，网织红细胞增加，血清铁增加，骨髓含铁粒红细胞增加。

中药处方：①艾叶、茵陈、槐花、益母草。②火硝、黑矾、郁金、丹参。③青黛、黑矾、泽兰。

慢性髓细胞性白血病（简称慢粒）一方

// 2012.12.10

乌梅、牡蛎、黄柏、木瓜、水蛭、青黛、青皮、陈皮、三棱、莪术、郁金、佛手、党参、麦冬、五味子。每日 1 剂，水煎服。

此方治疗慢粒有效。慢粒为临床最常见血液病之一，常用治疗药物白消安、羟基脲、别嘌醇。近有靶向治疗药物甲磺酸伊马替尼，但疗效尚待进一步验证。

慢性肾衰竭又一方

// 2012.12.16

石韦 10g，胡芦巴 10g，贯众 10g，木贼草 10g，木蝴蝶 6g，鱼腥草 15g，姜黄 6g，肉苁蓉 10g，巴戟天 10g，山栀子 10g，生地黄 12g，当归 10g，柴胡 10g，淫羊藿 10g，何首乌 10g，桑椹 10g，黄芪 20g，鹿茸 10g，桂枝 10g，附片 10g，鹿角胶 10g。每日 1 剂，水煎服。

风湿性多肌痛（PMR）   // 2012.12.25

本病多发于 50 岁以上之中老年人，主要症状为全身肌肉疼痛，以关节周围肌肉为主，个别患者的关节也有轻微疼痛，血沉、C 反应蛋白均升高，小剂量激素有效。本病之发病率约为 58.4/10 万。中医中药，如薏羊赤土鸡合剂（该方组成详见《裴正学医学笔记》）对本病有较好疗效。

白细胞过高之白血病   // 2012.12.28

凡白细胞计数超过 $100×10^9$/L 者均属此类。因白细胞大量浸润心、脑、脾、肝、肾等重要脏器，使其功能受到影响，故本病的病情重笃。未成熟白细胞之破坏释放出核酸、钾、磷等，因而出现：①尿酸增加，导致肾功衰竭。②血磷增加，血钙下降。③血钾增加，心脏负担加重。

上述三种病机促使病情转急。治疗本病时化疗方案宜循序渐进，不宜急用大剂量化疗药物，以防大量白细胞坏死，降解物在肝、肾、脑堆积，促成死亡。

临床中的几个问题   // 2012.12.31

1. 输血增加心肌梗死的风险　此问题争论数十年，最近美国和日本联合的研究显示，输血对心肌梗死患者来说，增加了死亡风险，因此不推荐为心肌梗死患者输血。

2. 急性下呼吸道感染服用阿莫西林无效　《柳叶刀》杂志

2012年12月16日发表的研究论文证实，阿莫西林组与安慰剂相比，应用前者后虽然新发呼吸道症状少见，但咳嗽等兼症的出现多于后者。

3.喹诺酮类药物的临床应用　20年前喹诺酮类药物就开始在临床上应用，经历四代。一代吡哌酸，二代诺氟沙星，三代氧氟沙星、左氧氟沙星、环丙沙星，四代莫西沙星。莫西沙星除对革兰阴性杆菌和革兰阳性球菌具有强杀菌作用外，对肺炎链球菌、抗药性金黄色葡萄球菌、溶血性链球菌、铜绿假单胞菌、流感嗜血杆菌、卡他菌、衣原体、支原体均具有一定疗效。此药生物利用度高，口服吸收好，副作用少。其副作用有胃肠道反应及心脏Q-T间期延长。莫西沙星在我国上市较迟。

4.结核病分子诊断　在临床中常用结核菌素试验（PPD试验）、血沉、影像学检查、生物学检测，结合临床表现确诊结核病。目前TB-DNA之分子检测已应用于临床实践，该项检测的准确率高，较少出现假阳性，可在痰、血、体液（腹水、胸水、心包积液、关节液）、尿、粪中开展。

肾性贫血再说

2012 年 10 月 30 日至 11 月 4 日，美国肾病学会（ASN）举办了"肾病周"活动，其中多位学者就慢性肾病（CKD）患者的贫血问题展开了讨论。临床中有 80% 的 CKD 患者及 100% 的肾衰竭（RF）患者存在血红蛋白下降的问题。我国的肾衰竭患者均使用促红细胞生成素治疗，部分患者使用铁剂。血红蛋白之稳定性是衡量 CKD、RF 病情缓急与否的重要指标。

再谈房颤

房颤是最常见的心律失常。随着年龄增高，房颤患者的人数逐渐增加。40 岁以上的中年人，每 4 人中就有 1 人曾经罹患房颤。目前，我国的房颤患者约有 800 万人，发病率约为 500/10 万。房颤是引致缺血性脑卒中的重要病因。所谓缺血性脑卒中包括脑栓塞和脑梗死。预防缺血性脑卒中的重要手段是抗血小板聚集，具有此作用的药物有阿司匹林、氯比格雷、华法林、达比加群酯、阿哌沙班、利伐沙班。有学者提出，针对血小板聚集采用双抗较单抗好，即阿司匹林＋氯比格雷联合使用。有学者提出，单用华法林就较前述之双抗更有效。亦有学者提出，达比加群较华法林之作用更加确切。对于房颤的预防，专家们提出应稳定血压、血脂、血糖、血液黏稠度及血尿酸等。

门静脉血栓   // 2013.1.4

门静脉血栓在普通人群的发病率为 1.1%，在肝硬化患者中的发病率为 10%～25%，在肝移植患者中的发病率为 2.1%～26%。由此说明，门静脉血栓并非肝硬化、肝移植之专属症状，普通人群亦可合并肝门静脉血栓。

乙肝肝硬化抗病毒治疗再说   // 2013.1.5

乙肝抗病毒可使肝硬化之肝纤维化逆转。上海复旦大学附属华山医院张文宏教授报告，长期（十年）服用拉米夫定，可使 75% 的患者产生组织学改变。

2012 年《病毒性肝炎杂志》(Journal Of Viral Hepatitis) 刊载：联合抗病毒拉米夫定＋阿德福韦酯，病毒应答率高，5 年耐药率为零。

国人慢性咳嗽病因明确   // 2013.1.7

广州呼吸疾病研究所联合华北、华东、华南、华西、东北等地区，共 9 个医疗中心，历时 1 年时间，纳入 704 患者，进行慢性咳嗽的病因研究，其中 640 例（90.9%）病因明确，包括咳嗽变

异性哮喘（32.6%）、上气道咳嗽综合征（18.6%）、嗜酸粒细胞性
支气管炎（17.2%）、变应性咳嗽（12.2%）。

口服复方黄黛片治疗 M3　　　　　// 2013.1.9

　　黄黛片为雄黄、青黛、红砒组成之复方制剂，内含三氧化
二砷成分。上海血液学研究所陈赛娟院士及其科研团队用此剂
治疗急性早幼粒细胞白血病（APL）。试验组使用黄黛片（RIF）
60mg/（kg·d）；对照组静脉滴注三氧化二砷（ATO）0.15mg/
（kg·d），两组均联合使用全反式维 A 酸（ATRA）25mg/（m² · d）
不拘时间，待完全缓解（CR）后，两组均接受三个疗程之蒽环类
药物联合阿糖胞苷（Ava-C）之化疗，继之以复方黄黛片（RIF）
或三氧化二砷（ATO）联合全反式维 A 酸治疗 2 年。试验结果显
示，RIF 组 CR 率 99.1%；ATO 组 CR 率 91.1%。总之，M3 之治
疗目前已有明确疗效，在癌症治疗上可以说已经有了突破口。

尿微量白蛋白和尿微量球蛋白　　　// 2013.1.13

　　尿微量白蛋白的正常值：① 1 ～ 2mg。② 10 ～ 20mg（两种
方法）。糖尿病患者应定期检查此项指标，因为糖尿病患者最大之
并发症莫为糖尿病肾病。

　　尿微量球蛋白，亦称 β - 微球蛋白，正常人尿中几乎缺如，
如有应在 0 ～ 0.5mg/L 以下，如超过正常值则说明有自身免疫性
肾病、慢性肾小球肾炎、肾病综合征等。

原发性胃肠道非霍奇金淋巴瘤（PGI-NHL）

// 2013.1.14

　　PGI-NHL 是最常见之原发性于淋巴结外的非霍奇金淋巴瘤，近年来发病率日益增加。本病的好发部位有胃、小肠、结肠、直肠。其常见病理类型为弥漫性大 B 细胞淋巴瘤，常见于胃部黏膜相关淋巴组织（MALT）、肠部滤泡性淋巴组织（滤泡性淋巴瘤）。本病的临床表现缺乏特异性，恶心、呕吐、腹痛、肠梗阻为常见症状。腹痛为最主要的临床表现。鉴于病变为黏膜之孤立灶，故对消化吸收影响不大，因而贫血的发生率较小。

　　本病的诊断仍然以胃肠镜活检为主，治疗仍以手术、放疗、化疗为主。

儿科获得性肺炎（CAP）

// 2013.1.15

　　儿科 CAP 大多为病毒感染，如接受了"完全疫苗注射"的 6 个月以上患儿无须进行血培养，可按病毒性肺炎治疗。

　　宝宝出生至 6 个月前身体脆弱，易患传染病，最常见的有：①Hib 感染（B 型流感嗜血杆菌）：此菌可导致细菌性脑膜炎、肺炎、心包炎、败血症、蜂窝织炎、化脓性关节炎、骨髓炎等，其中最常见的是肺炎和脑膜炎。②脊髓灰质炎：亦称小儿麻痹。③百日咳。④白喉。⑤破伤风。上述五病之疫苗混合制成五联疫苗，一针防五病。

气管插管与气管切开 // 2013.1.16

气管插管是抢救呼吸衰竭，创立人工气道之急救手段。插管可经口或鼻插入，管内有导丝，管外有气囊。前者以确保插管之通畅，后者以确保插管与黏膜之紧贴，以防体液渗出。插管有利于清除气管异物；亦可与呼吸机、呼吸器连接，形成人工气道，施行被动呼吸。

气管切开用于喉头痉挛、上气道梗阻、窒息状态、呼吸困难等生命垂危之时。

急救千千，心事为重 // 2013.1.17

危重患者之抢救是医学界关注之大事。疾病临危是整个机体各系统之连锁反应，医者应有全局观、整体观。然而在此整体环节中，心脏功能之紊乱是重中之重，即可谓"急救千千，心事为重"。心脏是推动全身供血之动力泵，任何一个器官的正常功能的发挥均依赖心脏血液之供应。急性中毒、重度感染、严重创伤都可造成心脏功能的严重衰竭，此障碍直接影响全身血液供应，而血液供应不足，则免疫功能紊乱，由此则快速形成瀑布现象、骨牌效应，多器官功能障碍综合征随之产生。多脏器损害又反过来加重心脏损害，导致心肌灌注不足，代谢障碍，细胞凋亡。

在此一系列病机中，缺血、缺氧是病理转化之核心，在缺氧的器官、组织和体液中各种细胞黏附分子、炎症介质大量堆积，导致线粒体功能障碍，此时心肌宣告坏死。线粒体功能障碍源于自由基的增多。一氧化氮（NO）为主要的自由基，前述之细胞黏附分子、炎症介质在一定程度上也属于自由基。心脏功能障碍首先影响全身微循环，微循环障碍到一定程度则为弥散性毛细血管内凝血（DIC），此时机体即出现危象。心肺复苏（CPR）能使心脏重搏，心、脑、肾等大血管的灌注得以提高，但是微血管的问题依然存在，故而抢救成功率依然很低。自心、脑体液中发现心钠肽（ANP）和脑钠肽（BNP）后，人们才知道心脏功能和脑功能一样有着神秘的神经内分泌调节。正如《黄帝内经》所言："心者，君主之官，神明出焉。"

肾小球肾炎又一方　　　　　　// 2013.1.28

　　刘寄奴 10g，徐长卿 10g，马鞭草 15g，王不留行 15g，青风藤 15g，薏苡仁 15g，牛膝 15g，地龙 15g。每日 1 剂，水煎服。

　　此方为余之创新方也。盖刘寄奴上可通乳，下可通经，活血化瘀而利水；徐长卿祛风胜湿、清热解毒、利水消肿。余治疗肾病之经验，凡四者皆备之药，均可临床试验之。四者为何？活血化瘀、利水消肿、祛风除湿、清热解毒也。

敦煌遗书　　　　　　　　　　// 2013.1.29

　　1900 年，敦煌莫高窟中发现了被沙土淹没的石窟中藏有大量经卷文书。石窟的看守人王圆箓道士当即向清政府酒泉道尹上报，但未引起重视。王道士只能自己看管，并在力所能及的范围内清除沙土，保护古物。1907 年英国人斯坦因，1908 年法国人伯希和相继以极其低廉的价格，通过王道士之手，连骗带诈，拣去最好、最有价值的经卷、帛文数千件。尤其是伯希和，他是法国著名的中国通，能说一口流利的中文，直接和王圆箓交谈，因此被带入洞中，任其挑拣，盗走珍贵文物 6000 余件。随之日、俄、美诸国文盗纷纷至沓来，我国敦煌之瑰宝近乎毁灭。敦煌瑰宝散见于全世界各大博物馆，如大英博物馆、卢浮宫，以及俄罗斯、日本、美国的博物馆。后人对如此巨大之文献资料为研究方便冠以"敦煌遗书"之名。研究敦煌遗书、敦煌古物及壁内塑形之学则称为"敦煌学"。敦煌学一词是我国著名国学家陈寅恪于 1942 年提出的，并很快得到国学界同人的响应。

在敦煌遗书中有关中医的文献，后来谓之曰"敦煌医学"。此学涉及《黄帝内经》《伤寒杂病论》《肘后备急方》《本草经集注》等中医典籍，有些属于此前未见于世之拓本。《辅行诀·汤液经法》一书属"敦煌医学"之一，但此本为河北张姓医师家藏，献予中国中医科学院王季蕊、马继兴。后经马继兴加注成书，于 20 世纪 80 年代出版问世。张姓的祖父曾在甘肃经商，去过酒泉，与王圆箓道士有过接触，估计此书由此流传而出。

甘肃中医药大学李应存、梁永林等对《辅行诀：汤液经法》进行了研究，并撰写论文，使这一尘封已久的古医籍得以公之于世。

慢性肾衰竭的代谢紊乱　　　　// 2013.2.2

慢性肾衰竭时肾组织破坏，促红细胞生成素减少，导致贫血。由于肾的排泄功能障碍，代谢之终产物肌酐、肌酸、尿素、尿酸上升，血磷亦随之上升。鉴于钙磷代谢之对应关系，血钙则随之下降。其治疗用 10% 葡萄糖酸钙静脉滴注，可增加血钙，减少血磷。食用坚果、肉类则具相反作用。

调脂药、维生素 PP（烟酸） // 2013.2.2

前蛋白转化酶枯草杆菌蛋白酶 Kexin-9（PCSK9）抑制剂可提高高密度脂蛋白含量；维生素 PP 可降低低密度脂蛋白含量，和非诺贝特的疗效相同。人们在很长一段时期内只注重胆固醇和三酰甘油，而忽略了对高密度脂蛋白的提高和低密度脂蛋白的下降。最近许多学者在此方面做出了贡献，其研究证明提高高密度脂蛋白、降低低密度脂蛋白对治疗和预防动脉硬化具有重大意义。

治疗白塞病的有效方药 // 2013.2.6

黄柏 10g，砂仁 10g，生甘草 6g，天冬 15g，生地黄 12g，太子参 15g，玄参 10g，石斛 10g，莲子心 10g。每日 1 剂，水煎服。

口诀：黄砂生草地生人，玄参石斛莲子心。

按：此方以增液汤为主；加石斛、莲子心滋阴生津为辅；黄柏清热泻火，人参补气扶正是为兼治，砂仁防诸药之伤胃，亦为兼治；甘草调和诸药，是为引和。白塞病之实质是火，火易伤阴，故增液汤滋阴以降火。此火为虚火而非实火，仅滋阴即可治之。然而本病之根本在虚，除了阴虚，尚有气虚存在，亦为要素之一。此方为近代名医蒲辅周老先生治疗白塞病之专方，其高徒高辉远教授在一次会议相遇时亲自将此方授予余。

造影剂之严重不良反应 // 2013.2.24

碘普罗胺注射液是一种新型非离子型低渗性造影剂，用于心脑血管造影及脑部 CT 扫描。2012 年国家食品药品监督管理局（SFDA）共接到碘普罗胺不良事件报告 207 件，其中严重事件 157 件，发生事件之时间 94.27% 在 1 小时之内，注射碘普罗胺前 9.74% 的患者做过药敏试验。天水市医院主任医师陈某，因在 CT 检查前注射碘普罗胺出现脑出血，导致严重偏瘫。

女性无须长期补钙 *// 2013.2.24*

瑞典一项研究显示：妇女长期大量补钙可增加心血管事件的发生。该研究自 1989 ～ 1990 年，对 61433 位妇女进行了中位随访 19 年，得出此项结论。

突发严重心肌梗死 1 例 *// 2013.3.4*

《中国医论坛》2013 年 2 月第 28 版刊载了 1 例突发严重心肌梗死病例。该例患者具有全部冠心病之危险因素（高凝状态、冠状血管痉挛、冠状血管炎症）。患者之血小板增多，提示存在骨髓增生性肿瘤。此类增生性肿瘤最常见于原发性血小板增多症、原发性真性红细胞增多症、原发性骨髓纤维化及慢性髓细胞白血病。上述疾患之共同特点是导致血凝增高，血凝增高则导致心肌梗死出现。抗血小板聚集是治疗本病的关键，双抗联合治疗为时下专家之共识。阿司匹林、氯吡格雷、华法林、达比加群酯、阿哌沙班、利伐沙班则为时下之常用抗血小板药，如高度血凝还可用肝素、羟基脲等。

烟酸降脂作用再度受挫　　　// *2013.3.11*

　　长期以来，人们在临床应用他汀类药物治疗时发现其导致肌痛和转氨酶升高的两个缺陷，因此试图再找此药之伴，以期降低上述两项副作用。2012 年底公布之研究结果证明，缓释烟酸无临床疗效。2013 年 2 月 26 日的《欧洲心脏杂志》发表的一篇文章提到：在应用 40mg 辛伐他汀治疗的基础上加用缓释烟酸或维拉帕米，会使肌病风险增高数倍，而此表现在中国患者中尤为明显。前列腺素 D_2 受体拮抗剂被用于减轻烟酸所致的颜面潮红，但其在降脂方面的作用是否等于零，尚待进一步临床观察。

三个有效方药　　　// *2013.3.13*

　　癸巳春，余在荟萃堂门诊医治三位患者见奇效，现记之。

　　病案一

　　患儿王某，特发性血小板减少性紫癜，小儿多动症。

　　处方：金银花、连翘、蒲公英、败酱草、土茯苓、白鲜皮、白蒺藜、白茅根、生地黄、地肤子、防风、萆薢、赤芍、牡丹皮、甘草、蝉蜕、浮小麦、大枣。

　　患儿上方服 7 剂，紫癜消，多动症也痊愈。小儿多动症，乃中医之风证也，属西医学之变态反应性疾病也，紫癜亦属此类，故此方治疗多动症出现了始料未及之效果。

病案二

患者，女，患糖尿病，空腹血糖 14mmol/L，餐后 2 小时血糖 18mmol/L，四肢麻木，以下肢为甚。诊断为糖尿病周围神经病变。

处方：当归 10g，川芎 6g，赤芍 10g，生地黄 12g，茯神 10g，陈皮 6g，山药 10g，桂枝 10g，附片 6g，山茱萸 10g，丹皮 6g，泽泻 10g，远志 6g，血竭（冲服）3g，泽兰 10g，蛇床子 15g，菟丝子 10g，黑大豆 30g，桑枝 30g，豨莶草 15g，威灵仙 10g，乌梢蛇 10g，蜈蚣 1 条，全蝎 6g。10 剂，水煎服。

同时口服二甲双胍、格列齐特控制血糖。

上方服 10 剂后，患者空腹血糖 5.1mmol/L，餐后血糖 9.2mmol/L，末梢神经症状未见明显改善。说明上方对糖尿病有效但对合并之周围神经病变无效。上方原为治疗糖尿病周围神经病变之专方。该患者服 10 剂，糖尿病见效，周围神经病变却未见效。余思之：此方对糖尿病疗效在先，而对兼证之疗效可能在后，遂令患者继续服用该方 10 剂。此患者再未前来就诊。

病案三

患者，女，慢性肾小球肾炎，尿蛋白（++），尿隐血（+++），百药无效。

处方：当归 10g，川芎 10g，赤芍 10g，生地黄 12g，桃仁 10g，红花 6g，益母草 15g，丹参 15g，金银花 15g，连翘 15g，蒲公英 15g，败酱草 15g，板蓝根 15g，马鞭草 20g，王不留行 10g，青风藤 15g，生薏苡仁 15g，怀牛膝 15g，刘寄奴 15g，徐长卿 15g。每日 1 剂，水煎服。

服药 10 剂后，患者尿蛋白（-），尿隐血（++）。说明此方对慢性肾小球肾炎之蛋白尿有疗效。

丙肝病毒（HCV）应答一面　　　// 2013.3.14

美国的一项研究证明，HCV 与高血压、糖尿病、动脉粥样硬化的发病有密切的相关性。（见《中国医学论坛报》2013.3.7D 版）

肾衰竭治验　　　// 2013.3.22

癸巳三月，患者陈某，女，60 岁，慢性肾炎并肾功能不全。尿蛋白（++），BUN 28.9mmol/L，Cr 504μmol/L，浮肿，血压 150/100mmHg。诊断慢性肾小球肾炎，慢性肾衰竭。

处方：大黄 10g，苏梗 10g，蝉蜕 6g，益母草 15g，滑石 15g，木通 6g，甘草梢 6g，黄芪 20g，黄精 20g，白茅根 20，白蒺藜 20g，三棱 10g，莪术 10g，附片 6g，金银花 15g，白花蛇舌草 15g，车前子 10g，丹参 30g，山茱萸 10，枸杞子 10g，桑椹 10g，水蛭（冲服）10g。5 剂，水煎服，每 3 日 2 剂。

服药后患者肾功能恢复正常，尿蛋白消失，精神饮食均佳。

肾衰竭又一方　　　// 2013.3.22

大腹皮 10g，山栀子 10g，生薏苡仁 20g，半枝莲 20g，鹿衔草 20g，蜀羊泉 20g，刘寄奴 10g，徐长卿 10g。每日 1 剂，水煎服。

上述药物均具利水消肿、清热解毒、祛风胜湿、活血化瘀之效。肾炎之形成乃变态反应，增生，水聚，发炎也。变态即风也，增生为血瘀也，发炎是热毒也，水聚则需利水。

说说尿素与肌酐 // 2013.3.22

肉、蛋、奶等蛋白质含量高的食物经过肝脏的处理，除了供给人体多器官提供能量外，其最终之代谢产物系含氮物质。该含氮物质称为非蛋白氮（NPN），而 NPN 的主要成分为尿素氮，依靠肾脏排出体外。

人体的肌肉组织，在发挥正常功能时存在常规消耗，产生肌酐等代谢产物。这些产物全靠肾脏排泄。当肾脏功能受损时，上述代谢物质不能排泄体外，因而在血中堆积。这些物质在血中含量达到一定值时即可诊断为肾衰竭。

治疗胃痉挛一方 // 2013.3.24

香附 6g，当归 10g，益母草 10g，三棱 10g，莪术 10g，乌药 6g，吴茱萸 6g，蒲黄 6g，肉桂 3g，枳实 10g，白术 10g，丹参 10g，木香 3g，草豆蔻 3g，制乳香 3g，制没药 3g。

此方治疗胃痉挛有神效。

从雒某之三次手术谈起 // 2013.3.28

雒某，男，58 岁。3 年前因膈疝误诊食管癌，在兰大二院行"食管癌切除术"，术后不但未见疗效，其吞咽困难症状较前更重，遂赴北京行贲门切除术、胃肠道吻合术。此次手术仍未解决问题，术后饮食难下，胸胀难忍，大便不通。

某医谓大便通，胸胀可缓解，遂以调胃承气汤合麻子仁丸治疗。患者服药 5 剂，仍未见明显疗效，反而自觉胸胀更甚，遂来兰求诊于余。

余思之：食管手术，胃向上提，贲门入于膈上；贲门切除，残胃再次上提，残胃入于膈上；胃肠吻合，残胃再次上提。整个消化系统之位置大变，蠕动大变，排空功能大变，分泌功能亦随之大变矣。纵然下利可减轻胸膈部之些许压力，但根本原因是胃肠的位置大变、蠕动大变、排空功能大变、内分泌大变之故，并不能解决问题。前用攻下之法实为本末倒置，不治而添乱也。余拟用六味地黄汤加味扶其正而缓图之，自然通下。

处方：生地黄、山茱萸、山药、牡丹皮、茯苓、泽泻、夏枯草、补骨脂、远志、黄芪、当归、制乳香、制没药、皂角刺、郁金、丹参、浙贝母、砂仁、干荷叶、高良姜、玄参、白芍、牡蛎。

服用上方 10 剂，患者之胸部胀满较前明显减轻。

小儿常见肿瘤 // 2013.3.29

肾母细胞瘤、神经母细胞瘤、畸胎瘤三病常见于 3 岁以下儿童，前二者为恶性，后者为部分恶性。三者均以出现巨大肿块著称，好发于盆腔（髂内骶前）、腹膜后。除此之外，尚有视神经纤维瘤、视神经胶质瘤可见于小儿，其中仅有部分恶性。

自身免疫抗体之选择 // 2013.3.30

1. 慢性甲状腺炎　甲状腺球蛋白抗体（TGAb）、甲状腺过氧化物酶抗体（TPO-Ab）。

2. 萎缩性胃炎　抗胃壁细胞抗体（PCA）。

3. 中毒性甲状腺肿　促甲状腺激素受体抗体（TRAb）。

4. 溃疡性结肠炎　抗中性粒细胞核周抗体（pANCA）。

5. 原发性胆汁性肝硬化　抗线粒体抗体 M_2（AMA–M_2）。

6. 重症肌无力　乙酰胆碱受体（AChR）。

7. 自身免疫性溶血　抗红细胞抗体。

8. 特发性血小板减少性紫癜　抗血小板抗体。

9. 类风湿关节炎　类风湿因子（RF）。

10. 干燥综合征　抗 SSA 抗体、抗 SSB 抗体。

11. 系统性红斑狼疮　抗核抗体（ANA）、抗平滑肌抗体（SMA）。

12. 系统性硬化病　抗 Scl–70 抗体。

13. 混合性结缔组织病　抗 U1RNP 抗体。

14. 系统性血管炎　抗中性粒细胞胞浆抗体（ANCA）、抗中性粒细胞核周抗体。

抗肿瘤血管生成治疗恶性肿瘤新途径　　// 2013.3.31

血管内皮生长因子（VEGF）是肿瘤形成之重要因素，近年来血管内皮生长因子拮抗剂问世，与表皮生长因子（EGFR）一起组成了治疗恶性肿瘤新途径。

宫颈癌　　// 2013.4.9

宫颈癌为妇女常见癌病，发病率约为 20/10 万，仅次于乳腺癌、结肠癌，位居第三。

1.流行病学　性生活频繁、早婚、多育、常服避孕药、吸烟、不讲卫生的人群多发，山区多于平原，农村多于城市。有一定区域性，如江西铜鼓、湖北武峰、陕西略阳高发。

2.病理分型　鳞癌占95%，腺癌占5%。最近腺癌有增加趋势。宫颈黏膜上腺下鳞，腺、鳞之分界线随月经周期上下移动。雌激素上升则分界线下降；雌激素下降则分界线上升。腺、鳞分界线长期下移则谓之鳞化，鳞化日久则可演变为不典型增生。

3.分期

Ⅰ期：病变在宫颈，未超出宫颈范围。

Ⅱ期：超出宫颈，但未达阴道下 1/3。

Ⅲ期：超出阴道下 1/3，已达盆腔骶淋巴结，前未达膀胱，后未达直肠。

Ⅳ期：前达膀胱，后达直肠。

4.宫颈刮片检查　1 级——炎症；2 级——重度炎症；3 级——鳞化；4 级——鳞化＋不典型增生；5 级——宫颈癌细胞。

5.转移

（1）直接蔓延：宫颈周围软组织，如阴道，膀胱，直肠。

（2）淋巴转移

一站：宫颈周围淋巴结。

二站：闭孔淋巴结，髂内、髂外淋巴结。

三站：骶淋巴结，腹主动脉淋巴结。

（3）血行转移：肝、骨、肺、脑。

6.症状　①出血。②疼痛：初期为一般性疼痛；中晚期可见非常剧烈疼痛（神经浸润引起）。③向前植入膀胱，向后植入直肠，可发生剧烈刺激症状。

7.治疗　首选手术。Ⅰ、Ⅱ期以手术、放疗效果最好，5 年生存率达 97% 以上。Ⅲ期、Ⅳ期应以放疗为主。放疗：外照射 25 次，每次 5Gy；内照射 5～6 次，每次 2.5Gy，化疗仅作辅助。

8.中药治疗 《金匮要略·妇人妊娠病脉证并治》曰："妇人宿有癥病，经断未及三月，而得漏下不止。胎动在脐上者，为癥痼害。妊娠六月动者，前三月经水利时，胎也。下血者，后断三月，衃也。所以血不止者，其癥不去故也，当下其癥，桂枝茯苓丸主之。"桂枝茯苓丸为基本方，可在此方基础上加山慈菇、夏枯草、五灵脂、赤芍、川乌、草乌、三棱、莪术、海藻、昆布、汉三七、水蛭；出血者，可用易黄汤加五炭（陈棕炭、薄荷炭、大蓟炭、牡丹皮炭、刺猬炭）；疼痛者，可用黄芪桂枝五物汤加复方川草合剂、复方桑枝汤。

肾后性尿毒症方 // 2013.4.11

当归 10g，川芎 6g，赤芍 10g，桃仁 10g，红花 6g，益母草 15g，丹参 20g，金银花 20g，连翘 20g，蒲公英 20g，板蓝根 20g，大黄 10g，苏梗 10g，蝉蜕 6g，滑石 15g，木通 6g，甘草梢 6g，黄芪 20g，黄精 20g，白蒺藜 30g，白茅根 30g，三棱 10g，莪术 10g。

尚可加四对汤，其方如下：金银花 15g，白花蛇舌草 15g，大黄 6g，附片 6g，益母草 15g，车前子 10g，丹参 20g，黄芪 20g，山萸肉 10g，枸杞子 10g，桑椹 10g，水蛭（分次冲服）10g。

兰医一院会诊纪要 // 2013.4.15

患者，男，患慢性肾小球肾炎 4 年，曾以激素、环孢素、甲氨蝶呤等治疗反复发作未愈，请余会诊。患者颜面萎黄，略见浮肿，谓乏力、腿困、腰酸。脉沉细而弦，尺脉弱。辨属肾阳亏损，血瘀肝经。治以补肾、活血、清热、利湿。

处方：当归、川芎、赤芍、桃仁、红花、益母草、丹参、金银花、连翘、蒲公英、板蓝根、生地黄、山萸肉、大腹皮、山栀子、半枝莲、鹿衔草、蜀羊泉、马鞭草、王不留行、青风藤、生薏苡仁、牛膝、龙葵、地龙。水煎服，每3日2剂。

服药7剂共10天，患者之妻来告其尿蛋白已由（+++）降至（+），尿隐血由（+++）转为（-），精神好转，食欲大增。

几个小经验 // 2013.4.19

①急性子治疗食管癌。②韭菜子治疗阳痿。③苎麻根安胎。④蜣螂治疗肝脾肿大。⑤龙葵治疗慢性肾小球肾炎。

消肿块方 // 2013.4.20

山慈菇15g，夏枯草15g，五灵脂6g，浙贝母6g，玄参10g，三棱6g，莪术6g，海藻15g，昆布15g，汉三七3g，水蛭10g。每日1剂，水煎服。

此方可治疗一切肿块，与其他方配合效果尤著。

两个方 // 2013.4.21

1. 止血剂之别方　萆薢10g，墨旱莲20g，紫珠草20g，仙鹤草20g。此四味止血效果堪称大焉。

口诀：珠莲草鹤。

2. 柴葛解肌汤　柴胡 10g，葛根 12g，黄芩 10g，桔梗 20g，白芍 15g，甘草 6g，川芎 6g，白芷 6g，细辛 3g。

面部红斑治验 　　　　　　　　// 2013.4.22

癸巳春，患者王某，面部通红、肿胀、发痒，局部脱屑、结痂，呈持续性。诊断为盘形红斑狼疮、螨虫病。用苍公合剂、白风合剂、白蝉合剂等治疗均无效，遂改用防风通圣散加止痒四药。

荆芥 10g，防风 12g，滑石 10g，麻黄 10g，白芷 10g，桔梗 20g，当归 10g，川芎 6g，赤芍 10g，苍术 10g，厚朴 10g，陈皮 6g，半夏 6g，茯苓 12g，山栀 10g，大黄 10g，芒硝（冲服）10g，连翘 15g，黄芩 10g，甘草 6g，薄荷 6g，乌梢蛇 6g，蝉蜕 6g，白鲜皮 10g，地肤子 10g。每日 1 剂，水煎服。

患者服药 7 剂，大效。

口腔疾患之中药方 　　　　　　// 2013.4.22

余传统治疗口腔疾患常在泻黄散（生石膏、山栀、黄连、黄芩、藿香、防风）基础上，加用生地黄、当归、麦冬、五味子、柴胡、丹皮、玄参、知母、黄柏。最近余之经验为加入玉女煎，养阴清肺。在上述方药中加浙贝母、桔梗、牛蒡子或加露蜂房则疗效更佳。

胰腺癌治疗点滴 *// 2013.4.22*

胰腺癌恶性程度极高，乃公认之癌中之王，严重危及人类生命健康。2013 年 3 月 17 日中国临床肿瘤学会（CSCO）在上海召开了"胰腺癌手术顾问会"，特别邀请了全国 20 位知名胰腺临床外科专家参会。孙燕院士担任大会主席。经过大会讨论，大家一致认为氟尿嘧啶口服剂替吉奥是胰腺癌治疗中之可选药物。

谈谈输血 *// 2013.4.25*

20 世纪初，许多受伤的战士因输血而获得了救治。20 世纪末，成分输血广泛发展，此为输血技术之重大进步。由此杜绝了由输血导致的传染病。成分输血的主要主体有两种：①压积红细胞悬液：此为输血之标准形式，也是成分输血的基础，红细胞占 70%，液体占 30%，其黏度高于全血，故在输注时要适量添加盐水以保证输入流畅。此液像全血一样，除红细胞外，还有血小板、白细胞之分解产物及代谢产物。②洗涤红细胞悬液：此系纯红细胞，无血小板、白细胞成分，亦无抗体、补体，对血红蛋白低于 60g/L 之患者较常采用，输血反应亦较少。

防风通圣散之妙用 *// 2013.5.7*

癸巳春，一男面赤如枣，上被零星白屑，肿胀，微痒。患者自谓：起病两年余，百药罔效。余诊其六脉弦大滑数。拟用防风通圣散，祛风胜湿，活血化瘀。

处方：荆芥 10g，防风 12g，滑石 10g，麻黄 10g，白芷 10g，桔梗 20g，当归 10g，川芎 6g，赤芍 10g，苍术 10g，厚朴 10g，陈皮 6g，半夏 6g，茯苓 12g，山栀 10g，大黄 10g，芒硝（冲服）10g，连翘 15g，黄芩 10g，甘草 6g，薄荷 6g。每日 1 剂，水煎服。

服上方 10 剂，患者面部皮损几近痊愈。

两个有效病案　　　　　　　　// 2013.5.8

病案一

癸巳春，患者张某，感冒，鼻塞，流涕，喷嚏，头微痛，恶寒发热。余予以麻黄桂枝汤加苍耳子、辛夷治疗。患者服药 3 剂，无效。又以麻黄桂枝汤与荆防败毒散合方，再加玉屏风散、桂枝汤治疗，获大效。

病案二

癸巳春，患者仇某，亚健康状态，数日来自谓患抑郁症，求余治疗。余诊其脉弦大有力，右寸尤著。此乃感冒日久，余邪留恋，致心肾不交、肝郁、神越。

处方：柴胡 10g，黄芩 10g，半夏 6g，党参 10g，甘草 6g，生姜 6g，大枣 4 枚，生龙骨 15g，生牡蛎 15g，钩藤 20g，代赭石 15g，茯苓 12g，桂枝 10g，白术 10g，白芍 15g，生地黄 12g，玄参 10g，麦冬 10g，桔梗 20g，浙贝母 10g。

患者服此方 8 剂大效，谓："半年沉疴，去于一旦。"此方见效之关键在于解表于少阳、太阳。患者感冒后，未能彻底治疗，持续带病工作，外邪滞留于身躯，引起自主神经功能紊乱，从而出现类似抑郁症之表现。此方以柴胡加龙骨牡蛎汤为主，平肝安神，独领风骚；又加白芍成桂枝汤；加养阴清肺汤以治咽。太少邪解，温毒乃除，是则病愈。

甲状腺结节　　　　　　　　　　　　　// 2013.5.27

1.结节性甲状腺肿、地方性甲状腺肿均源于缺碘，前者可伴发囊样改变，称为甲状腺囊肿。囊肿又可合并腺瘤，称为甲状腺囊腺瘤。甲状腺囊腺瘤为良性肿瘤无须手术，如果太大，或位于胸骨柄之后，压迫纵隔器官，则可考虑手术。地方性甲状腺肿为甲状腺弥漫性肿大，不可手术治疗。

2.亚急性甲状腺炎、桥本甲状腺炎所致的甲状腺纤维瘤可发展为甲状腺腺瘤，亦可发展为纤维腺瘤。纤维腺瘤的变癌率大于囊腺瘤，但二者均可癌变。

3.甲状腺癌之病理分型中乳头状癌占90%，滤泡状癌占5%，髓样癌占4%；未分化癌占1%。上述类型除未分化癌外，对放化疗均不敏感，因此手术治疗均为首选。甲状腺癌最大的特点远处转移。

机械通气与气管切开　　　　　　　　// 2013.5.29

气管插管即机械通气，是在呼吸停止或发生重度呼吸衰竭，氧分压持续下降，生命垂危之际的一种急救措施。行气管插管，人工气管加压呼吸，产生主动呼吸后，为了保持呼吸通畅可行气管切开，但提前切开并不能降低死亡率；如果10日内未见主动呼吸，则插管已无意义。

子宫内膜厚度 // 2013.5.29

正常子宫内膜的厚度在 5 ～ 10mm 波动，如大于 10mm 则谓之曰子宫内膜增厚。子宫出血之患者内膜＜ 10mm，边界清晰，则考虑功能性子宫出血、子宫肌瘤、子宫息肉；如边界不清则可诊断为子宫内膜增生；如果子宫内膜增生＞ 10mm 可考虑癌变。

再谈侵袭性真菌感染 // 2013.6.6

近年来，随着广谱抗生素、激素、免疫抑制剂、抗肿瘤药物的大量应用，侵袭性真菌感染的发病率明显增加。侵袭性真菌可与多种致病感染共同形成感染。侵袭性真菌中念珠菌占 90%，曲霉菌占 10%。念珠菌有白念珠菌和非白念珠菌（热带念珠菌、光滑念珠菌、克柔念珠菌）。曲霉菌属非念珠类（酵母类）。

胃肠胰神经内分泌肿瘤（GEP-NETs）概说 // 2013.6.6

胃肠胰神经内分泌肿瘤（GEP-NETs）是近年来急剧增长的消化道肿瘤。神经内分泌瘤（NET）发生在肾上腺者为嗜铬细胞瘤；发生在骨骼者为髓样瘤；发生在肺者为炎性假瘤；发生于胃肠道者则可属此类。此类肿瘤初起多为良性，但可发展为恶性。GEP-NETs 发生于大肠者占 17%；发生于小肠者占 13%，发生于胃者占 6%，发生于十二指肠、阑尾、盲肠等各占 3% ～ 4%，发生于胰者占 0.7%，发生于肝者占 0.8%。

上述 NET 均有内分泌激素上升的特点，如：①嗜铬细胞瘤，儿茶酚胺升高。②髓样瘤，降钙素升高。③胃泌素瘤，胃泌素升高。④胰岛素瘤，胰岛素升高。⑤血管活性肠肽瘤，血管活性肠肽素升高。⑥胰高血糖素瘤，胰高血糖素升高。⑦生长抑素瘤，生长抑素升高。⑧无功能性胰岛细胞瘤则无分泌。

上述内分泌瘤的临床主要表现有：①高血压、交感神经危象、副交感神经危象。②降钙素增加、血钙降低、脱钙。③顽固性消化道溃疡、出血、穿孔。④头痛、头晕、乏力、大汗、震颤、定向障碍、意识模糊、癫痫。⑤水样腹泻、低血压、腹痛。⑥舌炎、口炎。⑦体重减轻、腹泻、胆石症。⑧压迫症状、黄疸、梗阻、胰腺炎。

肥胖与 T_2DM 之手术治疗　　// 2013.6.13

在最近举行的中国糖尿病及肥胖症手术治疗高峰论坛上公布了此项手术之专家共识。

1. 适应证　T_2DM 病程 ≥ 15 年。②肥胖指数 > 27.5kg/m²。③年龄在 18 ~ 45 岁。④胰岛储备功能在正常下限之 1/2 以上。⑤C 肽 ≥ 正常下限之 1/2。

2. 手术方式　空肠与贲门附近之胃吻合，从十二指肠残端缝合游离。

骨质疏松再谈　　// 2013.6.13

骨质疏松和风湿性疾病（风湿性关节炎、类风湿关节炎、强直性脊柱炎）两者具有相关性。风湿病患者多伴有骨质疏松，其中与疾病之活动度、糖皮质激素的使用时间与剂量，以及维生素 D 之缺乏与否关系密切。目前临床中最常用的抗骨质疏松的制剂为骨化三醇。钙片之应用如能与此剂合用则可有事半功倍之效。

穿山甲膏治疗颈部肿块　　　　　　// 2013.6.18

穿山甲 30g，蝉蜕 10g，鱼鳔 30g，制乳香、制没药各 20g，狼毒 5g，地龙 20g，五倍子 30g，蜈蚣 10 条，归尾 30g，大戟 20g，血竭 15g，透骨草 30g，夏枯草 30g，苏木 30g，青风藤 30g，冰片 1g。共研为末，过筛，加入陈醋 500g，煎煮至黑糊状，外敷。此方为外用膏药，专治颈部淋巴结囊肿、颈部淋巴结结核，亦可用于甲状腺肿物。

降血沉方　　　　　　　　　　　　// 2013.6.19

麻黄 10g，杏仁 10g，生薏苡仁 30g，桂枝 10g，白芍 20g，知母 20g，甘草 6g，川乌、草乌各（先煎）15g，辽细辛（先煎）10g，马钱子（油炸）1 个，雷公藤（先煎）20g，生石膏 60g，粳米 30g，黄连 4g，黄芩 10g，黄柏 4g，山栀 10g，人参须 15g，太子参 15g，党参 15g，北沙参 15g，生地黄 12g，山萸肉 30g，生姜 6g，大枣 4 枚。

此方包含桂枝芍药知母汤、人参白虎汤、黄连解毒汤、兰核、麻杏苡甘汤，熔祛风、泻火、补气、滋阴于一炉。血沉加快通常是于实火炽盛、风火相扇、气阴两虚、气滞血瘀所致。该方对上述四项均可兼而治之，故而可在临床中试用之。

血沉快之再认识 // *2013.6.20*

血沉为较早使用之检验指标。血细胞在血浆中的浮力减少，则血沉加快。浮力因何而减少？球蛋白、纤维蛋白、血黏度增加，白蛋白减少，红细胞之聚集度增加均为影响因素。自身免疫病抗原抗体复合物可引起球蛋白增加、白蛋白减少，亦可引起红细胞聚集度增加。因聚集之红细胞质重下沉，血浆浮力和血黏度增加，血沉加快。感染、结核、肿瘤均有一定的免疫反应，故而血沉亦有一定增加，但不及自身免疫病明显。

自身免疫病多有持续高热、关节疼痛、皮肤瘀斑、积液、肝脏损害等临床表现，可归纳为火、风、湿、毒、虚、瘀六大特点。余根据五十年之临床经验拟定了降沉 2 号方以降 ESR。方中麻杏苡甘汤、桂枝芍药知母汤祛风胜湿；白虎汤清热泻火；黄连解毒汤泻火解毒；托里透脓散搜毒托出；阳和汤解表透脓。

降沉 2 号方：桂枝 10g，白芍 10g，知母 20g，甘草 6g，干姜 6g，防风 12g，麻黄 10g，白术 10g，川乌、草乌各 15g（先煎），雷公藤 15g（先煎），辽细辛 15g（先煎），杏仁 10g，生薏苡仁 30g，生石膏 60g，黄连 6g，黄芩 10g，黄柏 10g，山栀 10g，黄芪 30g，当归 10g，鳖甲 15g，皂角刺 15g，制乳香 10g，制没药 10g，白芥子 10g，鹿角胶 10g，生地黄 12g，肉桂 3g，生姜 6g，大枣 4 枚。每日 1 剂，水煎服。

阿尔茨海默病（AD）与血管性痴呆（VD）

// 2013.6.21

阿尔茨海默病（AD）与血管性痴呆（VD）是老年人的常见病。AD 又称老年性痴呆，其与血管性痴呆的临床表现都是记忆、认知、行为、语言的障碍，但是前者之表现集中加速，而又显著；后者之表现渐进分散，而又时隐时现。

老年性痴呆之病因尚不确切，治疗效果较差。最近在京召开的全球阿尔茨海默病手术论坛上，有专家推荐用美金刚 20mg，每日 1 次，治疗本病。

血管性痴呆之病因系脑动脉硬化、脑萎缩、脑梗死，治疗则以降压、降脂、降糖、降尿酸为主。最近推出之胞磷胆碱、神经酸、褪黑素等可配合上述治疗药物；深水鱼油、潘生丁、路丁、甘榄油等也可酌情用之。

抑癌基因

// 2013.6.29

BRCA1、BRCA2 是两个抑癌基因，这两个基因发生突变时，则出现癌症。目前实验研究证明，BRCA1 突变时乳腺癌的发病率达 50% ～ 80%，而且均为三阴性乳腺癌；BRCA2 发生突变时乳腺癌的发病率亦可达 60% ～ 80%。

已知之抑癌基因有 P56、P16、P19、Ki67、S1。其发生突变时则失去抑癌性质而导致癌症发生，或为癌症的发生提供基础。另有研究表明，乳腺癌相关基因 BRCA1、BRCA2，食管癌相关基因 c-myc，均为癌症的发生提供了基础。

妇科病白带的特点　　　　　　　// 2013.6.30

1. 滴虫性阴道炎白带呈泡沫状，白色、黄色、灰色，伴有外阴瘙痒。

2. 霉菌性阴道炎白带呈豆渣样，外阴及阴道瘙痒难忍、疼痛。

3. 细菌性阴道炎白带呈灰白色，均匀一致、稀薄、黏度低。

《伤寒论》补摘　　　　　　　　// 2013.7.2

"厥阴之为病，消渴，气上撞心，心中疼热，饥而不欲食，食则吐蛔。下之利不止。"

"太阴之为病，腹满而吐，食不下，自利益甚，时腹自痛。若下之，必胸下结硬。"

"少阴之为病，脉微细，但欲寐也。"

上述经文说明：少阴为心肾虚寒证，亦可称全身虚寒证；太阴为脾胃虚寒证；厥阴为寒热错杂证。陆渊雷说：既以太阴为脾胃虚寒证，少阴为全身虚寒证，更无他种虚寒证。堪当厥阴者，厥阴一证，实属千古疑案耳。

生物治疗　　　　　　　　　　// 2013.7.5

生物治疗亦称免疫治疗，自 21 世纪开始，学者们开始注意到了此种疗法。《黄帝内经》有"正气存内，邪不可干"，"邪之所凑，其气必虚"的记载。《医宗必读》有"积之成者，正气不足，而后邪气踞之"的论述。这些都说明在人体中存在着一种正气，保护着人体。因此，中医用扶正固本之法，治疗肿瘤疗效显著。余于 40 年前以大补中气、培扶肾气之方法治愈白血病患者马某，以此闻名于医界。后人将治疗此例白血病之主方命名为"兰州方"。余又以此方加减治疗食管癌、胃癌、肝癌、白血病、骨髓增生异常综合征等，均取得良好疗效。生物治疗是在中医扶正法治愈癌症的启发下，将人体之免疫细胞经体外培养后输注给肿瘤患者，以治疗肿瘤的方法。

通常用作生物治疗的细胞有：① DC 细胞（树突状细胞）：启动免疫反应，诱导免疫记忆。② CIK 细胞：杀伤肿瘤细胞。③ NK 细胞（自然杀伤细胞）：公认的抗感染、抗肿瘤的第一道天然防线。④ $\gamma\delta T$ 细胞：人体内的 T 细胞分为 $\alpha\beta T$ 细胞和 $\gamma\delta T$ 细胞两种，两者之表达均具免疫效应。但因 $\gamma\delta T$ 细胞具有介导非特异性肿瘤细胞毒、促进肿瘤特异性应答、直接杀伤肿瘤细胞、具有敏锐识别抗原的作用及体外容易扩增等特性，故当前学者认为其是最有临床前途之生物治疗制剂。⑤ CD_3AK 细胞：由 CD_3 单克隆抗体激活之杀伤细胞。CD_4 为辅助细胞，CD_8 为抑制细胞，CD_4/CD_8=1.2/2.5 为正常。

排卵期出血　　　　　　　　　　// 2013.7.7

妇女排卵期子宫出血为月经不调之临床表现，其实质为雌激素水平偏低。中医谓气虚不能统血，传统以归脾汤为治疗主方。余以下方治疗。

当归 10g，山楂 10g，木香 3g，香附 6g，红花 3g，泽兰 10g，青皮 6g，乌药 10g，三棱 10g，莪术 10g，知母 20g，鸡内金 20g，天花粉 10g，陈醋 20g（分次冲服），党参 10g，白术 10g，黄芪 30g。

一排卵期功能性子宫出血患者服此方10剂，出血即停。随访观察，未见出血。

肝病三方 // 2013.7.7

1. 胆Ⅱ核＋强核，适用于肝病（甲型肝炎、乙型肝炎、丙型肝炎）合并胆囊炎。

2. 乙癸同源＋强核，适用于肝病有阴虚证候者。

3. 丹栀逍遥参黄金，枳壳木香加茵陈，有热三黄必须用，降脂合剂贵如金。适用于淤胆型肝炎。

镇肝息风药 // 2013.7.8

天麻是镇肝息风之主将，头晕、麻木、抽搐为风之主症。石决明、白蒺藜紧随左右，其功效与天麻无异。僵蚕、全蝎、蜈蚣亦属此类，唯治麻木、抽搐之功大于头晕。颠顶之上，唯风药能到。上述镇肝息风药，均有治疗抽搐之效。余治疗头痛、抽搐用清上蠲痛汤、血府逐瘀汤、熊氏散偏汤，加入天麻、石决明、白蒺藜、僵蚕、全蝎、蜈蚣则疗效增加。

再说咽喉肿痛 // 2013.7.8

余向以养阴清肺汤合牡蛎代黄金、增液调三虫，治疗慢性咽炎合并扁桃腺炎；如兼咳嗽者，则加止嗽散。僵蚕、全蝎、蜈蚣者，除息风止痉外，尚有清热解毒之效，故仍治咽炎也。先父常用马勃、蛇皮，其理亦与此相合也。马勃清热解毒，蛇皮息风解痉也。前人有"是咽三分敏者",因为咽喉肿痛乃风与热之相合也。热亦伤阴,故以生地黄、玄参、麦冬来益阴增液。桔梗清咽,白芍滋阴。

胃脘痛漫谈 // 2013.7.15

中医治胃,先哲积累了大量有效方药,故而疗效较西药略胜一筹。西医治胃有制酸、解痉、促排、助消四法。①制酸药:早有苏打,今有西咪替丁、雷尼替丁、奥美拉唑。②解痉药:早有颠茄,近有阿托品、山莨菪碱等。③促胃动力药:有甲氧氯普胺、多潘立酮。④助消化药:有酵母片、多酶片。

中医治疗方法多样,疗效纷呈。胃脘不舒时,余常用香砂六君子汤、叶氏养胃汤、平胃散;舌红少苔,用叶氏养胃汤;纳呆、苔厚,用半夏泻心;腹胀,加"香附良姜半枳砂";疼痛,加"乌吴蒲黄肉";两肋疼痛,加"胆核";少气羸弱,加"兰核"。疼痛之部位偏左在肝,偏右在胆,不偏在心,若在脐上二三指为胃,切应知之。

黄连阿胶汤和苦酒汤 // 2013.7.22

1.黄连阿胶汤 黄连 6g,黄芩 10g,白芍 10g,阿胶 10g(烊化),鸡子黄 1 枚(取黄去清)。前三药煎煮两遍,取汁 500mL,趁热入阿胶,入鸡子黄,分两次早晚饭后服。伤寒烦躁,不得卧,此方主之。

2.苦酒汤 半夏 20g,苦酒 50mL,鸡子白 1 个。先煎两遍半夏,取汁 500mL,趁热入苦酒,入蛋清,分两次早晚饭后服。伤寒咽喉肿痛，语言不出者主之。

附：①"少阴病，二三日以上，心烦不得卧，黄连阿胶汤主
之。"（《伤寒论·辨少阴病脉证并治》）

②"少阴病，咽中生疮，不能语言，声不出者，苦酒汤主
之。"（《伤寒论·辨少阴病脉证并治》）

《伤寒论·辨少阴病脉证并治》常用经文

// 2013.7.26

"少阴之为病，脉微细，但欲寐也。""少阴病，四逆，其人
或咳，或悸，或小便不利，或腹中痛，或泄利下重者，四逆散
主之。""少阴病，吐利，手足逆冷，烦躁欲死者，吴茱萸汤主
之。""干呕，吐涎沫，头痛者，吴茱萸汤主之。""少阴病二三日，
咽痛者，可与甘草汤；不差，与桔梗汤。""少阴病，咽中生疮，
不能语言，声不出者，苦酒汤主之。""少阴病，二三日以上，心
烦不得卧，黄连阿胶汤主之。"

房颤之再认识

// 2013.8.1

慢性房颤被认为是永久性房颤，其最大危险在于心室内血凝
成块，形成栓子，脱落后栓塞于脑或周围血管。为预防这种病机，
目前主张长期服用阿司匹林、氯吡格雷、华法林、达比加群酯、
阿哌沙班、利伐沙班等。20 世纪 80 年代，确立了法华林长期服用
治疗和预防慢性房颤和栓塞的重要地位。华法林虽为治疗慢性房
颤之首选药物，但是它的抗凝作用会受到多种因素的影响。服用
华法林应不断的检查出凝血时间、凝血酶原时间，每周至少 1 次。

因此，有人将服用华法林喻为"在钢丝上行走"。余常用"半蒌香草""大枣三珀车""补参生""整律五药"等治疗慢性房颤，临床亦能收到很好疗效。中医治疗慢性房颤疗效很好，有的患者甚至可以治愈。前述之中药方剂治疗此症均有明显的疗效，大建中汤、小建中汤亦可治疗斯证。

还有一种急性房颤，也叫一过性房颤，常用西药胺碘酮、倍他乐克、普萘洛尔等治疗。

脓毒症液体复苏 // 2013.8.1

脓毒症即全身炎症反应综合征（SIRS），此时患者血压下降（收缩压 < 90mmHg），血清乳酸 > 4mmol/L，神志不清。治疗时除应用抗生素外亦建议大量补液，但补液复苏之用法目前尚存分歧。

观点一：全身血管扩张，血流缓慢，动脉血氧饱和度（SaO_2）下降，根据 Starling 曲线，大量液体可提高心脏输出量，从而改善 SaO_2。

观点二：早期大量扩容可使血乳酸下降，动脉血氧饱和度增加，晚期反而会增加心脏负荷，影响心脏及多脏器的恢复，增加肺水肿、组织间水肿。

妇科内分泌六项 // 2013.8.1

1. 卵泡刺激素（FSH） 卵泡期 2.5～10.2mU/mL；排卵期 3.4～33.4mU/mL；黄体期 1.5～9.1mU/mL；妊娠期 0～0.3mU/mL；绝经期 23 ～ 116.3mU/mL。

2. 黄体生成素（LH） 卵泡期 1.9～12.5mU/mL；排卵期 8.7～12.5mU/mL；黄体期 0.5～16.9mU/mL；妊娠期 0～1.5mU/mL；绝经期 15.9～54mU/mL。

3. 雌二醇（E_2） 卵泡期 71.6～529.2pmol/L；排卵期 234.5～1309.1pmol/L；黄体期 204.8～786.1pmol/L；绝经期 0～118.2pmol/L。

4. 孕酮（P） 卵泡期 0.15～1.4nmol/L；黄体期 3.34～25.56nmol/L；绝经期 0～0.73nmol/L；妊娠早期 35.68～286.2nmol/L；妊娠中期 81.25～284.29nmol/L；妊娠晚期 153.91～343.5nmol/L。

5. 睾酮（T） 卵泡期＜1.4nmol/L；排卵期＜2.1nmol/L；黄体期＜1.7nmol/L；绝经期＜1.2nmol/L。

6. 催乳素（PRL） 非妊娠期＜1.14mmol/L；妊娠早期＜3.64mmol/L；妊娠中期＜7.28mmol/L；妊娠晚期＜18.2mmol/L。

间质瘤 // 2013.8.9

间质瘤是来源于间叶组织细胞，即来源于中胚层，如平滑肌、间皮组织的肿瘤，全身均可见，但以胃肠道间质瘤最多见。间质瘤的恶性程度大，易转移，治疗首选手术，化疗疗效不定。近来有人提出伊马替尼（甲磺酸伊马替尼）的疗效尚可，然该药价格过于昂贵，不易推广。

扁平苔藓之验方 // 2013.8.15

生地黄 12g，木通 6g，甘草梢 6g，淡竹叶 12g，黄连 6g，黄芩 10g，黄柏 6g，栀子 10g，当归 10g，赤芍 10g，丹参 10g，太子参 12g，沙参 12g，麦冬 10g，茯苓 12g，泽泻 10g，重楼 10g，

苦参 10g，白鲜皮 10g，地肤子 10g。

类风湿关节炎一方　　　// 2013.8.15

羌活 10g，独活 10g，桑寄生 15g，威灵仙 15g，川牛膝 10g，青风藤 15g，海风藤 15g，穿山甲 10g，皂角刺 10g，络石藤 10g，寻骨风 12g，川乌、草乌各 10g，丹参 20g，当归 10g，木防己 10g，黄芪 30g，秦艽 10g。每日 1 剂，水煎服。

上方可降血沉，亦可祛风止痛。

慢性肾脏病（CKD）小谈　　　// 2013.8.18

最新统计资料显示，我国的 CKD 患者已达 1.4 亿。此数字虽然骇人听闻，实则为一实际数字。糖尿病肾病、慢性肾小球肾炎、自身免疫性肾炎、高血压肾病、营养不良性肾病，等等，汇合成 CKD 大军。此类患者终将走上肾衰、透析、移植之途，国家资源则无疑向此倾斜。乳腺病之发病率激增导致乳腺科之繁荣，慢性肾脏病则导致肾病科之繁荣。"繁荣"二字之背后寓有入财、出财两层含义。近年来，乳腺科、肾病科门庭若市，业务繁忙，市、县级医院纷纷建立增调人员，购进器材。

糖尿病肾病一效方　　　// 2013.8.26

癸巳仲秋，患者沈某，2 型糖尿病、糖尿病肾病、肾衰竭、高尿酸血症。余予复方益肾合阿发煎麦治疗。

处方：当归 10g，川芎 10g，赤、白芍各 10g，生地黄 12g，桃仁 10g，红花 6g，益母草 20g，丹参 20g，金银花 15g，连翘 15g，蒲公英 15g，板蓝根 15g，桂枝 10g，茯苓 12g，丹皮 6g，山萸肉 30g，白术 10g，泽泻 10g，阿胶 10g（烊化），血余炭 10g，麦冬 10g，山栀 10g，白果 15g。水煎服，每 3 日 2 剂。

患者服药 10 剂，尿毒氮由 9.81mmol/L 降至 8.18mmol/L，肌酐由 113μmol/L 降至 93μmol/L，尿酸由 652μmol/L 降至 290μmol/L。尿蛋白由（+++）转为（++），尿隐血由（±）变为（−）。

说说理阴煎 // 2013.8.30

理阴煎为明代著名医家张景岳方。此方名曰理阴，实则滋阴补血、凉血活血，乃滋肾阴、活瘀血之圣品。肝肾二脏为人身精血之所在，凡内伤诸病皆伤其精血也，此亦"邪之所凑，其气必虚也"。四物汤、清胃散、龙胆泻肝汤中均有理阴煎的药物，说明人体精血的重要性。余近来在治疗风湿性关节炎的方药中一律加入熟地黄、当归二药，用量为 20g，疗效有明显之增加。查各家本草，发现此二药有祛风止痛之作用，无怪民间有熟地黄、当归单药能疗血疗痛之说。

骨髓增生异常综合征（MDS）再说 // 2013.9.2

骨髓增生异常综合征（MDS）分为五种：①难治性贫血（RA）：骨髓增生异常活跃，三系反而减少，原始细胞 < 1%。②难治性贫血伴环状铁粒幼细胞（RARS）：骨髓增生异常活跃，三系减少，骨髓有环状铁粒幼细胞。③难治性血细胞减少伴多系病态造血（RCMD）：骨髓超过两系病态造血的细胞 ≥ 10%，原始细

胞 < 5%，外周血单核细胞 < 10⁹/L。④难治性贫血伴原始细胞增多 –1（RAEB–1）：RA+ 原始细胞 < 5%。⑤难治性贫血伴原始细胞增多 –2（RAEB–2）：RA+ 原始细胞 > 5%。

MDS 的临床表现有贫血、出血、感染、肝脾大。本病病因至今不晓，对西医放化疗均不敏感，尤其是 50 岁以上患者对放化疗更不敏感。本病治疗西医多主张用激素、免疫抑制剂、干扰素、输血维持。

余治疗本病以"兰州方"为基础方，加"马土水"，同时服用青蔻胶囊、青蔻 2 号、生血颗粒、圣宝丹。青蔻 2 号中有红信石，其主要成分为三氧化二砷。余用"兰州方"治疗 MDS 百余例，大部分均能见效。

肺癌全身疼痛 // 2013.9.5

患者，女，36 岁。右上肺癌，颈部淋巴结转移。心情沉重，全身困重不舒。

处方：人参须 15g，太子参 15g，潞党参 15g，北沙参 15g，生地黄 12g，山萸肉 30g，麦冬 10g，天冬 15g，五味子 3g，桂枝 10g，白芍 10g，甘草 6g，浮小麦 30g，大枣 4 枚，牡蛎 15g，生姜 6g，柴胡 10g，葛根 20g，黄芩 10g，甘草 6g，川芎 6g，白芷 10g，细辛 3g，羌活 10g，独活各 10g，防风 12g，桔梗 20g。

上方服用 14 剂，患者诸症悉愈。

胰腺癌再说 // 2013.9.6

胰腺癌（PC）之发病逐年增加，五年生存率不足 5%，其中

60% 的患者发现时即已发生转移。目前之治疗，手术、放、化疗均不甚理想。国外有人提出用吉西他滨和替吉奥联合化疗，国内学者认为疗效虽不理想，但可为首选。目前普遍认为治疗胰腺癌应该综合治疗，不应该把重点完全放在杀灭癌细胞方面，还应改善胰腺功能之内环境，加强机体的免疫力。中医理论认为"邪之所凑，其气必虚""正气存内，邪不可干"。余治疗胰腺癌以疏肝利胆、清热泻火、活血化瘀、清胃降逆为原则，组成胆胰合症方，临床用于大部分胰腺癌患者均有改善效果，能够提高患者的生存质量，延长生存时间。

HBV 再说 // *2013.9.16*

　　HBV 进入宿主体内后，首先通过肝细胞表面受体，进入肝细胞之后在细胞核内完成 DNA 之双股复制，形成双股环状超螺旋结构 DNA（cccDNA），再以 cccDNA 为模板转录出两种 RNA：① pgRNA：前基因 RNA，是后续反转录的模板。② mRNA：信使 RNA，用以转录多种病毒蛋白。

　　两种 RNA 进入细胞质后，mRNA 通过细胞质，一部分与细胞膜受体结合形成表面抗原，另一部分与胞浆颗粒结合形成 e 抗原。pgRNA 则为后续反转录之模板，对不坚强之 mRNA 进行反转录使其复制为 mRNA。一部分 pgRNA 则又回到细胞核中形成 cccDNA，利用模板继续转录 pgRNA、mRNA。

持续炎症 – 免疫抑制 – 分解代谢综合征（PICS）

// 2013.9.20

早期发现了炎症因子白介素 –1（IL–1）、肿瘤坏死因子（TNF–α），后又发现上述炎性因子能激活 NF-KB，从而产生体内多个炎症因子，出现多脏器功能衰竭，使病症在短期内急剧恶化。Roger C. Bone 博士提出了全身炎症反应综合征（SIRS）的观点，他认为炎症发生后，免疫功能将受到抑制，机体出现了代偿性抗炎反应综合征（CARS），其表现为循环中的抗炎因子（IL–1、IL–6、IL–10）增加。有人认为 SIRS 在前，CARS 在后，是前者引起了后者；又有人说虽然是前者引起后者，但二者几乎是同时发生的。

免疫细胞中的巨噬细胞、树突状细胞，是清除抗原的关键细胞。SIRS 能使上述细胞失活，而 CARS 激活相关生物活化因子对抗 SIRS。胜败暂且不表，此过程消耗了全身大量能量，这些能量必须由身体的脂肪和蛋白质分解来补充，由此导致了消瘦、贫血、恶病质，有人将此综合征称作 PICS。

PICS 包括：① CRP > 150mg/L，视黄醇结合蛋白（RBP）< 10mg/L。②淋巴细胞计数 < 0.80×10^9/L。③血清蛋白浓度 < 30g/L，肌酐升高指数 < 80%。

上述三个指标分别代表炎症水平、免疫状态和机体衰竭程度。

骨髓增生异常综合征 – 难治性贫血伴原始细胞过多（MDS–RAEB）验案

// 2013.10.9

患者，女，90 岁。患 MDS–RAEB，曾化疗 3 次，未见疗效，时有发热，鼻衄，皮肤出血点。血常规检查：WBC $1.6×10^9$/L，PLT $32×10^9$/L，Hb 56g/L。服"兰州方＋马土水"、生血颗粒、消风2号、青蔻2号、圣宝丹2周后，复查血常规：WBC $3.6×10^9$/L，PLT $32×10^9$/L，Hb $82×10^9$/L。后因青蔻2号、圣宝丹缺药未能连续服药，导致患者病情复发，WBC、PLT、Hb、RBC均降至原先水平。继续服用青蔻2号、圣宝丹后，病情又复好转，三系复又上升。此例说明青蔻2号之作用，又说明圣宝丹之作用。

慢性肾小球肾炎验案 　　// 2013.10.12

王某，女，32岁。慢性肾小球肾炎8年，尿蛋白（+++），隐血（+++），血压160/100mmHg，经多方诊治未见明显疗效，求诊于余。

处方：当归10g，川芎10g，赤芍10g，生地黄12g，桃仁10g，红花6g，益母草20g，丹参20g，苏梗15g，金银花15g，连翘15g，蒲公英15g，败酱草15g，板蓝根15g，大黄10g，滑石12g，木通10g，甘草10g，黄芪20g，黄精20g，白茅根20g，白蒺藜20g，三棱10g，莪术10g。水煎服，每3日2剂。

上方服用15剂，患者尿蛋白、隐血均转为阴性，继服下方。

处方：党参10g，黄芪20g，甘草6g，肉桂3g，当归10g，赤芍10g，川芎10g，生地黄12g，玄参10g，麦冬10g，山萸肉30g，山药10g，牡丹皮6g，茯苓10g，泽泻10g，苏梗20g，益母草15g，滑石15g，木通6g，黄精20g，白茅根20g，白蒺藜20g，三棱10g，莪术10g。水煎服，每3日2剂。

前方之口诀：复方益肾，大黄三三三。后方之口诀：保四增六，大黄三三三。

盆腔淤血综合征   // 2013.10.17

盆腔淤血综合征又称输卵管静脉综合征，其病因包括静脉回流受阻、盆腔炎、绝育手术、反复清宫、痔疮、久站、便秘等。本病的症状主要有下腹部疼痛连及腰部，中医治疗疗效甚佳。附件炎、盆腔炎及所有妇科炎性疾患，其实都存在着程度不同的盆腔淤血综合征，这就是妇科炎症不易治愈之根本原因。急性妇科炎症应用抗生素，只能缓解症状，不能达到根治的作用，这是因为：①妇科器官前有尿道后有直肠，位居于中，经常有继发感染之可能。②月经周期伴内分泌之改变、机体免疫功能低下之状态。③盆腔淤血综合征长期与炎症同在。在上述三种原因中，盆腔淤血综合征是妇科炎症不易消退的首要原因。西药抗生素对妇科炎症有效，但对盆腔瘀血无能为力。中医的活血化瘀法是治疗盆腔淤血综合征的主要方法，再加上扶正固本、调节冲任之法，可产生西医所不能达到的疗效。

附件炎是妇科病之源头   // 2013.10.18

附件炎导致盆腔炎，而盆腔炎的发生与所有妇科疾患密切相关，如不孕症、子宫内膜异位症、卵巢囊肿、子宫肌瘤、宫外孕、流产、早产、前置胎盘、宫颈癌、卵巢癌、子宫内膜癌、滋养体癌等一系列疾病。西医治疗妇科炎症缺乏活血化瘀、扶正固本、调节冲任之手段，因而疗效不佳。西医之激素替代治疗（HRT）、人工月经周期，对妇科炎症无益。宫颈癌的发病率山区多于平原，小城镇多于大城市，而在大城市中一般多为中、低收入的人群，这是癌症与炎症密切相关的依据之一。当然，遗传基因也是导致癌症发病的另一个原因。

路易体痴呆   // 2013.10.25

1913 年，英国神经病学专家路易（Lewy）首先在帕金森病（PD）患者脑干黑质细胞中发现了一种圆形嗜酸性小体，后被命名为 Lewy 小体。1961 年，日本冈崎描述了一组临床和病理表现重叠于 PD 与 AD 之间，以波动性认知功能障碍和视幻觉和帕金森病综合征为临床特点的神经变性病。1995 年，第一节 Lewy 包涵体痴呆国际工作组会议统一了该疾的命名，称为 Lewy 包涵体痴呆（DLB）。帕金森病痴呆和阿尔茨海默痴呆与路易体痴呆（DLB）在临床上大同小异，很难鉴别，且治疗用药大多相同，如均采用奥氮平、氯氮平。PD 除椎体外症状外，尚有认知障碍。凡有认知障碍者，皆可称为痴呆，认知功能不障碍者不可称为痴呆。AD 表现为记忆减退，或意识紊乱，认知功能只有严重病例可会出现。DLB 则是重叠 PD、AD 的另一疾患。

红皮病概说   // 2013.11.1

红皮病是在皮炎基础上产生的，如在银屑病、特应性皮炎、变应性皮炎之基础上出现的皮肤广泛潮红，药物也可引起本病。5% 的红皮病出现在 T 细胞淋巴瘤中，此种淋巴瘤又叫塞扎里综合征。还有一种嗜酸性粒细胞增多综合征也可出现红皮病。

胰腺癌诊治现状

我国胰腺癌的发病率为 3 ～ 4/10 万，男性略高于女性，呈逐年上升趋势。胰腺癌的发病与下列因素有关：①糖尿病。②病毒感染（肝炎病毒、人乳头瘤病毒）。③不规律饮食。④吸烟。⑤遗传。

胰腺癌的诊断：CT 检查显示肿瘤边缘模糊，可见坏死灶，有包膜，有钙化灶，肿瘤远端之胰腺炎性改变。肿瘤标志物 CA-199、CEA 为诊断的重要指标。在 CT 或 B 超引导下经皮穿刺活检是当前确诊胰腺癌的手段。

胰腺癌的治疗：①单纯 5-FU 有一定疗效。②单纯卡培他滨之疗效不低于 5-FU、亚叶酸钙。③有人提出替吉奥口服有一定疗效。上述治疗之无复发生存率（PFS）和无症状生存率分别为 22.8 个月和 22.2 个月。

宫颈癌的综合治疗原则

20 世纪 90 年代，美国 NCCN 确定了宫颈癌放化疗同步治疗的原则，其中化疗以顺铂、紫杉醇为基础。多地大样本对比显示同步放化疗较单独放疗和单独化疗之 FDS 和 OS 均长，有显著性差异（$P < 0.01$）。

美国疾控中心（CDC）发布的 18 种耐药菌株

美国每年至少有 200 万人感染一种或多种耐药菌，其中 2.3

万人直接死于耐药菌感染。25 万人因感染艰难梭菌而住院，1.4
万人因之而死亡。美国因耐药菌感染而增加的医疗费用，每年达
200 亿美元。抗菌药物的广泛使用是造成耐药的重要原因。常见
的耐药菌按照危害程度分为：①危害最大：艰难梭菌、碳青霉烯
类耐药肠杆菌（CRE）、耐药淋病奈瑟菌。②危害严重：耐甲氧
西林金黄色葡萄球菌（MRSA）、耐万古霉素肠球菌（VRE）、产
超广谱 β－内酰胺酶肠杆菌（ESBL-E）、多重耐药鲍曼不动杆
菌（MDR-AB）、耐药肺炎球菌、耐药沙门菌、伤寒杆菌、志贺
杆菌、结核分枝杆菌等菌。③危害关注：耐红霉素菌、耐克林霉
素菌等。道高一尺，魔高一丈。自从 1900 年发现青霉素耐药菌以
后，每年都有耐药菌被发现。抗生素是致病菌的克星，而耐药菌
又是抗生素天敌，二者形成了先天之对抗性。此规律完全符合自
然界运动变化之规律。

无脉证的中医治疗 // *2013.11.14*

引起无脉证的疾病包括大动脉炎、闭塞性脉管炎、雷诺病，
其实质是大动脉闭塞和痉挛。余治疗本病常用一方如下。

当归 10g，赤、白芍各 10g，川芎 6g，生地黄 12g，苍术 6g，
厚朴 6g，陈皮 6g，甘草 6g，鸡血藤 15g，丹参 15g，附片 6g，白
术 10g，茯苓 12g，干姜 6g，枸杞子 10g，制乳香 10g，制没药
10g，独活 10g。

此方以活血、补阳、利水、祛湿为法，治无脉证有较好疗效。
雷诺病重在上肢，加四逆散、小续命汤；闭塞性脉管炎重在下肢，
加四妙散、四妙勇安丸；深静脉炎重在皮肤之下，加王不留行、
威灵仙、穿山甲。

肺功能概述 // 2013.11.15

肺功能检查是临床评估胸肺疾病损伤程度的重要指标。本检查无创、客观、定量、持续，可多次重复。

1. 限制性通气功能障碍见于胸肺疾患及严重上腹部疾患、大量腹水、妊娠。用力肺活量（FVC）和肺总量（TLC）降低。

2. 阻塞性通气功能障碍　来自肺内或肺外的阻塞物阻塞上呼吸道和支气管。上气道阻塞障碍之指标为第 1 秒末用力呼气容积（FEV_1）及 $FEV_1/FVC\%$。小气道阻塞的最常用指标是最大呼气中段流量（MMEF）。

3. 混合性通气功能障碍　兼具限制性和阻塞性之特点。

手足口病 // 2013.11.16

手足口病是一种儿童传染病，多见于 4 岁以下儿童。本病由病毒感染引起，最常见的病毒是柯萨奇病毒 A16 型和肠道病毒71 型。

鼻窦炎之效方 // 2013.11.18

30 年前，成都中医学院寄来一方，云此方治疗鼻窦炎如神，其方如下。

龙胆 10g，薄荷 6g，柴胡 10g，黄芩 10g，荆芥 10g，瓜蒌10g，桔梗 20g，枳壳 10g，麻黄 10g，桂枝 10g，杏仁 10g，甘草 6g，生石膏 30g，川芎 6g，白芷 3g，细辛 3g，羌活、独活各

10g, 防风 12g, 苍耳子 10g, 辛夷 10g。每日 1 剂, 水煎服。

口诀: 荆瓜桔枳龙胆四, 麻黄桂枝苍耳子。

用此方治疗急性鼻窦炎疗效较好, 慢性鼻窦炎余则以麻黄桂枝汤治之。

《孙子兵法》的一句话　　// 2013.11.19

《孙子兵法·谋攻篇》曰:"夫用兵之法, 全国为上, 破国次之; 全军为上, 破军次之; 全旅为上, 破旅次之; 全卒为上, 破卒次之; 全伍为上, 破伍次之。是故百战百胜, 非善之善也; 不战而屈人之兵, 善之善者也。"

上述关于战争之论述, 其大意为: 用发起战争的形式让敌人屈服乃属下策, 不战而让敌方屈服才是上策。全国者、全军者皆属上策。由此想到目前医学界, 因手术之先进, 检查器械之先进, 可以说无管而不通, 无腔而不占。只要是病位于局部者, 无手术之不能者也! 手术之万能, 医生沾沾自喜, 患者亦相信无疑。殊不知留下之后遗症, 延月累年, 造成之慢性并发症拖家催口。此当前西医之美中不足, 玉之瑕也。

自 16 世纪以来, 随着西方大工业之发展, 显微镜、各种内镜相继问世, 细菌被发现, 其致病性亦被阐明。西医学在古罗马医学的母体内, 以全新之面貌脱颖而出, 搭上现代科学技术的快车, 在微观、局部、病原致病性的道路上高速急进, 越走越远。时至今日, 已与整体完全脱节, 忘记了机体的反应性对病原致病性的抑制, 忘记了宏观对微观, 整体对局部存在着极强的调节和约束作用。另外, 在疾病进行中, 身体任何部位之刺激都能为疾病的进展形成正向作用, 手术亦然。未转移之原位癌、阑尾炎、肠梗阻、子宫良性肿瘤等手术效果好，这是因为一举消灭了疾病的全部。不能消灭全部之手术则宁缺毋滥，做则属正向刺激，可引起疾病之发展。

肿瘤患者之疼痛　　// 2013.11.26

肿瘤患者之疼痛是多种多样的。癌症本身就能引致局部之疼痛。肝癌之肝区疼痛，肺癌之胸痛，结肠癌之下腹痛，卵巢癌之少腹痛，胰腺癌之上腹痛，以及鼻咽癌、膀胱癌、宫颈癌引起的局部之疼痛，均系癌组织局部浸润，浸及间皮及神经所致，转移癌疼痛亦然。正因为癌症本身之浸润和转移可致痛，因此临床医师对住院和门诊癌症患者的疼痛诉求均粗线条地认识和处理。查房时，但闻患者疼痛难忍，却毫不深思，皆以三级止痛一语了之。是此则使癌症患者之生存质量每况愈下，生存时间日趋缩短。余治疗癌症 50 余年，深深体会到癌症之痛远非上述之自身之痛，以下分述之。

1. 患癌时机体免疫功能处于崩溃之际，致病菌之感染机会增加，腹部脏器中，胆囊、胰腺、盆腔、附件是最易感染部位。上腹部之痛，大多来源于胆、胰腺、胃；下腹部之痛，女性大多来源于子宫、附件。前者用胆胰合证方经常见效，后者用血府逐瘀汤、桂枝茯苓丸、金铃子散见效。

2. 患癌时经常可见全身反应性肌肉痛及反应性关节痛，常为医生所忽视。此种疼痛可因放化疗而加重。余常以兰州方合桂枝芍药知母汤或柴葛解肌汤治疗，疗效较好。

3. 患癌时因自主神经系统之紊乱，可出现多汗、口苦、苔黄；同时因胃肠功能紊乱，肠蠕动加强而见腹痛。此时用小柴胡汤合桂枝汤有效。《伤寒论》载："伤寒，阳脉涩，阴脉弦，法当腹中急痛，先与小建中汤；不差者，小柴胡汤主之。"

4.癌症导致的肠梗阻可见于手术后粘连、肠系膜及腹膜淋巴结转移、自主神经功能紊乱。此时手术多有不宜，服用中药承气类方、乌铃郁云汤、大金牛赤干麦汤有效。

上述癌症所致之证候，西医常有忽视，动辄以三级止痛一言以蔽之！古代中医为我们保留了汗牛充栋之医方，用于癌症患者无疑能够提高患者的生存质量，切记！提高生存质量则蕴含着延长生存时间之意义。

慢性鼻炎之治疗 // 2013.11.28

数十年来，余用复方麻黄桂枝汤（麻黄、桂枝、杏仁、生石膏、甘草、川芎、白芷、细辛、羌活、独活、防风、苍耳子、辛夷、藁本、蔓荆子）治疗慢性鼻炎，经常获效，但仍有部分患者无效。成都中医学院寄来一方，大体药物组成为荆芥、瓜蒌、桔梗、枳壳、龙胆、薄荷、柴胡、黄芩（口诀：荆瓜桔枳，龙胆前四）。此八味药与余之复方麻桂联合用之临床，屡试屡验，可称为治疗鼻炎之最佳选择。

扶正固本再说 // 2013.11.28

脾为后天之本，肾为先天之本，舍此再无他物堪当本者。鉴于此，人们将健脾补肾法谓之曰"扶正固本法"。

余30年前曾发表"健脾补肾与免疫"一文。该文通过对国内外相关研究成果之回顾，提出非特异性免疫重在健脾，特异性免疫则重在补肾之结论。其意是健脾重在调节非特异性免疫，补肾意在调节特异性免疫。当然，健脾和补肾是相辅相成、互补互生的。30 年来的国内外研究表明，在人体内存在着数以万计的生物活性因子。这些活性因子大都分成功能相对的两个单相，此与中医的阴阳学说相吻合。调和阴阳也是扶正固本法的一大法则，正如《黄帝内经》所云："阴平阳秘，精神乃治。""阴阳离决，精气乃散。"

综上所述，在扶正固本大法中应该包括健脾补肾和调和阴阳。这一观点有利于临床进退加减，亦有利于处方之灵活多变。

余临床常用之健脾剂有补中益气汤、归脾丸、升阳益胃汤、六君子汤、香砂六君子汤、健脾丸、参苓白术散、温胃汤、厚朴温中汤、真人养脏汤等；常用的补肾剂有六味地黄丸、知柏地黄丸、麦味地黄丸、桂附八味丸、左归饮、右归饮等；常见的调阴阳剂有小柴胡汤、逍遥散、柴胡疏肝散、柴胡加龙骨牡蛎汤及左金丸等。

> 老来唯有读书乐，
> 抛尽人间寒与热。
> 尽瘁鞠躬桃李事，
> 晴空万里彩云多。

2013 年 11 月 29 日裴正学自志

> 一夜长思心大安，
> 此成此败皆云烟。
> 人活七五不言事，
> 流水行云任自然。

2013 年 12 月 8 日国医大师评选在即

分子病理学之进展 // 2013.12.5

20 世纪 60 年代，分子生物学登上科学舞台，开启了 RNA 和 DNA 的研究。所谓分子生物学是用分子、原子结构的变化演绎生物学规律。

随着放疗、化疗治疗肿瘤的弊病越来越为人们所发现，分子靶向治疗登上医坛。所谓靶向治疗即对血管内皮生长因子和表皮生长因子的抑制。在这方面近年来出现了许多针对癌症的有效药物，如吉非替尼、索拉非尼、伊马替尼、贝伐珠单抗、曲妥珠单抗、利妥昔单抗等。这些药物的问世，揭开了分子病理学的新篇章。肿瘤靶向药物治疗的飞速进展，就必须具有分子病理学之诊断结果做引导，使个体化之准确性达到理想。

乳腺癌之靶向药物赫赛汀（曲妥珠单抗）在 HER2 指标阳性患者中使用更有效，更确切。HER2 之检测现已扩展到胃癌，凡此指标阳性的患者。化疗时加用曲妥珠单抗则疗效明显好于通常之化疗方案。

肺癌之靶向治疗药物吉非替尼、厄洛替尼只有在表皮生长因子受体基因突变类型患者中才能发挥疗效。然而对 EGFR–TKI 应用之技术检测属于分子病理学，目前国外发达地区均已开展，国内京、津、穗、沪地区已经开展。我国较欠发达地区在逐步完善设备，增加此项技术。

上述两个例子只是分子病理学在临床应用中的举例。分子病理学正高速地占领诊断学的阵地。用分子结构之变化特点来诊断疾病，是谓分子病理学。

缺铁性贫血治疗一得 // *2013.12.9*

患者，女，缺铁性贫血，血红蛋白 78g/L，乏力、面色苍白、心悸、气短 3 个月，病情加重，遂来求诊。先予归脾三子汤，小效，后在该方中加赤芍、川芎、红花、降香、丹参，血红蛋白明显上升。

处方：人参须 15g，太子参 15g，党参 15g，北沙参 15g，生地黄 12g，山茱萸 10g，白术 10g，黄芪 20g，当归 10g，龙眼肉 10g，茯神 12g，远志 6g，酸枣仁 15g，木香 6g，赤芍 10g，川芎 10g，红花 6g，降香 10g，丹参 20g，菟丝子 15g，女贞子 15g，枸杞子 15g，桂枝 10g，龟甲 15g，补骨脂 10g，皂矾 3g，鸡血藤 15g。每日 1 剂，水煎服。

服 10 剂，患者血红蛋白增至 120g/L，诸症消退。

冠心 II 号，活血化瘀之上品也。唐容川曰："旧血不去，则新血断不能生。"鉴于此，活血化瘀乃治疗贫血之正治也！

老药新识 // *2013.12.11*

胺碘酮是抗心律失常之老药，其广泛、多种生理效应使其成为常用不衰之抗心律失常药。心律失常是心血管疾患常见的死亡原因。心复律、埋藏式除颤器、射频消融等方法虽然有效，但鉴于此药之无害无创，故常用未衰。此药物为碘化苯并呋喃之衍生物，最早用于冠心病。20 世纪 70 年代发现其有抗心律失常作用，始用于心律不齐，但因其剂量较大时会出现严重的毒副作用，故曾经一段时间未予提倡。至 20 世纪 90 年代，心律失常抑制试验

（CAST）对临床新药氟卡尼和莫雷西嗪的疗效提出质疑后，胺碘酮再次被医界重视。最近美国心脏病学会（ACC）、美国心脏协会（AHA）、欧洲心脏病学会（ESC）将胺碘酮的应用均列入其所公布之指南中。

近来少见之病原菌感染　　　　　// 2013.12.16

金黄色葡萄球菌、链球菌、肺炎球菌、大肠埃希菌、铜绿假单胞菌之感染已为人们所熟知，另有 MRSA、MDR-AB、VRE、ESBL-E、CRE 等耐药菌。除了上述致病菌外，尚有：①引起肝脓肿的类鼻疽伯克霍尔德菌。②引起腰椎感染的布鲁氏菌。③引起肺感染的荚膜组织胞浆菌。④引起罕见真菌性脑膜炎的嘴突凸脐蠕孢菌。

进行性肌营养不良症　　　　　　// 2013.12.16

本病又名抗肌萎缩蛋白病，包括迪谢内型肌营养不良（DMD）和贝克肌营养不良（BMD）。本病之治疗目前尚无特效方法。激素是目前唯一能延长患儿生存时间的药物。

谈谈脂肪乳　　　　　　　　　　// 2013.12.17

营养支持是重危患者治疗中不可缺少的重要措施，只有合理的补给营养才能使机体未病器官保持功能，也才能有效阻止机体免疫功能、代谢功能、内分泌功能的进一步崩溃。脂肪乳、白蛋白、葡萄糖是肠外营养药的三大支柱。后两者之供给较容易且通用，副作用也少。对于脂肪乳应用的一般规律临床医生应当掌握，否则不仅治疗效果大打折扣，而且易出现不良反应。

脂肪乳之优势：①能量密度高。②等渗。③不从小便排泄。④对静脉血管无刺激。⑤含有必须脂肪酸。不足：能带入致热原和激发感染。

脂肪酸之种类：①长链脂肪酸（含有 LCT）：最常使用的大豆油和红花油已在临床使用 50 年。但其有一致命缺陷，即传统大豆油来源之脂肪酸中亚油酸含量过高，抗氧化物质缺乏，在烧伤、高热等高代谢状况下，大量自由基清除成为问题，炎症因子趋于增多。②中链脂肪乳：中链脂肪酸多来源于可食用油。中链甘油三酯（MCT）较长链甘油三酯（LCT）的水溶性高 100 倍，说明 MCT 是水溶性脂肪酸，LCT 是脂溶性脂肪酸。前者之氧化更安全、完整，但用此种脂肪酸的人体内必需脂肪酸较 LCT 少，故临床上常采用中、长合用之方式。③橄榄油脂肪乳：临床上使用的橄榄油脂肪酸通常是由 80% 的橄榄油脂肪酸和 20% 的大豆油脂肪酸混合而成的。从代谢看，该制剂大大减少了多不饱和脂肪酸的含量，从而降低了影响氧化还原的因素。④含鱼油脂肪乳剂：此种脂肪酸与前述橄榄油脂肪乳大体相同，特别适于 ICU 病人使用，可减少患者的住院时间。

总之，脂肪乳可分为长链脂肪乳和中链脂肪乳两种。前者含有多种不饱和脂肪酸，其中亚油酸含量较多，对氧化还原有负向作用，后者多为水溶性脂肪酸。

帕金森病之药物选择 // 2013.12.20

普拉克索 0.125mg，每日 3 次；第二周增加至 0.25mg，每日

3 次；第三周增加至 0.5mg，每日 3 次。如果需要进一步增加剂量，应该以周为单位，每周加量一次，每次日增加剂量 0.75mg，每日最大剂量为 4.5mg。上述治疗方法为当前最新之普拉克索用药法，对帕金森病患者最为适合。

既往常规使用左旋多巴治疗帕金森病。目前常用之左旋多巴为多巴丝肼，第一周每次 125mg，每日 2 次。以后每隔 1 周，每日增加 125mg。一般日剂量不得超过 1g，分 3～4 次服用。左旋多巴/卡比多巴 250mg，每日 3 次。左旋多巴/卡比多巴可联合普拉克索，剂量由少到多。

口服砷剂与静脉滴注砷剂　　// 2013.12.25

北京大学人民医院的黄晓军教授在《临床肿瘤学杂志》（Journal of Clinical Oncology）上发表了一项随机、多中心临床Ⅲ期非劣性试验结果。该研究针对急性早幼粒细胞白血病新确诊患者，对比考察了进行诱导治疗及维持治疗时，含四硫化四砷口服药物复方黄黛片（RIF）和三氧化二砷（ATO）静脉注射的疗效与安全性。研究结果显示，二者 2 年的无病生存率（DFS）分别为98.1%、95.5%，组间差异为 2.6%；3 年的完全缓解率（CR）分别为 99.1%、97.2%，存在显著差异；3 年总生存率分别为 99.1%、96.6%，存在差异显著。结论是二者平分秋色，即科学术语"非劣于"。

1985 年，王振义院士首先应用全反式维 A 酸（ATRA）治疗急性早幼粒细胞白血病（APL）取得成功。其中 80% 以上的患者都能得到缓解，但短期内均有复发。90 年代，国内有人用砒霜（As_2O_3）治疗白血病取得成功，且以治疗 APL 为最佳。其研究认为，砷剂既能诱导细胞分化，又能促进细胞凋亡。后来有人报告，ATRT 与砷剂结合能够使 APL 患者的 5 年生存率增加 90%，且未见长期毒副作用。

脑血管意外可见头痛 // 2013.12.26

脑血管意外中，脑出血伴头痛者占 90%，蛛网膜下腔出血伴头痛者占 98%，脑梗死伴头痛者占 20% ～ 40%。总之，骤然出现之头痛，如果伴有半身感觉或运动异常，则应考虑脑血管意外的可能。不伴有半身感觉或运动异常者亦应排除本病。

谈谈现代大型输液 // 2013.12.30

现代外科手术之发展越来越精、巧、细、杂，急救围绕 ICU 病房展开，在扩容、纠正电解质紊乱等方面均为大型输液开辟了新天地。目前大型输液包括胶体、晶体两种溶液。前者有羟乙基淀粉、血浆、白蛋白、脂肪乳，后者则为高渗或等渗葡萄糖溶液和生理盐水。前者之意义在于扩容和营养，后者之意义在于给药和纠正电解质紊乱。补液的计算方法：第一个 10kg 体重，输 1000mL；第二个 10kg 体重，输 500mL；剩余体重一律以每 10kg，输 200mL。例如：体重 50kg 的患者，补液总量为 1000mL+500mL+600mL=2100mL。此总量之首剂应胶体、晶体各半，即羟乙基淀粉 1000mL，晶体 1000mL。随着营养状况的改善，外周血液循环的好转，则先减少胶体用量，再缓慢减少晶体用量。

降低微血管通透性是纠正低蛋白血症的核心问题

// 2013.12.31

羟乙基淀粉属大分子人工胶体，不易渗出毛细血管，可产生物理性封堵作用；同时又有生物活性作用，可抑制炎症因子释放，故可改善毛细血管的通透性。因此，羟乙基淀粉是目前治疗低蛋白血症较为理想的药品。堵漏、扩容、改善微循环是围手术期危象的最佳治疗理念，而羟乙基淀粉身兼三职、故而首当其冲选用之。

元旦感慨

元旦来临，

神州同庆，

农村去税感党恩，

人道五谷丰登。

辽宁远洋巡征，

嫦娥奔月凌空，

两海维和不让，

举国上下欢腾。

"2014 年美国成人高血压治疗指南（JNC8）"的讨论

2013 年 12 月 28 日《美国医学会杂志》（JAMA）在线发表了 "2014 年美国成人高血压治疗指南（JNC8）"。该指南之特点是其不像过去所有指南那样具体，但是在三个方面的表述非常明确：①何时开始降压治疗？②血压治到什么程度最为理想？③治疗药物如何选择？回答上述三个问题需以随机对照试验（RCT）为依据。关于药物：①肯定了 ARB 类药物的重要地位。②肯定了噻嗪类利尿剂的基石地位。③固定了复方制剂的作用优势。

子宫内膜异位症 // 2014.1.6

本病是异位之子宫内膜随月经周期之变化而脱落，从而引致严重痛经。西医之手术治疗属传统性方案，有保守（切除病灶）、半保守（切除子宫，保留卵巢）、根治（切除子宫、卵巢病灶）三种术式。药物治疗以达那唑、孕三烯酮最为常用，此外还有促性腺激素释放激素类似物（GnRHa）。GnRHa 可抑制 FSH 和 LH，形成药物去势，引致子宫内膜细胞之凋亡，从而达到治疗目的。GnRHa 的代表药为曲普瑞林，其缓释片 3.75mg，每周注射 1 次，3 ～ 6 个月为一疗程。

再谈肝移植 // 2014.1.7

20 世纪 60 年代，美国学者开辟了肝移植手术。目前该手术已在全世界推行。我国自 20 世纪 80 年代开展此手术以来，已有进行 25216 例手术，为仅次于美国之肝移植大国。

目前肝移植存在的问题：①供体缺乏：供需比例美国 1∶4，英国 1∶3，中国 1∶30。②供体分配系统不完善，等候时间过长。③肝癌患者之摸底医疗体制不健全，譬如诊断肝癌，即应有专门档案建立。我国虽然建立了肝癌模型评分（MELD）机制，但覆盖面不足，代表性不强。HCC 影像学评分为 22 分。小儿终末期肝病模型（PELD）评分为 32 分。上述评分每 3 个月调整一次，叫作再认证。档案积分每 3 个月调整一次，对入列之 HCC 患者排序。重新调整积分，最高者则做移植，可做到公平合理。

急性淋巴细胞白血病（ALL）之免疫分型

// 2014.1.24

ALL 之分型长期以来，人们以细胞形态之不同分为 L1（小细胞）、L2（大细胞，胞核不均）、L3（大细胞，胞核均匀）。20 世纪 80 年代以前，从免疫角度提出五分法，即根据 HLA-DR、CD9、CD10、CD2、CD5、CD3、Smlg（膜表面免疫球蛋白）、Cylg（胞质免疫球蛋白）等的表达与否，将 ALL 分为五个类型：前 B 细胞、B 细胞、T 细胞、Common、未分化。

1986 ～ 1994 年提出了两大类七分法将 ALL 分为非 T-ALL 和 T-ALL 两大类。其中非 T-ALL 有 HLA-DR$^+$、CD19$^+$、CD20$^+$、CD10$^+$；T-ALL 有 CD7$^+$、CD5$^+$、CD2$^+$、CD3$^+$、CD4$^+$、CD8$^+$、CDla$^+$。

20 世纪 90 年代，在法国召开的世界白血病会议提出四型 21 类法：①裸型：每个系列（T、B、髓细胞）的积分 ≤ 2。②纯型：要求 T、B 或髓细胞某一系之积分 ≥ 2，其他系列的积分为 0。③变异型：要求某一系列的积分 ≥ 2，其他系列的积分 ≤ 2。④多表型：要求两个或两个以上系列积分 ≥ 2。

确定上述分型后，再根据已知系列的分化程度及不同抗原表达进一步分为 21 个亚型。

荆防败毒散之再认识　　　　　　// 2014.1.25

荆防败毒散出自明·张时彻《摄生众妙方》，为风寒表实证（上呼吸道感染）专设，与麻黄汤类同。但此方尚有治疗疖肿痈疮、痢疾初起的作用。日本人在此方中加入桂枝、樱皮后称为"十味败毒汤"，用于治疗高热不退。矢数道明云荆防败毒散可治疗疖痈疮疡及皮肤过敏。还有日本人在荆防败毒散中加入连翘、黄芩、山栀、薄荷、白芷，名清上防风汤，治疗寻常性痤疮，有效率75%。

白血病之染色体检查　　　　　　// 2014.1.29

外周血液中有23对46个染色体，其中22对为常染色体，1对为性染色体。慢性粒细胞白血病（CML）9号和22号染色体易位，即t（9；22）；急性髓系白血病（AML）8号和21号、15号和17号染色体易位，急性淋巴细胞白血病（ALL）8号和14号染色体易位、4号和11号染色体易位、9号和22号染色体易位。

抑郁症治疗一方　　　　　　　　// 2014.1.29

汪某，女，39岁。精神不振，口苦咽干，胸胁苦满，吞咽障碍，心烦意乱，脉沉弦有力，舌胖淡苔黄。

处方：柴胡10g，黄芩10g，半夏6g，党参10g，甘草6g，钩藤20g，生赭石15g，茯苓10g，桂枝10g，白术10g，黄连6g，陈皮6g，枳实10g，木香6g，丹参10g，檀香6g，砂仁6g，厚朴 6g，重楼 10g，吴茱萸 3g，郁金 6g，明矾 3g。每日 1 剂，水煎服。

服用上方 7 剂，患者诸症全消，送来一面锦旗，书曰"医者父母心"。

Ph 染色体   // 2014.1.29

Ph 染色体又名费城染色体，因在美国费城发现而得名。1960 年由诺埃尔（Nowell）和亨格福德（Hungerford）在慢性粒细胞白血病中发现的一条比 G 组染色体还小的异常染色体，经染色体显带技术证明是由 9 号和 22 号染色体平衡易位产生的衍生 22 号染色体，并形成 BCR-ABL 融合基因。详细而言，即 22 号染色体在 q11 处断裂，形成的断片易位于 9 号染色体之 q34 处，此染色体标记为 t（9；22）（q34；q11）。

大量资料表明，95% 的 CML 患者存在此种现象。

红细胞体积分布宽度（RDW）的临床意义
// 2014.2.7

红细胞体积分布宽度增大，说明红细胞形态变异，变异越大则分布越广，术语谓之不均一。缺铁性贫血和地中海贫血之平均红细胞体积（MCV）均小，但缺铁性贫血不均一，RDW 增大。

芍药甘草汤之妙用   // 2014.2.7

"伤寒脉浮，自汗出，小便数，心烦，微恶寒，脚挛急，反与桂枝，欲解其表，此误也。得之便厥，咽中干，烦躁，吐逆者，作甘草干姜汤与之，以复其阳；若厥愈足温者，更作芍药甘草汤与之。"此段经文说明芍药甘草汤可治疗转筋。历代医家根据此条经文将其用于治疗落枕、闪腰、岔气、痉挛性斜颈，又治疗子宫痉挛、胃痉挛、冠状动脉痉挛。总之，此方可治疗骨骼肌、平滑肌、心肌等的痉挛性疼痛。为何耶？芍药之酸，甘草之甘，酸甘化阴也。乌梅之止渴为酸甘化阴之佐证，望梅止渴为酸甘化阴之又一生活实例也。据报道，此方尚可治疗不安腿、三叉神经痛、呃逆、便秘、胃出血、肛裂、腰冷痛、偏头痛等。

食管癌之效方 // 2014.2.9

马钱子与甘草相配谓"神农丸"，其方组成：硇砂、朱砂、硼砂、砂仁、青黛、水蛭、牵牛子、人参、大黄、芒硝、蜈蚣、柿饼、蛤粉（口诀：四砂青水黑白人，调味蜈蛤加柿饼）。方中柿饼、马钱子乃治疗食管癌之主将尔。硇砂者，氯化铵也，乃利水祛痰之猛将也，与西医之氯化盐无异也。用此方治疗食管癌，疗效神奇。方中之马钱子油炸后无毒，向来为医者所重，除治疗风湿病、跌打损伤外，尚有明显生血之效。今人用此方治疗食管癌意在解痉也！联系前述之解痉药芍药甘草汤之解痉，加之水蛭、海藻（藻虫散）治疗食管癌，可组成下方。

马钱子10个（油炸），白芍300g，甘草100g，水蛭200g，海藻200g，柿饼250g，硇砂100g，砂仁100g。除柿饼外余药共研细末，过筛，柿饼捣烂，加入1000g蜂蜜，做成蜜丸。每服8g，每日3丸，分3次饭后冲服。

痤疮治疗验案 // 2014.2.26

余治疗青年人痤疮，向来以石山桑柏汤、三黄栀子汤、五味消毒饮、托里透脓散为主。今有王某，女，27 岁，患痤疮多年，月经少而伴腹痛。余改用荆防败毒散加连翘、黄芩、栀子、薄荷、金银花、白花蛇舌草治疗。

处方：荆芥 10g，防风 10g，羌活、独活各 10g，柴胡 10g，前胡 10g，川芎 6g，白芷 6g，茯苓 12g，甘草 6g，黄芩 10g，栀子 10g，连翘 15g，薄荷 10g。每日 1 剂，水煎服，早晚各 1 次。

服药 7 剂，疗效明显，患者痤疮基本治愈。

"胆核" 之临床应用 // 2014.2.21

胆核方：大黄 10g，黄连 6g，黄芩 10g，枳实 10g，柴胡 10g，白芍 20g，甘草 6g，木香 10g。

胆核方为胆胰合剂之核心也！药仅八味可代胆胰之全部功能。若加半夏、干姜，则成半夏泻心汤；若再加香砂六君子汤共十五味，则成治疗胆汁反流性胃炎之圣方；更加生龙骨、生牡蛎、海螵蛸共十八味，则治疗胃病疗效更佳。此方尚可加旋覆花、代赭石、丁香、柿蒂辈，诚治疗胆、胰、胃之效方也。

原发性闭角型青光眼 // 2014.2.21

王宁利等进行了原发性闭角型青光眼（简称"闭青"）发病机制与防治体系的建立及应用的研究，其通过统地研究了我国闭青患者的房角解剖结构，发现了我国闭青的发病机制，建立了新的机制分类；并对亚洲8个国家和地区的闭青患者和正常人群进行了分子遗传学研究，首次发现与闭青发生相关的4个相关基因；同时研发了闭青筛查的关键设备和筛查技术——全景超声生物显微镜。此项研究也首先提出了闭青药物、激光、手术的循序性治疗模式，改良了手术技术，构建适合中国人的慢性闭角型青光眼处理流程，提高了治疗效果。

降血沉之一方　　　　　　　// 2014.2.26

甲午正月，患者女王某，雷诺病、硬皮病，原有低热、关节痛，血沉最高80mm/h，此次就诊时血沉48mm/h。服下方，血沉降至8mm/h。

处方：党参、黄芪、桂枝、川乌、草乌、雷公藤、辽细辛、马钱子、丹参、乌梢蛇、知母、牡蛎、穿山甲、地龙、威灵仙、红花、鸡血藤、白芍、当归、制乳香、制没药、苍术、白术、巴戟天、白芷、甘草。

此方含桂枝芍药知母汤、保元汤及乌梢蛇、穿山甲、地龙等血肉有情之品，再配以活血化瘀之红花、乳香、没药、鸡血藤，以及祛风除湿之苍术、威灵仙、白芷和壮阳之巴戟天。共同组成了祛风胜湿、活血化瘀、扶正固本之方剂。患者此方后诸症减轻，血沉亦下降矣。

肿瘤之相关急症　　　　　　// 2014.2.26

肿瘤之相关急症有：低钠血症、高钙血症、中性粒细胞减少、发热、呼吸困难、谵妄。

1. 低血钠症　血钠低于 135mmol/L，称为低钠血症。若血钠低于 115mmol/L，患者可见厌食、恶心、呕吐、头痛、腹痛、嗜睡、注意力不集中。肿瘤导致的低钠是因大量输液，造成水中毒，产生大量腹水，因而血钠降低。

2. 高钙血症　肿瘤导致的高钙血症常见病因有肿瘤直接破坏骨组织，释放骨钙入血；或者肿瘤释放甲状旁腺激素样物质、前列腺素 E、维生素 D 样固醇、破骨细胞活化因子，刺激破骨细胞，使大量钙从骨骼释放入血。其临床表现为乏力、嗜睡、口渴、多尿、便秘、反射减弱、恶心呕吐。其治疗可应用降钙素，皮下或肌内注射，但其远期疗效不如二膦酸盐。

3. 呼吸困难　常用药物有茶碱类、阿片类、激素类、安定类、异丙肾上腺素类、抗生素类。

4. 发热、呼吸困难、谵妄　较为常见，但处理方法与常法无异。

黄疸之经方治疗　　// 2014.3.3

《伤寒论》曰："阳明病，发热汗出者，此为热越，不能发黄也。但头汗出，身无汗，齐颈而还，小便不利，渴引水浆者，此为瘀热在里，身必发黄，茵陈蒿汤主之。""伤寒七八日，身黄如橘子色，小便不利，腹微满者，茵陈蒿汤主之。""阳明温病，不甚渴，腹不满，无汗，小便不利，心中懊侬者，必发黄。黄者，栀子柏皮汤主之。"

基因分型的个体化治疗 // *2014.3.6*

21 世纪以来，随着分子生物学和分子病理学的发展，以及流式细胞仪及电子显微镜的使用，使得利用组织标本进行基因检测成为可能，从而可以进行癌症的基因分型。此种分型充分体现了基因的多态性和疾病的个体化。中晚期肺癌患者严格来说已经失去了手术得机会，放化疗之治疗实难所宜。基因检测分型可为靶向治疗提供借鉴。组织病理检测不是所有患者都能进行，因此有研究耗时 2 年终于找到了检测外周血 EGFR 的办法。基因分型为癌症靶向治疗药物的选择带来了机遇，也为癌症的治疗开辟了新的更广阔的路径。

RAS 基因之发现将转移性结直肠癌分为 KRAS 野生型（无突变）和突变型，其中前者占 60%。有研究表明，KRAS 野生型适用于西妥昔单抗和帕尼单抗。后者则不能从西妥昔单抗和帕尼单抗中获益。

胃肠胰神经内分泌肿瘤医案三则 // *2014.3.13*

病案一

患者，男，64 岁。反复发作脐周疼痛，伴腹泻、胃灼热、反酸 1 个月。既往曾行肠穿孔修补手术。实验室检查：血清胃泌素显著升高，肿瘤标志物正常。超声内镜检查：胃、十二指肠及空肠多发溃疡，胰尾部有占位，大小为 28.5mm×38.7mm。PET/CT 检查：胰尾结节及周围淋巴结肿大，肝 S4、5、6、7 段多发结节。诊断为胰腺神经内分泌肿瘤伴弥漫性肝转移。

胰腺神经内分泌肿瘤（pNENs）的发病率低，因有激素分泌和无激素分泌两种，故而又分别称为功能性和无功能性。

治疗：①奥美拉唑 40mg，每日 2 次；长效奥曲肽（SSA）20mg，1 次 /28 日；干扰素 300 万 U/m²，皮下注射，隔日 1 次。②肝动脉化疗栓塞术（TACE）。③射频消融术（RFA）。④微波固化术治疗。

病案二

患者，女，17 岁。腹痛伴间歇性黑便 2 个月。贫血貌，血红蛋白 78g/L。胃镜检查提示十二指肠球部肿物，病理活检为神经内分泌瘤（NET）。CT 检查：十二指肠球部外侧壁肿物大小 38mm×35mm×30mm，肝脏 S3、S4 见 8mm×12mm 和 12mm×15mm 大小的结节，S1、S8 见 21mm×28mm×25mm 大小的结节。诊断为无功能性十二指肠神经内分泌肿瘤。

本病在所有 NET 中所占比例较低，约为 3.8%，治疗仍以生长抑素类似物（SSA）、干扰素为主。其中有 2.7% 的患者会出现远处转移，主要是肝转移。

病案三

患者，男，57 岁。反复腹泻 2 年余，水样便，无腹痛，面部、胸前时有潮红，哮喘，右心纤维化，肝转移。生长抑素受体显像阳性，血清 IgA 升高。诊断为小肠神经内分泌肿瘤。

治疗：不可切除，予长效 SSA 治疗，干扰素亦可配合使用。

综上所述，胃肠胰神经内分泌肿瘤的临床特点：①发病率较低。②以腹痛、腹泻、恶心、呕吐为主要症状，以腹部肿块为主要特征；部分患者有潮红、哮喘、右心纤维化等类癌综合征的表现。③生长抑素显像阳性，血清 IgA 升高为主要指标。

原发性血小板增多症　　　　// 2014.3.16

近日，在众多过敏性紫癜患者中出现血小板增多，甚至超过（500～800）×10⁹/L 者恒有之。余予青蔻Ⅱ号治疗多能使血小板下降，但生血颗粒必须与之伴服。盖血小板之减少为血液病中最早列入自身免疫病表现者，说明血小板对自身免疫病的反应极强，可低亦可高焉。青蔻Ⅱ号、生血颗粒有效，说明更如此也。

真性红细胞增多症一例　　　　// 2014.3.16

甲午年。一患者，血红蛋白 208g/L，面红目赤，胸闷气喘。余以下方 20 剂治疗，诸症消，血红蛋白降至 140g/L。

处方：郁金 6g，重楼 20g，丹参 20g，黄芪 20g，何首乌 20g，山楂 10g，三棱 10g，莪术 10g，板蓝根 15g，秦艽 15g，泽泻 10g，人参须 15g，太子参 15g，潞党参 15g，北沙参 10g，生地黄 12g，山萸肉 30g，蝉蜕 3g，桑椹 10g，生薏苡仁 20g，桃仁 10g，黄精 20g，白花蛇舌草 30g，半枝莲 30g，红花 3g，山豆根 10g，茵陈 20g。每日 1 剂，水煎服。

口诀：金车丹芪首乌山，三板秦曲泻人蝉，桑米桃黄蛇舌草，茵陈一味此中填。

"兰州方"之再定位　　　　// 2014.3.17

余自 1973 年苏州会议确定此方之名，至今已 40 余年矣。全国各地的医者普遍认同此方，应用此方。结合近年的临床经验，余对此方之的用法有了新的调整。

标准方：生地黄 12g，山萸肉 30g，山药 10g，牡丹皮 6g，茯苓 12g，泽泻 10g，桂枝 10g，白芍 30g，甘草 6g，浮小麦 30g，生姜 6g，大枣 4 枚，黄芪 30g，丹参 30g，白术 10g，防风 12g，生龙骨 15g，生牡蛎 15g，人参须 15g，太子参 15g，北沙参 15g，潞党参 15g，马钱子 1 个（油炸），土鳖虫 6g，水蛭 6g。

①肺癌，胸闷气喘，加麻杏石甘汤。

②食管癌，吞咽困难，加夏（半夏）朴（厚朴）远（远志），严重者在兰核中加夏朴远，托里透脓散。

③胃癌，加半夏泻心汤、大丹参。

④宫颈癌，加桂枝茯苓丸。

⑤白血病，土鳖虫、水蛭用至 10g。慢性者加三棱、莪术、海藻、昆布。

⑥骨髓增生异常综合征，用原方。

再生障碍性贫血又一方　　　// 2014.3.20

王某，男，12 岁，患再生障碍性贫血在余处诊治已 3 年，时好时坏。2 个月前因感冒导致三系下降，血小板 $21×10^9$/L，白细胞 $1.2×10^9$/L，血红蛋白 72g/L。用下方治疗后：白细胞 $5.7×10^9$/L，血小板 $120×10^9$/L，血红蛋白 78g/L。

处方：荆芥 10g，防风 10g，羌活、独活各 10g，柴胡 10g，前胡 10g，枳壳 10g，桔梗 20g，川芎 6g，茯苓 12g，生地黄 12g，山萸肉 30g，人参须 15g，太子参 15g，潞党参 15g，北沙参 15g，菟丝子 15g，女贞子 15g，枸杞子 15g，桂枝 10g，龟甲 15g，补骨脂 10g，皂矾 2g，鸡血藤 15g。每日 1 剂，水煎服。

按：再生障碍性贫血之用解表药由来已久，先是用麻黄一味，合鹿角胶、鹿茸辈，后有用麻黄桂枝汤者，亦有用荆防败毒散奏效者。此非偶然也。盖开腠理则见阳光也，阳气者化生之源也。"中焦受气取汁，变化而赤，是谓血。"所谓受气，即阳气也，腠理开则阳光始及矣。

重症感染患者的过度免疫反应 // 2014.3.20

过度免疫反应通常是严重感染患者走向死亡的催化剂，早期给予肠内营养可能干预此种免疫反应。肠内营养（EN）是指通过胃肠道途径为人体提供代谢所需营养素的营养支持方法。柳柏斯（Lubbers）等将 18 名健康志愿者分成三组，每人均注射大肠埃希菌脂多糖（2ng/kg）。其中一组志愿者持续给予高脂肪、高蛋白质肠内营养液；二组志愿者给予低脂肪、低蛋白、高碳水化合物肠内营养液；三组不给予肠内营养液。分别检测三组志愿者的 TNF-α、IL-6、IL-1 等指标。综合各项结果得出持续给予富含脂肪、蛋白的营养液可以减轻肠道的炎症反应。

脑垂体再说 // 2014.3.20

在颅内两大脑半球之间，丘脑之前下方，居于蝶鞍之上，横跨视神经交叉者，脑垂体也。脑垂体横径 1.5cm，高 0.5cm，重量 1g，其在人体中的重要性却非其他脏器可比。

垂体前叶：①嫌色细胞（占 50%）：不分泌激素。②嗜酸性细胞（占 35%）：分泌催乳素、生长素。③嗜碱性细胞（占 15%）：

分泌促甲状腺素、促肾上腺皮质激素、促性腺激素（卵泡刺激素、黄体生成素）。

垂体后叶：分泌抗利尿素、催产素。

嫌色细胞为相对幼稚的细胞，可向嗜酸和嗜碱性细胞转化，届时便有了分泌功能。

《中国医学论坛报》（2014 年 3 月 20 日刊）阅读小记

// 2014.3.26

1. 缺血性心脏病的发病率和死亡率均较前减少，但因当前社会老龄化严重，该病对社会造成的负担越来越大。

2. 益生菌（乳酸杆菌、双歧杆菌、嗜热链球菌、布拉氏酵母菌）对人体的消化道有很好的作用，对消化道以外之其他疾患亦有很好的治疗作用，如肝病、心血管病、过敏性疾病、呼吸系统疾病、泌尿系疾病等。中医认为，脾胃为后天之本，又谓"有胃气则生，无胃气则死"。益生菌之健脾作用，属大补后天。前述柳柏斯（Lubbers）之三组实验均说明脾胃对健康的重要性。传统中医临床用药，通常将顾护胃气与否作为高水平与低水平之分界标。

3. 阿奇霉素、左氧氟沙星并非完全安全，前者危险情况出现于用药 1 ～ 5 天；后者在持续服用 10 天后，患者的死亡率和严重心律失常风险均显著增加。

血小板减少性紫癜一方

// 2014.4.8

本病余前用"五虎丹丹草，白女生兰香（金银花、连翘、蒲公英、败酱草、紫花地丁、山栀子、丹皮、丹参、益母草、茜草、木通、白芍、女贞子、生地黄、泽兰、香附)",又用参芪三黄汤(党参、黄芪、大黄、黄连、黄芩、白术、白蒺藜、制乳香、制没药),亦用犀角地黄汤;后重用白仙藕(白茅根、仙鹤草、藕节炭),出血加白虎,紫癜赤丹牛(赤芍、丹皮、牛膝),脾虚六君酬。

近日,余在荟萃堂治疗一位患者,女,42 岁。血小板 14×10^9/L。

处方:人参须 15g,太子参 15g,潞党参 15g,北沙参 15g,生地黄 12g,山萸肉 30g,菟丝子 10g,枸杞子 10g,女贞子 10g,桂枝 10g,龟甲 15g,补骨脂 10g,皂矾 2g,鸡血藤 15g,黄芪 30g,大黄 10g,黄芩 10g,黄连 6g,白蒺藜 30g,制乳香、制没药各 6g。

此方服用 10 剂,患者血小板升至 104×10^9/L。

再谈原发性血小板增多症　　　// 2014.4.9

此为增生性骨髓疾患,西医常用羟基脲、肝素、阿司匹林等抗聚剂,均无根治疗效。近年来,鉴于过敏性紫癜及小儿上呼吸道感染的频频发生,余思之:血小板乃血液成分中最具有免疫倾向者,血小板减少性紫癜系最早列入自身免疫病行列之血液病,依此推之,血小板之增高亦当属之。时人有用激素治疗本病而有效者亦说明斯理。血小板一过性增高,未必即属于原发性血小板增多症,最多可视为血液病进展之前期表现,治疗上当属可治之疾病也。余以麻黄桂枝合剂、金车合剂(郁金、紫河车、丹参、黄芪、何首乌等)、紫龙合剂(紫草、龙胆、鸡血藤、马钱子、寒水石、贯众)、乌牡合剂(乌梅、牡蛎、黄柏、木瓜、水蛭、青皮、陈皮等)加减治疗,再配以消风Ⅱ号,大部分患者皆可治愈。

痛风治验

甲午年，一痛风患者，尿酸 607μmol/L。经服下方 10 剂，尿酸降至 214μmol/L。

处方：当归 10g，川芎 10g，生地黄 12g，桃仁 10g，红花 6g，金银花 20g，连翘 20g，蒲公英 20g，败酱草 20g，益母草 20g，丹参 10g，板蓝根 10g，苏梗 10g，槟榔 10g，木瓜 20g，陈皮 6g，甘草 6g，桂枝 10g，附片 6g，半夏 6g，吴茱萸 6g，何首乌 10g。每日 1 剂，水煎服。

再说口腔溃疡

口腔溃疡病为常见病、多发病，常反复发作，难以治愈。其与肛周、眼结膜之炎症合并者，称为白塞病；与关节疼痛合并者，称为瑞特综合征，可见口腔溃疡有时并非单纯之溃疡而已。本病具有免疫倾向，门诊此类患者最为常见。余治疗本病向来以泻黄散、知柏麦味柴丹元、薏片黄土冬生草、玉女煎、养阴清肺丸等加减，大部分皆可见效。近查《中医临床手册》载《张世医通》之"石斛清胃汤"可治疗本病。

石斛清胃汤方：石斛 10g，陈皮 6g，茯苓 12g，甘草 6g，白扁豆 10g，藿香 10g，枳实 10g，牡丹皮 10g，白芍 30g。每日 1 剂，水煎服。

口诀：扁豆香，二石（实）丹，芍药甘草口腔炎。

另有一方为甘露饮，其功效与上方同，为《太平惠民和剂局方》所载。

甘露饮方：石斛 10g，天冬 15g，麦冬 15g，生地黄 12g，熟地黄 12g，炙枇杷叶 10g，茵陈 10g，枳壳 10g，黄芩 10g，甘草 6g。每日 1 剂，水煎服。

口诀：冬地杷茵枳，斛芩和甘草。

另有一方：甘露饮方加柴胡、犀角，专治口臭。

口诀：冬地杷茵枳，胡芩和犀角。

还有裘氏清胃汤方：石斛 10g，白芍 20g，甘草 6g，黄芩 10g，茵陈 10g，山栀 10g，生石膏 30g，黄连 6g，藿香 10g，防风 12g，连翘 15g，薄荷 6g，荆芥 10g。具有清热凉血功效，主治口臭、牙痛、口腔溃疡、牙龈出血等症。

血红蛋白增高之我见　　　　// 2014.4.26

血红蛋白正常值为 130 ～ 160g/L，以下情况可出现代偿性增高：①长期居住于高海拔地区。②既往有慢性呼吸系统疾患，如肺气肿、肺心病、慢性鼻炎。以上情况属于继发性血红蛋白增高。还有一种是原发性血红蛋白增高，此种血红蛋白之增高常伴白细胞、血小板之增高，肝脾亦相应肿大，骨髓表现为红系增生异常活跃，红白比例失调，临床诊断为真性红细胞增多症（简称"真红"）。本病实乃红血病也，治疗效果不理想，与白血病无异。所幸真红之发病极少，尚不足 1/10 万。

前述继发性血红蛋白增高症，则为可治之病，余近年来治疗多例，疗效堪称满意，用方包括金车丹芪方、乌牡黄瓜方、紫龙夏马方、兰州方加三棱莪术、兰州二方。此五方皆属慢粒、慢淋之效方，功用皆扶正固本、活血化瘀也。血之多在瘀也，非活之、破之不解也，不散也。扶正固本乃为活、破提供力量，而力量乃正气也。扶正固本者，正解也。扶正固本之主方不应擅离兰方，活血则不离软坚，三棱、莪术、三七、水蛭乃此之勇将也。

叶天士之甘温咸润 // 2014.5.13

叶氏谓甘温补虚，咸则收敛，润则解燥。此三类药相配则可解虚证之大半矣。盖虚则下沉，沉则津液弗上，乃以周身燥也。

甘温之药，如党参、白术、黄芪、当归。咸之药，如肉苁蓉、淫羊藿、菟丝子。润之药，如生地黄、山茱萸、阿胶、白芍、枸杞子、鹿角胶。

上述三种药物之相配可治疗诸多虚下之证，如流产、漏下、子宫发育不全、肺气肿等。

菟丝子、肉苁蓉、淫羊藿三药根植盐碱高寒、干旱之地，味咸入肾，故治肾虚。头晕、眼花、耳鸣、腰酸、腿困，此为肾虚之基本证候群。三药之主治在肾阳虚，故适用于阳痿、遗精、不孕症之肾阳虚者。

雄黄之临床应用 // 2014.5.8

雄黄，别名明雄黄、石黄、黄金石，含二硫化二砷，有毒，功效解毒杀虫、燥湿祛痰，用于疗疮痈疽，虫积腹痛，用量 0.05～0.15g，不宜久服，不入汤剂。传统用此药治疗疮疡、蛇咬伤、丝虫病。近来用砷剂治疗白血病之研究取得一定进展，故而人们开始以此药用于临床。"青蒿Ⅲ号"胶囊之由草豆蔻、青黛、雄黄组成，用于治疗急慢性白血病。每胶囊含药共250mg，其中草豆蔻剂量占一半，为125mg；其余125mg中青黛为 100mg、雄黄为 25mg。

翼状胬肉一方 // 2014.5.8

当归 10g，白芍 15g，柴胡 10g，郁金 6g，杭菊花 10g，密蒙花 10g，生地黄 12g，木贼草 10g，车前子 10g，砂仁 6g。甘草 6g。每日 1 剂，水煎服。

口诀：金花生贼车砂草，当归白芍加柴胡。

翼状胬肉，又名胬肉攀睛，实乃因角膜、结膜之慢性损伤后修复性血管增生扩张所致。此方以密蒙花活血明目，杭菊花清热明目为主药；车前子利水，木贼草去胬肉，郁金活血，而为辅药；当归、白芍、柴胡，寓逍遥散意，疏肝为要；砂仁和脾胃而利水。

急性早幼粒细胞白血病完全缓释记录 // 2014.5.11

患者哈某，维吾尔族，49 岁。急性早幼粒细胞白血病，曾行 3 个周期化疗，未见缓解。余拟化疗联合中药治疗，患者原粒由 28.5% 降至 3%，达到完全缓解。化疗采用 DA 案（柔红霉素＋阿糖胞苷）。中药方剂有生血颗粒、消风Ⅱ号、青蔻Ⅱ号、圣宝丹，以及汤剂如下。

处方：生地黄 12g，山茱萸 30g，人参须 15g，太子参 15g，北沙参 15g，潞党参 15g，麦冬 10g，五味子 6g，桂枝 10g，白芍 10g，甘草 6g，生姜 4 片，大枣 4 枚，浮小麦 30g，黄芪 30g，丹参 30g，白术 10g，防风 12g，山药 10g，牡丹皮 6g，茯神 12g，泽泻 10g，马钱子 1 个（油炸），土鳖虫 10g，水蛭 10g（分次冲服）。

此方名为大兰州方，即兰方合六味加丹参、黄芪、白术、防风。

喜树与紫参 // 2014.5.14

喜树为珙桐科多年生大乔木。紫参又名石见穿，为唇形科植物华鼠尾的全草。二药均具有清热解毒、软坚散结、祛风胜湿的功效。现代药理学研究显示，二者均具有抗癌、抗炎、免疫抑制作用，故可用来治疗各类肿瘤。二者中以前者在肿瘤治疗方面的研究较多，现已提纯出喜树碱，供静脉滴注，作为化疗药物之一。后者则仍然以清热解毒、软坚散结之作用，广泛应用于临床。二者应用于汤药剂量均为 10 ～ 15g。喜树根皮传统用于治疗银屑病有效，外用则可制成软膏、流膏、油膏。

急淋的治疗记录 // 2014.5.25

甲午春，余应邀赴省人民医院会诊。患者杨某，男，85 岁，患白血病（急淋），在上海、南京等地治疗无效。其属于急性 B 淋巴细胞白血病，多个基因靶点易位，属极靶治疗之个例。余以兰州方一号合马土水（马钱子、土鳖虫、水蛭），配合西药 VP 化疗方案，治疗 2 月余，患者病情有好转，外周血白血病细胞由 68% 降至 0%，此时患者因中药难喝而暂停中药。3 周后，患者病情恶化，白血病细胞复升至 48%。省院又请余会诊，余以兰州方二号合双马土水，加雄黄 0.5g。每剂药服 2 天，0.5g 之雄黄分 4 次兑服。2 周后，白血病细胞降至 12%。

兰州方一号：生地黄 12g，山茱萸 30g，人参须 15g，太子参

15g，潞党参 15g，北沙参 15g，桂枝 10g，白芍 30g，甘草 16g，浮小麦 30g，大枣 6 枚，生姜 6g，马钱子 1 个（油炸），土大黄 15g，水蛭 10g（分次冲服）。每日 1 剂，水煎服。

兰州方二号：生地黄 12g，山茱萸 30g，山药 10g，牡丹皮 6g，茯苓 12g，泽泻 10g，人参须 15g，太子参 15g，北沙参 15g，潞党参 15g，炙甘草 6g，浮小麦 30g，桂枝 10g，白芍 10g，生姜 6g，大枣 4 枚，黄芪 30g，丹参 30g，白术 10g，防风 12g，马钱子 1 个（油炸），土鳖虫 6g，水蛭 10g，马鞭草 10g。每 2 日 1 剂，水煎服。

白薇和葎草   // 2014.5.27

白薇为萝藦科植物，根茎入药。葎草为桑科葎草属植物，全草入药。二药同具清热解毒、利水消肿、滋阴除烦之作用。因此二药可治疗肾炎，尤其擅长于慢性肾炎之属阴虚者。

"兰州方"之再思考   // 2014.6.9

前述之兰州方分一号与二号。后者之组成是在前方基础上加六味、玉屏风、黄芪、丹参、苦参而成，扶正固本之力更大。此二方之总的概念相同，主要是调动机体之造血功能、免疫功能、代谢功能。此调动二字中亦含有调解之意，即通常所谓之双向调节作用。余思之：凡有双向调节作用之中药大都具有扶正固本、疏肝解郁之功，可能此种制剂的作用靶点在多能干细胞。兰州方已在临床应用 50 余年，其治疗血液病，于细胞低者可升，于细胞高者可降；而在恶性肿瘤的临床应用中，可缩小局部肿块，改善全身贫血。余以在兰州方为基础进行加减进退，治疗血液病、恶性肿瘤常可见明显疗效，尤其在放化疗后病情稳定期，兰州方往往能减少放化疗的副作用，很大程度上延缓疾病复发。

喜树果和红豆杉   // 2014.6.9

二药均可抗肿瘤。喜树为珙桐科多年生乔木，其果为喜树果。红豆杉为豆科多年生乔木。喜树碱、紫杉醇，均为抗恶性肿瘤之著名效药。近来余以此药方合兰州方加味治疗白血病，取得初步疗效，且患者的药物副作用尚小。方中喜树果用量10g，红豆杉用量15g。

治癌中草药浅谈   // 2014.6.11

中药以正气治癌，脍炙人口，古有"积之成者，正气之虚也，正气虚而后积成"之说。因而中医治癌之大法首推扶正固本，由此余在临床治癌20年后提出兰州方为治癌之首选。此方以六味、四参、生脉、甘麦大枣、桂枝汤为组合，脾肾双补，兼调营卫和肺气。经研究证实，此方对全身之免疫、代谢、内分泌、自主神经等系统均有明显的调节作用。不论何种癌症，服用此方加味皆可见效。本方对癌症放化疗产生的副作用，有一定抑制作用。查补中益气、归脾、香砂六君、八珍、四物、四君均有一定的扶正作用，可在癌症时酌情用之。在祛邪方面，中医工作者经半个世纪之摸索，现有红豆杉、喜树皮、石见穿、白花蛇舌草、半枝莲、龙葵、生薏苡仁、斑蝥、鸦胆子、鸡内金等抗癌药；又有三棱、莪术、海藻、昆布、山豆根、山慈菇、夏枯草等软坚散结药；更有汉三七、水蛭、土鳖虫、马钱子等活血化瘀药；尚有各类虫药如守宫、全蝎、蜈蚣、僵蚕等堪作配合，盖虫为血肉之品，皆具除风活血之功。盖肿瘤者，皆具自免倾向。自免者，风也。综上所述，扶正、抑癌、破瘀、祛风为中医治疗癌瘤之四大法则，临床权变取舍，进退加减，可取得显著疗效。

各类肿瘤之中医治疗　　　　　　　// 2014.6.19

总说"积之成者，正气之虚也，正气虚而后积成"，故以虚为本，以实为标，为中医治癌之不二法则。

1.肺癌　西医之手术、化疗、放疗均可选择，但对Ⅲ期以上之肺癌均为可选与可不选。更不可孟浪操切，过分施治，否则徒使患者增加痛苦，加速死亡。目前常用之化疗方案有 AP、GP、TP、EP。中药方剂有兰州一号方（生地黄、山萸肉、人参须、太子参、党参、北沙参、桂枝、白芍、甘草、生姜、大枣、浮小麦、麦冬、五味子）、兰州二号方（生地黄、山茱萸、人参须、太子参、党参、北沙参、山药、茯苓、泽泻、桂枝、白芍、甘草、生姜、大枣、浮小麦、麦冬、五味子、黄芪、白术、防风、苦参、丹参、当归）、兰州三号方（生地黄、熟地黄、山茱萸、山药、牡丹皮、茯苓、泽泻、天冬、麦冬、五味子、当归、白芍、地骨皮、菖蒲、远志、菟丝子、覆盆子、肉苁蓉、枸杞子、杜仲、牛膝）。

上述三方，一号方为癌症治疗的基本方，二号方、三号方适用于癌症恢复期。

通常用药：麻杏石甘汤、杏苏散、泻白散、葶苈大枣泻肺汤、瓜蒌薤白半夏汤、冠心二号、紫沉肉内汤（紫石英、沉香、肉桂、鸡内金）、黄鱼二马草、复元活血汤、白花蛇舌草、白薇和葎草、半枝莲。

2.胃癌 扶正中药与前述肺癌相同，特殊中药处方有胃癌一号方（乌梅、川椒、干姜、黄连、半夏、黄芩、郁金、丹参、白芍、厚朴、生薏苡仁、威灵仙、佛手）、胃癌二号方（川楝子、丹参、木香、草豆蔻、焦三仙、夏枯草、海藻、昆布）。

通常用药：香砂六君子汤、半夏泻心汤、叶氏养胃汤、四逆散、四七汤、平胃散、大小建中汤、小柴胡汤、胆胰合症方、桂良汤、吴茱萸汤、三术汤、高良姜汤。

3.大肠癌 扶正与前述相同，特殊中药处方有肠癌一号方（当归、白芍、苍术、厚朴、陈皮、甘草、枳实、木香、黄连、黄芩、生薏苡仁、黄芪、防风）、肠癌二号方（生薏苡仁、半枝莲、冬瓜、半夏、白术、白芍、白花蛇舌草、女贞子、墨旱莲、槐花、山慈菇、丹参、水蛭、莪术、防风）。

通常用药：香砂六君子汤、半夏泻心汤、芍药汤、升阳益胃汤、真人养脏汤、槐花散、生薏苡仁、鸡内金、生山楂等。

4.肝癌 扶正中药与前述之中药相同，特殊中药处方有肝癌一号方（柴胡、枳实、白芍、甘草、海藻、昆布、玳瑁、三棱、莪术、青皮、陈皮、延胡索、川楝子、制乳香、制没药、白花蛇舌草、半枝莲、龟甲、鳖甲、香附、郁金、全蝎、蜈蚣）、肝癌二号方（黄芪、山栀、威灵仙、桂枝、甘草、赤芍、白芍、仙鹤草、生薏苡仁、佛手）、肝癌三号方（郁金、鸡内金、佛手、龟甲、马钱子、生薏苡仁、半枝莲、丹参）、肝癌四号方（当归、生地黄、桃仁、红花、枸杞子、菊花、龟甲、鳖甲、蜈蚣、全蝎）、肝癌五号方（茵陈、山栀、柴胡、当归、白芍、青皮、香附、牡蛎、红花、北沙参、麦冬、玉竹、石斛、枸杞子、川楝子、何首乌、鳖甲）。

通常用药：小柴胡汤、柴胡疏肝散、茵陈蒿汤、香砂六君子汤、升阳益胃汤、生薏苡仁、鸡内金、生山楂。

5.乳腺癌　扶正中药处方与前述之中药相同，特殊中药处方有乳癌一号方（柴胡、穿山甲、木通、路路通、天花粉、制乳香、制没药、当归、郁金、夏枯草、浙贝母、三棱、莪术、败酱草、肉苁蓉）、乳癌二号方（柴胡、黄芩、半夏、甘草、生姜、大枣、天花粉、浙贝母、穿山甲、皂角刺、制乳香、制没药、陈皮、白芷、金银花、连翘、赤芍、当归尾、防风）。

通常用药：白花蛇舌草、半枝莲、龙葵、石见穿、八月札。

三个门诊病案　　// 2014.6.25

病案一

患者，女，高血压，动脉硬化，头晕，乏力，腿软，心悸，气短，全身不适。

处方：生石膏、麦冬、防风、菊花、半夏、陈皮、茯神、丹参、钩藤、夏枯草、桑寄生、生薏苡仁、黄芩、马兜铃、吴茱萸、鳖甲、桑白皮、木通、苏叶、槟榔、桂枝、枳实。

服上方5剂，大效。

病案二

患者，女，单纯红细胞再生障碍性贫血，面色苍白，乏力，心悸，血红蛋白66g/L。

处方：赤小豆、黑大豆、白扁豆、丹参、党参、麦冬、五味子、柴胡、补骨脂、淫羊藿、菟丝子、女贞子、枸杞子、何首乌、莲子心、肉苁蓉、桑椹、鸡血藤、山茱萸、生地黄、人参须、太子参、北沙参。

患者服用上方 10 剂，诸症减轻，血红蛋白升至 78g/L。

病案三

患者，女，49 岁，巨幼细胞贫血，黄疸。总胆红素 120mmol/L，间接胆红素 110mmol/L，血红蛋白 5g/L，平均红细胞体积 110mmol/L。后修正诊断为溶血性贫血（阵发性睡眠性血红蛋白尿，睡醒后褐色尿）。

处方：柴胡、枳实、白芍、甘草、大黄、黄连、黄芩、茵陈、山栀、生地黄、山茱萸、山药、人参须、太子参、党参、北沙参、艾叶、槐花、益母草、大血藤、枯矾、泽兰。

患者服上方 10 剂，大效，总胆红素降至 40mmol/L，间接胆红素 24mmol/L。

真性红细胞增多症之中药治疗 // 2014.6.29

本病多见于 40～45 岁之中年男性，以红细胞、血红蛋白增高为其最大特点。实验室检查：血红蛋白大于 175g/L，红细胞大于 600×10^{12}/L，红细胞压积大于 53%。全身潮红或紫红，头晕头痛，结膜水肿，血黏度增高，肝脾大，白细胞和血小板亦有可能升高。

西医治疗：白消安、羟基脲、环磷酰胺。

中医治疗：①扶正固本：兰州方、兰州方核心。②活血化瘀：复元活血汤、血府逐瘀汤、桃红四物汤、冠心二号、汉三七、水蛭。③滋阴凉血：犀角地黄汤、黄芪防己汤、清营汤。④清热泻火：龙胆泻肝汤、黄连解毒汤、白花蛇舌草、半枝莲、龙葵。⑤

重镇潜阳：羚羊角、石决明、珍珠母、生龙骨、生牡蛎。⑥软坚散结：三棱、莪术、夏枯草、海藻玉壶丸。⑦抗癌：青黛、雄黄、喜树果、红豆杉、石见穿、八月札。

胃病中药治疗总结 // 2014.7.8

慢性萎缩性胃炎合并糜烂或溃疡为当前中药治疗最有效者，常用方药如下。

1. 香砂六君子汤合半夏泻心汤 此方之主症为胃脘不舒、胀痛、微痛、舌胖。

2. 叶氏养胃汤合半夏泻心汤 除前述之证候外，舌红苔少为此方应用之重要指征。

3. 黄连解毒汤 舌红、苔黄厚腻为此方之使用标准，必要时可与前二方配合使用。

4.204 胃药（香附、延胡索、明矾、煅瓦楞） 用此方标准为反酸；如无反酸，则无须用此方。

5. 物地黄良汤 此方之主症为痛处固定不移，位于胃脘正中。

6. 三术合剂 此方之主症为胃痛兼胀，位于胃脘正中。

7. 乌吴合剂 此方之主症为胃痛，痛点偏低，位于胃脘偏下方。

8. 香半旋代汤（香砂六君子汤、半夏泻心汤、旋覆代赭汤合方） 此方之主症为呃逆、嗳气、恶心、胃脘部胀满不舒。

9. 香半胆核汤 此方之主症为胃脘痛，兼两胁疼痛。

10. 香半四四平汤（香砂六君子汤、半夏泻心汤、四逆散、四七汤及平胃散合方） 此方之主症为胸脘部不舒，兼呃逆、食欲不振。

11.叶半四四平（叶氏养胃汤、半夏泻心汤、四逆散、四七汤及平胃散合方）　此方之主症与上方同，但舌红少苔为其特点。

12.八解散　此方之主症为外感兼胃脘不舒。

阵发性睡眠性血红蛋白尿 　　// 2014.7.11

甲午孟夏，省中医院门诊遇一患者，女，49 岁，贫血，黄疸，间接胆红素升高，肝脾稍肿大，尿为茶色。总院误诊为巨幼细胞贫血，后服余之处方好转。

处方：生地黄 12g，山茱萸 30g，人参须 15g，太子参 15g，党参 15g，北沙参 15g，牡丹皮 6g，茯苓 12g，泽泻 10g，艾叶 15g，茵陈 5g，槐花 15g，益母草 15g，火硝 10g，泽兰 10g，明矾 6g，山栀 10g，大黄 10g，猪苓 10g，白术 10g，桂枝 10g。每日 1 剂，水煎服。

服药 10 剂，患者之血红蛋白由 62g/L 升至 98g/L，黄疸减轻，总胆红素由 89mmol/L 降至 43mmol/L，间接胆红素下降尤其明显，尿液转为清亮。

按：阵发性睡眠性血红蛋白尿是一种获得性造血干细胞基因突变引起的良性克隆性疾病。临床表现为血管内溶血、贫血、血栓、黄疸。本西医治疗本病以右旋糖酐、氢化可的松为主要药物。

原发性血小板增多症之中医治疗 　　// 2014.7.18

本病系不明原因的骨髓增生性疾病。其特征为骨髓巨核细胞增生异常，血小板增多，伴红白二系相应增多。临床表现为出血、血栓、脾大。除鼻出血外，尚可见牙龈、皮肤黏膜出血，尤其是胃肠黏膜出血，可引起血便、血尿及呕血。血栓可见于心、脑、肺、肾及肠系膜。西医治疗本病常用药物有羟基脲、干扰素等，仅有对症作用，无根治效果。

病案一

2014 年 6 月，李某，女，50 岁。患原发性血小板增多症，血小板最高达 $1200×10^9$/L，余用下方治疗获效。

处方：郁金 10g，鸡内金 10g，重楼 10g，丹参 30g，黄芪 20g，何首乌 20g，山药 10g，三棱 10g，莪术 10g，板蓝根 10g，秦艽 10g，神曲 10g，泽泻 10g，生地黄 12g，山萸肉 30g，人参须 15g，太子参 15g，北沙参 15g，党参 15g，蝉蜕 6g，桑椹 10g，生薏苡仁 20g，桃仁 10g，黄精 20g，白花蛇舌草 20g，半枝莲 20g，红豆杉 10g，喜树果 10g。每 3 日 2 剂，水煎服。

上方与生血颗粒、消风Ⅱ号、青蔻Ⅱ号同服 20 剂，患者血小板降至 $254×10^9$/L。

病案二

2014 年 4 月，张大夫之子，3 岁。反复感冒，治愈后血小板居高不下，最高达 $600×10^9$/L。诊断为反应性血小板增多症。张大夫心急如焚，坐立不安，求余诊治。余谓勿急，此乃反应性血小板增高症，与继发性血小板增高症不同，预后甚佳。

处方：生薏苡仁 100g，生山楂 100g，紫草 100g，乌梢蛇 50g，蜈蚣 5 条，三棱 50g，莪术 50g，马鞭草 50g，青风藤 50g，白花蛇舌草 100g，半枝莲 100g，鸡内金 100g，人参须 50g，太子参 50g，党参 50g，北沙参 50g，生地黄 50g，山茱萸 100g。共研细末，过筛，每次 5g，每日 2 次，温开水冲服。

服上方半月，因小儿哭闹停用，遂改处方。

处方：生薏苡仁 30g，鸡内金 10g，生山楂 10g，生地黄 12g，山萸肉 30g，人参须 15g，太子参 15g，北沙参 15g，党参 15g。共研细末，每日 5g，每日 2 次。

继服 1 个月，患儿血小板降至正常。

慢性粒细胞白血病加速期治验 *// 2014.7.18*

赵某，58 岁，慢性粒细胞白血病，在余处诊治 10 年，效果颇佳。余用汤药为兰州方加味和成药大黄䗪虫丸。

大黄䗪虫丸方：水蛭、虻虫、蟑螂、土鳖虫、大黄、生地黄、川芎、桃仁、杏仁、蜂房、蚕蛹、鼠妇、瞿麦、葶苈子、柴胡、黄芩、半夏、桂枝、白芍、芒硝、枳实、厚朴。共研为末，做成水丸，每服 8g，日服 2 次。

10 年来，患者病情稳定，血常规在正常范围，脾亦未见肿大。2014 年 4 月，患者因感冒斯病复发。B 超检查：脾增至 96mm，在脐下，部分入骨盆。实验室检查：白细胞 $600×10^9$/L，血红蛋白 60g/L，嗜碱性粒细胞 27%，血小板 $32×10^9$/L。骨髓检查：原粒细胞 7%，早幼粒细胞 3%。诊断为慢性粒细胞白血病加速期。余急用羟基脲 20mg/kg，每日 3 次；青蒿 II 号 2 粒，每日 3 次；生血颗粒 1 袋，每日 2 次。

处方：郁金 10g，鸡内金 10g，重楼 10g，丹参 20g，黄芪 20g，何首乌 20g，山药 10g，三棱 10g，莪术 10g，板蓝根 10g，秦艽 10g，神曲 10g，泽泻 10g，人参须 15g，太子参 15g，党参 15g，北沙参 15g，生地黄 12g，山萸肉 30g，蝉蜕 6g，桑椹 10g，生薏苡仁 30g，桃仁 10g，黄精 20g，白花蛇舌草 15g，半枝莲

15g，红豆杉 10g，喜树果 15g。每日 1 剂，水煎服。

服上方 20 剂，患者全面好转，脾脏已缩至正常大小，血常规亦恢复正常，嗜碱性粒细胞 7%，骨髓检查呈慢性粒细胞白血病骨髓象。

特发性血小板减少性紫癜一例治验   // 2014.7.19

张某，女，47 岁。患特发性血小板减少性紫癜（ITP），住院多次无效，服用激素 1 年。现服强的松 10mg，每日 1 次，面如满月，多毛，血小板 $3×10^9$/L，求余诊治。

处方：金银花 15g，连翘 15g，蒲公英 15g，败酱草 15g，紫花地丁 15g，牡丹皮 10g，丹参 20g，紫草 15g，仙鹤草 15g，墨旱莲 15g，益母草 15g，灯心草 15g，白芍 15g，女贞子 10g，生地黄 12g，泽兰 10g，香附 6g，人参须 15g，太子参 15g，北沙参 15g，党参 15g，山萸肉 30g，大黄 10g，黄连 6g，黄芩 10g，制乳香、制没药各 6g，白蒺藜 30g，黄芪 30g。每日 1 剂，水煎服。

同时服用生血颗粒 1 袋，每日 2 次；消风二号 2 粒，每日 3 次；圣宝丹 2 粒，每日 3 次。强的松，每周减一片，10 周后停用。

上述汤药共服 40 剂，患者血小板升至 $148×10^9$/L，出血点及出血症状均消失，强的松已停用，一般状况良好。

新生儿溶血性贫血   // 2014.7.21

新生儿溶血性贫血又称 ABO 溶血性贫血，是由于母子 ABO 血型不合所致，多见于母亲 O 型，新生儿为 A 型或 B 型的患儿。这种不合并不少见，但只有一小部分患儿会出现新生儿溶血，且大部分症状较轻，通常于 1 周内恢复正常，只有极少部分出现严重黄疸和贫血，需要治疗。本病常用的实验室检查有血常规、生化检查、Coombs 试验、释放抗体试验。其治疗主要有光照，静脉注射丙种球蛋白、白蛋白，只有极少数严重的患儿需要换血治疗。中药治疗可使用茵陈蒿汤、茵陈五苓散。

慢性肾小球肾炎治验一例 // 2014.7.24

甲午年夏，一门诊患者，吴某，女，18 岁，患慢性肾小球肾炎 5 年，百医弗效。1 个月前来余处求治，尿隐血（+++），尿蛋白（+++）。

处方：当归 10g，白芍 10g，川芎 6g，生地黄 12g，桃仁 10g，红花 6g，益母草 15g，丹参 15g，金银花 15g，连翘 15g，板蓝根 15g，芡实 20g，金樱子 20g，蝉蜕 6g，西河柳 15g，苏梗 15g，白茅根 15g，侧柏叶 15g，大蓟、小蓟各 15g，女贞子 10g，山栀子 10g，凤尾草 10g，车前子 10g，半枝莲 15g，白花蛇舌草 15g。每 3 日 2 剂。水煎服。

服上药 20 剂，历时约 1 个月，患者尿隐血、蛋白均转为阴性。

此方为益肾汤 + 实金合剂 + 白叶二三女 + 山凤两车半。

脐尿管癌和颅咽管瘤 // 2014.7.28

脐尿管是妊娠期脐带通向胎儿膀胱之导管，是母体排泄胎儿代谢产物之通道，分娩后自动闭合成纤维状，名曰脐正中韧带，以固定膀胱之位置。源于该组织之癌称为脐尿管癌，通常作为膀胱癌的一部分，常位于膀胱的前壁和颈后。血尿和尿路刺激症状是该病最主要的症状，手术、放化疗亦为其主要治疗手段。本病极为少见，发患者群以男性为主，50～60岁为好发年龄。本病中90%～95%早期认为是膀胱癌，50%在术前认为是膀胱癌，因此手术方法经常导致预后不佳。

颅咽管瘤常见于15岁以下儿童，多个年龄段均有发病。瘤细胞多起源于胚胎外胚层上的凸起部，故常见部位在垂体旁、蝶鞍之上。其主要症状有头痛、呕吐、视物障碍、内分泌改变、尿崩症、生长缓慢。因为本病恶性程度不高，肿瘤生长缓慢，手术预后差，后遗症多，目前尚无理想之方法治疗。

间质瘤和印戒细胞瘤   // 2014.7.29

间质瘤大部分见于胃和小肠，瘤细胞源于间叶组织。此瘤为具有潜在恶性之良性肿瘤，包括胃平滑肌瘤和平滑肌肉瘤，以及其他属于间叶组织之肿瘤。手术及放化疗等属常规治疗，但间质瘤对放化疗不甚敏感。

印戒细胞癌是胃肠之极恶性肿瘤，又称黏液细胞癌，因其癌细胞中充满黏液，将细胞核挤在一边，呈印戒细胞状，故名。此癌恶性程度极高，局部呈弥漫性浸润，胃呈皮革样，可向肝周边淋巴结迅速转移。其治疗方式有手术、放疗、化疗。

溶血性黄疸的中药治疗   // 2014.8.4

溶血性黄疸，实为溶血性贫血，此为一个问题的两个方面。溶血性贫血根据发病机理分为：①红细胞膜缺陷：遗传性球形红细胞增多症、阵发性睡眠性血红蛋白尿。②红细胞酶缺陷：葡萄糖 –6– 磷酸脱氢酶缺乏症。③红细胞外部因素：药物中毒。

溶血性贫血时，间接胆红素增加，尿胆原阳性，尿胆红素阴性，血红蛋白和红细胞减少（贫血），网织红细胞增加，碱性磷酶增高。自身免疫性溶血时，Coomb's 试验阳性。阵发性睡眠性血红蛋白尿时，酸溶血试验（Ham 试验）阳性，可见肝脾大。对于本病西医目前尚无特效方法及药物，仅用肾上腺皮质激素、免疫抑制剂、雄性激素及骨髓抑制剂等治疗。

中医认为，黄疸乃因"瘀热在里"，说明黄疸是热和湿的结合。通常之黄疸为此也，亦阳黄也。另有阴黄一词，如《金匮要略·黄疸病脉证并治》曰："阴被其寒，热流膀胱，身体尽黄，名曰谷疸。"此谷疸即今之所谓溶血性黄疸，其主方为茵陈蒿汤。另有女劳疸，症见膀胱急、少腹满、身尽黄、额上黑、足下热，其主方为硝石矾石散。

甲午盛夏，余在甘肃省中医院门诊出诊，来一患者，女，56岁，黄疸，尿赤黑，间接胆红素占总胆红素的 9/10，网织红细胞百分数为 10%，红细胞平均体积 125fL。诊断为溶血性贫血，阵发性睡眠性血红蛋白尿。

处方：生地黄、山茱萸、人参须、太子参、党参、北沙参、桂枝、白芍、甘草、浮小麦、甘草、大枣、生姜、艾叶、茵陈、槐花、益母草、火硝、枯矾、白花蛇舌草、半枝莲、龙葵，泽兰。

服上方 10 剂后，患者黄疸值降至 15μmol/L，其余各项指标均正常。

慢性白血病之又一方 // 2014.8.13

甲午盛夏，王某，男，持一方来门诊，谓："此方乃神方也。余之血红蛋白189g/L持续不降10年矣，服此方30剂降至151g/L，肝功亦恢复正常。"余接方视之，乃三月前余为其所拟之治肝方也。该患者系乙型慢活肝患者，谷丙转氨酶和谷草转氨酶均在100U/L以上，且血红蛋白在180g/L之上，从未下降。余以强肝汤与大降酶之合方治疗。

处方：丹参30g，黄芪30g，白芍15g，当归10g，秦艽10g，板蓝根15g，金银花15g，连翘15g，蒲公英15g，败酱草10g，白花蛇舌草15g，半枝莲15g，五味子粉3g（分次冲服），何首乌20g，黄精20g，党参10g，泽泻10g，甘草6g，山楂10g，神曲10g，茵陈10g。30剂，每日1剂，水煎服。

顽固性口腔溃疡一例 // 2014.8.10

甲午年夏，一女性患者，50岁，患有慢性顽固性口腔溃疡，余以下方治疗。

处方：沙参、麦冬、玉竹、石斛、生石膏、山栀子、黄连、黄芩、藿香、防风、生地黄、知母、牛膝。每日1剂，水煎服。

服上方10剂，患者口腔溃疡痊愈。

阿替普酶 // 2014.8.21

阿替普酶又名阿太普酶、阿特普酶，为最新的溶栓剂，系纤维蛋白溶解剂，宜在缺血性脑卒中早期应用，且越早越好。该药物每支 50mg，使用时加入 5% 葡萄糖或 0.9% 氯化钠注射液中，静脉滴注。

关于嗜神经侵袭（PNI）　　　　　　　 // 2014.8.27

PNI 为影响癌症预后之重要病理因素。早在 1835 年，由 Cruveilheir 首先提出头颈部恶性肿瘤最易沿着神经分布侵袭颅内。后来，人们通过许多研究逐步认识到皮肤、胰腺、结肠、胆囊、前列腺、膀胱等的癌症中均存在 PNI，且通过长期临床观察证明 PNI 为确切之癌症预后评估指标。

乌鸡白凤丸　　　　　　　　　　　　　 // 2014.9.2

乌鸡白凤丸方：乌鸡（去毛、爪、肠、杂）、人参、黄芪、鹿角胶、鳖甲、牡蛎、海螵蛸、当归、白芍、香附、天冬、甘草、生地黄、熟地黄、川芎、银柴胡、丹参、芡实。共研为末，做水丸，每服 10 丸（0.2g）。

此方最早见于龚廷贤的《寿世保元》，后被清宫太医改造配制定名为"乌鸡白凤丸"，用于治疗嫔妃宫女之白带、痛经、月经不调。此方以生地黄、川芎、白芍、当归四物汤作为基础；以天冬、熟地黄、人参三才辅之；用鳖甲、牡蛎、芡实、海螵蛸收敛止带，壮阳抑阴；配以香附、丹参活血，银柴胡除蒸。

方中四物汤、丹参、香附活血调经而居主，三才扶正而为辅，鳖甲、牡蛎、海螵蛸、芡实收敛止带为兼治，二鹿抑阴，银柴胡除蒸而为兼治。此方熔活血、调经、止带、抑阴于一炉，唯少清热解毒之品，乃因宫中妇人多无冶游史，主要为内分泌紊乱所致病也。

妇科再造丸 // 2014.9.4

妇科再造丸方：当归、川芎、生地黄、白芍、人参、白术、茯苓、甘草、山萸肉、山药、牡丹皮、泽泻、杜仲、牛膝、川续断、香附、益母草、延胡索、汉三七、艾叶、丹参、地骨皮、椿根皮、白薇、琥珀、龟甲、生龙骨、生牡蛎、海螵蛸、黄芪、肉苁蓉、地榆、女贞子、陈皮、远志、炒酸枣仁、覆盆子、鹿角霜、黄芩、荷叶、益智。

此方会八珍汤、六味地黄汤、乌鸡白凤丸、归脾汤、香附、延胡索、丹参、三七、益母草等活血之品，又含龟甲、覆盆子、地榆、龙骨、牡蛎、海螵蛸、琥珀等收敛镇重之品，又含白薇、黄芩、荷叶、益智等清热宁神之品。鹿角霜一味意在抑阴止血。故此方有活血化瘀、镇重收敛止带、清热宁神之功效，尚能气血双补、健脾补肾，故能治疗围绝经期妇女的一切证候。

神经纤维瘤 // 2014.9.15

本病属于常染色体显性遗传病，大部分患者在儿童时期即可发病，皮肤及皮下组织均可累及，可单发，亦可多发，形式多样，可呈葡萄样、串珠样、丘陵样等。牛奶咖啡色斑常见于该病早期之皮肤，约占该病早期的50%。本病常合并大脑发育不全。

神经纤维瘤虽属良性肿瘤，但有恶性倾向，不适合放化疗，亦不宜手术。手术在下列情况下可考虑施行：①瘤体压迫血管导致功能完全障碍。②瘤体破裂导致大出血，危及生命。

核苷类药的安全性问题 // 2014.9.17

核苷类药恩替卡韦、阿德福韦酯、拉米夫定等，为乙肝的抗病毒治疗打开了新局面，但是此类药物的安全性仍然值得大家关注。

此类药物的常见不良反应；①眩晕、头痛、胃肠道症状、皮疹。②肌酸肌酶、血清淀粉酶可升高。③长期服用会出现乳酸中毒、肝脂肪变性、全身脂肪重新分布，还会对肾功能产生影响，导致肌酐升高。

中医治疗癌症小结 // 2014.9.20

首先肺癌、胃癌和大肠癌之放化疗与中药配合。中药以扶正固本为主，西药以影响病原的致病性为主。肺、胃、大肠的癌症为当前男女共患之常见癌症，采用手术配合放化疗的方案，在延长生存期和改善生存质量方面均有非常好的疗效，但是为什么还未达到攻克之最终目的呢？其原因有：①手术、放化疗之作用均着眼于癌症之局部，忘记了整体对局部的调节作用。②手术本身是柄双刃剑，既切除了癌症组织，又损坏了人体的免疫、代谢、内分泌及自主神经系统，放化疗亦然，癌症则可借此机会东山再起。③临床上人们只注重手术方法的改进，放疗设备之研发，化疗、靶向药物之发明，对提高人体免疫力、改善人体应激能力方面的尝试甚少。

鉴于以上三方面的不足，或许将视野转向中医，则可柳暗花明又一村。中医之扶正固本法等则正好补充了西医的不足，因此中医治疗癌症之方药，自上而下数千年，皆可视为珍宝。以此取材，展开相关之研究课题，则若渔网取鱼也，几辈人以此为目的，中医可望在不久之将来登上现代科学技术之快车，成为西医发展、攻克癌症之功臣矣。

几点体会 // 2014.9.24

一、耳鸣之治验

中年女性患者，头晕，头痛，乏力，耳鸣，血压 140/90mmHg。余以下方治疗获效。

处方：当归 10g，川芎 10g，赤、白芍各 15g，生地黄 12g，桃仁 10g，红花 10g，柴胡 10g，枳实 10g，桔梗 30g，甘草 6g，怀牛膝 20g，玄参 10g，麦冬 10g，浙贝母 10g，半夏 6g，钩藤 30g，车前子 10g，夏枯草 15g，生赭石 15g，胆南星 6g，木通 6g，磁石 20g。每日 1 剂，水煎服。

此方为血府逐瘀汤、养阴清肺汤、半钩合剂、耳鸣丸之合方。若头痛重，可加白芷、细辛、羌活、独活。

二、卵巢癌后遗症之治验

中年女性患者，卵巢癌术后放化疗后腹痛，头晕，视物不清，双胁攻撑，胃脘不舒，全身关节酸困，生活不能自理。

处方：党参 10g，白术 10g，黄芪 20g，黄连 6g，半夏 6g，甘草 6g，陈皮 6g，茯苓 12g，泽泻 10g，防风 12g，羌活、独活各 10g，柴胡 10g，白芍 15g，生姜 6g，大枣 4 枚，桂枝 10g，升麻 3g，当归 10g，枳实 10g，木香 6g，砂仁 10g，黄芩 10g，大黄

10g。每日 1 剂，水煎服。

此方为升阳益胃汤，加桂枝，则成柴胡桂枝汤也，用治太少合证也；加香砂，则成香砂六君子汤也；加黄芩，则为半夏泻心汤也。香砂六君子汤与半夏泻心汤两方合之，则调节胃肠之圣品矣；加升麻成而补中益气汤也。

重症癌症患者多伴胃肠功能紊乱、反复感冒、反应性关节疼痛等，用上方则可矣。

左归饮和右归饮 // 2014.9.30

明代张景岳拟左归饮、右归饮二方，并谓左肾为肾而主水，右肾为命门而主火。查此二方之组成，实六味与八味之化裁也。

左归饮方：熟地黄 20g，山茱萸 12g，山药 10g，茯苓 10g，枸杞子 10g。

右归饮方：左归饮加桂枝 10g，附子 6g，杜仲 15g。

景岳为一代大家，在补肾方面与赵献可齐名，以善用地黄闻名，故后世尊称其为张地黄。查左归饮取六味地黄汤中之熟地黄、山茱萸、山药、茯苓四味，加枸杞子立方。枸杞子乃益阴补血之大品，与四味相配则益阴补肾之功绝于六味地黄汤也。右归饮于左归之中加入桂、附、杜仲，成壮阳之大剂也。此可谓善补阳者，于阴中补阳也。

白内障与桂枝茯苓丸 // 2014.10.3

甲午年夏，有患者持一方来门诊，谓："此方为神方，治好了我的子宫肌瘤，也治好了我的白内障。"余视之，此方乃一年前为其治疗子宫肌瘤所拟之桂枝茯苓丸加味也。

处方：桂枝 10g，白芍 15g，茯苓 15g，牡丹皮 6g，桃仁10g，三棱 10g，莪术 10g，海藻 10g，昆布 10g，三七 3g，水蛭10g（冲服），当归 10g，川芎 6g，生地黄 12g，红花 6g，白术10g，柴胡 10g，牡丹皮 6g，山栀 10g。每日 1 剂，水煎服。

二仙汤治疗甲减   // 2014.10.15

甲午年仲秋，刘某，女，40 岁，患甲状腺功能减退症，浮肿，脱发，TSH 19.6mU/L。经服二仙汤合越婢汤方，TSH 降至 0.04mU/L，诸症消失。

处方：仙茅 10g，淫羊藿 10g，巴戟天 10g，知母 10g，黄柏10g，当归 10g，麻黄 10g，生石膏 30g，甘草 6g，桂枝 10g，白术 10g，茯苓 12g，泽泻 10g，猪苓 12g。每日 1 剂，水煎服。

上药继服 10 剂，患者 TSH 恢复正常。

原发性血小板增多症一例治验   // 2014.10.17

甲午年仲秋，李某，女，50 岁，患原发性血小板增多症 7 年，血小板恒高，西医给予羟基脲、肝素等治疗，未见明显疗效。门诊查血小板 $1120×10^9$/L，白细胞较常人为高。

处方：生地黄 12g，山萸肉 30g，人参须 15g，太子参 15g，北沙参 15g，党参 15g，丹参 30g，黄芪 30g，当归 10g，白芍15g，秦艽 10g，板蓝根 15g，马钱子 1 个（油炸），土大黄 10g，水蛭 10g（冲服），红豆杉 10g，喜树果 10g，青黛 3g，八月札10g，石见穿 10g，砂仁 10g。每 3 日 2 剂，水煎服。

服上药 20 剂，患者之血小板降至 $405×10^9/L$，自谓精神较前佳，出血症状及血栓症状均大幅减轻。

查此方乃强肝核心合兰州方核心加马钱子、土大黄、水蛭，再加红豆杉、喜树果、八月札、石见穿而成。强肝核心大补气血，调肝清热。兰州方核心大补气血，调肾养阴。肝肾乃调则气顺血行，大补之气血活而充盛矣，是则去菀陈莝，去旧而生新。原发性血小板增多症是为"有余"。兰核、强核之任务在"补其不足"；八石红喜之职责为"损其有余"，此为中医常法之一。余谓：血液病中之慢性白血病，包括慢性粒细胞白血病、慢性淋巴细胞白血病、多发性骨髓瘤、骨髓增生异常综合征、真性红细胞增多症等之治疗均可以此方加减使用。

特应性皮炎或为终身疾患 // *2014.10.20*

特应性皮炎（AD）是常见病、多发病，原认为是从婴幼儿时期开始发病，可持续成年或更久。近期美国学者的研究发现，AD 湿疹相伴而生，或可延续终身。（2014 年 4 月 3 日《中国医学论坛报》）

扁鹊之六不治 // *2014.10.20*

①不信不治。②信巫不信医者不治。③衣不适体、食不调匀者不治。④轻命重财者不治。⑤日换医者不治。⑥粗知几味药者不治。

范科尼综合征（Fanconi） // 2014.10.28

《中国医学论坛报》刊载了一篇关于长期服用阿德福韦酯的乙肝患者合并 Fanconi 综合征的医案。本病的特点血磷、尿酸降低，尿 NAG、尿微球蛋白、尿糖、尿蛋白升高，以及低钾血症（肌无力、软瘫、周期性瘫痪等）、低钙血症（手足搐搦症）等。

前哨淋巴结活检（SLNB）及前哨淋巴结切除术（SLND） // 2014.10.27

1.SLNB 阴性的早期乳腺癌（EBC）不必行深度淋巴清除术（ALND）。

2.EBC 伴 1～2 枚淋巴结阳性，亦不必行 ALND。

3. 乳腺导管原位癌，辅助化疗之患者伴 SLNB 阳性必须行 ALND。

4.SLNB 不适用于 T3、T4 期乳腺癌及巨大乳癌。

血小板增多症的中药治疗 // 2014.10.29

血小板增多症之发患者数逐年增加，如小儿过敏性紫癜和小儿重症感冒、感染都可能合并血小板增多。其中血小板增加到 $350～700×10^9/L$ 多见，再高者即应考虑原发性血小板增多症。近年来，余经常遇到上述小儿，不用羟基脲、肝素、华法林、加比达群酯等抗凝药，而用中药辨证论治取得理想疗效。

处方：人参须 15g，太子参 15g，潞党参 15g，北沙参 15g，生地黄 12g，山萸肉 30g，丹参 30g，黄芪 30g，当归 10g，白芍 15g，秦艽 10g，板蓝根 10g，马钱子 1 个（油炸），土鳖虫 10g，水蛭 10g（冲服），喜树果 10g，红豆杉 10g。

上方根据病情加减进退。

急性肺栓塞 // *2014.10.29*

急性肺栓塞是常见病、多发病，常见于重大手术后，以及有心脏病、长期卧床的慢性病重患者。肿瘤患者有下肢深层静脉血栓形成、下肢严重静脉曲张者亦可出现。另外，羊水、粉碎性骨折之脂滴均可有产生肺栓塞之虞。本病起病突然，临床常见呼吸困难、咳血、胸痛、端坐呼吸，与急性左心衰竭引起的肺水肿无异。其诊断以往常以胸部 X 线片出现尖端指向肺门之三角形阴影为依据，目前主要依靠肺动脉造影（CTPA）。西医治疗以尿激酶、链激酶溶栓为主；中医则以活血化瘀之赤芍、川芎、红花、降香、丹参、三七、水蛭、麻黄、杏仁、石膏、甘草、干姜、细辛、五味子、半夏为主，进行加减进退。

谈谈黏液瘤 // *2014.11.2*

黏液瘤是临床少见之良性肿瘤，其中 3/4 的患者见于心脏，1/4 的患者见于腹膜、阑尾、卵巢，可见 CEA、CA125、CA199 增高。黏液瘤外有较厚之包膜，中含黏液，形状易变。心脏黏液瘤多位于左心房，多有蒂状物，随血流在左房腔中摆动，有时卡在二尖瓣或肺静脉口，导致猝死。本病之治疗以手术为主，务必将黏液剔除干净，否则极易复发，引致二次手术、三次手术者恒见，其对放化疗不敏感。

2002 年，一患者高热持续不退 3 个月，血沉 120mm/h，全身关节疼痛，诊断为成人 still 病。此人经治疗血沉、体温恢复正常，关节痛亦减轻。半年后突发心疾，胸痛气短，就诊于上海某医院，诊断为心脏黏液瘤破裂，于术中死亡。术者解释说：患者因没有及早治疗，故而死亡。鉴于此，患者之丈夫来兰告状，后经甘肃省医疗事故鉴定委员会讨论认为兰州医生的治疗没有问题。本病系成人 still 病，其治疗亦非易事，心脏黏液瘤为后发。

腹膜假黏液瘤　　　　　　　　　　　　　// 2014.11.3

腹膜假黏液瘤是结直肠癌、卵巢癌，以及少数胃癌及黏液癌（阑尾部）晚期转移所致。最近腹膜表面肿瘤国际协作组联盟（PSOGI）在荷兰阿姆斯特丹召开了专门会议，确定了大会主席 Sugarbaker 教授提出的细胞减灭术和腹膜热灌注化疗方法（CRS+HIPEC）治疗腹膜假黏液瘤。

慢性肾脏病之电解质　　　　　　　　　　// 2014.11.11

高磷血症为慢性肾脏病（CKD）之常见临床表现。慢性肾衰竭之患者在透析期，高磷血症则更趋普遍。此与高钾血症相辅相成也。高磷血症占全部透析患者的 57.4%，而高钾血症约占 84.2%。高磷血症刺激甲状旁腺，使之分泌亢进，甲状旁腺素增加，促使血钙上升，但血磷并不一定下降，因此高血钾、高血钙、高血磷同时存在，机体之心、脑、肾急剧受损，病情恶化。

解决高磷血症的方法：口服醋酸钙、磷酸钙、枸橼酸钙等，其在肠道中与磷结合，形成钙磷结合剂，从而增加磷在肠道的排泄。钙磷之代谢是相互关联的，与甲状旁腺之功能有着密切联系。通常在甲状旁腺功能亢进时钙升高、磷降低。慢性肾脏病时，高血钙、高血钾、高血磷可同时存在，故难治矣。

内分泌紊乱之浮肿 // 2014.11.18

甲午盛冬，省中医院门诊来一位非肾、非心、非低蛋白血症之浮肿患者，女，40 岁，浮肿 10 余年，心、肺、肾检查均未见明显异常，仅有月经量少且隔月一行。库欣综合征、席汉综合征均无诊断依据。经用下方治疗获效。

处方：马鞭草 15g，王不留行 10g，青风藤 10g，生薏苡仁 15g，牛膝 15g，地龙 15g，葎草 15g，白薇 15g，白茅根 15g，苎麻根 15g。每日 1 剂，水煎服。

服上方 10 剂，浮肿全消，患者自谓 5 年之顽疾霍然消失。

胆汁反流性胃炎、食管炎 // 2014.11.23

甲午年，余共治本病近百例，因在门诊邂逅诊病，故未能留下详尽病案资料，现根据记忆将其治疗经验收集于下。

随着人们生活水平的提高，饮食结构以肉、蛋、奶居多，胆道疾病的患者也日趋增多。基于此，胆囊切除术空前兴起，胆囊切除术后综合征随之增加。胆病和胆囊切除术后综合征均能改变胆汁的动力学，于是则见胆汁之反流，胃黏膜受到前所未有之刺激，日久则见慢性炎症之改变。中医将此称为肝木克土，西医则将此称为胆汁反流性胃炎、食管炎。本病之症状多见胃脘部疼痛，向两胁放散，亦可向前胸及咽喉部上冲；大部分患者可伴有频频呃逆、嗳气、噎嗝等。

处方：柴胡 10g，枳实 10g，白芍 20g，甘草 6g，大黄 6g，黄连 6g，黄芩 10g，丹参 10g，木香 10g，草豆蔻 10g，党参 10g，半夏 6g，干姜 6g，白术 10g，茯苓 12g，陈皮 6g，旋覆花 15g，生赭石 15g，丁香 6g，柿蒂 10g，生龙骨、生牡蛎各 15g，海螵蛸 15g。

晚期结直肠癌的维持治疗　　// 2014.11.26

晚期结直肠癌的维持治疗是当前一个较为常见的问题。其一线治疗通常以 FOLFOX 方案（奥沙利铂 +5-FU+ 亚叶酸钙）为首选，但在一线治疗后的维持治疗问题仍然未取得一致意见，有人用贝伐珠单抗单药，有人用 5-FU 单药，有人用厄洛替尼单药，有人用卡培他滨单药。总的来说，均可使无进展生存期（PFS）和总生存期（OS）有所延长，且 OS 中位数已突破 2 年大关，但尚缺乏大样本、双盲、随机对照试验的资料。在晚期结直肠癌之维持治疗方面尚存在转换药物和降级治疗的问题。因各地经验不同，但是总的原则是药物之选用宜用毒副作用较少、患者能够耐受，且对 PFS 和 OS 只可延长不可缩短之方法。结直肠癌在一线化疗结束后，余以下列中药治疗。

处方一：当归 10g，白芍 15g，苍术 6g，厚朴 6g，陈皮 6g，甘草 6g，枳实 10g，木香 10g，黄连 10g，黄芩 10g，生薏苡仁 20g，黄芪 30g，防风 12g，人参须 15g，太子参 15g，潞党参 15g，北沙参 15g，生地黄 12g，山萸肉 30g。

处方二：生薏苡仁 20g，半枝莲 10g，冬瓜子 10g，白芍 20g，白花蛇舌草 15g，女贞子 10g，墨旱莲 10g，半夏 6g，白术 10g，槐花 15g，山栀子 10g，丹参 20g，生地黄 12g，水蛭 10g，三棱 10g，莪术 10g，防风 12g，人参须 15g，太子参 15g，北沙参 15g，山萸肉 30g。

上述两方用于晚期结肠癌患者的维持治疗，往往 OS 和 PFS 均可明显延长。

老年认知功能与一生工作之复杂性有关

// 2014.11.28

2014 年 11 月 19 日的《神经病学》杂志上发表了一篇美国的研究报告。该报告称越是一生从事复杂工作的人，70 岁以后的认知力就越强。

肺癌的最新资讯

// 2014.12.3

在肺癌患者中，若出现 EGFR 突变和 ALK 融合基因，应接受酪氨酸激酶抑制剂的治疗，因为单纯的放化疗并不能改善此类患者的生存质量、延长患者 OS 和 PFS。选择何种酪氨酸激酶抑制剂是当前肺癌治疗的亮点。目前普遍认为，在用酪氨酸激酶抑制剂的基础上，采用联合化疗方案能够最大限度延长肺癌患者的 OS 和 PFS。吉非替尼、埃克替尼为选择性酪氨酸激酶抑制剂之亮点；培美曲塞、顺铂、紫杉醇为联合化疗之亮点。

呼吸系统疾病点滴

// 2014.12.5

所谓慢性咳嗽，即咳嗽 2 个月以上，无支气管、肺部炎性表现的疾病。慢性咳嗽常见的病因有：①咳嗽变异性哮喘（CVA）。
②鼻后滴漏综合征（PNDS），此即上气道咳嗽综合征。③嗜酸粒
细胞性支气管炎（EB）。④胃食管反流性咳嗽（GERC）。

治疗慢性肺气肿、肺间质纤维化的西药：①抗生素。② α 受
体激动剂（麻黄素、肾上腺素）。③ β₂肾上腺素受体激动剂（沙
丁胺醇、福莫特罗）。④胆碱能受体拮抗剂（阿托品、异丙托溴
铵、噻托溴铵）。⑤祛痰药（氯化铵、氨溴索、溴己新）。⑥肾上
腺皮质激素（布地奈德）。

体重指数与癌症的相关性 // 2014.12.8

体重指数（BMI）与心血管疾病程度呈正相关，已为众所周
知，但其与癌症发病的正相关性则为最近揭示。最近，英国牛津
大学教授凯恩斯在《柳叶刀》杂志发表评论说，此为全球性问题，
应该全世界共同努力；并指出 BMI 之于女性比男性与癌性的相关
性更强，相当于男性的 3 倍。

最常应用之抗抑郁药 // 2014.12.10

抑郁症之患者，发病日多，此乃社会节奏加快、工作紧张、
繁忙所致。此种患者常表现为心烦不安、自卑、恐惧、悲观厌世。
近来常用之抗抑郁药有：①帕洛西汀（赛乐特），每日 1 次，每次
10 ~ 60mg，不可开始就用较大剂量，后可逐渐增加剂量。②丁
螺环酮，每日 2 ~ 3 次，每次 5mg，可逐渐增加剂量，不可骤然
增加剂量。

以上两种药物之副作用包括头痛、头晕、恶心呕吐、青光眼。

小儿禁用，肝肾功能不全者禁用。

希罗达（卡培他滨片） // 2014.12.11

此为 5-FU 的前体药物，每片规格 500mg，餐后 30 分钟温开水冲服。通常之推荐剂量为每次 1250mg/m²，每日 2 次，2 周后停药 1 周，3 周为一个疗程。此药可与多西他赛联合使用，亦可与奥沙利铂合用，后者之剂量可略小，但用药周期均为两周。此药之副作用有厌食、腹泻、呕吐、恶心、口腔炎、腹痛、手足综合征、皮炎、疲劳、昏睡。

慢性胃炎再谈 // 2014.12.12

慢性胃炎曾有浅表、萎缩、肥大之说，此说来源于 X 线钡餐检查，然胃镜检查发现上述三型的病理表现经常见于同一个胃组织中，故时下统称为慢性萎缩性胃炎。本病除基本病变外，尚有糜烂溃疡、肠化增生及幽门螺杆菌感染三大问题，此三大问题则衍生出痛、酸、烧灼、反流等症状。中医认为上述表现分属于脾胃气虚证、胃阴虚证、气滞血瘀证，当分别采用六君子汤、养胃汤、四物汤治疗。

本病之总观：①糜烂、溃疡。②肠化、增生。③幽门螺杆菌感染。④胆汁反流。⑤胃痉挛和胃瘫。⑥疼痛。⑦反酸。⑧出血。⑨癌变。⑩胃肠综合征。上述 10 个方面任何一方面之变化均可引起其他方面的加重。如糜烂、溃疡、肠化、增生、幽门螺杆菌感染均能导致反酸、出血、胆汁反流、疼痛等的加重。

中医治疗本病通常是综合调理，前述之香砂六君子汤、叶氏养胃汤、桃红四物汤虽然是三个主要类型，但其作用都是综合性的，对上述 10 个方面都能够产生正向调节作用，需要常服才能见效。若疼痛明显，则加强活血化瘀；腹胀明显，则加香砂六君子汤；反酸明显，加左金丸、生龙骨、生牡蛎、海螵蛸；胃痉挛、胃瘫明显，加枳实、木香、柿蒂、乌药、沉香；胆汁反流明显，加旋覆花、生赭石、丁香、柿蒂；出血，加白及、灶心土、阿胶；癌变，加三棱、莪术、延胡索、川楝子、制乳香、制没药；自主神经功能紊乱，加苓桂术甘汤、茯苓甘草汤等。

说说胆脂瘤   // 2014.12.17

先天性胆脂瘤为胚胎期外胚层组织遗留于颅骨中发展而成。胆脂瘤实为一良性增生性病变，通常分为三种类型：颅内胆脂瘤、外耳道胆脂瘤、中耳炎性胆脂瘤。本病可见于任何年龄，以 20 ~ 50 岁男性发病最多，男女比例为 2:1。因为其是良性肿瘤，发病缓慢，临床主要以头痛等颅内占位性病变症状为主，可侵犯三叉神经、视神经等。中耳炎常与本病相伴，但发病和理念众说不一。本病治疗以手术为主，中药亦可对症使用。本病手术后预后良好，20 年存活率达 80% 以上。

脾功能亢进   // 2014.12.25

肝硬化、传染性单核细胞增多症、亚急性细菌性心内膜炎、粟粒型肺结核、感染寄生虫等都可导致脾功能亢进。

肝硬化患者常见脾功能亢进，并且由于脾脏之破血功能亢进，因而出现三系细胞减少。最初先见到的是白细胞和血小板减少，然后是红细胞减少。患者可见黄疸，间接胆红素占优势，残留红细胞偏大。脾脏切除后可使大部分患者三系细胞升高。肝硬化引起的脾大，只是其诸多表现的一种，并且切除脾脏并不能解决门静脉高压的问题，更不能缓解凝血酶和凝血酶原之减少，亦不能解决纤维蛋白之减少。因此切除脾脏对肝硬化患者来说，并非理想治疗方案。10 年前有人用部分脾动脉栓塞的办法来增加血小板，此法因常常导致感染、脾坏死，现已较少使用。

肝硬化与贫血　　　　　　　　　　　　// 2014.12.29

肝硬化引起贫血的原因：①食管 – 胃底静脉曲张破裂之大出血，胃肠黏膜糜烂溃疡之小出血。②凝血机制损坏：凝血酶原、凝血酶、纤维蛋白原生成障碍，导致凝血机制障碍而出血。③自身免疫性溶血。④脾功能亢进。

上述四种原因随着肝功能的破坏、肝肾综合征而出现，骨髓的造血功能先亢后衰，进而可引起再生不良或障碍。

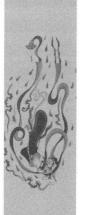

2015
———○年
2018

中医治疗慢性肾炎之总结 // 2015.1.6

本病之治疗以活血化瘀、清热解毒、消风除湿、消肿利水、扶正固本为法。针对上述方法，通过望、闻、问、切，达到辨证施治之目的。目前在治疗肾病方面，西医之方法尚有不足，中医正好补充了其不足之处，进而提高了临床疗效。方剂学方面，应该首先推出复方益肾汤、阿发煎麦汤、车牛桂附方、石葶白茵汤、马王青风汤、大山薏半汤、珠莲草鹤汤、龙凤莲英汤、白叶二三女、山凤两车半。上述药物进退加减治疗慢性肾炎，大多数患者皆能取效。

进行性肌营养不良症之治验 // 2015.1.9

甲午年十一月，一男性患者，27岁，进行性肌营养不良症，双下肢痿软无力，步履艰难，CK、CK-MB、ALT、AST等均居高不下。余以下方治疗。

当归10g，川芎10g，赤芍10g，生地黄12g，桃仁10g，红花6g，丹参20g，制乳香10g，制没药10g，杜仲10g，续断6g，牛膝 10g，桑寄生 10g，菟丝子 10g，桂枝 10g，白芍 30g，川乌、草乌各 15g（先煎 1 小时），辽细辛 15g（先煎 1 小时），雷公藤 15g（先煎 1 小时），马钱子 1 个（油炸），山萸肉 30g，人参须 15g，太子参 15g，潞党参 15g，北沙参 15g，黄芪 30g，知母 20g。每 3 日 2 剂，水煎服。

服用上药 20 剂，共 30 天，患者之下肢肌力增强，精神好转。

特发性血小板减少性紫癜又一方 // 2015.1.9

患者，女，患特发性血小板减少性紫癜 10 年，服用大剂量激素导致骨质疏松，向心肥胖，全身浮肿。余以五虎丹丹草，参芪三黄汤，鹤大鸡小汤，治疗两月余，并逐步撤减激素，患者血小板维持在（30～40）×10⁹/L 之间。1 个月前感冒，高热，血小板又降至 $10×10^9$/L。

处方：人参须 15g，太子参 15g，北沙参 15g，潞党参 15g，生地黄 12g，山萸肉 30g，桂枝 10g，白芍 15g，甘草 6g，浮小麦 30g，大枣 4 枚，生姜 6g，牡蛎 15g，鸡血藤 10g，补骨脂 10g，重楼 10g，黄芪 30g，红花 6g，鹿角胶 10g（烊化），当归 10g，鳖甲 15g，西洋参 15g，附子 6g，大黄 10g，黄连 10g，黄芩 10g，制乳香、制没药各 6g，白蒺藜 30g。每 3 日 2 剂，水煎服。

上药服用 3 剂，患者血小板自 $10×10^9$/L 上升至 $35×10^9$/L。

纯红再生障碍性贫血一例治验 // 2015.1.14

甲午年元月，一男性患者，患纯红再生障碍性贫血，血红蛋白曾降至 43g/L，在北京每 3 天输血一次，来兰专程求余诊治。

予以下方治疗。

处方：当归 10g，川芎 10g，鸡血藤 15g，丹参 20g，红花 3g，女贞子 10g，枸杞子 10g，菟丝子 10g，黑芝麻 20g，山萸肉 30g，龙眼肉 10g，马钱子 1 个（油炸），生地黄 12g，土大黄 10g，墨旱莲 10g，仙鹤草 10g，肉苁蓉 10g，麻黄 10g，鹿茸 10g，人参须 15g，太子参 15g，潞党参 15g，北沙参 15g。10 剂，水煎服。1 剂药煎 2 遍，煎取药液 600mL，分 2 次服，一日半服完。

服药 15 日，患者再未输血，血红蛋白 84g/L，因感冒稍有咳嗽，舌红苔黄厚腻，咽红，扁桃体肿大。上方加黄连解毒汤，养阴清肺，继续服用。

玻璃体混浊一例治验   // 2015.1.22

裴某，女，47 岁，余之长女。2014 年 7 月，因教学阅卷紧张，连日用眼突发视野暗点，暗云密布，视力骤降，无法坚持阅卷。此前双眼高度近视，左眼 700 度，右眼 800 度，来电索方。予以下方治疗。

当归 10g，白芍 15g，白术 10g，茯苓 12g，柴胡 10g，牡丹皮 6g，山栀子 10g，桂枝 10g，桃仁 10g，白蒺藜 20g，石决明 20g，决明子 10g，谷精草 10g，磁石 15g，朱砂 2g，三棱 10g，莪术 10g，汉三七 3g，水蛭 10g。

服上药 40 剂，云翳退去，视力恢复。

血液病的中医临床思维   // 2015.2.2

1. 本虚标实是所有血液病的中医病机，因此扶正固本是中医治疗血液病的治本大法，兰州方是治疗血液病的主方。

2. 补肾健脾是改善三系细胞之基本法。健脾倾向于末梢血，补肾则倾向于骨髓血。

3. 清热、解毒、泻火为治标之大法，兼有升血小板的作用。

4. 温阳补肾亦为治标之大法，兼有升血之作用。

5. 活血化瘀以治风、治风先活血，血行风自灭。

6. 治疗血液病之选方：①增生活跃：金车丹芪、乌牡黄瓜、强核。②增生欠活跃：归脾丸、十全大补汤、兰核。③特殊：八月札、红豆杉、石见穿、喜树果、青黛、明雄。

线粒体脑肌病 // *2015.2.5*

线粒体脑肌病是一组少见之线粒体病变。脑部表现为脑白质变性，肌肉则显示横纹肌无力。前者则可见癫痫、震颤、生长发育受限；后者则显示肌肉无力、萎缩、眼睑下垂。实验室检查可见 CK、CK–BM、LDH 升高。西医治疗可用辅酶 Q10、二磷酸果糖、维生素、激素。

余自拟一方：生地黄 12g，山萸肉 30g，人参须 15g，太子参 15g，党参 15g，北沙参 15g，黄芪 30g，当归 15g，乳香 6g，没药 6g，龙眼肉 10g，马钱子 1 个（油炸），鹿角胶 10g（烊化），鳖甲 15g，菟丝子 15g，知母 20g，生姜 6g，大枣 4 枚。水煎服。

上方加大降酶药物：金银花 15g，连翘 15g，蒲公英 15g，败酱草 15g，白花蛇舌草 15g，半枝莲 15g，五味子粉 10g（分次冲服），疗效会更好；再加桃红四物汤，可谓"治风先活血，血活风自灭"，疗效则更趋明显矣。

红斑性肢痛症　　　　　　　　　　// 2015.2.15

红斑性肢痛症（EM），于 1878 年首次被提出，于 1938 年首次被命名。1964 年 EM 被分为原发性（PEM）和继发性（SEM），前者又分为家族性和散发性，发病率大体为 1/10 万。PEM 是常染色体显性遗传病，罕见，与第 9 对染色体基因突变有关，多为家族性，青春期少年及小儿最为常见。SEM 则为一种获得性疾病，平均发病年龄为 59 岁，男女发病无差异。SEM 继发于某些疾病，如多见于红细胞增多症、血小板增多症、恶性贫血等血液系统疾病，以及风湿性关节炎、系统性红斑狼疮血栓闭塞性脉管炎等自身性免疫性疾病。此外，还可见于多发性硬化、脊髓疾病、糖尿病、AIDS、一氧化碳中毒、心力衰竭、高血压、痛风及轻型蜂窝织炎等疾病。

EM 的临床表现为肢端皮肤绯红、肿胀、发热、剧痛，下肢多见，高温、劳累均可使疼痛加重，常见坏死、溃疡，严重者常需截肢。其治疗以非甾体抗炎药及各种止痛药、激素为主，亦可使用钠离子通道阻断剂，如利多卡因。

谈谈中西医结合治妇科病　　　// 2015.2.27

妇科病为妇科生殖器官之疾病。妇科生殖器官包括宫颈、子宫、输卵管、卵巢。上述器官之解剖位置有其特殊性，如前有尿道，后为直肠、肛门，均为人体排污之管道；加之性生活的污染，因而此系统之炎症存在率较其他系统为高。此系统之病变均不能忽略炎性感染在其发病和发展中的作用。宫颈炎、前庭大腺炎、子宫内膜炎、附件炎、宫颈软组织炎，共同组成了盆腔炎。上述炎症可致：①内分泌紊乱、自主神经功能紊乱，导致月经不调、痛经、白带异常、腰痛、全身不适。②局部粘连、积水、增生、结块，导致输卵管不通，继发不孕。③卵巢积水、输卵管积水。④受内分泌紊乱的影响，局部可出现囊肿、肌瘤、子宫内膜异位、宫外孕等。

西医抗感染治疗固然对致病菌能起到非常有效的抑制作用，但是病变本身已经导致了机体的内分泌紊乱。单纯抗炎并不能解决局部炎症造成的影响，如内分泌、自主神经功能、免疫、代谢等方面之紊乱，以及慢性炎症、纤维增生、积水、囊肿等。上述病理变化的基础是盆腔淤血。截止到目前，只有中医活血化瘀、软坚散结药对盆腔淤血有效。西医没有活血化瘀的概念，溶栓、抗凝并不能与活血化瘀等同，如肝素、尿激酶、链激酶、蚓激酶、阿司匹林、华法林、氯吡格雷、达比加群酯、利伐沙班、阿哌沙班等与活血化瘀中药之功效大相径庭。因此，活血化瘀法成为中医治疗妇科病的特色，且疗效居于西医单纯抗感染治疗之上。

中医治疗妇科之基本法则：

第一，活血化瘀。用桃红四物汤、桂枝茯苓丸、桃仁承气汤等。

第二，调节冲任。用丹栀逍遥散、柴胡疏肝丸、理冲汤、固冲汤、完带汤、益黄散、温经汤等。

第三，清热解毒。用仙方活命饮、托里透脓散、五味消毒饮、阳和汤等。

第四，软坚散结。用大黄䗪虫丸、鳖甲煎丸、柴山合剂、三棱、莪术、汉三七、水蛭等。

第五，清热泻火。用三黄泻心汤、黄连解毒汤等。

《金匮要略》的两条经文

"问曰：妇人年五十所，病下利，数十日不止，暮即发热，少腹里急，腹满，手掌烦热，唇口干燥，何也？师曰：此病属带下。何以故？曾经半产，瘀血在少腹不去。何以知之？其证唇口干燥，故知之，当以温经汤主之。"

"妇人宿有癥病，经断未及三月，而得漏下不止，胎动在脐上者，为癥痼害。妊娠六月动者，前三月经水利时，胎也。下血者，后断三月，衃也。所以血不止者，其癥不去故也，当下其癥，桂枝茯苓丸主之。"

上述为《金匮要略·妇人杂病脉证并治》脍炙人口的两条经文，前方治妇人月经不调、痛经、不孕，效如桴鼓；后方治疗妇科癥瘕积聚，效果明显。

十二对脑神经

Ⅰ——嗅神经、Ⅱ——视神经、Ⅲ——动眼神经、Ⅳ——滑车神经、Ⅴ——三叉神经、Ⅵ——展神经、Ⅶ——面神经、Ⅷ——听神经、Ⅸ——舌咽神经、Ⅹ——迷走神经、Ⅺ——副神经、Ⅻ——舌下神经。

嗅、视出丘脑；动、滑、三叉、展出中脑；面、听出脑桥；舌咽、迷走、副、舌下出延脑。

Ⅰ、Ⅱ、Ⅷ为感觉神经；Ⅲ、Ⅳ、Ⅵ、Ⅺ、Ⅻ为运动神经；Ⅴ、Ⅶ、Ⅸ、Ⅹ为混合神经。

肾病杂谈 // 2015.3.12

1.新月体性肾小球肾炎 又称为急进性肾小球肾炎，发病急，血压高，蛋白尿，浮肿，血尿，肾衰竭，预后极差。本病病变特点是肾小球毛细血管壁严重破坏、肾小球壁层上皮细胞增生、新月体形成。

2.IgA肾炎 以反复发作性肉眼或镜下血尿，肾小球系膜细胞增生，基质增多，伴广泛IgA沉积为特点的原发性肾小球疾病。本病的典型病理表现在光镜下常见系膜细胞增生、基质增多，常呈局灶节段性分布。本病预后尚可，肾功衰竭者预后较差。

3.局灶节段性肾小球肾炎 少量血尿或蛋白尿，高血压，浮肿不明显，预后较好。

树突状细胞和NF-κB // 2015.3.16

树突样细胞是人体内强大的抗原提呈细胞。当病原体进入人体时，该细胞立即提呈，激活血液中的T细胞系统和亚群，包括自然杀伤细胞（NK细胞）。

NF-κB为人体内最强大的转录因子。当病原体进入人体后，立即进行转录，激活DNA。NF-κB变为特殊mRNA，加强病原体的作用。这种mRNA包括一系列炎症因子和促瘤因子。

有关肾脏治疗的几个问题 // 2015.3.20

①肾脏造影剂能导致肾损害，并可加重肾脏病。②降脂治疗

不能延缓肾病进展。③低镁血症可显著增加透析患者之死亡风险。

乳腺癌患者的内分泌治疗 // 2015.3.20

乳腺癌患者 ER、PR、Her-2 阳性的内分泌治疗已为人所共知。他莫昔芬、托瑞米芬、来曲唑、阿那曲唑，长期服用可导致骨质疏松，脱钙，亦可导致血脂增加，促进动脉硬化和心血管病事件，因此适当补钙、降脂势在必得。乳腺癌的内分泌治疗对更年期妇女已取得了广泛共识，但对于年轻妇女生育、月经问题尚有争论，如可否生育，绝经与不绝经对 DFS、OS 的影响等。有人主张手术或放化疗后，在内分泌治疗时服用戈舍瑞林可保持卵巢功能。

重症监护室（ICU）内感染 // 2015.3.24

ICU 内之进一步感染，导致患者死亡，成为当前严重的挑战。先有鲍曼不动杆菌（MDR-AB）之院内感染，后有 MRSA、VRE 等之相继报告，致使 ICU 之抢救作用引发质疑。因此，如何降低 ICU 之再感染成为当前医界普遍关注的重大问题。目前的研究方向大多数集中于气管和胃管的局部，但是对耐药对全身的影响则少见报告。ICU 病房之缺陷不止这些，各地医务工作者都有一些体会，大家可以进行讨论。

肾病领域的两个新技术 // 2015.3.26

①肾交感神经射频消融术对顽固性高血压之治疗有效。②肾动脉支架置入术治疗肾动脉粥样硬化性肾动脉狭窄有效。

肝内门 – 体静脉分流 // 2015.3.26

门 – 体静脉分流是一种缓解门静脉高压，治疗肝硬化上消化道出血及脾功能亢进常用的手术方式。此手术问世 30 余年来，其远期疗效并不令人满意，因此临床使用者已日渐减少，原因是肝硬化本身并未被减轻，肝纤维化仍在进行，肝功能仍在恶化。肝内门 – 体静脉分流曾见于非肝病性外伤之偶然所见，亦见于肝外科手术之并发症，其可使大量营养物直接进入体循环，代谢之紊乱亦属理所当然。

好的心态是中老年人健康的保证 // 2015.4.1

中国传统认识提供了中老年人保持最佳心态之丰富资料，如《素问·上古天真论》"恬惔虚无，真气从之，精神内守，病安从来"；《素问·刺法论》"正气存内，邪不可干"；《素问·评热病论》"邪之所凑，其气必虚"；《素问·生气通天论》"阳气者，若天与日，失其所，则折寿而不彰"；《素问·阴阳应象大论》"阴阳者，天地之道也，万物之纲纪，变化之父母，生杀之本始，神明之府也。治病必求于本"；"阴平阳秘，精神乃治；阴阳离决，精气乃绝"。

《论语·卫灵公》："子贡问曰：'有一言而可以终身行之者乎？'子曰：'其恕乎！己所不欲，勿施于人。'"

《论语·雍也》："己欲立而立人，己欲达而达人。"

《孟子·梁惠王》："老吾老以及人之老，幼吾幼以及人之幼。"

范仲淹《岳阳楼记》："不以物喜，不以己悲，居庙堂之高则

忧其民，处江湖之远则忧其君……先天下之忧而忧，后天下之乐
而乐。"

血沉之思考 // 2015.4.8

血沉之快者，血细胞在血浆中沉降之速度快也。根据阿基米
德原理，物体在水中所受到之浮力，等于该物体所排开之水重。
血沉快，说明浮力之减少，更说明排开之血浆重量减少。血浆之
成分发生改变，是同体积之血浆重量减少的唯一原因。近代免疫
学理论认为，此属变态反应性疾患。血浆中抗体之间存在着非均
一性，如红细胞体积分布宽度，这就使得血细胞沉降率增快。

余根据桂枝芍药知母汤治疗类风湿关节炎之道理，拟出一方：
麻黄、桂枝、杏仁、甘草、生石膏、川芎、白芷、细辛、羌活、
独活、防风、白芍、川乌、草乌、辽细辛、马钱子、雷公藤、白
花蛇舌草、半枝莲、龙葵、金银花、连翘。

食疗浅说 // 2015.4.9

民以食为天，但在社会高速发展的现今，人们大都营养过剩，
肥胖已为人身隐患和社会危机。"夫尊荣人，骨弱肌肤盛""高粱
之变，足生大丁"等论述均说明古人对营养过剩已经发出了警告。
现代研究显示，肥胖是引起代谢综合征的源头，是导致心血管病
之首要因素。标准的体重指数应在 24.5 以下，超过 25 则为过重，
超过 28 则为肥胖。饮食结构之调整是减少肥胖的最重要因素。肉
和脂肪是引起肥胖的重要原因、因此限制肉食、油脂，改变饮食
结构是保健的重要措施。动物油系饱和脂肪酸，植物油系不饱和

脂肪酸。植物油中以橄榄油最佳，胡麻籽油次之，菜籽油再次之。深海鱼油虽系动物油，但为颇佳之不饱和脂肪酸，大豆卵磷脂亦为较佳的不饱和脂肪酸。不饱和脂肪酸不易沉积血管壁，亦不易沉积为粥样硬化斑块。植物油反复加热则易变为反式不饱和脂肪酸，此物对人体有害，不宜常食。

人的基础代谢为体重之公斤数，男乘以 24、女乘以 22。一般情况，中等体重之男性 1700kcal，女性 1400kcal。每日三餐，早吃饱，中吃好，晚吃少。面粉 300g，植物油 60mL，蛋白质 50g，可补充热量 1200kcal+540kcal+250kcal，适合中等身材、中等体力劳动的人；再加 500～1000g 蔬菜则足够。

食疗保健，有条件的中老年人可参考。高血压：菊花、枸杞子；无高血压，体质瘦弱：人参、太子参、西洋参、北沙参；高脂血症：生薏苡仁、枸杞子、山楂；胃肠虚弱：山药、扁豆；女性更年期：玫瑰、阿胶；老年人头晕、腿软：钩藤、茶多酚；呼吸系统疾病：百合、荸荠；糖尿病：茭白、山药；关节病：生薏苡仁、木瓜；感冒：豆豉、葱白；前列腺增生：生薏苡仁、冬瓜。

气功浅说 // 2015.4.10

气功之原理来源于《黄帝内经》"正气存内，邪不可干"，"邪之所凑，其气必虚"；应用发展和壮大于张仲景、葛洪、陶弘景、孙思邈。气功是用修炼之法，引导和呵护人体之正气，虽然体位动作于千差万别，但总的原则不变，那就是调心、调息、调身。调心：摒除杂念，体态舒畅，轻松自然，清心寡欲，意守丹田。调息：丹田呼吸法（腹式呼吸），达到气贯丹田，身心入静。调身：调心和调息到位，自然达到调身。

气功是人体自身调和正气之法，是自我引导，使之正气存内，邪不可干。

血沉再认识

血沉，为一古老之检验指标，且此指标的意义越来越大，几乎覆盖了整个自身免疫性疾病之活动期。较之 ANA、AMA、SMA、SSA、SSB、ANCA 等自身抗体，此指标的意义似更明确。血浆之中抗体（免疫球蛋白）增多，基于抗体之间的不均一性，其分布则呈现散开状，因此单位体积之血浆重量变小，血细胞在血浆中所受到浮力减少，导致血沉加快。激素、免疫抑制剂能一定程度地减少抗体的血浆浓度。抗生素抑制抗原之致病性，因此具有降低血沉，致使疾病向愈之作用。

中医治疗自身免疫病专方：三畜增液断肠草、桂枝芍药知母汤、麻黄桂枝汤、白虎汤亦有上述作用，临床可试用之。

乳腺癌之临床认识

本病之发病急剧增加，我国之发病率已达 60 ～ 100/10 万，占全部肿瘤发病之第五位，仅次于肺、大肠、胃、肝。本病女性多见，在女性的发病率为 130/10 万。晚孕、不孕、人流、药流都在一定程度上增加了乳腺癌之发病风险。乳腺癌分侵袭性和非侵袭性，部位分导管和腺泡。其特点是发病迅速，肿块坚硬，表面不平，疼痛，压痛显著，向后背部放散，向肺、胃、脑、锁骨上淋巴结转移。其治疗以手术、放疗、化疗、生物治疗为首选。手术为全球通用之根治法，化疗以 AC、TC 为常用方案。ER、PR

阳性者可给予内分泌疗法，此法亦属去势疗法，常用药物有他莫昔芬、托瑞米芬、来曲唑、阿那曲唑等。至于前哨淋巴结之处理问题，术后可否生育问题均属目下讨论问题，世界各国乳腺病专家对此意见迥异。

胸椎结核合并背部寒性脓肿治验　　// 2015.5.8

乙未二月，马某，49 岁。背部肿物 3 月余，12 ～ 20cm 大小，背痛。近来肿物迅速长大，当地医院认为是癌症且已转移无法治疗。余触该肿物有搏动感，轻微压痛。胸部 X 线片示第 4 ～ 5 胸椎结核性坏死状。诊断为胸椎结核合并背部寒性脓肿，遂予余之圣愈丹治疗。

处方：浙贝母、天花粉、穿山甲、皂角刺、制乳香、制没药、白芷、陈皮、当归、白芍、防风、金银花、连翘、蒲公英、败酱草。

服上方 20 剂，肿块消失，胸部 X 线片显示坏死灶趋向愈合。前方加党参、黄芪、肉桂，继服 20 剂，同服圣愈丹，痊愈。

麻醉学的回忆　　// 2015.5.15

1818 年乙醚产生。1846 年美国人莫顿（Morton）成功把乙醚应用于人的手术中。1884 年可卡因用于表面麻醉。1935 年硫喷妥钠注射剂用于麻醉，同年箭毒亦应用于临床手术。1905 年普鲁卡因被发现。1981 年《中华麻醉学》杂志创刊。20 世纪中期到 21 世纪，麻醉机产生。氨氟醚、七氟醚、九氟丁醚相继替代了乙醚。肌肉松弛药则以氯化琥珀胆碱、氯化筒箭毒碱为常用。呼吸机则通过气管插管，集给醚、给氧、控制呼吸于一身，从而为开展大型手术创造了条件。

中医之麻醉出现较早，但因受限于儒家"身体发肤受之父母，不可毁损"，"袒胸裸腹有失大雅"的思想禁锢，外科手术未能得到发展，麻醉学因此亦未能发展。《列子》记载：扁鹊"以毒酒令迷死三日，剖胸探心"。《后汉书》中记载了华佗的麻沸散。孙思邈的《千金翼方》中亦有关于麻醉的记载。

日本人的研究认为，麻沸散之组成包括曼陀罗、细辛、川乌、草乌、延胡索。

肌萎缩侧索硬化新进展   // 2015.5.18

肌萎缩侧索硬化（ALS）是一种累及运动神经元的快速进展的神经系统病变。全美现有患者 12000 例。1995 年，FDA 批准利鲁唑上市，该药可延长患者的生存期至数月。随着分子时代的来临，对于 ALS 之研究逐步深入，主要集中在生物标志物、基因检测、干细胞移植等方面。

再生障碍性贫血一例治验   // 2015.5.19

乙未年盛夏，一再生障碍性贫血患者携一方来，谓："此方疗效真好，服 20 剂，原 60g/L 之血红蛋白已升至 100g/L。"余视之，乃余半年前为其所拟治疗再生障碍性贫血之方也。

处方：菟丝子 15g，女贞子 15g，枸杞子 15g，何首乌 15g，莲子心 10g，肉苁蓉 15g，补骨脂 10g，桑椹 15g，黑大豆 15g，白扁豆 15g，赤小豆 15g，丹参 20g，党参 10g，麦冬 15g，五味子3g，柴胡10g，淫羊藿10g，人参须15g，太子参15g，潞党参15g，北沙参15g，生地黄12g，山萸肉30g。水煎二次，共约600mL，分3次服，1日半服完1剂，每日2次，早晚饭后温服。

中医临床中的围点打援　　　　　　　// 2015.5.29

在临床中，往往遇到这样的情况：①慢性肾小球肾炎、系统性红斑狼疮、血液病等在治疗时刚刚见好的转归，但突然发生感冒。此时应毫不犹豫治疗感冒，仅留少量核心药物对原病严守之、围堰之，待感冒好转后，回头再看原发病，说不定原病亦见进一步好转。②治疗原病之药物服之既久，虽然疗效明显，但久服伤胃，则应毫不犹豫地治疗胃病，调理胃肠，等胃肠调理好后，原发病说不定也见好转。上述两种情况为临床多见，其实即古人所云"新病与痼疾相兼者，先治新病，后治痼疾"之原则。围点，即以少数原方之核心药物牵制原病；打援，即以大量药味治疗新病。

尿崩症　　　　　　　　　　　　　　// 2015.6.2

尿崩症分中枢性和肾性两种。前者是垂体后叶之抗利尿激素分泌减少，后者是肾小管对抗利尿激素失去敏感性。本病临床可见多尿、口渴、乏力、电解质紊乱，感冒及感染可导致症状加重。

治疗：①加压素注射液5～10U，皮下注射，一日可2～3次，作用仅维持5小时。②长效尿崩停，油剂，先从0.1mL起，逐步增加至0.5mL，一次可维持3～5天；亦可粉剂吸入20～50mg，每日2次。③精氨酸加压素10～20mg，每日2次，鼻腔吸入。④抗利尿素片 10μg，舌下含化。

伊文思综合征和尤文肉瘤   *// 2015.6.9*

伊文思综合征为特发性血小板减少性紫癜合并溶血性贫血，主要表现为间接胆红素和总胆红素均升高，网织红细胞升高，Coombs 试验阳性。尤文肉瘤则系小儿骨肉瘤，好发于长骨之两端及盆骨、骶椎部，生长迅速，恶性程度高，预后不良，大部分患者在两年内死亡。本病表现为局部红肿热痛，伴邻近软组织肿块。该肿块可出现于四肢、躯干、腹腔、盆腔，生长极快，伴发热、血沉加快，乳酸脱氢酶增高。手术、放化疗为治疗的基本方法。

肿瘤临床治疗模式之反思   *// 2015.6.11*

目前我国每年约有 200 万人死于恶性肿瘤，每 5 个死亡患者中就有一个死于恶性肿瘤。手术、放、化疗之治疗模式，只着眼于对肿块的局部杀伤和灭绝，但却忽视了它的毒性、副作用。其不仅造成患者肿瘤的局部损伤，而且造成全身免疫、代谢、自主神经、内分泌、血液各个系统的损伤。

恶性肿瘤细胞不同于正常的细胞，它有超常的分裂功能，并向周围组织侵袭，向远端转移。除此之外，前述之免疫、代谢、自主神经、内分泌系统均可产生相应的反应，因此恶性肿瘤是一个全身性疾病。

西医治疗肿瘤的模式，着重于对局部肿瘤的杀灭，而对其全身损坏注意不够，因此人们花费了大量的精力、人力、财力，仍然没有解决肿瘤治疗的根本问题。

肿瘤是全身性疾病　　　　　// 2015.6.15

近年来，随着免疫学及分子生物学的发展，人们在人体细胞内发现了许多抑瘤因子，如 Rb、p53、p16、Ki67、S1、BRCA1、BRCA2 等。上述抑瘤因子亦可称作抑瘤基因，其发生突变或表达超量时则导致癌变。癌变之同时，机体原有之炎症因子，如 IL-1、IL-6、TNF-α、PGE$_2$ 等的活性增强。

综上所述，肿瘤是全身性疾患而不是局部疾患。

细胞坏死与凋亡　　　　　　// 2015.6.22

细胞坏死是指细胞膨胀，胞膜破裂，胞质向周围细胞间质和组织溢出，属病理性破坏。

细胞之凋亡则系细胞缩小，胞质浓缩，密度增加，线粒体膜电位消失，通透性改变，释放细胞色素 C，细胞核破碎，DNA 降解为 180 ～ 200bp 大小的片段，细胞内之残留物聚集为凋亡小体，向细胞膜靠近，谓之凋亡小体。整个过程中细胞膜始终完整。凋亡原属生理反应，但在病理情况下可加快，因此其亦可在病理情况下产生。

Bcl-2、Bax、Caspase 系凋亡调控基因，其活性之增加预示着细胞凋亡增加。染色体一端之帽状物释放之端粒酶亦为凋亡之调控家族。

在上述四种凋亡调控家族中，Bax 为促进凋亡因子，Bcl-2、Caspase、端粒酶为抑制凋亡因子。

T 淋巴细胞亚群

// 2015.6.29

T 淋巴细胞亚群的测定是细胞免疫功能的重要指标，常用免疫荧光法、桥联酶免疫检测法、SPA 花环法检测。最常应用者包括 CD_3（T 淋巴细胞）、CD_4（辅助 T 淋巴细胞）、CD_8（细胞毒性 T 淋巴细胞）。CD_4/CD_8 在恶性肿瘤、血液病、艾滋病、红斑狼疮时均下降。通常情况下，流式检测 CD 值：CD_3 10% 左右，CD_4 40% 左右，CD_8 25% 左右，CD_4/CD_8 为 1.5。

现发现之 CD 家族共有 100 多种，恶性肿瘤、自身免疫病、血液病便倾巢出动参与，或辅助或杀伤，或信号，或记忆。

端粒酶

// 2015.7.2

染色体的一端有一个帽状结构，称为端粒。端粒的链状结构，随着 DNA 分裂，会逐步缩短，形成缺陷。端粒酶可以修补该缺陷，使端粒保持原有长度。在肿瘤（恶性）发生时，端粒酶之表达往往增高，因此端粒酶之增高，亦可成为恶性肿瘤之辅助诊断指标。

免疫组化

// 2015.7.3

抗原、抗体之复合反应是免疫反应的基本特征。通常的显色法（荧光、酶、重金属离子、同位素）可使抗原、抗体及其多肽显色，标记出多肽的不同特征，从而达到对恶性病变的确诊及分型，并为临床诊断和治疗提供依据，使治疗更加精准。通常标记之多肽有 T 淋巴细胞亚群、免疫抑制物质、免疫促进物质等。

经验三则 // 2015.7.5

病案一：慢性肾衰竭

大黄 20g（后下），滑石 15g，木通 6g，甘草梢 6g，苏梗 10g，蝉蜕 3g，益母草 30g，黄芪 30g，黄精 20g，白茅根 20g，白蒺藜 20g，金银花 20g，白花蛇舌草 20g，车前子 10g，三棱 10g，莪术 10g，山萸肉 10g，枸杞子 10g，桑椹 10g，水蛭 10g（冲服），槟榔 10g，木瓜 20g，陈皮 6g，桂枝 10g，附片 6g，半夏 6g，吴茱萸 6g，何首乌 10g。每 2 日 1 剂，水煎服。

病案二：牙龈炎，牙龈出血

大黄 10g，露蜂房 10g，骨碎补 10g，蒲黄 10g，五灵脂 10g，黄连 3g，黄芩 10g，枳实 10g，木香 3g。每日 1 剂，水煎服。

病案三：尿血

车前子 10g，牛膝 10g，桂枝 10g，附片 10g，大黄炭 10g，大蓟炭 10g，白茅根 20g，黄芪 30g，金银花 15g，海藻 10g，昆布 10g，半枝莲 15g，蒲公英 15g，石韦 15g，当归 10g，生地黄 10g，桃仁 10g，红花 6g，益母草 20g，丹参 20g，败酱草 15g，板蓝根 15g。每日 1 剂，水煎服。

继发性血小板增多症效方 // 2015.7.6

本病西医恒用肝素、尿激酶、羟基脲，最大的危险是容易形成血栓导致猝死。乙未年上半年，余遇此类患者 3 例，皆以下方加减见效。

　　生地黄 12g，山萸肉 30g，人参须 15g，太子参 15g，北沙参 15g，党参 15g，桂枝 10g，白芍 10g，炙甘草 10g，五味子 3g，浮小麦 30g，麦冬 15g，天冬 15g，黄芪 30g，丹参 30g，当归 10g，女贞子 15g，墨旱莲 15g，马钱子 1 个（油炸），土鳖虫 10g，水蛭 10g，八月札 10g，石见穿 10g，红豆杉 10g，喜树果 10g。每 3 日 2 剂，水煎服。

中药之久服伤胃　　　　　　　　　// 2015.7.17

　　中药之久服伤胃，是中医发展中的大问题，影响临床疗效。传统中药的给药途径只口服一途，外敷法常用于外伤、外科、痔漏等病。中医中药以善治慢性病而见长，慢病需常服中药，常服则伤肠胃，尤以水蛭、川乌、草乌、汉三七等功力卓著药物伤胃蔚为明显。病者事未成而先拒服，则事之一篑矣。余对此有较成熟之认识：凡此拒药之患者，应尊重患者意愿，停服草药，继则以香砂养胃之类治胃，待胃肠调理好后，再服用前药。此时不仅胃肠好，前病亦随之减轻。此所谓"要想富，先修路"。古人谓"有胃气则生，无胃气则死"。中药之伤杀胃气，与西医之手术、放化疗损伤正气一样，同理也。

免疫组化在恶性肿瘤和血液病诊断中的应用
　　　　　　　　　　　　　　　　　// 2015.7.9

　　免疫组化亦即用荧光等显色法对免疫反应进行显色和标记，

然后根据多肽化的不同显色和标记，确定疾病的免疫分类。此种分类与传统之形态诊断相比则更为精确。恶性肿瘤之活检、病检，血液病之骨髓涂片和活检，均可通过免疫组化分析，进一步明确诊断。此法诊断准确率较形态学诊断更高。二者之对照往往对不能明确诊断之疾病非常必要，由此可得出比较正确之诊断。

再说扶正固本 // 2015.7.12

人体之正气含先天之肾气，后天之中气二类。肾气源于先天，藏于两肾；中气源于水谷，藏于脾胃。故"正气存内，邪不可干"，"邪之所凑，其气必虚"，说明正气乃是除病之本。鉴于此，扶正则系治本之法，因此"扶正"谓之曰"固本"，合之则曰"扶正固本"。余先前之"兰州方"则具有健脾补肾之功，实乃扶正固本之大法。近来，余辄在其方基础上加入黄芪 30g，丹参 30g，当归 10g，白芍 20g，女贞子 10g，墨旱莲 10g，临床疗效大增。查此六味乃强肝汤之核心也，去秦艽、板蓝根，加墨旱莲 10g，女贞子 10g，取二至丸之气血二至也。余以兰州方加上述六药以扶正，对血液病、恶性肿瘤之放化疗后，皆可产生明显之疗效。黄芪、丹参大补气血；女贞子、墨旱莲乃气血二至；白芍酸收，使气血凝聚而不散也！

慢性肾炎合并高尿酸血症、高血红蛋白血症之治验
// 2015.7.15

乙未年夏，患者王某，患慢性肾小球肾炎，7年未愈。查尿蛋白（++），尿隐血（++），血尿酸 675μmol/L，血红蛋白 197g/L。

经余用中药治疗 3 月余，尿蛋白消失，尿隐血在（＋～＋＋＋）之间徘徊。当时用方有复方益肾、阿发煎麦、金车丹芪、杷山黄菀等。余思之，隐血未消，血红蛋白高居不下，尿呈茶色，用上方加减进退，屡不见效，遂改用下方。

萆薢 10g，乌药 10g，益智 10g，石菖蒲 10g，茯苓 12g，甘草 6g，海浮石 10g，木通 6g，小茴香 10g，白茅根 30g，瞿麦 20g，滑石 15g，萹蓄 20g，苏梗 10g，槟榔 10g，木瓜 20g，陈皮 6g，桂枝 10g，附子 6g，半夏 6g，吴茱萸 6g，何首乌 10g。每日 1 剂，水煎服。

上方服用 10 剂，患者尿常规正常，尿酸降至 365μmol/L，血红蛋白降至 172g/L。

本病之好转明显说明萆薢分清饮合乳糜尿方之功效可覆盖肾小球。其对肾小球血管之通透性因为抗原抗体复合物之沉积所导致之损害，具有修复作用；对病理性血红蛋白增加亦有抑制作用，因而在尿常规转为正常之同时，血尿酸下降至正常，血红蛋白亦下降至正常。

再生障碍性贫血治疗又一方　　　// 2015.7.15

余治疗再生障碍性贫血数十年来积累了较为丰富的经验，如三豆、三子、黑女血破、物当黄鹤草、鸡马又同笼、归脾三子桂、板破人皂鸡、当川三子鸡丹红、黑山龙马四神云、兰方三三等均为有效之剂。另外，方中辄加鹿茸、麻黄，后者开膜理而见阳光，前者益火源而消阴翳。

近来又得新方：生地黄 12g，山萸肉 30g，太子参 15g，潞党参 15g，北沙参 15g，人参须 15g，丹参 30g，黄芪 30g，当归

10g，白芍 10g，女贞子 15g，墨旱莲 15g，黑大豆 10g，赤小豆 10g，白扁豆 10g，麦冬 10g，五味子 3g，柴胡 10g，补骨脂 10g，淫羊藿 10g，菟丝子 10g，枸杞子 10g，何首乌 10g，肉苁蓉 10g，桑椹 20g。每 3 日 2 剂，水煎服。

此方治疗再生障碍性贫血疗效较前确切，其以"兰核"激发造血系统，以"强核"（二至易秦艽、板蓝根）激活肝脾功能。三豆、三子均为传统之再生障碍性贫血方，健脾补肾以固本，强肝木条达之性，故血液系统的各种紊乱均可修复。余思之，此方治再生障碍性贫血之大效或许与其作用靶点在多能干细胞有关。

鸡鸣散之临床应用　　　　// 2015.7.19

《三因极一病证方论》《古今医统》《证治准绳》均有此方名，然而以《证治准绳》中之方最为常用。

其方：苏梗 10g，槟榔 10g，木瓜 30g，陈皮 6g，甘草 6g，桂枝 10g，附子 4g，半夏 6g，吴茱萸 6g，何首乌 15g。每日 1 剂，水煎服。

此方原为治疗足跗肿重无力、不能行动，或麻木冷痛、气上冲胸者。照此论述，该方之主症当可与西医之痛风相类。近年来，余以此方合萆薢分清饮、草海通石汤治疗慢性肾炎合并高尿酸血症、高血红蛋白血症取得明显疗效。由此说明，此方可清热，除血浆中多余之热；此方能降低血红蛋白，可抑制骨髓之过度增生。

系统性红斑狼疮治验　　　　// 2015.7.21

乙未年夏，王某，女，29 岁，患系统性红斑狼疮，尿蛋白

（+++），浮肿。

处方：炙杷叶 10g，山药 10g，黄芪 30g，菟丝子 10g，芡实 30g，金樱子 30g，百合 15g，党参 10g，白术 10g，茯苓 12g，甘草 6g，白茅根 30g，侧柏叶 15g，大蓟、小蓟各 10g，三七 3g（冲服），女贞子 15g，山栀子 10g，凤尾草 10g，墨旱莲 15g，续断 10g，萆薢 15g，虎杖 10g，淫羊藿 10g，生地黄 12g，玄参 10g，麦冬 10g，车前子 10g，半枝莲 15g，白花蛇舌草 15g。每日 1 剂，水煎服。

服上药 10 剂，诸症减轻，尿蛋白转为阴性。三畜合剂乃治疗自身免疫病之专方，今与杷山黄菟方、白叶、山凤合用治疗狼疮性肾炎见大效，亦从侧面证明该方之效。

紫石英的药用　　　　　　　　// 2015.7.22

紫石英，俗称萤石，色紫而光泽显著者为佳品，浙江、四川、甘肃之铅锌矿中多有此石，其化学成分主要为氟化钙（CaF_2）。传统中医入药多用醋焠之，为末先下为宜。此药有镇惊、温肺、暖胞三大作用，常用剂量 10 ～ 15g。镇惊者则有安神镇静之功，温肺者则具降气平喘之效，暖胞者则有安胎止血之能。

湿疹之外用药　　　　　　　　// 2015.7.24

本病之内服方：茯苓 10g，泽泻 10g，苦参 10g，蛇床子 10g，石斛皮 10g，黄柏 10g，土茯苓 10g，生地黄 12g，玄参 10g，牡丹皮 10g，丹参 20g。每日 1 剂，水煎服。

此方余用之已久，数十年效若桴鼓。现又得一方：黄柏 10g，硼砂 10g，五倍子 10g，滑石 30g，生石膏 30g，苦参 30g，青黛 6g，冰片 0.1g。共研为末，清油调敷，可治湿疹。

上述内服剂，若再配合此外敷剂则疗效倍增也！二方均为国内著名皮肤科专家顾伯华之验方。

外用剂口诀：黄硼五，石石苦，青黛冰片两配伍。

胃癌的病理分型 // 2015.7.30

胃癌之病理分型：①高分化腺癌：可分为管状腺癌和乳头状腺癌，占临床胃癌的 10% 左右，恶性程度低，术后效果好。②黏液腺癌：细胞质内充满黏液，将细胞核挤压至胞膜一侧，形似印戒，故又名印戒细胞癌，占全部胃癌的 21%～25%，恶性程度高，手术、放化疗治疗效果差。③低分化腺癌：细胞大小不等，边缘不整齐，占全部胃癌的 50%～55%，手术、放化疗治疗效果较差。④未分化腺癌：细胞大小不等，边缘不整齐，但总体较小（与低分化相比），占胃癌的 10%，预后较差。

倾倒综合征 // 2015.7.30

胃切除术后，胃之上下段吻合，长期则出现进食后头晕、汗出、心慌等症，严重者尚见脘腹胀满、上吐下泻，此为自主神经紊乱所致。中药治疗此症堪称一绝，常用方如香砂六君子汤、半夏泻心汤，以及大、小建中汤等加减。

再说己椒苈黄丸 // 2015.7.31

己椒苈黄丸为《金匮要略》之著名经方,其文曰:"腹满,口舌干燥,此肠间有水气,己椒苈黄丸主之。"说明此方主治腹满,但后世诸家认为此方之作用重在心肺。有人以此方加丹参、浙贝母、珍珠母、生地黄、杏仁、酸枣仁、旋覆花、延胡索、川楝子、苏子、前胡、冬瓜子(口诀:母生丹贝二仁花,金铃苏子前胡瓜)治疗喘息性支气管炎合并肺气肿。

谈谈肺癌胸闷、气短之中医治疗 // 2015.8.3

肺癌西医的治疗以手术、放疗、化疗为主,认为中晚期肺癌已失去手术机会,可用化疗、放疗、靶向治疗。靶向药物以吉非替尼、贝伐珠单抗为常用,治疗目的为改善生存质量,延长生存时间。

中医在减少放化疗毒性作用、提高机体免疫功能、防止复发等方面具有无可争议的显著作用。前已述及所用方药,如以兰州方、兰核、新强核方为基础方;咳嗽、痰多,加杏苏散;喘息,加麻杏甘石汤;咯血,加梅鱼三代汤、珠莲海鹤汤;咽痛,加养阴清肺汤;痰浓稠,加山礞海豉汤。

胸痛、胸闷为肺癌患者之常见症状,西医对此治法甚少,除予抗生素外,别无他法。中医之治法多种多样,疗效甚佳,其方如:①枳壳 10g,桔梗 20g,甘草 6g。②枳实 10g,生姜 6g,半夏 6g,陈皮 6g,茯苓 12g,甘草 6g。③苏梗 10g,茜草 6g,穿山甲 15g。④紫石英 15g,肉桂 3g,沉香 3g,鸡内金 10g。⑤黑白丑各 6g，香附 6g，五灵脂 3g。

育龄期女性的阴道自净作用　　　// 2015.8.3

育龄期女性的阴道内存活着乳酸杆菌，此菌可对外来之病原体进行分解，产生乳酸。阴道内的 pH 值保持在 3.5 ～ 4.5，呈弱酸性，不适合微生物生长。在下列情况下，乳酸菌会减少：①感染。②闭经。③性交过于频繁。④多性伴侣。⑤频繁冲洗。⑥频繁阴道检查。

上述情况会改变阴道 pH 值，破坏阴道内酸性环境，易于感染。

谈谈胆固醇为人体必须物质　　　// 2015.8.7

近年来，随着人民生活水平的提高，高血压、动脉硬化、高脂血症的发病人数亦不断增加，人们开始对胆固醇之升高心存畏惧。正常人血清总胆固醇的含量为 3 ～ 5.2mmol/L。人们担心胆固醇增高会导致动脉硬化，但是如果胆固醇太低也是不利于健康的。这一问题，当前被大部分人所忽略。胆固醇在人体的作用：①参与细胞膜和神经纤维的组成。②合成各种激素。③合成维生素 D，参与骨质代谢。④促进脂肪消化。⑤有助于血管壁之修复。鉴于此，胆固醇之体内含量必须保持在正常范围之内，也就是不能低于 3mmol/L。正常人每天摄入胆固醇应为 500mg 左右，均为外来胆固醇。另外，肝脏等内脏组织尚能自己制造约 1000mg 之胆固醇。除此之外，人体各个组织和器官都能产生一定量的胆固醇，其总量约为 1.5g 左右。食物中，肉类的胆固醇含量最多，为人体摄取胆固醇的主要来源。注意，外源性胆固醇大多为饱和脂肪酸，内源性胆固醇多为不饱和脂肪酸。前者最易沉积于血管壁；后者则溶于血浆，周流全身，供给代谢所需，很少沉积于血管壁。

质子重离子治疗技术 // 2015.8.7

此为当前放疗之尖端技术，质子，即氢原子失去电子后成为带有正电荷的粒子。重离子即碳、硅、氖等原子量较大的原子核或离子，使其从直线加速器中以光速的 70%（21 万千米 / 秒）射入人体，直中瘤体，对沿途组织秋毫无犯，从而减少一般放疗对正常生理组织之破坏。

慢性肾衰竭又一方 // 2015.8.12

乙未年立秋后两日，一慢性肾衰竭患者持一方来门诊，谓："此方如神，余服此方 15 剂，全身舒畅，肾功能恢复，尿蛋白下降。"

患者，王某，48 岁，患慢性肾小球肾炎 10 年，百医无效。1 月前来余门诊，患者颜面萎黄、浮肿，舌胖大、有齿痕，脉滑数。

处方：萆薢 10g，乌药 10g，益智 10g，石菖蒲 10g，茯苓 12g，甘草 6g，泽泻 10g，生薏苡仁 30g，黄柏 6g，牡丹皮 10g，滑石 15g，通草 10g，海浮石 15g，海金沙 10g，大蓟、小蓟各 10g，白茅根 30g，瞿麦 15g，枇杷叶 10g，山药 10g，黄芪 30g，菟丝子 10g，芡实 30g，金樱子 30g，百合 15g，党参 10g，白术 10g，侧柏叶 10g，女贞子 10g，凤尾草 10g，山栀子 10g，车前子 10g，半枝莲 15g。15 剂，水煎服，每 2 日 1 剂。

服上药 1 个月后，患者之尿素氮由 25mmol/L 降到 5mmol/L，肌酐由 565μmol/L 降到 95μmol/L，血红蛋白由 98g/L 升至 128g/L，尿蛋白由（+++）转为（++），尿隐血由（++）转成（+）。此方在慢性肾衰竭之治疗中，展现出了非常惊人之疗效，当在以后之实践中再进行观察。

维 A 酸   // 2015.8.13

维 A 酸系维生素 A 之中间代谢产物，又名全反式维 A 酸、反式维 A 酸、视黄酸，其对表皮角化层有一定保护作用。维 A 酸软膏（浓度 0.5%）可治疗痤疮、日光性皮炎。维 A 酸对急性白血病有一定治疗作用，尤其是对 M_3 有显著疗效。维 A 酸的副作用是长服有致残危险，孕妇及小儿忌服。

房颤的导管消融   // 2015.8.17

1998 年，Haissaguerre 教授发现肺静脉发射的脉冲可引起肺静脉口房壁的灶样创面。这种灶样创面即可引致房颤（AF）。而对这些触发灶进行消融，常可阻止 AF 的发生。此种消融技术，是通过导管到达左心房，故名导管消融。

慢性肾衰竭之中医治疗   // 2015.8.19

慢性肾衰竭（CRF）为中医治疗强项。余 50 年来用中药治疗本病每有良效，早、中期 CRF 均可治疗，常用方如下。

1. 复方益肾　当归 10g，川芎 10g，生地黄 10g，赤芍 10g，

桃仁 10g，红花 3g，益母草 20g，丹参 20g，金银花 15g，蒲公英
15g，败酱草 15g，板蓝根 15g。

2. 大黄 10g，苏梗 10g，蝉蜕 6g，益母草 20g，滑石 15g，木
通 6g，甘草梢 6g，黄芪 30g，黄精 20g，白茅根 20g，白蒺藜
20g，三棱 10g，莪术 10g。

3. 车前子 10g，益母草 20g，金银花 15g，白花蛇舌草 15g，
大黄 10g，附子 6g，丹参 30g，黄芪 30g，水蛭 10g，山萸肉 20g，
枸杞子 10g，桑椹 10g。

4. 大黄 20g（后下），牡蛎粉 30g。

5. 石韦 10g，枇杷叶 10g，贯众 10g，木贼 10g，木蝴蝶 6g，
鱼腥草 20g，僵蚕 6g，肉苁蓉 10g，胡芦巴 10g，山茱萸 6g，生
地黄 12g，当归 10g，淫羊藿 10g，巴戟天 10g，何首乌 10g，桂
枝 10g，附子 6g，黄芪 20g，鹿茸 15g，桑椹 20g。

口诀：石杷贯贼木鱼姜，大巴山里有胡羊，何处桂附黄桑鹿，
慢性肾衰是好方。

6. 萆薢 10g，乌药 10g，益智 20g，石菖蒲 10g，茯苓 10g，
甘草梢 10g，海浮石 10g，海金沙 10g，木通 10g，石韦 10g，大
蓟、小蓟各 10g，白茅根 20g，瞿麦 20g，滑石 12g，萹蓄 20g，
苏梗 10g，槟榔 10g，木瓜 20g，陈皮 6g，甘草 6g，桂枝 10g，附
子 10g，半夏 6g，吴茱萸 6g，何首乌 10g。

7. 萆薢 10g，乌药 10g，益智 20g，石菖蒲 10g，茯苓 12g，
甘草 10g，海金沙 10g，海浮石 10g，木通 6g，石菖蒲 10g，大
蓟、小蓟各 10g，白茅根 30g，瞿麦 20g，滑石 15g，萹蓄 15g，
桃仁 10g，红花 6g，生地黄 12g，当归 10g，益母草 10g，丹参
20g，金银花 12g，连翘 10g，蒲公英 10g，败酱草 10g，板蓝根
10g。

8. 草薢 10g，乌药 10g，益智 10g，石菖蒲 10g，甘草 6g，海金沙 10g，海浮石 10g，木通 6g，石韦 10g，大蓟、小蓟各 10g，白茅根 20g，瞿麦 20g，滑石 12g，萹蓄 10g，赤苓 10g，泽泻 10g，生薏苡仁 20g，黄柏 6g，牡丹皮 6g。

原发性血小板增多症一例治验　　// 2015.8.20

患者吴某，女，29 岁。血小板恒在（350～500）×10⁹/L，皮肤黏膜常见出血。

处方：人参须 15g，太子参 15g，北沙参 15g，党参 15g，生地黄 12g，山茱萸 30g，桂枝 10g，白芍 20g，甘草 6g，浮小麦 30g，麦冬 15g，五味子 6g，马钱子一个（油炸），土鳖虫 10g，水蛭 10g（分次冲服），八月札 10g，红豆杉 10g，石见穿 10g，喜树果 10g。每日 1 剂，水煎服。

服上药 10 剂，患者血小板降至正常。

慢性肾小球肾炎、肾衰竭一例治验　　// 2015.8.25

王某，女，23 岁，患慢性肾小球肾炎 3 年。尿蛋白（+++），尿隐血（+++），尿素氮 24mmol/L，肌酐 492μmol/L，血红蛋白 60g/L。

处方：乌药 10g，益智 10g，草薢 10g，石菖蒲 10g，茯苓 12g，海浮石 10g，海金沙 10g，木通 10g，石韦 10g，大蓟、小蓟各 10g，白蒺藜 30g，瞿麦 20g，滑石 15g，甘草 6g，萹蓄 20g，大黄 10g，苏梗 10g，蝉蜕 6g，益母草 20g，黄芪 30g，黄精 20g，白茅根 20g，三棱 10g，莪术 10g，牡蛎粉 30g（分次冲服）。每 3

日 2 剂，水煎服。

服上方 20 剂，患者尿素氮降至 16mmol/L，肌酐降至 162μmol/L，尿蛋白降到（＋），尿隐血转为阴性，血红蛋白升至 96g/L。

几个常用方剂纠错 // 2015.8.28

1. 熊氏散偏汤　天麻 10g，白芷 6g，川芎 10g，细辛 3g，羌活、独活各 10g，地龙 12g，蕲蛇 10g，大黄 10g，芒硝 10g（烊化）。

2. 先父用经方　秦艽 10g，青风藤 20g，海风藤 20g，羌活、独活各 10g，防风 10g，防己 10g，桑枝 30g，豨莶草 20g，桑寄生 20g，当归 10g，生地黄 10g。

3. 耳聋方　天冬 15g，生地黄 12g，党参 15g，杜仲 15g，当归 10g，牛膝 15g，黄柏 10g，白术 10g，砂仁 10g，磁石 20g。此方始见于罗天益的《卫生宝鉴》。吴谦在《医宗金鉴》中称："封髓丹为固精之要药。"

多囊卵巢综合征 // 2015.8.31

肥胖、多毛、闭经、年轻为本病之特点。雌激素（E_2）偏低，雄性激素（T）偏高，FSH、LH 明显增高，在此种情况下，卵子不能成熟，卵泡停于卵巢中，日久则呈多囊卵巢，并出现上述症状，谓之曰多囊卵巢综合征。西医治疗本病以托瑞米芬 10mg，每日 1 ～ 3 次；或来曲唑 2.5mg，每日 1 ～ 3 次。其目的是促使 FSH、LH 分泌增加，使滞留于卵巢的卵泡排出。

中医治疗则重用桂枝茯苓丸、桃红四物汤、丹栀逍遥散、三七、水蛭、益母草、香附之类，使滞留卵泡消失，恢复卵巢正常功能。

痛风治疗再说 // 2015.9.5

痛风乃尿酸之增高，属代谢综合征表现之一。尿酸质重下沉，足趾之沉积首当其冲，故见足趾疼痛。其停留于关节则成痛风性关节炎，停留于皮下则成痛风结节。西医用秋水仙碱、别嘌醇、丙磺舒可解除疼痛，但长期服药损伤肾功能，故非理想药物。

1. 苍术 6g，黄柏 6g，独活 10g，桑寄生 10g，赤小豆 15g，晚蚕沙 15g，木瓜 20g，臭梧桐 10g，汉防己 10g，土茯苓 20g，丹参 20g，琥珀 3g（分次冲服）。每日 1 剂，水煎服。

2. 伸筋草 15g，山慈菇 15g，菝葜 15g，石菖蒲 10g，当归 10g，制乳香、制没药各 6g，苍术 6g，黄柏 6g，牛膝 15g，薏苡仁 30g，防己 10g，王不留行 10g，威灵仙 10g，全蝎 6g，蜈蚣 1条。每日 1 剂，水煎服。

3. 苏梗 10g，槟榔 10g，木瓜 30g，陈皮 6g，甘草 6g，桂枝 10g，附子 6g，半夏 6g，吴茱萸 6g，何首乌 20g，乌药 10g，益智 10g，沉香 3g，石菖蒲 10g，茯苓 12g，萆薢 10g，海金沙 10g，海浮石 10g，木通 6g，滑石 15g，大蓟、小蓟各 10g，白茅根 30g，瞿麦 15g，萹蓄 15g。每日 1 剂，水煎服。

上述三方，前两方仅可治疗痛风，第三方除治痛风、使血尿酸迅速下降外，尚可治疗慢性肾小球肾炎之蛋白尿、血尿，亦可治疗血红蛋白之增高，前已述及。

维格列汀（DPP–IV 抑制剂） *// 2015.9.14*

糖尿病患者中 20% ～ 40% 合并糖尿病肾病（DN），此为当前糖尿病患者最严重的并发症。维格列汀对肾功能损害不显著，糖尿病合并肾衰竭应用此药无须调节剂量。

维格列汀 50mg，每日 2 次，与双胍类联合应用有协同作用，尤其适用于双胍类药物最大剂量仍不能抑制血糖者；与磺脲类联用，亦能增加疗效。

肺癌引致之胸痛 *// 2015.9.18*

肺癌患者之胸痛是其最常见的表现，原因有三：其一，胸膜受癌细胞之浸润；其二，炎症导致气管阻塞、痉挛；其三，肺间质纤维化、肺气肿导致胸膜压力增加。

1. 复元活血汤　桃仁 10g，红花 6g，大黄 10g，天花粉 10g，甘草 6g，柴胡 10g，当归 10g，穿山甲 10g。每日 1 剂，水煎服。

2. 杏苏散　苏叶 10g，杏仁 10g，半夏 6g，陈皮 6g，茯苓 12g，枳实 10g，桔梗 20g，生姜 6g，大枣 4 枚。每日 1 剂，水煎服。

3. 苏梗 10g，茜草 10g，穿山甲 10g。

4. 紫石英 20g，肉桂 30g，沉香 3g，鸡内金 10g。

5. 牵牛子 10g，香附 6g，五灵脂 10g。

6.《金匮要略》"胸痹心痛方" + 冠心 II 号 + 汉三七 3g（冲服）+ 水蛭 10g（冲服）。

纯红再生障碍性贫血治验 // 2015.9.24

邓某，女，48 岁，患纯红再生障碍性贫血 5 年，多次住院输血，血红蛋白维持在 30 ～ 70g/L。求余诊治时，血红蛋白 56g/L，面色苍白，乏力，心悸，气短，久服激素泼尼松，颜面及全身浮肿，血压 130/95mmHg。令其将现服之泼尼松，每日 6 粒，每周撤减 1 片，逐步在 6 周内撤减完，并停止服用原服之所有药物。

处方：人参须 15g，太子参 15g，北沙参 15g，党参 15g，生地黄 12g，山萸肉 30g，丹参 30g，黄芪 30g，当归 10g，白芍 15g，女贞子 15g，墨旱莲 15g，菟丝子 10g，枸杞子 10g，何首乌 15g，肉苁蓉 10g，补骨脂 10g，桑椹 10g，黑大豆 15g，白扁豆 15g，赤小豆 15g，麦冬 10g，五味子 3g，柴胡 10g，淫羊藿 10g，黑芝麻 10g，血竭 3g，鸡血藤 15g。每 3 日 2 剂，水煎服。

服上方 20 剂，患者血红蛋白升至 90g/L，再未输血。此方加减进退，共服 100 余剂，患者血红蛋白稳定在 100 ～ 150g/L，骨髓象恢复至正常。

慢性肾小球肾炎合并慢性肾衰竭治验 // 2015.9.28

张某，男，34 岁，患慢性肾小球肾炎 5 年。尿蛋白（+++），尿隐血（++），尿素氮 10mmol/L，肌酐 289μmol/L，尿酸 489μmol/L。颜面浮肿、苍白，少气，乏力，血压 140/100mmhg。曾在多家医院住院治疗，未见明显疗效。

处方：萆薢 10g，乌药 10g，益智 10g，石菖蒲 10g，茯苓 12g，甘草 6g，海浮石 10g，海金沙 10g，木通 10g，石韦 10g，大蓟、小蓟各 10g，白茅根 30g，瞿麦 10g，滑石 10g，萹蓄 10g，苏梗 10g，槟榔 10g，木瓜 30g，陈皮 6g，桂枝 10g，附子 6g，半夏 6g，吴茱萸 6g，何首乌 10g。每 3 日 2 剂，水煎服。

服药 20 剂，患者尿素氮降至 6.3mmol/L，尿酸降至 220μmol/L，尿蛋白降至（++），尿隐血转为阴性。

此方之应用，余正在逐步扩大适应证进行观察，如能与原治疗肾衰之"大黄三三三,四对山枸椹"等互相配合，可成为治疗肾衰竭之系列方药。

靶向治疗药物 EGFR-TKI 耐药的研究进展

// 2015.10.1

莫树锦教授带领团队经过长期研究证实，EGFR-TKI 耐药后，如果 T790M 基因阳性，在化疗基础上继续使用 EGFR-TKI 并没有益处，但如果 T790M 阴性者可能在继续治疗中获益。

慢性粒细胞白血病治疗现状

// 2015.10.4

慢性粒细胞白血病（CML），简称慢粒，在原有白消安、别嘌醇、羟基脲应用的同时，伊马替尼（甲磺酸伊马替尼）的上市开创了本病的临床治疗新纪元。应用该药治疗，约 50% 的患者可达到 Bcr-Abl 小于 0.1%；Bcr-Abl 介于 0.1% ～ 1% 者，达到 35%。上述两者之和为 85%，即为有效患者。无进展生存期和无事件生存，未见显著差异。

会诊纪要 // 2015.10.8

乙未年仲秋，某中医药大学附属医院邀余会诊。

患者，男，53岁，既往有慢性乙型肝炎活动期，肝硬化失代偿期，慢性胰腺炎、癌前病变，胰源性腹泻。近年来持续发热，腹泻日达10次，脉弦细，舌胖淡。

初诊方：柴胡10g，枳实10g，白芍10g，甘草6g，大黄3g，黄连6g，黄芩10g，干姜6g，半夏6g，党参10g，附子6g，罂粟壳20g，乌梅4枚。每日1剂，水煎服。

胃安康2号，每日2次，每次1包。

服药4剂，患者胃脘舒服，便略成形，但高热持续不退。

二诊方：麻黄10g，桂枝10g，杏仁10g，川芎6g，白芷6g，细辛3g，生石膏60g，白术10g，茯苓12g，党参10g，半夏6g，陈皮6g，木香3g，草豆蔻3g，干姜6g，附子6g，柴胡10g，黄芩10g，黄连6g，罂粟壳20g。每3日2剂，水煎服。

服上药仅1剂，出现恶心呕吐，但高热痊愈。令急查肝肾功能、血沉。次日医院来电云："鉴于该患者病情加重，肝肾功能损坏，血沉加快，已急转总院ICU。"

按：此例乙肝肝硬化失代偿，长期失治，机体免疫失司导致胆胰反复感染。穿刺胰腺见炎症细胞、少许核异质细胞。曾做化疗两周期，高热不退。后期服用激素，致胃肠功能严重破坏，中药已无法入胃，因而不能发挥作用。此时宜静脉滴注抗生素及替硝唑，并适当配合激素，控制感染。待热退后用保肝、保肾中药，持之以恒缓缓施治。以余之经验，本病采用上述疗法，或可挽狂澜于万一。但中附院的主管医师小心怕事，不愿意承担责任，急转总院 ICU，本病患危矣！

乙肝肝硬化合并血小板升高一例　　// 2015.10.12

　　乙未年秋，王某，男，41 岁，患乙肝肝硬化失代偿。经治腹水消失，脾大由 54mm 缩至 47mm，一般情况好转，唯有白细胞 $2.1×10^9$/L，红细胞 $3.6×10^{12}$/L，血小板 $496×10^9$/L。此为变态反应所导致，说明患者乙肝肝硬化与自身免疫紊乱有关。如果自身抗体有一个以上阳性者，则可诊断自身免疫性肝病重叠综合征。

　　处方：当归 10g，白芍 20g，丹参 30g，黄芪 30g，秦艽 10g，板蓝根 10g，女贞子 15g，墨旱莲 15g，人参须 15g，太子参 15g，党参 15g，北沙参 15g，生地黄 12g，山萸肉 30g，八月札 10g，石见穿 10g，红豆杉 10g，喜树果 10g。每 2 日 1 剂，水煎服。

　　服上方 30 剂，血小板降至 $280×10^9$/L，诸症皆平。

　　按：本病例说明八月札、石见穿、红豆杉、喜树果确有抑制变态反应、降低病理性血小板升高的作用。

慢性肾小球肾炎又一方　　// 2015.10.18

　　处方：苏梗 10g，蝉蜕 6g，益母草 10g，黄芪 30g，黄精 20g，白茅根 30g，白术 10g，党参 10g，肉桂 15g，当归 10g，赤芍 10g，川芎 10g，生地黄 12g，三棱 10g，莪术 10g，连翘 15g，浙贝母 10g，漏芦 20g。每日 1 剂，水煎服。

　　口诀：三保黄白漏，四贝二连翘。

　　此方之重点为漏芦、肉桂，此二药质量偏大，余以往治疗肾炎之方药中从未用过此二药。先是"黄白漏肾炎优"，但余在临床

未予试验。应用肉桂治肾，乃因 10 年前余有一次将肉桂误用为
15g，治疗一例慢性肾小球肾炎患者反而显效。

过敏性紫癜之用药点滴 // 2015.10.25

余治疗过敏性紫癜常用方药为"侧柏野地生四草"，四草者，
益母草、墨旱莲、紫草、仙鹤草也。此四草均具化斑、止血、祛
风之能。除此四药之外，尚有木通、茜草二种，查此二味之功能
亦具有上述四草之作用。余平时选用上述 6 草，可据病性之不同
而优选之，如慢性肾小球肾炎选用益母草、墨旱莲、紫草、通草、
茜草、仙鹤草，过敏性紫癜选用紫草、益母草、墨旱莲、茜草、
通草。

癌症治疗的多学科诊疗（MDT）模式应用
// 2015.10.26

恶性肿瘤之治疗自 20 世纪以来，既已形成了以手术治疗为
主，放疗、化疗为辅助的规范化流程。随着超声、影像应用于临
床，外科手术之地位越发坚固。随着分子生物学及基因诊断的临
床开放，癌症之诊断更加精准，为放化疗之应用提供了前所未有
的条件。随着手术器械的不断改进，微创技术之精准使手术治疗
的目的进一步完善。然而 21 世纪以来，由于各类癌症快速增加，
患者的死亡率也在增加，这也对人类过去治疗恶性肿瘤的模式是
否尽善尽美提出了质疑。有学者提出，恶性肿瘤是一个全身性疾
患，用手术、放化疗或局部疗法不能解决全身问题。又有人提出
了恶性肿瘤的 MDT 模。DMT 模式是指综合运用内科疗法、中医

疗法、组织疗法等多学科协作治疗。

分子生物学浅谈　　　　　　　　// *2015.10.30*

恩格斯早在 150 年前就提出生命是蛋白体的存在方式。这一断言在分子生物学空前发展的今天得到了完全证实。细胞的核心物质是细胞核，细胞核的组成基础是脱氧核糖核酸（DNA）和核糖核酸（RNA）。核酸由核苷组成，核苷由核糖和碱基组成。核糖是一种五碳糖。碱基则由嘌呤和嘧啶两种组成。嘌呤有腺嘌呤和鸟嘌呤两种，嘧啶有胞嘧啶、胸腺嘧啶、尿嘧啶三种。碱基一共五种，分别由 A、G，C、T、U 五个英文字母代表。正常细胞的增殖需要 DNA、RNA 的配合来完成，癌细胞的繁殖也要通过这一过程。然而癌细胞的无限繁殖特征配合细胞的快速分裂增殖，可使一个癌细胞在 24 小时后变成一个直径 1cm 大小的癌肿。

再说肺癌胸痛　　　　　　　　　// *2015.11.2*

肺癌患者大多可见胸痛，其原因有：①炎症浸润和胸膜粘连。②慢性肺气肿感染。治疗方药有：①复元活血汤。②紫石英、肉桂、沉香、鸡内金。③瓜蒌、薤白、半夏、冠心Ⅱ号。

另有提肩散，乃《寿世保元》之方也，肺癌胸痛用此方治疗皆有效。其方组成有：黄连 10g，黄芩 10g，羌活、独活各 10g，防风 12g，川芎 10g，白芍 20g，甘草 6g，藁本 10g。每日 1 剂，水煎服。

上方与空清膏仅差一味药，即白芍与藿香；比羌活胜湿汤仅多二黄。空清膏主治头痛，羌活胜湿汤主治背痛。

慢性肾衰竭 // 2015.11.9

目前，西医透析可延长终末期肾衰竭患者的生存时间，而对于早、中期肾衰竭的治疗，通常疗法为补充大量白蛋白、应用利尿剂、活性炭吸附，以及使用复方 α–酮酸片（开同）等，但疗效甚微。余治疗本病多年有效之中药方剂如下。

1. 大黄 20g（后下），苏梗 10g，蝉蜕 6g，益母草 20g，滑石 10g，木通 6g，甘草梢 6g，黄芪 20g，黄精 20g，白茅根 20g，白蒺藜 20g，三棱 10g，莪术 10g。

2. 金银花 20g，白花蛇舌草 20g，车前子 10g，益母草 20g，大黄 20g（后下），附子 6g，黄芪 30g，丹参 30g，水蛭 10g（分次冲服），山萸肉 10g，枸杞子 10g，桑椹 20g。

3. 益母草 20g，丹参 20g，赤芍 10g，草果 10g，大黄 20g，水蛭 10g（分次冲服），牡蛎粉 30g（分次冲服）。

4. 苏梗 10g，槟榔 10g，木瓜 20g，陈皮 10g，桂枝 10g，附子 6g，半夏 6g，吴茱萸 10g，何首乌 10g，萆薢 10g，乌药 10g，益智 20g，石菖蒲 10g，海金沙 10g，木通 6g，石韦 10g，大蓟、小蓟各 10g，白茅根 20g，瞿麦 10g，滑石 10g，甘草 6g，萹蓄 10g。

上四方中前两方可联合应用，第三方小而机动，可随症加减，第四方除降尿素外还可降尿酸。

灾难性抗磷脂综合征（CAPS） // 2015.11.9

1987 年，Asherson 教授首先报告了 10 例 CAPS。本病之特点为全身血管的多发性栓塞，包括动脉、静脉，在心肺之血管栓塞者则可导致死亡。本病之治疗，以控制免疫反应为主，常用激素、环磷酰胺、抗生素。由此推知，本病当属自身免疫疾病之列，且血清中存在抗磷脂抗体（APL）。

慢性肾小球肾炎一例   // 2015.11.15

王某，女，47 岁，患慢性肾小球肾炎，尿蛋白（+++）。

处方：苏梗 10g，蝉蜕 6g，益母草 20g，党参 10g，白术 10g，黄芪 30g，肉桂 15g，甘草 6g，黄精 20g，白茅根 20g，白蒺藜 20g，漏芦 20g，当归 10g，白芍 10g，川芎 10g，生地黄 12g，三棱 10g，浙贝母 10g，莪术 10g，连翘 20g。每日 1 剂，水煎服。

服上方 7 剂，患者尿蛋白转为阴性。此方之要点为肉桂。

丁丙诺啡透皮贴剂   // 2015.11.17

丁丙诺啡为阿片受体激动剂，镇痛作用强于哌替啶，起效慢，持续时间长，理论上对呼吸有抑制作用，但临床未见报道。

风湿、类风湿关节炎的生物制剂   // 2015.11.23

国内市场首个治疗风湿、类风湿关节炎的生物制剂——益赛普（注射用重组人 II 型肿瘤坏死因子受体 – 抗体融合蛋白）的上市，揭开了我国生物制剂治疗风湿、类风湿病的新纪元。风湿、类风湿病属于变态反应性疾病，因此单纯的解热镇痛药，如水杨酸类、苯胺类、吡酮类、非甾体类、吗啡类的疗效往往不甚理想。中医"风"的概念可与西医学之变态反应相合，因而祛风胜湿之品，用于风湿、类风湿病历来疗效显著。桂枝芍药知母汤、桑枝汤、麻杏薏甘汤、黄芪防己汤、乌头、雷公藤、马钱子、细辛等均有明显的止痛、祛风、胜湿疗效。益赛普在国内上市后享有盛誉，此药之作用符合中医标本兼治的原则。益赛普皮下注射12.5～25mg，每3日注射1次，其副作用主要有皮疹、恶心、呕吐，注意妊娠和肾功能不全患者禁用。

痛风概述 // 2015.11.29

痛风为一古老病种，古希腊的《希波克拉底文集》中就讲到痛风。其认为痛风系体液中的沉淀物，堆积下肢，导致血脉堵塞所致。现今之认识是血尿酸增加所致。痛风的诊断依据是关节痛，以双下肢关节（足趾）为著，血尿酸大于300μmol/L。其治疗有：①终止疼痛发作，常用秋水仙碱、非甾体抗炎药、皮质类固醇，可在24小时内止痛；如未能止痛，可用白介素－1受体拮抗剂治疗。②服用降尿酸药物：a.别嘌醇：此药为黄嘌呤氧化酶抑制剂，可降低尿酸之生成。其在临床已应用近50年，适用于高尿酸血症患者，通常口服100～200mg，每日3次。此药对肾功能损伤较大，故不能久服。b.非布司他：此为黄嘌呤氧化酶抑制剂，但非嘌呤类，是一种噻唑羧酸衍生物，通常口服40mg，每日1次。此药对心血管的不良反应较大。c.苯溴马隆：此药可抑制痛风患者尿酸的重吸收，因此可增加尿酸的排出，通常口服50～100mg，每日1次。此药对心肾的副作用均较少，但服药时需注意多饮水。

引致腹泻的两个病原体 　　　　　　// 2015.11.30

　　1. 诺如病毒　2002 年 8 月，第八届国际病毒会议已将引起此种传染性肠炎之病毒命名为诺如病毒。本病毒属人环状病毒，为单股正链 RNA 病毒。2006 年，日本暴发了诺如病毒性肠炎，短时间内发病人数达到 300 万。2015 年，诺如病毒在北京、广东、浙江等地大量传播。目前尚无特效药物能够杀灭该病毒，但对症治疗则大都可以治愈。感染该病毒的症状有恶心、呕吐、腹痛、腹泻，伴有发热、咽痛、咳嗽、头痛、恶寒、全身疼痛。

　　2. 成人艰难梭菌感染　感染艰难梭菌是抗生素相关性腹泻的主要原因，因在应用抗生素的情况下，肠道菌群失调为艰难梭菌的生长创造了良好条件。艰难梭菌可引起 IL-8 等炎症介质产生，由此引起腹泻、腹痛、恶心、呕吐，严重者可引起肠梗阻、巨结肠。本病的表现轻重不一，有长期无症状者，亦有急症致死者。目前对一般患者多采用对症治疗，对危重患者常用万古霉素、替硝唑等。

非酒精性脂肪性肝病（NAFLD）　　　// 2015.12.2

　　以往认为，非酒精性脂肪性肝病大多因为肥胖，但在最近的研究认为本病的危害甚大，甚至与病毒性肝炎无异，有导致肝硬化、肝癌的风险。大量饮酒或进食肥甘是导致脂肪肝的常见原因。近年来，代谢综合征诱发的脂肪肝越来越受到关注，因此将其命名非酒精性脂肪性肝病（NAFLD），其中包括非酒精性单纯性脂肪肝（NAFL）和非酒精性脂肪性肝炎（NASH）。

腹泻之病原

// 2015.12.7

婴幼儿腹泻以往统称为小儿消化不良，殊不知此种消化不良亦有病毒或细菌参与。

1. 病毒　①轮状病毒：1岁以内的婴幼儿多易感染本病毒。②柯萨奇病毒：较大儿童之腹泻多为此种病毒之感染。③诺如病毒：本病毒之感染多为群发，且各年龄段人群均可感染。

2. 细菌　大肠埃希菌、艰难梭状芽孢杆菌在菌群紊乱的情况下可导致腹泻。

丙肝奇愈

// 2015.12.7

杨某，女，50岁。患丙型肝炎，肝硬化失代偿期。脾厚53mm，腹水中等量，血红蛋白43g/L，白细胞 1.2×10^9/L，血小板 42×10^9/L，ALT 200U/L，AST 196U/L。鉴于该患者外周血中三系细胞高度减少，再生障碍性贫血症状之纠正乃当务之急，故余处以下方治疗。

处方一：当归10g，川芎10g，鸡血藤15g，丹参30g，红花3g，菟丝子15g，女贞子15g，枸杞子15g，黑芝麻20g，黑大豆20g，山萸肉30g，龙眼肉10g，马钱子1个（油炸），生地黄12g，墨旱莲12g，土大黄12g，何首乌12g，肉苁蓉12g，鹿茸10g（冲服），黄芪30g，白芍15g，秦艽10g，板蓝根10g。

处方二：太子参15g，人参须15g，党参15g，北沙参15g，生地黄12g，山萸肉30g，大黄10g，黄连6g，黄芩10g，制乳香、制没药各3g，白蒺藜30g，金银花15g，连翘15g，蒲公英

15g，败酱草 15g，白花蛇舌草 15g，半枝莲 15g，丹参 30g，黄芪 30g，当归 10g，白芍 15g，秦艽 10g，板蓝根 15g，女贞子 15g，墨旱莲 15g。

以上二方均以治疗再生障碍性贫血、血小板减少为主，再加用兰核、强核、强二核。服药 2 年，计 200 余剂，其间患者曾多次输血，用白蛋白等。2015 年 12 月复诊时全面检查示脾厚 38mm，丙肝抗体阴性，肝功能正常，血小板 $58×10^9$/L，其余血象指标均在正常范围。

此例患者之治愈实属意外，全力治疗再生障碍性贫血及血小板减少，却使丙肝治愈。由此余以为，现在患者常用之当川合剂、兰核、强核、参芪三黄等的作用起点高于造血干细胞，而在全能干细胞耶！

神经母细胞瘤 // 2015.12.11

本病系儿童常见的颅外实体瘤之一，多见于 5 岁以下的婴幼儿。本病多发生于肾上腺髓质及椎旁交感神经系统，以腹部肿块为主要临床表现。腹部肿块可压迫尿道、肠道、下肢静脉；颈部及胸旁肿块可压迫交感神经节及相应器官。本病分化程度千差万别，有高度分化接近良性肿瘤者，也有低度分化而明显转移者。转移至眼眶则出现熊猫眼，转移至骨则导致骨痛，转移至骨髓则引起造血障碍。部分神经母细胞瘤可导致眼阵挛 – 肌阵挛 – 共济失调综合征（OMAS）。其治疗以手术、化疗（环磷酰胺、长春新碱、顺铂、表柔比星、依托泊苷）为主，必要时可进行干细胞移植。

国际医学新闻续选

// *2015.12.17*

1.30 年来，第一个可杀死甲氧西林金黄色葡萄球菌的抗生素 Teixobactin 问世。

2. 美国总统奥巴马在 2015 年美国国情咨文演讲中宣布，美国将投入 2.15 亿元启动一项名为"精准医学"的计划。

3. 全球移植供体缺口增加。

4. 霍华德休斯医学研究所（HHMI）的研究人员开发了一项新的技术，使人们有可能通过一滴血来检测目前和曾经任何已知人类病毒的感染情况。

5. 服用华法林的血栓患者，如需有创手术，同时或再服华法林，可致死亡。

6. 血管内治疗急性大血管闭塞所致缺血性卒中已逐渐成为共识。

7. 美国食品和药品管理局（FDA）正式核准全球第一款"女用伟哥"上市。

8.WHO 的调查数据显示，近 25 年 5 岁以下儿童的死亡率减少 50%。

9.2 型糖尿病新药，钠 – 葡萄糖共转运蛋白 2（SGLT-2）抑制剂依帕列净，可大大降低 2 型糖尿病患者主要心血管事件风险、心血管死亡风险和慢性肾脏疾病的发展。

10. 加拿大科学家成功突破无创血脑屏障。

唑来膦酸钠之临床应用　　　　　　// 2015.12.21

唑来膦酸钠通是继帕米磷酸二氢钠之后出现的治疗骨转移的有效药物。该药主要作用是消除转移癌引起的水肿，从而可明显的降低骨痛；同时可降低血清钙，使转移癌在骨中的生长受到影响。

该药以注射剂 4mg 为一次用量，加入 0.9% 生理盐水或 5% 葡萄糖注射液，静脉滴注，15 分钟以上滴完。本品的半衰期为167 小时，故 2 ～ 3 周注射 1 次为好。

注射用药时应检查血钙、血肌酐和肝肾功能。

肾小球肾炎之奇效方　　　　　　// 2015.12.21

李某，女，34 岁，患慢性肾小球肾炎多年，尿蛋白恒在（++ ～ +++）。3 周前因全身荨麻疹反复不愈，奇痒无比，遂来就诊。

处方：当归 10g，白芍 10g，苍术 6g，厚朴 6g，陈皮 6g，甘草 6g，川芎 10g，半夏 6g，大黄 10g（后下），芒硝 10g（冲服），山栀 10g，黄芩 10g，连翘 10g，荆芥 10g，防风 12g，滑石 15g，麻黄 10g，白芷 10g，桔梗 20g，乌梢蛇 6g，蝉蜕 6g，白鲜皮10g，地肤子 10g。每日 1 剂，水煎服。

服上药 10 剂后，患者荨麻疹大愈，尿蛋白已全消。此前余曾应用麻黄桂枝合剂消除蛋白尿者，亦曾用荆防败毒散消蛋白尿，说明解表、开鬼门、"高原导水"乃治肾之大法也。

所谓"高原导水"，即余根据中医理论，在临床治疗肾脏疾病时，宣肺以利水的方法。

风湿性疾患治疗动态

2015 年 11 月 7～11 日，在美国旧金山召开了美国风湿病学会（ACR）年会，会上对类风湿关节炎（RA）治疗进行了系统性回顾，认为传统的抗风湿药（水杨酸类、苯胺类、吡酮类、非甾体类、灭酸类）在风湿病的治疗中仍具有一定地位。TNF 抑制剂联合甲氨蝶呤，有加强治疗作用。靶向药物利妥昔单抗亦可联合应用。会议认为，传统药物之单个应用较联合应用疗效差，建议联合应用为妥。

阵发性睡眠性血红蛋白尿治验

王某，女，40 岁，患阵发性睡眠性血红蛋白尿，重度贫血，白细胞 2.0×10^9/L，红细胞 1.90×10^{12}/L，血小板 3.4×10^9/L，血红蛋白 69g/L，尿隐血（++），尿蛋白（+）。

处方：党参 15g，人参须 15g，太子参 15g，北沙参 15g，生地黄 12g，山萸肉 30g，白术 10g，黄芪 30g，茯神 10g，远志 6g，酸枣仁 15g，龙眼肉 10g，菟丝子 15g，女贞子 15g，枸杞子 15g，桂枝 10g，龟甲 15g，补骨脂 10g，皂矾 2g，鸡血藤 15g，艾叶 15g，茵陈 15g，槐花 15g，益母草 15g。每 3 日 2 剂，水煎服。

服上药 20 剂后，患者血常规恢复明显，血红蛋白升至 90g/L，尿隐血消失，尿蛋白转为阴性。阵发性睡眠性血红蛋白尿是一种造血干细胞基因突变导致的血管内溶血和血栓形成，主要表现为阵发性血尿。西医治疗常用激素、睾酮、免疫抑制剂，完全治愈者极少。

天人合一的又一次验证 // 2016.1.19

乙未年冬至前，余之慢性肾病患者数十人均有不同程度的反复，所用方药均为余常用方药之加减进退，如复方益肾、阿发煎麦、杷山黄菀、石亭白银、车牛桂附、马王青风、大山苡半、草莲珠鹤、龙凤莲英、三保四贝、白叶二三女、山凤两车半、防风通圣、麻黄桂枝、大黄三三三、四对山枸葚、益丹赤果、双草鸡鸣等。冬至过后，余仍用上述诸方加减进退，治疗上述患者，个个见效。此中医"天人合一"见解之又一佐证。《灵枢·岁露论》载："人与天地相参也，与日月相应也。"《素问·五常政大论》曰："必先岁气，无伐天和。"两条经文均说明中医之天人相应理论是何等正确。

谈谈冬季上感 // 2016.1.23

近来感冒患者急增，原因是入冬天寒，病毒之活力未减，而人体在寒冷环境中免疫力下降所致。在伤风之时，先是机体反应性改变，如鼻塞、流涕，继则病毒乘虚而入，侵犯气管、肺，致病菌等相继而入，成为病毒与细菌之混合感染。对青壮年人来说，通过积极治疗都能痊愈，但对老年人或者有器质性病变的人来说，感冒可使旧病复发、加重，甚至丧命。《黄帝内经》有"风为百病之长"。《医学三字经》载"人百病，首中风，骤然得，八方通"也是这个意思。

纯红再生障碍性贫血验案 // 2016.2.5

王某，女，78岁，患纯红再生障碍性贫血，曾在西安某医院治疗，使用激素、环孢素、静脉注射用丙种球蛋白等药物，同时每周输血1次，血红蛋白维持在50～70g/L。

乙未年秋，求余诊治，余予下方。

处方：人参须15g，太子参15g，潞党参15g，北沙参15g，生地黄12g，山萸肉30g，丹参30g，黄芪30g，当归10g，白芍15g，女贞子10g，墨旱莲10g，菟丝子10g，枸杞子10g，何首乌10g，肉苁蓉10g，补骨脂10g，桑椹15g，黑豆20g，赤小豆10g，白扁豆10g，柴胡10g，淫羊藿10g，黑芝麻10g，血竭3g。每3日2剂，水煎服。

二诊：服上药30剂，患者未输血，血红蛋白升至82g/L，能在家干一些日常杂事，舌质红，苔淡，脉沉滑。

处方：当归10g，川芎10g，鸡血藤15g，丹参20g，红花3g，菟丝子15g，女贞子15g，枸杞子15g，黑芝麻20g，山萸肉30g，龙眼肉10g，马钱子10g，生地黄12g，何首乌10g，墨旱莲10g，土大黄10g，肉苁蓉10g，鹿茸10g（分次冲服），麻黄10g。每日1剂，水煎服。

服上方30剂，诸症好转，血红蛋白100g/L。

治疗肝病又一方

处方：楮实子 20g，五味子 3g，女贞子 15g，墨旱莲 15g，炒酸枣仁 15g，白芍 15g，何首乌 15g，枸杞子 10g，山茱萸 10g，山药 10g，柴胡 10g，蒲公英 15g，败酱草 15g，当归 10g，麦冬 10g，生地黄 12g，丹参 30g，黄芪 30g，秦艽 10g，板蓝根 10g，胆南星 10g，露蜂房 10g。

口诀：实五女儿枣白首，杞山胡公冬理筹，南房强核。

系统性红斑狼疮（SLE）治验

丙申年正月初九，患者，男，28 岁，全身关节疼痛浮肿，尿蛋白（+），尿隐血（+），谷丙转氨酶 209U/L，谷草转氨酶 124U/L，尿酸 456μmol/L，肌酐 101μmol/L，尿素氮 8.5mmol/L。

处方：苏梗 10g，蝉蜕 6g，益母草 15g，党参 10g，黄芪 30g，肉桂 15g，甘草 6g，黄精 20g，白蒺藜 20g，白茅根 20g，漏芦 10g，当归 10g，川芎 10g，赤、白芍各 10g，生地黄 12g，三棱 10g，莪术 10g，浙贝母 10g，连翘 15g，川乌、草乌各 15g（先煎 1.5 小时），辽细辛 20g（先煎 1.5 小时），雷公藤 15g（先煎 1.5 小时），马钱子 1 个（油炸）。每剂煎二遍共 600mL，每次服 200mL，每日 2 次，早晚饭后服。

服上方 10 剂，患者尿常规正常，肝功能正常，尿酸 205μmol/L，肌酐 65μmol/L，尿素氮 4.5mmol/L。

空泡蝶鞍综合征和苍白球黑质红核色素变性

1.空泡蝶鞍综合征　此为非常少见之颅内疾患。众所周知，蝶鞍之上稳居垂体，二者密切贴合，中间没有间隙。若垂体萎缩或蝶鞍周脱钙变形时，二者之间则出现一空泡样改变。因此，凡见此症者则多因垂体萎缩、功能下降而出现相应之内分泌紊乱征象，另外可能出现甲状旁腺之原发病变、磷钙代谢之紊乱。目前西医对本病之治疗缺乏疗效，中医辨治仅见微效。

2.苍白球黑质红核色素变性　苍白球系豆状核之核心。此球外裹壳核则为豆状核。豆状核、屏状核、尾状核及其外包带有纹状纤维之外衣，则称纹状体。纹状体连同其下方的黑质和红核，为锥体外系统之主要组成部分。此间之任何部分病变，皆称为锥体外系病变，也称为脑白质病变或变性，其临床表现有震颤、强直、定向障碍。苍白球黑质红核色素变性通过 CT 检查是看不清楚的，核磁仅见其大概，确诊多在尸检时。西医治疗本病仅以对症治疗为主，中医很少有治疗的报告。

萎缩性胃炎的中药治疗

本病之发病日益增多，发病特点与以往胃炎有很大之不同，如胆汁反流、糜烂与溃疡、肠化与增生。西医对上述三方面常采用制酸剂（H_2 受体阻断剂、质子泵抑制剂）等，如西咪替丁、雷尼替丁、奥美拉唑，对症治疗，缺乏治本之疗效。

中医认为，肝气横逆犯胃则胆汁反流，故镇肝和胃为治疗胆汁反流之常法，常用方如胆二核加旋覆代赭、丁香柿蒂、橘皮竹茹。痛有定处，则病在血分，故而糜烂溃疡，可采用活血化瘀，兼健脾益气，常用方如物地黄良香、香砂六君子汤、半夏泻心汤。肠化和增生，中医以软坚散结法治疗，常用方如三术吴乌汤合乌马金干汤。

葡萄球菌烫伤样皮肤综合征（SSSS）和低颅压性头痛

// 2016.2.25

1. 葡萄球菌烫伤样皮肤综合征　本病常见于 2 ～ 4 岁的小儿，先有高热、咽痛、扁桃体肿大、咳嗽，继则出现类似于猩红热样红疹，可脱屑、结痂，持续数周乃至数月。本病之原因尚未清楚，有人认为与细菌感染和变态反应有关。本病采用中医辨证施治联合抗生素可治愈。

2. 低颅压性头痛　是一组由多种原因导致的颅内压过低，通常低于 60mmHg，表现为变动体位时头痛头晕，躺下闭目时无头痛头晕。本病常见于颅脑损伤，脑积液外流或高度脑萎缩时，高血红蛋白症时亦可产生，若无上述情况，本病则恒为少见。

真性红细胞增多症二例之治验

// 2016.2.29

病案一

王某，50 岁，血红蛋白 240g/L，面红目赤，心慌气短。经服中药，诸症减轻，血红蛋白降至 125g/L。

病案二

李某，42 岁，血红蛋白 220g/L，面赤，心慌，乏力，不能劳动。经服中药，血红蛋白降至 145g/L。

以上二例用方大体相同，具体如下。

人参须 15g，太子参 15g，潞党参 15g，北沙参 15g，生地黄 12g，山萸肉 30g，桂枝 10g，杭白芍 10g，甘草 6g，丹参 30g，黄芪 30g，当归 10g，女贞子 15g，墨旱莲 15g，八月札 10g，石见穿 10g，红豆杉 10g，喜树果 10g，汉三七 3g，水蛭 10g。

病案一方中有三棱、莪术，病案二方中有海藻、昆布。二例均服药 30 剂以上。

系统性红斑狼疮治验 // 2016.3.3

患儿，李某，8 岁，患系统性红斑狼疮，尿蛋白（++），尿隐血（+），肾功能正常，谷丙转氨酶 200U/L，谷草转氨酶 50U/L，血沉 109mm/h。

处方：麻黄 10g，桂枝 10g，杏仁 10g，甘草 6g，生石膏 30g，川芎 6g，白芷 6g，细辛 20g（先煎 1.5 小时），羌活、独活各 12g，防风 12g，白芍 30g，金银花、连翘各 15g，白花蛇舌草 15g，半枝莲 15g，重楼 10g，川乌、草乌各 15g（先煎 1.5 小时），雷公藤 15g（先煎 1.5 小时）。水煎 2 次，每煎 300mL，混合，每服 100mL，每日 2 次，早晚饭后服用，即每剂药服 3 日。

服上方 10 剂后，患儿诸症减轻，血沉降至 18mm/h，尿蛋白（-），尿隐血（+），肝功正常。

过敏性紫癜性肾炎治验 // 2016.3.3

王某，女，32 岁，患过敏性紫癜性肾炎 3 年，下肢可见点状出血，尿蛋白（+++），尿隐血（+++）。

处方：金银花 10g，连翘 10g，蒲公英 10g，败酱草 10g，紫花地丁 10g，土茯苓 12g，白鲜皮 10g，地肤子 10g，防风 12g，萆薢 10g，赤芍 10g，牡丹皮 6g，甘草 6g，蝉蜕 6g，侧柏叶 10g，野菊花 10g，生地黄 12g，益母草 10g，紫草 10g，茜草 10g，墨旱莲 10g，灯心草 10g，白茅根 20g，大蓟、小蓟各 15g，女贞子 15g，汉三七 3g，山栀 10g，凤尾草 15g，芡实 30g，金樱子 30g，车前子 10g，半枝莲 15g。每 3 日 2 剂，水煎服。

服上方 10 剂，患者主症减轻，紫癜再未复发。

谈谈生物治疗 // 2016.3.8

2016 年 2 月 4 日，美国临床肿瘤学会（ASCO）发布了《2016 年 ASCO 癌症研究进展年度报告》。该报告明确指出：生物治疗是肿瘤治疗划时代的新进展。吴一龙教授认为，这一观念席卷千年，势不可挡，大有扬弃传统，专门全覆盖之势，从而使传统手术、放疗、化疗等肿瘤经典治法的地位摇摇欲坠。

人体内存在着严格的免疫监视机制。树突状细胞（DC 细胞）是人体最敏感的免疫监视细胞，它能非常及时地激活位于全身多部位的淋巴细胞（T 细胞），而在这些细胞中最著名的就是自然杀伤细胞。

2011 年美国 FDA 认证了一种对黑色素瘤具有明显疗效的新药——伊匹单抗。该药之抗癌机制系增加 T 淋巴细胞表面受体 PD-1 的敏感性，使其不被癌细胞表面释放的活性物质干扰。该活性物质即 PD-L1，此物质可使 T 细胞表面之 PD-1 失去免疫效应，由此则癌细胞可逃避免疫监测。这一事实说明，伊匹单抗与传统手术、放疗、化疗、靶向治疗的原理完全不同。既往之一切治癌手段完全是针对着癌细胞本身，其对机体自身的免疫系统同时存在损伤，即"杀敌一千，自损八百"。在"自损八百"的基础上，残留癌细胞很快增殖，人体之自身免疫功能逐渐降低，却不能得到补充，反而越来越低。曾经有过的"杀敌一千，自损八百"之较好效果无法复现，如果继续按照常法治疗，则会出现"杀敌八百，自损一千"之境。

上述发现说明一个问题：肿瘤之治疗一百年来都只是试图杀灭癌细胞，无论手术、放疗、化疗、靶向治疗，目的皆在丁此。唯独前述之 PD-1 增敏剂伊匹单抗之主要作用靶点是 T 细胞。该药旨在增强 PD-1 的敏感性，以期加强对癌细胞的监视和灭杀。中医早在《黄帝内经》就提到"正气存内，邪不可干""邪之所凑，其气必虚"。PD-1 之监测不敏感乃正气之虚。伊匹单抗之治癌，正是扶正以祛邪也！中医之"正虚发病学说"在癌症发病方面显示了其优越性，中医之博大精深也由此可见！

羊水栓塞一例治验 *// 2016.3.15*

丙申年春，余赴省妇产院会诊。

王某，女，30 岁，足月妊娠，超时 6 天，未见宫缩，入住省妇产医院产科病房。注射缩宫素一针，虽见宫缩，但产妇旋即休克、昏迷，急转手术室，当即剖宫取出胎儿。胎儿遍身青紫，早已窒息死亡。产妇则昏睡不醒，经全力抢救，休克、肺栓塞均告好转，但脑栓塞症状未见改善，昏迷十余日。脑 CT 检查提示高度脑水肿，脑疝形成。患者深度昏迷，生理反射、病理反射均消失，瞳孔散大。家属对病情变化不解，大有发生医疗纠纷之可能。

鉴于此，省妇产医院邀余会诊。余对此例医案熟悉后与患者家属长谈，取得了家属谅解，旋即出方。

处方：赤芍 10g，川芎 10g，红花 10g，降香 10g，丹参 20g，汉三七 3g（分次冲服），水蛭 10g（分次冲服），生地黄 12g，山茱萸 12g，桂枝 10g，附子 6g，石斛 10g，肉苁蓉 10g，菖蒲 10g，远志 6g，巴戟天 10g，大黄 20g，芒硝 10g（冲服），牡丹皮 6g，桃仁 10g。水煎 2 次，煎取 600mL，每 2 小时胃饲 100mL。

2 剂饲完，患者自主呼吸较前加强，CT 检查示脑水肿明显好转。

二诊：上方去地黄饮子，加补阳还五汤，再加龟甲 15g，鳖甲 15g，郁金 6g，明矾 3g，服法同上，建议转高压氧舱。

三诊：患者通过高压氧舱治疗，持续服用中药，逐步清醒，恢复知觉。

胃癌肝转移并发腹水一例   // 2016.3.18

马某，女，53 岁，胃癌手术后转移，用余之中药调治 8 年来一切正常。曾做 CT 复查示肝转移消失，病患如常人。丙申年春天，突见腹胀，大便不通，在天水市某医院住院治疗，未见明显疗效。其夫汪某遂求余诊治。鉴于此患者为余久治显效者，予胃癌、肝转移、门静脉癌栓、大量腹水之诊断。

处方：柴胡 10g，枳实 10g，白芍 15g，甘草 6g，大黄 10g，黄连 10g，黄芩 10g，厚朴 10g，芒硝 10g（冲服），白术 10g，茯苓 15g，陈皮 6g，半夏 6g，木香 6g，草豆蔻 6g，藿香 10g，牡丹皮 6g。每日 1 剂，水煎服。

同时服古圣 2 号 2 粒，每日 3 次。

服上方 5 剂后，患者大便通，腹水大减，已能进食。前方去芒硝。

继续服用 10 剂，诸症皆减。

化疗或是导致癌症复发的根源   // 2016.3.24

化疗药物虽然可使大量癌细胞死亡，但是有一部分癌细胞却转化为肿瘤干细胞。这些肿瘤干细胞不但自身避免了化疗的杀伤，同时可再生出更多的癌细胞，并且该肿瘤干细胞可在机体内潜伏。另外，化疗药物的最大缺陷是使机体免疫功能紊乱，而紊乱的实质是 DNA 的紊乱。此紊乱可使一部分正常细胞转变为肿瘤干细胞，因此化疗药物非但不能治疗肿瘤，反而创造了肿瘤复发的因素。放疗、介入、靶向治疗亦有上述弊端。

POEMS 综合征   // 2016.3.24

POEMS 综合征是一种罕见的与浆细胞病有关的多系统疾病，1980 年由 Bardwic（巴德维克）命名。本病的临床特征是多发性周围神经病（P）、脏器肿大（O）、内分泌障碍（E）、单克隆免疫球蛋白血症（M）、皮肤病变（S）。

本病发病率极低，致残率极高，我国仅诊断出数例。

最近《中国医学论坛报》讨论的几个问题
   // 2016.3.26

1.有关婴儿的喂养问题 母乳最好，至少哺乳 1 年，这样对婴儿的智力、整体发育都好。

2.既往之败血症、脓毒血症、脓毒败血症，现统一命名为脓毒症（sepsis）。此症之实质系全身炎症反应综合征（SIRS），表现为体温＞38℃，心率＞90次/分，呼吸大于20次/分，$PaCO_2$＞32mmHg，白细胞＞$12×10^9$/L，或＜$4×10^9$/L，或幼稚型白细胞＞10%。

转化医学 // 2016.3.29

2003年，美国国立卫生研究院院长 Elias Zerhouni 首先提出了"转化医学"的概念。2006年，美国国立卫生研究院院长（NIH）设立了转化医学奖，同时成立了转化医学研究中心。最近，NIH 对转化医学的定义更加精准，认为转化医学是"基础到临床，临床到基础"的双向通道，由此形成科研成果和临床研究的互通，促进医学科学的临床进展。

升白与升板 // 2016.3.30

升白细胞药：鸡血藤、补骨脂、苦参、黄芪、丹参，通常均有升血小板的作用。

丙申年春，患儿，王某，8岁，白细胞$2.3×10^9$/L，血小板$60×10^9$/L。求治于余，余处以下方。

处方：人参须15g，太子参15g，北沙参15g，潞党参15g，生地黄10g，山萸肉30g，麦冬10g，五味子3g，桂枝10g，白芍10g，甘草6g，浮小麦30g，大枣4枚，鸡血藤10g，补骨脂10g，苦参20g，黄芪30g，丹参30g，生姜6g。水煎2次，共煎取 600mL，每服 100mL，每日 2 次，早晚饭后服药。

服上方 5 剂后，患儿白细胞 $3.2×10^9$/L，血小板 $120×10^9$/L。由此说明，升白细胞的药方亦具有升血小板的作用。

按：鸡血藤、补骨脂、重楼、虎杖、黄芪、红花、鹿茸、当归身、穿山甲、西洋参、肉桂、附片、人参（口诀：鸡故车杖黄花鹿，身穿洋装桂附人），为升血小板药，其中包含着大量的升白细胞药。

不孕症　　　　　　　　　　　　　　　　// 2016.4.4

不孕症是男女双方的问题。男子阳痿，早泄，精子质量、数量问题均可导致不育，此可通过男科检查来确诊。在妇科方面，有以下原因：①妇科炎症，导致输卵管不通，月经不调。②妇科器质性病变，导致之受孕受阻，如卵巢囊肿、子宫肌瘤等。③免疫性不孕。前两种病因占全部不孕症的 60%，后一种则占 40%。免疫性不孕是指因免疫性因素而导致的不孕。因精子进入母体与卵子结合，则其对于母体而言系一异物，既为异物，则母体对其当有不同程度的排斥反应。母体内的封闭抗体（特异性 IgG 抗体）可减少此种反应，因此封闭抗体阳性者易受孕。男女体内之抗精子抗体，可使这种排斥反应增强，故抗精子抗体阳性者不易受孕。

读书小记　　　　　　　　　　　　　　　// 2016.4.9

1. 帕金森病四症，震颤、强直、定向失调、平衡失调，后两者综合会出现"步态冷冻""转向冷冻"。

2. 育龄期妇女子宫内膜的生理厚度为 5 ～ 10mm，经期为

5mm，增殖期为 8mm，分泌期为 10mm。

3. 青少年腰痛的主因是峡部裂（占 40%），此系脊柱上下相邻关节之裂隙。

4. 老年人 60 岁以上每日膳食之增配按"1366"标准，即 1kg 蔬菜，300g 面或米，60g 肉蛋之类，60g 不饱和脂肪酸（包含橄榄油、胡麻油之类），总热量 2200kcal。

肝病、肝硬化失代偿合并肠系膜上静脉血栓形成

// 2016.4.11

病毒性肝炎、自身免疫性肝炎、酒精性肝炎、脂肪肝均可导致肝硬化。肝硬化时如果出现门静脉高压会导致大量腹水；但如果伴有发热、腹痛、腹泻、恶心呕吐，且腹痛呈阵发性绞痛，腹水检查为渗出液，则可诊断为肠系膜上静脉血栓形成。

丙肝治疗动态

// 2016.4.12

丙型肝炎之发病日增，我国现有丙肝患者 4000 万。2016 年 3 月 12 日，在我国重庆举行了以治疗肝病为主题的"高峰论坛"，其间对丙肝治疗进行了探讨。与会专家教授一致认为，我国对丙肝之治疗仍以 PR 方案为最佳选择。该方案为聚乙二醇干扰素联合利巴韦林。欧美国家则主张采用直接抑制病毒之 DAA 方案，其方案的主要药物有索菲布韦、达卡他韦、吉利德二代。此三药在我国目前均未上市，其中前两药联用 12 周，应率在 50% 以上，吉利德二代的 12 周应答率在 60% 以上。

自身免疫性肝炎肝硬化巨脾一例治验　　// 2016.4.14

刘某，女，32岁，患自身免疫性肝炎、肝硬化。患者发热，浮肿，颜面黄褐斑，肝大，腹水，脾厚67cm。

处方：当归10g，川芎6g，赤白芍各10g，生地黄12g，桃仁10g，红花10g，桑叶10g，菊花20g，黄芪20g，牛膝10g，仙茅6g，淫羊藿6g，秦艽10g，木瓜30g，延胡索10g，五灵脂6g，干姜6g，乌药10g，枳壳10g，牡丹皮10g，丹参30g，制乳香、制没药各6g，板蓝根10g。每日1剂，水煎服。

服上方30剂后，患者诸症皆减，无发热，颜面黄褐斑消去大半，腹水阴性，脾厚52cm。

心脏介入治疗浅谈　　// 2016.4.15

20世纪70年代，美国人开展了第一例心脏介入治疗，因其能够挽救严重心肌梗死患者于临危，故在全世界范围内兴起。其为人类健康延长寿命做出了一定贡献。洗脱支架之发明大大减少了支架导致之再栓塞，可谓第二里程碑。经皮穿刺因其直接简易，称为第三里程碑。生物可吸收支架，称为第四里程碑。但是介入手术之后，患者中有30%～40%不能完全康复，此类谓之曰再灌注损伤，或免疫排斥反应，或小动脉痉挛。近年来，美国学者提出冠状微血管（微循环）功能紊乱之说，使以上问题的认识有了令人信服的解释。冠状微血管系之前小动脉－微血管网－后小静脉，此一系统覆盖了整个心肺系统。因此即使大动脉通了，微血管不通，心肌缺血、心绞痛仍然存在。所不同者，大面积心肌梗死可能不复存在。上述问题介入治疗无法解决，大夫们头痛数十年，目前虽有尼可地尔、雷诺嗪、伊伐布雷定等新药问世，但仍不能产生明显疗效。

余在长期中医实践中体会，《金匮要略·胸痹心痛短气病脉证治》中的"七条九方"为解决上述困扰之"金钥匙"，如加冠心二号等活血化瘀药则疗效更为显著，若加汉三七、水蛭、白芷、地龙等更有画龙点睛之效。目前尚需实验研究数据证实，传统中医乃解决冠状微血管功能障碍的宝库。

再谈胆胰合症方 // 2016.4.19

余应用此方已有 30 年，先因自身患慢性胰腺炎，先父以大柴胡汤加减进退，时而有效，时而无效。20 世纪 80 年代，先父谢世。后余在临床时遇慢性胰腺炎，辄在先父大柴胡汤之基础上加减，终成胆胰合症方，疗效较大柴胡汤加味明显加强，其方如下。

柴胡 10g，枳实 10g，白芍 20g，甘草 6g，川芎 6g，香附 6g，大黄 6g，黄连 6g，黄芩 10g，延胡索 10g，川楝子 20g，制乳香、制没药各 6g，干姜 6g，半夏 6g，蒲公英 15g，败酱草 15g，川椒 6g，生龙骨 15g，生牡蛎 15g，海螵蛸 15g，丹参 10g，木香 10g，草豆蔻 10g，党参 10g，白术 10g，茯苓 12g。每 3 日 2 剂，水煎服。

上方为胆胰合剂之标准方，原则上不用加减即可治疗典型之慢性胰腺炎。本病之症状可见上腹胀痛，以左上为著，时痛时止，心烦，便溏，食可痛，不食亦痛，有时可伴有恶心、呕吐、大便干结。若标准方疗效不明显时，可加入红藤 30g，威灵仙 10g，女贞子 10g。

脑血管淀粉样变　　　　　　　　// 2016.4.20

常见脑出血三大原因：①高血压、脑动脉硬化。②抗血栓药物和纤溶剂相关性出血。③脑血管淀粉样变。前两种为医界所熟知，后一种为医界所忽略。脑血管淀粉样变系 β 淀粉样蛋白在脑血管小动脉外膜下沉积，致使血管变脆，造成颅内出血。出血部位常在皮层脑叶，大脑半球之深部和脑干很少受累。脑血管淀粉样变除导致脑出血外，还常出现痴呆、短暂性精神分裂。在 60 ～ 70 岁老人中脑出血约占 16%；在 70 岁以上老人中占 50%，且此类患者常无高血压、高血脂。

总铁结合力　　　　　　　　　　// 2016.4.21

铁蛋白是制造红细胞的主要原料。铁离子与蛋白结合才能进入造血流程，因此总铁结合力便具有造血功能高低之含义。总铁蛋白高，说明骨髓功能低下，或血细胞破坏增多；总铁蛋白低则说明骨髓造血功能强，代偿性加强，如见于真性红细胞增多症、肺气肿、高原病、肝硬化、肾衰竭等。

非酒精性脂肪性肝病（NAFLD）　// 2016.4.22

随着我国人民生活水平的提高，饮食结构的改变，以往常见之肝寄生虫病、传染性病毒性肝炎较前大大减少，代之而起的是酒精性肝病、自身免疫性肝病、非酒精性肝病等，尤其非酒精性脂肪性肝病的发病最近迅速增加。2011 年的一项流行病学调查显示，我国糖尿病患者人数已达一亿两千万。2013 年的一项调查数据研究显示，我国肥胖人数比例低于美国，但总人数远超美国。上述两种疾病促使我国代谢综合征的发病率猛增，于是非酒精性脂肪性肝病的发病亦猛增。本病一旦形成肝功损害，则可诊断为非酒精性脂肪性肝炎（NASH）。

上述非酒精性脂肪性肝病之进展过程与其他肝病完全相同。有研究发现，此种肝病的发展速度较慢。除遗传因素外，其预防因素可控，肝癌发生率较低，直接死亡率低，而相关死亡率高，如高血压、动脉硬化、冠心病、脑梗死、肾衰竭等。

肿瘤临床治疗的持续毒性评估　　// 2016.4.27

肿瘤传统治疗方案如手术、放疗、化疗、靶向、介入、微波、冷冻的毒副作用从未进行过科学的统计和分析。该毒副作用对肿瘤之复发、转移，以及对患者的生存产生多大的影响，以往从未进行过严肃认真的总结和分析。2016 年 4 月 12 日，《柳叶刀》刊载的一篇文章对这一问题进行了系统的分析和论证。该论文作者提出了一种将肿瘤治疗不良事件用图形、列表与统计学技术相结合的方法。此法可显示出各种治疗方法的不良事件，并可显示出不良事件的严重程度和持续时间。同期杂志中有多位权威学者和专家呼吁：优化肿瘤治疗方法的不良事件势在必行，意义重大。

类风湿关节炎治疗再谈　　// 2016.4.29

类风湿关节炎（RA）之发病人数越来越多，西医之水杨酸类、苯胺类、吡酮类、吲哚美辛类、灭酸类、皮质酮类有一定疗效，但无根治作用。中药之桂枝芍药知母汤、桂枝附子汤、虫类药物、乌头类、雷公藤类，亦有一定疗效。近年来，西医治疗RA的主要方法为免疫抑制剂甲氨蝶呤、环磷酰胺，以及IL-6受体抑制剂（托珠单抗）。后者世界各国蜂起试用，皆谓疗效较前药为佳。实验研究证明，IL-6在类风湿关节炎时尤其活跃，其对RA之影响不可小觑，因此对此物质之抑制犹如对RA之釜底抽薪。

PD-1 单抗最近报道　　　　　// 2016.5.6

继 2016 年 2 月 4 日，美国临床肿瘤学会（ASCO）提出了"生物治疗是肿瘤治疗划时代的新进展"以来，世界各地对 PD-1 单抗之研究和探讨日益增加。此单抗之别名伊匹单抗，主要治疗黑色素瘤。该药系增加 T 淋巴细胞表面受体 PD-1 的敏感性，使其对肿瘤细胞表面产生之 PD-L1 检测力度提高，使之早期鉴别，从而激活树突状细胞（DC），发动全身免疫系统。但最近报告的关于 PD-1 单抗的使用案例中仅 55% ～ 67% 有效。在一项 2011年 12 月至 2013 年 9 月的全球多中心的研究中，共纳入 655 例晚期黑色素瘤患者，无进展生存期（PFS）35%，客观缓解率（ORR）33%，完全缓解（CR）8%，中位 OS 期 23 个月。

慢性胰腺炎合并严重背痛一例　　　　　// 2016.5.13

丙申年四月，新疆患者李某，男，37 岁，持续性背部疼痛，阵发性加剧半年，每日剧烈疼痛 2 ～ 3 次，痛如刀割，不能忍受，依靠注射哌替啶、吗啡度日。半年来患者曾在西安某医院住院治疗 1 个月未效，且未能诊断明确，后在北京某医院住院 1 个月，亦未诊断明确。曾做背部神经阻断手术，仅见小效，数日后疼痛同前。今来兰州求余治疗，余在切脉问诊时患者背痛发作，蹲地呻吟，呼嚎不止。余翻阅其病史资料及检验结果，X 线、CT、MRI 等检查均未见异常表现，仅有一项血淀粉酶 175U/L，遂诊断为慢性胰腺炎，肝气郁结，肝木克土。

处方：柴胡 10g，枳实 10g，白芍 20g，甘草 6g，川芎 6g，香附 6g，大黄 10g，黄连 3g，黄芩 10g，丹参 10g，木香 6g，草豆蔻 6g，干姜 6g，川椒 6g，蒲公英 15g，败酱草 15g，党参 10g，白术 10g，茯苓 12g，半夏 6g，陈皮 6g，延胡索 10g，川楝子 20g，制乳香 10g，制没药 10g。每 3 日 2 剂，水煎服。

上药服至 5 剂时，患者背痛消，一如常人。令其三日内勿食肉、蛋、奶，前方再服 15 剂。

质子放射治疗浅谈 // 2016.5.16

我国首家质子重离子治疗医院是上海质子重离子医院（复旦大学附属肿瘤医院）。

上海质子重离子医院因其穿透性强、剂量分布均匀、放射幅度较小，而在肿瘤治疗中引人关注。

其治疗分为两类，即 PSPT（被动散射质子治疗）、IMPT（调强质子治疗）。前者受呼吸、脉搏、肌肉收缩等机体自身之运动影响较小，但靶区与非靶区质子辐射密度的调节较差，增益治疗较差。后者则恰恰相反，受机体自身运动的影响较大，但能适形调强，提高增益照射。

纯红再生障碍性贫血又一例治验 // 2016.5.19

丙申年二月，患者李某，男，46岁，白细胞 4.1×10⁹/L，血小板 126×10⁹/L，血红蛋白 52g/L。骨髓穿刺诊断示纯红再生障碍性贫血。

处方：人参须 15g，太子参 15g，北沙参 15g，潞党参 15g，麦冬 15g，天冬 15g，五味子 15g，生地黄 15g，山萸肉 30g，赤小豆 10g，白扁豆 10g，黑人豆 10g，丹参 20g，柴胡 10g，补骨脂 10g，淫羊藿 10g，菟丝子 10g，枸杞子 10g，女贞子 10g，何首乌 10g，墨旱莲 10g，肉苁蓉 10g，桑椹 20g，鸡血藤 30g，黑芝麻 10g。每日 1 剂，水煎服。

服上药 30 剂后，患者血红蛋白升至 120g/L。前方所有药物剂量加大 10 倍，共研为末，每次 10g，温开水冲服，以观后效。

读书笔记一则 // 2016.5.24

1.《儿童支气管哮喘诊断与防治指南（2016 年版）》突出了吸入性糖皮质激素（ICS）的基础地位，认为长效 β₂ 受体激动剂（LABA）亦为主要治疗药物。先用 ICS 吸入治疗，加用 LABA 后，ICS 可减量。前者之代表药物布地奈德，后者之代表药物福莫特罗。

2. 老年人出现精神抑郁是老年性痴呆（阿尔茨海默病，AD）的第一步（一项荷兰研究《柳叶刀》2016 年 4 月 29 日）。

3. 卵巢癌发病的危险因素：①不孕症：至少生育一次可以起到保护作用，能使卵巢癌发病率风险降低 30% ～ 40%。不孕症妇女与生育过妇女相比，卵巢癌危险增加 1.3 ～ 1.6 倍。妊娠次数每增加一次，卵巢癌的危险减少 10% ～ 15%。②初潮提早和绝经延后。③遗传因素：62% 的卵巢癌患者存在 P53 基因突变。此类患者家族中女性易患宫颈癌、子宫内膜癌、乳腺癌、卵巢癌等。④肉类和脂肪类食物是导致卵巢癌的危险因素。⑤滑石粉导致卵巢癌之说法尚未进一步证实。

慢性肾小球肾炎肾衰竭治验二例　　　// 2016.5.25

病案一

王某，女，32 岁，陕西咸阳人，2015 年 12 月专程来兰州求诊。时尿蛋白（+++），尿隐血（+++），尿素氮 32.1mmol/L，血肌酐 487μmol/L。经余治疗，尿常规正常，尿素氮降至 12mmol/L，血肌酐降至 124μmol/L。

病案二

陈某，男，48 岁，广东佛山人，2016 年 3 月来兰州求治。时尿隐血（++），尿蛋白（++），尿素氮 21mmol/L，血肌酐 340μmol/L。经余治疗，2016 年 5 月 24 日尿常规转为正常，尿素氮降至 8.5mmol/L，血肌酐降至 110μmol/L。

上述两例治疗，均长时间服用余研制之消风 2 号、泻火冲剂、古圣 2 号，同时配合以下方加减进退。

主方：萆薢 10g，乌药 10g，益智 10g，石菖蒲 10g，茯苓 12g，甘草 6g，海金沙 10g，木通 6g，滑石 15g，大蓟、小蓟各 10g，白茅根 30g，萹蓄 10g，瞿麦 10g，苏梗 10g，槟榔 10g，木瓜 20g，陈皮 6g，桂枝 10g，附子 10g，半夏 6g，吴茱萸 6g，何首乌 10g。每日 1 剂，水煎服。

加减法：大便不利，加大黄 20g（后下），水蛭 10g（冲服），牡蛎粉 30g（冲服）。高热不退，加麻黄桂枝汤、青蒿鳖甲汤。水肿明显，加白蛋白 10g，静脉滴注，每日 1 次。合并感染，加用抗生素。

血小板减少之治疗一得 // 2016.5.26

丙申年五月，一女携一方来，云："此方救了我的女儿。我女儿血小板减少，百药无效，血小板低至 8×10^9/L，来先生处求治。先生开此方，服药 15 剂，血小板升至 128×10^9/L，近日感冒发热，可否再服此方？"余接斯方，乃于 1 年前为其女所开处方也。

处方：桑叶 10g，菊花 10g，连翘 15g，杏仁 10g，桔梗 20g，芦根 30g，荆芥 10g，牛蒡子 10g，淡豆豉 10g，薄荷 10g，竹叶 10g，金银花 15g，蒲公英 10g，败酱草 10g，板蓝根 6g，牡丹皮 6g，丹参 10g，益母草 15g，仙鹤草 15g，紫草 20g，茜草 10g，墨旱莲 10g，白茅根 30g，女贞子 10g，生地黄 12g，泽兰 10g，香附 6g。每 3 日 2 剂，水煎服。

上方乃治疗原发性血小板减少性紫癜并风热感冒之方，后因患者未至，故令其原方照服 10 剂，下次来诊。

产后风漫谈 // 2016.5.30

产后风是产褥期免疫功能紊乱，产妇感受风寒、风热之邪或劳累，导致全身肌肉、关节疼痛，有时甚至疼痛难忍。其中既有风湿性关节炎、类风湿关节炎、退行性关节炎，又有周围神经炎及神经根炎。西医病名曰产后疼痛，俗称产后风。

张某，女，32 岁，产后风，全身肌肉及关节疼痛。余用桂枝芍药知母汤、双复方、桃红四物汤、千年牛头汤、五米牛骨汤、麻牛苍马汤、金牛白活汤、薏瓜自破汤等治疗风湿效方加减进退均无效。后反复思索，顿悟：本病乃因虚致病，因风而重，故必须在扶正与祛风二法上狠下功夫。

处方：麻黄 10g，桂枝 10g，杏仁 10g，生石膏 30g，甘草 6g，川芎 10g，白芷 10g，细辛 20g（先煎 1 小时），雷公藤 10g（先煎 1 小时），川乌、草乌各 10g（先煎 1 小时），马钱子 1 个（油炸），羌活、独活各 10g，防风 12g，苍术 10g，黄芩 10g，生地黄 12g，柴胡 10g，葛根 20g，白芍 15g，桔梗 20g，生姜 6g，大枣 4 枚，葱白 2 寸，黄芪 30g，党参 10g，蜈蚣 1 条，全蝎 6g。每 3 日 2 剂，水煎服。

消风二号 3 粒，每日 3 次；生血颗粒 1 袋，每日 2 次；胸腺五肽，每次 1 支，隔日 1 次，肌内注射。

服上药 5 剂，并配合其他药物，诸症减轻。

贲门癌治验　　// 2016.6.2

丙申年夏，患者王某，持方复诊，云："斯方为神，服此方 15 剂，吞咽困难霍然而解，胃脘之痛完全消失。"余接过此方视之，乃一月前余为其所拟治方也！该患者为贲门癌晚期，胃脘疼痛，吞咽障碍，西医诊断为食管 - 胃交界腺癌。鉴于患者肿瘤已届晚期（腹主动脉旁和左锁骨上淋巴结肿大），故未予手术，亦放弃放化疗，来余门诊。

处方：半夏 6g，陈皮 6g，木香 10g，枳实 10g，三棱 10g，莪术 10g，丹参 10g，檀香 10g，砂仁 10g，厚朴 10g，重楼 10g，甘草 6g，黄连 10g，吴茱萸 3g，旋覆花 10g，生赭石 20g，海藻 10g，昆布 10g，木香 6g，丁香 6g，郁金 6g，竹茹 6g，当归 10g，急性子 10g，煅瓦楞子 10g，草豆蔻 10g，蛲螂 10g。每 3 日 2 剂。水煎服，10 剂。

慢性肾小球肾炎治验　　　// 2016.6.4

丙申年夏，余门诊治疗三种不同类型肾炎皆效。

病案一

王某，27 岁，男。患慢性肾小球肾炎 2 年，多方求治无效。患者经常感冒，自觉头痛、发热、身痛、浮肿，血压 140/90mmHg，尿蛋白（+++），尿隐血（+++）。

处方：龙葵 15g，凤尾草 15g，墨旱莲 15g，白英 20g，苎麻根 15g，汉防己 10g，车前子 10g，滑石 15g，石韦 15g，瞿麦 15g，冬葵子 15g，木通 10g，黄芪 20g，黄精 20g，仙鹤草 10g，何首乌 10g，白茅根 20g，侧柏叶 15g，大蓟、小蓟各 15g，汉三七 3g（分次冲服），女贞子 10g，山栀子 10g，半枝莲 10g。每 3 日 2 剂。水煎服。

服上方 10 剂，患者尿蛋白、尿隐血均转为（+）。

病案二

李某，62 岁，男。既往有高血压、冠心病，脑梗死。患者血脂高，浮肿，胸痛，心悸，气短，左半身麻木。甘油三酯 4.6mmol/L，尿蛋白（++），尿隐血（++）。

处方：赤芍 10g，川芎 10g，红花 6g，降香 10g，丹参 20g，汉三七 3g（分次冲服），水蛭 10g，桂枝 10g，附片 6g，生地黄 12g，山萸肉 10g，山药 10g，石斛 10g，肉苁蓉 10g，石菖蒲 10g，远志 10g。每日 1 剂，水煎服。

服上方 10 剂后，诸症减轻，精神好转，血压、血脂均正常，尿蛋白、尿隐血均转为阴性。

病案三

钱某，男，50 岁。既往有乙肝，肝硬化失代偿期。肝区疼痛，肢体浮肿，腹水，脾大。尿蛋白（++），尿隐血（++）。

处方：柴胡 10g，枳实 10g，白芍 10g，甘草 6g，大黄 10g，黄连 10g，黄芩 10g，丹参 30g，木香 10g，草豆蔻 10g，延胡索 10g，川楝子 20g，制乳香、制没药各 6g，当归 10g，生地黄 12g，黄芪 30g，黄精 20g，郁金 6g，党参 10g，板蓝根 10g，秦艽 10g。每 2 日 1 剂，水煎服。

服上方 30 剂，即 2 个月后，患者诸症减轻，尿蛋白、尿隐血均转为阴性。

上述三例均有尿蛋白、尿隐血，但一例为慢性肾小球肾炎，有感冒症状，未治上感，专治肾而肾愈，感冒亦愈，说明所云之感冒乃肾病所致也！二例为高血压、动脉硬化、脑梗死、冠心病，治疗动脉硬化而肾病痊愈（尿中之蛋白、隐血皆消），说明此肾病乃因肾动脉硬化所致。三例为乙肝肝硬化失代偿期，治肝而尿中蛋白、隐血全消，说明乙肝肝硬化能引发相关性肾脏病变，即所谓肝肾综合征。

三个有效方

1.牡蛎 15g，生赭石 15g，黄连 10g，金银花 15g，生地黄 12g，玄参 10g，麦冬 10g，僵蚕 6g，全蝎 6g，蜈蚣 1 条。

口诀：牡蛎代黄金，增液调三虫。

此方治疗慢性咽炎为神，方含增液汤，似与养阴清肺同路，但三虫之除风，牡蛎之软坚，黄连之泻火，生赭石之降逆等，又超出养阴清肺矣！

2.五灵脂 6g，蒲黄 6g，香附 6g，川椒 6g，干姜 6g，党参 10g，桂枝 10g，白芍 30g，甘草 6g，牡丹皮 6g，山栀子 6g，当归 10g，白术 10g，茯苓 12g，柴胡 10g。

口诀：五香大小，丹栀逍遥。

此方为治疗过敏性结肠炎、溃疡性结肠炎之妙方。查过敏、溃疡两种结肠炎均具有腹痛一症，尤其过敏性结肠炎仅腹痛而无腹泻者多矣，此方最为适合。该方加附子 6g 治腹泻；加半夏 6g，陈皮 6g，木香 6g，草豆蔻 6g，治腹胀；加黄连 6g，黄芩 6g，半夏 6g，治心下痞满。

3.羌活、独活各 12g，延胡索 10g，川乌、草乌各 15g（先煎 1 小时），丁香 6g，当归 10g，小茴香 10g，川椒 6g，干姜 6g，党参 10g，桂枝 10g，白芍 30g，甘草 6g，胡芦巴 10g，防己 6g。

口诀：羌胡两头丁当香，大小建中生芦防。

此方乃治疗全腹疼痛之妙方，方中之"羌胡二乌丁当香"为治腹痛之主药。痛者寒也，寒则收引，收引则不通，不通则痛。此七味皆温热香散之品，正中该证。羌活、独活祛风胜湿，当归活血，则治痛之功益盛矣。大、小建中汤素有调节肠蠕动之作用，对肠粘连部分之肠梗阻可改善耶。胡芦巴、防己,一散寒,一胜湿,于痛皆功也!

此方中之大小建中汤或可用香砂六君子汤互换。其功同,大小建中偏急,香砂偏缓,可临证权衡之。另外,尚可以麻黄桂枝代大小或香砂,成为该方权变之第三个版本。

结肠癌术后放化疗之腹胀 // 2016.6.7

患者,男,69 岁,结肠癌术后 5 年,曾行放化疗。腹胀满,全腹胀满连及少腹及两胁。余用下方 10 剂而获大效。

处方:羌活 10g,延胡索 10g,川乌、草乌各 15g(先煎 1 小时),小茴香 10g,丁香 6g,当归 10g,麻黄 10g,桂枝 10g,甘草 6g,胡芦巴 10g,防己 6g。每日 1 剂,水煎服。

服上药后,患者数年之腹胀消于一旦。此前余治疗宫颈癌、结肠癌、前列腺癌术后经化疗或放疗后,出现腹腔炎症、部分性肠梗阻、腹腔淋巴结转移之患者,辄用乌苓郁云汤、青皮香附牡蛎汤等,时下再添上方也!

口诀:羌胡两头香叮当,麻黄桂枝生芦防。

读书小记 // 2016.6.10

1. 青蒿治疗口腔溃疡及扁平苔藓有效。

2. 乌梅对各种息肉有效。

3. 胆矾 0.2g,僵蚕 6g。共研末外用,治疗扁桃体炎及咽炎有效。

4. 眼底出血:朱砂 2g,磁石 20g,加杞菊地黄丸、丹栀逍遥散、桂枝茯苓丸汤有效。

5. 中耳炎，用蜈蚣末，外用有效。

6. 仙鹤草 20g，水煎服，治疗梅尼埃病有效。

7. 通窍活血汤内服治疗白癜风。

几个有效方药 // *2016.6.12*

1. 白癜风外用药方　蛇床子 12g，密陀僧 12g，雄黄 10g，硫黄 10g，土茯苓 20g，苦参 20g，轻粉 1g。共研为末，加入凡士林 200g，制成膏，外用。

2. 白癜风外用药方　五倍子 15g，百部 10g，蛇床子 10g，白附子 10g，凤仙花 10g，白芷 10g，白鲜皮 10g。共研为末，加陈醋 1500mL，煎煮成膏，外用。

3. 桂芩桔地苓汤　桂枝 10g，黄芩 10g，桔梗 20g，生地黄 12g，茯苓 12g。水煎服，牙痛、口烂有效。

4. 提肩散　黄连 6g，黄芩 10g，防风 12g，羌活 10g，川芎 10g，白芍 20g，甘草 6g，藁本 10g。水煎服，用于肩背疼痛。

口诀：二黄羌防川芍草，一样藁本莫忘了。

5. 耳鸣用钩藤散有效。

生物治疗再谈 // *2016.6.15*

近一月来，陕西一优秀大学生患滑膜肉瘤，经手术、放化疗耗资 20 余万，最终死亡。说明现有恶性肿瘤之治疗，绝非理想之策，而生物治疗（免疫治疗）之兴起是必然趋势。

1986 年美国 FDA 批准干扰素上市是生物治疗之先声。

2011 年伊匹单抗用于治疗黑色素瘤，揭开了生物治疗的新纪元。

目前生物治疗的范围：①免疫哨卡抑制剂：所谓免疫哨卡，是指肿瘤细胞表面产生之 PD-L1，此物能抑制机体 T 淋巴细胞的敏感性，使其对肿瘤扩增不能及时察觉。PD-1 抗体（伊匹单抗）则能增加 T 淋巴细胞活性，增加识别功能。②免疫细胞治疗：临床上用于免疫细胞治疗的常用效应细胞有树突状细胞（DC）、CIK 细胞、RAK 细胞、DC-CIK/RAK、自然杀伤细胞（NK 细胞）等，但治疗肿瘤尚在探索当中。

宫颈癌手术、放化疗后的三大后遗症　// 2016.6.20

宫颈癌之发病率逐年增加，目前已增加到 10/10 万人，位癌症发病率第七位。早婚、多婚、多性伴侣、感染是宫颈癌的主要发病因素。人乳头状瘤病毒（HPV）之感染是导致宫颈癌的主要原因。

本病之发病年龄：原位癌 30 ～ 40 岁最多，浸润癌 40 ～ 60 岁最多。

宫颈癌手术、放疗、化疗之后遗症主要有：①阴道瘘：可见阴道膀胱瘘和阴道直肠瘘。前者阴道漏尿，后者阴道漏粪，二者均有高热、腹痛、直肠刺激症状和膀胱刺激症状。②直肠膀胱放射病：前者便血，后者尿血，二者均有相应器官的刺激症状。③化疗后白细胞、血小板、红细胞减少。

上述三个后遗症为临床常见。阴道瘘为术中造成，未能及时发现者恒多，加之术后连续放疗、化疗使其创口雪上加霜，感染日益加重，局部瘘口日益扩大，二次、三次手术并无满意疗效。

其最佳治疗方案为静养 2～3 个月，抗生素静脉滴注，中药辨证施治，待网膜包裹创口，瘘管可日渐愈合。直肠膀胱放射病和化疗后血细胞减少用中药辨证施治，均有很好疗效。

特发性血小板减少性紫癜　　// 2016.6.26

本病之发病逐年增多，与免疫功能障碍相关，多见于女性及儿童。除本病外，血小板之减少尚有继发性血小板减少和血栓性血小板减少。前者见于各种血液病，后者则见于各类血栓性病患，二者均可影响巨核细胞的生成和破坏。

余治疗本病颇有疗效，常用参芪三黄、五虎丹丹草、白女生兰香、鹤大鸡小黄山草（木通、通草、灯心草、茜草）、五草丹、玉黄大地翘大板、桑菊银翘五虎丹等方。近来余曾用兰核、新强核、马土水、八石红喜，治愈一例该病患者；又用升白五药和甘露一号治愈一例。

过敏性紫癜性肾炎治验　　// 2016.6.27

张某，女，37 岁，患过敏性紫癜、紫癜性肾炎数年，经多方求治，时好时坏，未见根除。刻下见尿蛋白（+++），尿隐血（++），24 小时尿蛋白定量 3.4g。

处方：当归 10g，赤芍 10g，川芎 10g，生地黄 10g，桃仁 10g，红花 6g，益母草 20g，丹参 20g，金银花 15g，连翘 15g，蒲公英 15g，板蓝根 15g，大腹皮 15g，山栀子 10g，生薏苡仁 20g，半夏 6g，鹿衔草 10g，蜀羊泉 10g，刘寄奴 15g，徐长卿 15g。每日 1 剂，水煎服。

服上方 15 剂，患者尿蛋白（+），尿隐血阴性。

产后风再谈 // 2016.6.30

丙申年，余连遇三例产后风，治疗不佳。余思之，本病乃俗称之病名，实则妇女在孕产期，妊娠劳累，肌肉、关节劳损，产褥中风之类，导致全身关节、肌肉疼痛不舒，西医谓之反应性关节炎、风湿性多肌痛。本病以通常之祛风胜湿法治疗，疗效不佳。余查阅上海名医顾伯华医案中载有一方：防己 10g，淫羊藿 10g，赤芍 10g，土茯苓 10g，鸡血藤 10g，党参 10g，桑寄生 10g，秦艽 10g，威灵仙 10g，虎杖 10g，山药 10g。

口诀：己羊赤土鸡，生（参）秦威虎山。

此方为治风湿性多肌痛而设，余以此方合双复方，治疗斯病亦见效矣。

外感与胃肠的关系 // 2016.7.3

藿香厚朴姜枣葱，香砂六君在其中（八解散），

川姜蔓蔓荆防风，香苏饮治感冒灵（江笔花方），

平胃散加二陈汤，枳（芷）桔大藿加枣姜（藿香正气散），

物地平陈麻白桔，干姜肉桂加枳壳（五积散），

藿香厚朴实二石，芍药甘草靠边站（口臭方），

吴甲桑通苏槟桂，枳实白术二陈汤。

以上各方皆为行气解表与健脾和胃各半。除此之外，荆防败毒散、九味羌活汤、柴葛解肌汤、白羌荆板等传统解表胜湿方中，亦有胃肠药参与，可见古人治疗外感风寒之证，非常重视胃肠之

调理。中医谓之"邪之所凑，其气必虚"也。西医则云，所有外感皆引致胃肠自主神经之紊乱也！

保乳治疗与乳房切除术 // 2016.7.5

2016年6月22日，《柳叶刀》杂志发表了荷兰科学家历经10年的一项多中心、大样本、随机、双盲的对比性研究，该研究共纳入了世界不同国家和地区的37207例早期乳癌患者（2001～2004年），其中保乳加放疗21734例、乳房切除术15473例。10年后，前者DFS=16686例（58%），后者DFS=9229（42%）。由此说明，保乳加放疗方案优于乳房切除术，由此则使这一争论半个世纪的问题尘埃落定。

食管癌胸痛的治疗 // 2016.7.11

食管癌之发病日趋增多，目前之发病率达13/10万，已经超过了鼻咽癌、膀胱癌。其发病男女之比为2∶1，且多见于40岁以上的男性。手术、放疗、化疗仍然是本病的标准治疗方案，但因手术时大部分食管癌患者已届中晚期，故疗效不甚满意。余采用中药治疗该病常有明显疗效，如吞咽困难，用六味夏破远、托里透脓散、苓金参丹贝砂糠蒂方；胸痛、吞咽疼痛，用三对大丹参、厚蚤草左金、四砂青水黑白人、苦参调胃加柿饼、旋覆代赭二金香、竹厚当急煅草蜣。

上述各方治疗胸痛、吞咽疼痛有效，但疗效不甚满意。后余根据多年经验研制下方。

①半夏6g，陈皮6g，枳壳10g，木香6g，三棱10g，莪术

10g，丹参 10g，檀香 10g，砂仁 10g，厚朴 10g，重楼 10g，甘草 6g，黄连 6g，吴茱萸 6g，茯苓 12g，桔梗 20g，苏梗 10g，白豆蔻 10g，丁香 6g，沉香 6g，生姜、大枣为引。每日 1 剂，水煎服。

②旋覆花 10g，代赭石 15g，郁金 6g，木香 6g，丁香 6g，竹茹 6g，厚朴 10g，当归 10g，急性子 10g，煅瓦楞子 15g，甘草 6g，蛀螂 6g，半夏 6g，陈皮 6g，茯苓 12g，枳实 10g，桔梗 10g，苏梗 10g，沉香 6g，白豆蔻 10g，生姜，大枣为引。

两方之组成相类，但疗效迥异。前方适用于食则胸痛，后方适用于呕则胸痛。

③体质虚羸患者，采用兰州方、强核方。

特发性血小板减少性紫癜再论 // 2016.7.15

余日来抽空翻阅近来数十位名中医之医案，其中涉及特发性血小板减少性紫癜之医案 57 例。余对其中所用方药进行了摘录和统计，所用方药多者如犀角地黄汤、清营汤、胶艾四物汤、黄连解毒汤、归脾汤、黄芪当归补血汤、五草汤（紫草、仙鹤草、茜草、墨旱莲、益母草）。

名中医案之上述用方在 20 世纪 70 年代，乃余常用方也，对特发性血小板减少性紫癜仅有小效，唯其中之五草汤有真效！余之参芪三黄汤、五虎丹丹草、鹤大鸡小黄山草、生母丹丹加连翘、甘露一号方、升白五药、兰核、新强核、马土水、八石红喜之用意已超越前人，故而疗效确切。

癌症退热方 // 2016.7.15

2002 年余用下方治疗一例长期发热的鼻咽癌患者，其体温为 38 ~ 40℃，服药 5 剂，热大退。

生薏苡仁 30g，黄药子 10g，乌梅 9 枚，乌梢蛇 6g，白花蛇舌草 15g，汉三七 3g（冲服），生石膏 30g，龙葵 30g。每日 1 剂，水煎服。

口诀：一黄二（乌梅、乌梢蛇）白三石龙。

帕金森病阅读 // 2016.7.18

帕金森病乃锥体外系疾病，除震颤、强直、定向障碍外尚有全身疲劳和心理疲劳两症。在治疗帕金森病的现有西药当中，左旋多巴、卡比多巴、咖啡因、美金刚等只对震颤有缓解作用，对两项疲劳无效；雷沙吉兰、莫达非尼对全身疲劳有效；多塞平对心理疲劳有效。

胃癌化疗的近况 // 2016.7.20

胃癌发病日趋增加，我国年发病人数 40 万人，占世界胃癌总发病人数的 41%。我国之胃癌发病率约占癌症发病的第二位，仅次于肺癌。胃癌化疗方案日新月异，先前之 MFC、MFA、FAB 等现已不常用，仅 5-FU 单药配合多西他赛、伊立替康之化疗取得了一定成效。下列三种情况常用此方案化疗：①严重腹膜转移，不能经口进食，伴有大量腹水，用 5-FU+ 紫杉醇。② HER-2（+）的胃癌，用紫杉醇＋曲妥珠单抗，或伊立替康＋曲妥珠单抗。③高龄患者胃切除术后，或复发患者，用替吉奥＋顺铂。

慢性肾炎两效方   // 2016.7.22

1. 女贞子 10g，枸杞子 10g，菟丝子 10g，生薏苡仁 30g，墨旱莲 10g，荠菜 30g，桑寄生 20g，川续断 10g。每日 1 剂，水煎服。

口诀：三子薏莲川荠桑。

2. 鹿衔草 15g，马鞭草 15g，益母草 15g，地榆 10g，砂仁 10g，冬葵子 10g，蝉蜕 6g，贯众 15g，菟丝子 10g，炒酸枣仁 15g。

口诀：砂地三草，冬蝉众菟枣。

上两方，一为三草，一为三子，与原三保四贝、大黄三三三等三字为首的肾炎方一起形成治肾病的三字方阵也。

分子靶向抗肿瘤药物浅说   // 2016.7.25

据 2012 年资料，我国肿瘤患者人数 306.5 万，占全球患者的 20%；年死亡病例 220.5 万，占全球死亡病例的 25%。早期未扩散之癌症可手术切除，效果良好；中、晚期癌症采取手术、化疗、放疗方法，但会对人体产生严重损伤。分子靶向治疗对机体的损害较小，对肿瘤的针对性更强。

抑制血管内皮生长因子的药物，常见的有培唑帕尼、依维莫司、帕尼单抗、西妥昔单抗、曲妥珠单抗、贝伐珠单抗。除此之外，尚有直接抑制血管生成的靶向药物，烟曲霉素及其衍生物。

表皮生长因子受体酪氨酸激酶抑制剂，常见的有吉非替尼、埃克替尼。除此之外，尚有多靶向性的酪氨酸激酶抑制剂，如索拉非尼、拉帕替尼、舒尼替尼。

慢性肾衰竭治验　　　　　　　　　　　// 2016.8.4

患者李某，男，39岁。患慢性肾小球肾炎8年，来兰州求治于余。刻下见全身浮肿，血压140/90mmhg，尿蛋白（++），尿隐血（－），尿素氮17mmol/L，血肌酐562μmol/L。

处方：萆薢10g，乌药10g，益智30g，生龙骨15g，生牡蛎15g，海金沙10g，木通6g，石韦10g，大蓟、小蓟各10g，白茅根20g，瞿麦20g，苏梗10g，槟榔10g，木瓜20g，陈皮6g，甘草6g，桂枝10g，附子6g，半夏6g，吴茱萸6g，何首乌20g，滑石10g，萹蓄10g。每日1剂，水煎服。

服上药20剂，诸症减轻，尿素氮降至8mmol/L，尿蛋白降至（＋）。

肾小球肾炎之病理分类　　　　　　　// 2016.8.8

2015年2月肾脏病理学家和肾病学家在美国梅奥医学中心举行会议，最终达成了"梅奥诊所及肾脏病理学会关于肾小球肾炎病理分类、诊断及报告的共识"。该共识将增生性肾小球肾炎根据病因和发病机制分为以下5类。

1. 免疫复合物相关性肾小球肾炎　IgA肾病、过敏性紫癜性肾炎、狼疮性肾炎、感染相关的肾小球肾炎、纤维性肾小球肾炎（多克隆免疫球蛋白相关）。

2. 抗肾小球基底膜（GBM）肾炎　抗 GBM 肾炎。

3.C3 肾病　C3 肾炎、致密物沉积病。

4. 寡免疫复合物性肾小球肾炎　ANCA 相关性血管炎肾损害，包括 MPO-ANCA 和 PR3-ANCA 阳性、ANCA 阴性血管炎肾损害。

5. 单克隆免疫球蛋白相关性肾小球肾炎　单克隆免疫球蛋白沉积病、伴单克隆免疫球蛋白沉积的增生性肾小球肾炎、免疫管状病、纤维性肾小球肾炎（单克隆免疫球蛋白相关）。

肿瘤为什么难治　　　　　// 2016.8.11

肿瘤为什么难治？除了治疗方法的缺陷外，还有以下几方面原因。

1. 患者自己的恐惧形成巨大压力，情绪低落，饮食无进，正常生活规律破坏，致使机体免疫系统紊乱，为癌症之发展创造了条件。

2. 疼痛等症状造成机体之痛苦，难忍的疼痛使患者各系统的功能发生障碍。

3. 为了彻底切除癌组织，导致手术切除扩大化，促使多器官功能丧失，给癌症的进一步发展创造了条件。

4. 放化疗虽能在一定程度上消除癌组织，但同时也伤害机体的正常组织，进一步破坏了机体的免疫系统、内分泌系统、代谢系统。"杀敌一万，自损八千"，"敌方"一万很快补充，"我方"八千短期内无法补充，机体走上危途。

5. 癌症和炎症同时存在，并同时进退。有人说癌症是炎症的好朋友，不论是何种癌症，一旦发生，人体之免疫功能随之紊乱，特别是胆胰系、胃肠系、呼吸系、泌尿系、生殖系、血液系。总之，人体各系统之炎症纷至沓来。

上述五方面之乱象，最终都作用于免疫系统，促进了癌细胞的进一步突变，加速了患者的死亡。笔者在肿瘤临床一线跌爬滚打五十余年，每每看到越重视治疗之患者，生存质量越差，生存期限越短的怪象。这就形成癌症患者之生存期限：农民＞干部＞领导。我治过的癌症患者中领导干部很多，他们用尽了治疗最先进的办法，但死亡期限比一般的癌症患者明显较短。有些农民患了癌症没有条件采取先进的治疗方法，仅仅在当地间断服药（一般药品），反而存活好几年。

如何改善癌症患者之生存质量，延长生存时间，我认为有四点可供同仁参考：①宽松的环境、适合病情的起居，让患者心情愉快。完全封锁病情并不适合患者养病，应该和患者充分交流，在心理上影响患者，讲些癌瘤与人共存的案例，从而增强患者抗癌的信心。②三级止痛准确运用，使患者最大限度地处于无痛状态。③肿瘤科医师应精修内、外科临床常见病的诊断与治疗，不能将自己的知识局限在肿瘤一科之内。因为癌症所引起的症状涵盖了全身各个系统，如癌症可引起了胆囊炎、胃炎，还能引起头痛、发热、月经不调等，所有的症状如能在短期内解决，对癌症的治疗都有很大意义。④中医是传统的全科医师，尤其擅长于解决肿瘤的全科并发症。中医的扶正固本、活血化瘀、清热解毒、通里攻下等法对于肿瘤引起的全身任何一个系统的症状，如果用之得法，都会有立竿见影的效果。这种效果不仅能改善患者的生存质量，而且对癌细胞的再生和扩散也会产生一定程度抑制作用。

耳鸣治验 // 2016.8.13

丙申年末，王某，男，62 岁，既往有高血压、动脉硬化、耳鸣，间断头晕、心悸。

处方：生石膏 30g，麦冬 10g，防风 12g，菊花 15g，半夏 6g，陈皮 6g，茯苓 12g，甘草 6g，丹参 20g，钩藤 30g，当归 10g，白芷 6g，桂枝 10g，木通 6g，胆南星 6g，麻黄 10g，细辛 6g，石菖蒲 10g，朱砂 2g（分次冲服），神曲 10g，龟甲 15g，鳖甲 15g，生龙骨 15g，生牡蛎 15g，磁石 15g，生地黄 12g，山萸肉 10g。每 3 日 2 剂，水煎服。

服上药方 10 剂后，患者耳鸣消失，血压亦恢复正常。患者谢曰："先生之药可谓药到病除，真神医也。"

按：耳鸣一症为医界之难题，余研究本病已十余年，治疗本病不下百例，然小效者有之，大效者恒未见矣。此例之验诚喜事耳，用方仍以镇重潜阳为良法，其理何也？尚待临床试验研究进一步阐明。

慢性肾小球肾炎治验 // 2016.8.18

丙申年初秋，杜某，女，31 岁，患慢性肾小球肾炎 3 年，前后采用西医、中医治疗均未见明显疗效。时尿蛋白（+++），尿隐血（++），血压 150/100mmHg。自云近日感冒，咽喉疼痛，尚有轻度发热，全身不适。

处方：桑叶 10g，菊花 20g，连翘 15g，杏仁 10g，桔梗 20g，芦根 20g，金银花 15g，蒲公英 15g，败酱草 20g，板蓝根 15g，生地黄 12g，赤芍 15g，川芎 6g，当归 10g，桃仁 10g，红花 6g，益母草 6g，白茅根 30g，侧柏叶 10g，大蓟、小蓟各 10g，女贞子 10g，墨旱莲 10g，山栀子 10g，凤尾草 12g，车前子 10g，半枝莲 15g。每 3 日 2 剂，水煎服。

服上方 10 剂，患者尿蛋白（－），尿隐血（－）。此例系感冒引致慢性肾小球肾炎复发，主要以桑菊饮、益肾汤、白叶汤、山风汤之复方，患者尿蛋白与尿隐血即转为阴性。

胰腺癌治验两例　　　　　// 2016.8.20

丙申年夏秋之交，甘肃省某医院两位主任医师罹患胰腺癌，均邀余会诊。

病案一

患者蔡某，男，62 岁。胰腺癌突发黄疸，上腹疼痛，向背部放射。CT、MRI 等检查确诊为胰头癌。总胆红素 345mmol/L，结合胆红素 325mmol/L，谷丙转氨酶 696U/L，谷草转氨酶 460U/L。请国内胆胰科专家会诊，建议行经皮肝穿刺胆道引流术（PTCD）。中医治疗余用胆二核加香砂六君子汤、半夏泻心汤，加茵陈、栀子、大降酶。

半月后，患者诸症减轻，黄疸消退，肝功能恢复正常。后因感冒导致胃肠功能紊乱，再次会诊决定进行化疗。20 天后，患者因多器官衰竭而死亡。

病案二

患者李某，男，53 岁，患胰头钩突腺癌在西京医院手术切除、胆囊、胆管切除，胃大部切除，周围淋巴结清扫，胰管肠吻合、胃肠吻合，T 管引流，回兰州后服用中药治疗。余先用胆二核、香砂六君子汤、半夏泻心汤加茵陈、栀子、金钱草。后患者引流管内胆汁减少，术后 2 周拔除引流管。继则出现发热，体温 37 ～ 38.5℃，遂用麻黄桂枝汤加青蒿鳖甲汤。服药 5 剂，患者热退，食欲增加，服用下方。

生薏苡仁 20g，黄药子 10g，乌梅 4 枚，乌梢蛇 6g，白花蛇舌草 15g，三七 3g（冲服），生石膏 30g，龙葵 10g，香砂六君子汤、半夏泻心汤、胆二核。

另服生血颗粒、软肝消痞丸。患者病情稳定。

特发性血小板减少性紫癜（ITP）又一方

// 2016.8.27

丙申年秋，学生祁元刚携一方来，谓其治疗 ITP 疗效甚好，用之临床有特效。

处方：金银花 10g，连翘 10g，蒲公英 10g，板蓝根 10g，牡丹皮 6g，山栀子 10g，紫草 30g，生地黄 12g，当归 10g，生薏苡仁 30g，威灵仙 10g，鸡血藤 10g，乌梢蛇 6g，土茯苓 10g，知母 20g，牛膝 10g，苦参 20g。

口诀：五虎丹栀草，理阴薏仙鸡，母牛参土蛇，专治 ITP。

慢性肾小球肾炎浅谈

// 2016.8.31

余治疗本病 40 余年，手下所过患者不下数千，疗效有好有坏，但治愈之患者亦不在少数。余之体会如下。

1.扶正固本为治疗本病之大法。四君子汤、保元汤、六味地黄丸，方方不离才能有效。三保四贝汤为此类方药之首。

2.活血化瘀为治疗本病另一大法。复方益肾汤为此类方药之首。

3.清热解毒之法必不可少。复方益肾汤亦含有清热解毒之诸多药味。

4.利水消肿亦为不可或缺之大法。五苓散、五皮饮为此法之首选。

临床用药体会：三保四贝可作初诊之首选方。复方益肾、阿发煎麦、杷山黄菟三方合用不但可改善尿血、尿蛋白，还可改善肾功能。龙凤莲英、车牛桂附治尿血，加白叶二三女、山凤两车疗效倍增。复方益肾加鸡鸣散可改善肾功能，双革鸡鸣散亦可改善肾功能。

下肢静脉曲张之治疗 // 2016.9.5

下肢静脉曲张为常见病、多发病，妇女较为常见。西医治疗本病重在手术，但复发率甚高。中医使用四妙、补中，等方疗效甚微。

当归 10g，川芎 6g，生地黄 12g，白芍 30g，人参须 15g，太子参 15g，党参 15g，北沙参 15g，麦冬 10g。香附 6g，白豆蔻 10g，紫石英 15g，旋覆花 10g。每日 1 剂，水煎服。

余用上方治疗 3 人皆有疗效。然此方乃治疗大动脉炎之专方，却治疗静脉曲张有效。鉴于此，余反思八脉增、保真细花蛇、四平鸡旦真枸香等治疗无脉症有效方，是否对静脉曲张亦有效？此前余用四妙勇安汤、四妙散治疗此病仅有小效而无大效。

再谈痛风 // 2016.9.19

痛风是高尿酸血症之临床诊断。该病是由机体内嘌呤代谢紊乱所致。生命是蛋白质存在的形式，蛋白质是嘌呤存在的形式。肥胖之人脂肪堆积，势必造成蛋白质代谢加速和紊乱。机体加速蛋白之代谢，目的是增速脂肪向蛋白转化，但是却导致了嘌呤代谢紊乱，从而使尿酸堆积。尿酸质重下沉，在足踝、足趾上堆积，阻塞血管，压迫神经而致疼痛；或在皮下、关节形成痛风石而引起疼痛；或在肾小球堆积而导致肾脏疾病。痛风的治疗药物有秋水仙碱、别嘌醇、丙磺舒、非布索坦、痛风舒。

特发性血小板减少性紫癜 // 2016.9.26

近年来本病发病人数逐年增加，儿童、青少年、中年均有发病，女性居多。目前西医治疗本病用激素、免疫抑制剂治疗有效；环孢素、静脉注射用丙种球蛋白亦有一定疗效，但治本作用较差，根治病例极少。中医治疗本病有效，但仍然无规律可循。余惯用五虎丹丹、鹤大鸡小、参芪三黄、五味丹栀、犀角地黄、清营汤等，总体以热毒为标、正虚为本，加兰核或好或坏，不一而定。余谓本病与过敏性紫癜大同小异。余治疗过敏性紫癜之三味消土、胡风合剂、三指蝉均可用来治疗本病，复方甘露饮、升白药亦可治疗本病，说明本病之病因亦不离风也。"风性善行而数变"，"治风先活血，血活风自灭"。余在 30 年前拟定之升芪三黄汤治疗斯病有效。根据上述理念，重组方如下。

党参 10g，黄芪 20g，甘草 6g，大黄 6g，黄连 6g，黄芩 10g，

制乳香、制没药各 6g，白蒺藜 30g，金银花 10g，连翘 10g，蒲公英 10g，僵蚕 6g，全蝎 6g，蜈蚣 1 条，土鳖虫 6g，鸡血藤 10g，补骨脂 10g，苦参 20g。每日 1 剂，水煎服。

上述方药熔泻火解毒、活血化瘀、消风除湿、扶正固本于一炉，今后可用于临床。

盆腔广泛转移癌的认识 　　　　　　// 2016.9.28

宫颈癌、直肠癌、卵巢癌、子宫内膜癌、膀胱癌等到了中晚期均会出现盆腔之广泛转移，影响所及，通常会出现泌尿、生殖系统障碍，最常见的表现有腹水、腹痛、腹胀等。此时患者状态极差，医生也非常棘手。尿路 CT 检查显示盆腔结构紊乱，脂肪间隙模糊，其间或可见大小不等之占位病变，多发游离液区及包裹性液区，部分包裹囊后强化，大网膜增厚，肾盂及输尿管可见积水扩张，膀胱周边可见缺损。此种患者之肿瘤标志物检查 CEA、CA125、CA19-9、CA724 等可见增高，C 反应蛋白、降钙素原、白介素 -6 等均见升高，血沉增快。部分患者可出现肝肾功能损坏，亦可见自身抗体阳性。大部分患者均有不同程度的发热。患者常见消瘦、贫血、恶病质。

本病的治疗原则是改善患者生存质量，延长生存时间，常用抗生素、支持治疗（静脉注射用丙种球蛋白、胸腺五肽、白蛋白、输血及血浆），或中药辨证施治。请勿忽视中药之急救作用。余据临床数十年经验认为，此类患者鼻饲给药，对继发之肠梗阻、腹膜炎、膀胱炎、胆囊炎、胰腺炎、肠粘连等均有明显疗效，部分患者可在短期内转危为安。

三父母试管婴儿诞生　　　　　　　　// 2016.9.29

2016 年 9 月英国《新科学家》杂志披露：美国一科研团队利用"三父母婴儿"技术，使一对约旦夫妇成功产下一个健康男婴（婴儿母亲的线粒体携带有亚急性坏死性脑病基因，曾导致多次流产、婴儿夭折）。所谓"三父母婴儿"技术，是指利用有线粒体基因缺陷的女性卵子中的健康细胞核和捐赠者去掉细胞核的卵子，"拼装"一个新的卵子，再通过一系列现代生物技术，最终培育出正常婴儿的技术。

多脏器功能障碍治验　　　　　　　　// 2016.10.1

张某，女，42 岁。发热，恶心，呕吐，全身不适，在省人民医院住院治疗。实验室检查：谷丙转氨酶 330U/L，谷草转氨酶 265U/L，尿素氮 18mmol/L，肌酐 580μmol/L，血沉 38mm/h。经治疗 2 周未见明显疗效，医院建议赴京治疗。由于患者不愿赴京，故求余诊治。

处方：当归 10g，川芎 10g，白芍 15g，生地黄 12g，桃仁 10g，红花 6g，益母草 15g，丹参 20g，金银花 15g，连翘 15g，蒲公英 15g，板蓝根 15g，大黄 6g，蝉蜕 6g，苏梗 15g，滑石 15g，木通 10g，甘草梢 6g，黄芪 30g，黄精 20g，白茅根 30g，桔梗 30g，浙贝母 10g，三棱 10g，莪术 10g，白蒺藜 30g。每 3 日 2 剂，水煎服。

白蛋白 10g，每日 1 次，静脉滴注；青霉素 700U，每日 2 次，静脉滴注。

上方治疗 1 周后，复查肝功能正常，尿素氮 10mmol/L，肌酐 156μmol/L。其后感冒咽痛、鼻塞、全身不适，尿素氮又升至 18mmol/L。

处方：麻黄 10g，桂枝 10g，杏仁 10g，生石膏 30g，川芎 6g，白芷 6g，细辛 6g，羌活、独活各 10g，防风 12g，金银花 15g，白花蛇舌草 15g，车前子 10g，益母草 15g，大黄 10g，附片 6g，黄芪 30g，丹参 30g，山萸肉 30g，枸杞子 10g，桑椹 15g，水蛭 10g（分次冲服），连翘 15g，半枝莲 20g，生姜 6g，大枣 4 枚。每 3 日 2 剂。水煎服。

上方服用 5 剂后，患者精神好，肝功、肾功均恢复正常。

按：此例系普通上感，因病毒引致多脏器功能损害（MOF），实属罕见。盖多脏器功能损害常见于严重之器质性疾病晚期，系机体免疫功能崩溃之全身炎症反应综合征（SIRS）。普通之感冒引起本病者，目前尚无文献报告。另，此例之治疗应用了西医之抗生素、白蛋白等扶正、保肝、保肾，后加麻桂合剂立效，说明治病应求其本也，感冒病毒为本病之本也。

小苏打 +TILA–TACE 治疗癌症 // 2016.10.2

浙江大学医学院附属第二医院放射介入科医生晁明和胡汛团队一起进行了对原发性肝细胞肝癌新型疗法的研究，并将这种方法命名为"靶向肿瘤内乳酸阴离子和氢离子的动脉插管化疗栓塞术"，简称"TILA–TACE"。该项研究将动脉插管化疗栓塞术和小苏打结合，为原发性肝癌细胞肝癌患者注射碳酸氢钠。其原理是癌细胞生长，放出乳酸和酸代谢产物，使其环境呈酸性，而碳酸氢钠可使酸碱度上升，改变酸性环境，从而抑制癌细胞增生。其研究成果发表在《eLife》杂志上。

再谈胰腺囊性肿瘤   // 2016.10.5

　　胰腺囊性肿瘤（PCN）是指源于胰腺导管上皮和 / 或间质组织的囊性肿瘤性病变，主要包括黏液性囊性肿瘤（MCN）、导管内乳头状黏液性肿瘤（IPMN）、浆液性囊腺瘤（SCN）、实性假乳头状肿瘤（SPN）和囊性神经内分泌肿瘤（cNET）。凡系黏液性者，如导管内乳头状黏液性肿瘤、黏液性囊性肿瘤等具有恶变之潜能，临床应注意鉴别，因为浆液性肿瘤者大多属于良性。在声像检查中发现主胰管扩张、囊壁有结节、实质性占位等特征者，应进一步思考是否有恶性可能，必要时行 MRCP、ERCP 取活体组织检查确诊。对于没有任何临床症状之小囊肿，无须处理，临床观察。

阿法骨化醇的多领域应用的价值   // 2016.10.8

　　老年人跌倒虽然看似轻微，却易形成骨折，何也？骨质疏松也。通常之跌倒，除相应部位外，最常导致的骨折部位是髋部。换言之，髋骨骨折中 90% 皆因跌倒引起。骨质疏松（骨密度降低）、骨旁肌肉不协调是造成跌倒的两大原因。普通维生素 D 是帮助钙离子吸收和利用之利器，但是对于骨旁肌肉之协调则无能为力，因而并不能减少"跌倒"的发生。活化维生素 D（阿法骨化醇）则可调节骨旁肌肉的协调性，因此其对于老年人来说非常重要。

肝癌之治疗现状　　　　　// 2016.10.15

1. 肝移植的适应证

①米兰标准：单体 ≤ 5cm，多体（3个以下）≤ 3cm。

②旧金山标准：单体 ≤ 6.5cm，多体 ≤ 4.5cm。

③复旦标准：单体 ≤ 9cm，多体 ≤ 5cm。

2. 2015年12月的统计数据显示，我国共做肝移植25216例，一年生存率90%，两年生存率80%。已达到国际较高水平。

3. 肝移植后的抗排斥反应药包括激素、骁悉、他克莫司、环孢素等。

4. 肝癌的治疗方法　①介入治疗：经皮肝癌消融术（如射频消融、微波消融等）和经导管肝动脉栓塞化疗。②手术治疗：肝切除术、肝移植术。③化疗。④放疗。⑤靶向治疗。

肝癌漫谈　　　　　// 2016.10.21

我国为肝癌之高发区，占世界肝癌患者总数的55%。肝癌患者中85%～90%与乙肝具有相关性。也就是说，大约九成的肝癌患者与乙肝相关。乙肝自20世纪60年代起在我国流行，20世纪70～80年代，我国的乙肝患者人数增至1.2亿。经过30多年来的努力，我国的乙肝患者人数已较20世纪明显减少。据2015年公布的数据，全世界共有乙肝患者3.5亿，中国9300万。在我国每14个人中就有一例乙肝患者。肝癌的发病与病毒性肝炎有着密切关系。众所周知，在所有病毒性肝炎中，只有乙肝和丙肝容易慢性化，而乙肝的发病远较丙肝多。人们对乙肝与肝癌发病关系的研究较多。乙肝患者肝癌的发病率较常人高 100 ～ 150 倍，其中大三阳患者之肝癌发病率又高于小三阳患者。

肝癌患者多数合并肝硬化，早期肝癌之合并率在 40% ～ 60%，晚期肝癌则达到 90%，此也为肝癌的治疗带来困难。TACE、EUS-RFA、肝移植、细胞毒、靶向治疗等疗法也许对癌细胞形成杀伤作用，但忽略了肝硬化和失代偿的存在。时下进行之所有肝癌治疗措施都对肝脏进行着伤害，同时对机体的免疫系统也有显著的伤害。两个伤害不单使肝硬化正相发展，而且导致肝癌正相发展。患者的生存质量下降，生存时间缩短。

笔者在肝癌的临床治疗中已铁爬滚打 50 余年，深深体会到：①肝癌与肝硬化同时存在时，应将肝硬化失代偿的治疗放在重点。出血、黄疸、腹水、肝衰竭、电解质紊乱、肝肾功能之纠正，可采用输注白蛋白，输血，输注胸腺五肽，静脉注射用丙种球蛋白，应用抗生素、复合氨基酸、多巴胺、精氨酸等治疗。②中医治法包括疏肝健脾、清热解毒、清热泻火、软坚散结、利水消肿、釜底抽薪、扶正固本。

余治疗肝癌无数，大都能延长生命，改善生存质量。

中医治疗黄疸之经文　　// 2016.10.23

《伤寒论》："但头汗出，身无汗，剂颈而还，小便不利，渴引水浆者，此为瘀热在里，身必发黄，茵陈蒿汤主之。"

《金匮要略》："谷疸之为病，寒热不食，食则头眩，心胸不安，久久发黄，为谷疸，茵陈汤主之。"

《金匮要略》："酒黄疸，心中懊侬，或热痛，栀子大黄汤主之。"

《金匮要略》："膀胱急，少腹满，额上黑，足下热，因作黑疸。其腹胀如水状，大便必黑，时溏……硝石矾石散主之。"

当前国内普遍接种之预防疫苗　　// 2016.11.1

目前众所周知之五大疾病对儿童的健康造成了非常严重的影响，每年约有 1300 万人死于此类传染病。新生儿免疫器官发育尚不完全，面对脊髓灰质炎病毒、B 型流感嗜血杆菌、百日咳杆菌、白喉棒状杆菌、破伤风梭菌等，尚不能有效阻挡，往往感染发病。下列疫苗均为灭活病原的菌体，注入人体则可产生主动免疫。

1.脊髓灰质炎病毒　可引起脊髓灰质炎，传染性很强，可导致肢体麻痹瘫痪，一旦形成无特效治疗药物。

2.B 型流感嗜血杆菌　可引起小儿肺炎、脑炎、败血症。据 WHO 统计数据，在发展中国家平均每小时有 40 名婴幼儿死于此菌之感染，且 75% 在 1 岁以内。

3.百日咳杆菌　通过飞沫传染，可引起阵发性咳嗽，甚至痉挛和窒息。

4.白喉棒状杆菌　通过飞沫传染，除喉部疾患外，全身中毒症状非常明显，死亡率极高。

5.破伤风梭菌　属于厌氧芽孢梭菌属，其分泌的破伤风痉挛毒素是主要的致病因素。感染此菌婴幼儿的死亡率可达 100%，成人的死亡率为 30% ～ 50%。

胰腺癌患者之会诊纪实　　// 2016.11.4

患者赵某，男，83 岁，诊断为胰尾癌，住天津某医院治疗，邀余会诊。余年老行动不便，着弟子张桂琼代余赴津。时见患者高热；血清总蛋白 49g/L。白细胞计数、降钙素原、白介素 –6 均超出正常值，血糖 19.8mmol/L，尿酮体（+++），尿糖（+++），肝肾功能正常；CT、MRI 检查均提示：胰尾部 2cm×4cm×4cm 之肿物，周界不清，少量腹水。桂琼在津会诊患者，发来上述病情报告。

余拟处方：柴胡 10g，枳实 10g，白芍 15g，甘草 6g，大黄 10g，黄连 6g，黄芩 10g，丹参 20g，木香 10g，草豆蔻 6g，川楝子 20g，延胡索 20g，制乳香、制没药各 6g，白术 10g，茯苓 12g，党参 10g，半夏 6g，陈皮 6g。水煎服，每剂药煎两次，共 600mL，每次鼻饲 100mL，每日 3 次。

纠正低蛋白血症、电解质紊乱，控制血糖及抗感染等需倚重于西医也。中药之鼻饲乃围点也！需要诸方来打援也，打援如能成功，则为围点之中药可再加强之。胰腺癌之势孤矣，治愈之可能当有焉。

胰腺癌之中西医结合治疗　　// 2016.11.9

胰腺癌之发病日多，与时下人们之生活条件改善，肉、蛋、奶类饮食增加，生活节奏加快，心理压力增加有关。本病西医以手术治疗尚难取得满意疗效，主要因此癌生长较速，浸润、转移较早，一经发现已届中晚期。中医治疗此癌虽然难度亦大，但靠疏肝利胆、清热祛湿之优势疗法，往往在减轻病情、改善患者生存质量方面能够起到正向作用。

柴胡 10g，枳实 10g，白芍 20g，甘草 6g，川芎 6g，香附 6g，大黄 6g，黄连 6g，黄芩 10g，丹参 10g，木香 10g，草豆蔻 10g，

川椒 6g，干姜 6g，蒲公英 10g，败酱草 10g，延胡索 10g，川楝子 20g，制乳香、制没药各 3g。

此为治疗胰腺癌之主方，如有肿块，加三棱 10g，莪术 10g；黄疸，加茵陈 20g，栀子 10g；发热，加白马半鹤草青青；腹水，加大腹皮 20g，葫芦皮 20g，车前子 20g；腹泻，加附子 6g，罂粟壳 6g；便结，加大黄 20g。

西医之抗生素、白蛋白、静脉注射用丙种球蛋白、呋塞米等为常用之配合药物。危重患者，尤其是存在多器官功能障碍综合征或肝肾功能衰竭者，需要住院治疗。

两例疑难病案治验   // 2016.11.18

病案一：慢性肾衰竭

李某，男，36 岁。慢性肾小球肾炎、肾衰竭。尿蛋白（+++），尿隐血（++），血尿素氮 29mmol/L，血肌酐 560μmol/L。用双草鸡鸣散加大黄 10g（后下），牡蛎粉 30g（冲服），水蛭 10g（冲服）。服药后，患者尿蛋白（++），尿隐血（±），尿素氮 17.1mmol/L，肌酐 256μmol/L。

病案二：特发性血小板减少性紫癜

高某，女，36 岁。血小板波动于（0～2）$\times 10^9$/L 之间已有半年，往往是反复感冒、月经来潮时，原来上升之血小板每每骤降。余用五虎丹丹合四草（紫草、仙鹤草、墨旱莲、益母草）加桃红四物汤、胶艾四物汤、桂枝茯苓丸治疗。服药 20 剂，患者血小板升至 80$\times 10^9$/L，骨髓穿刺见巨核细胞增生活跃。

"十六字"方针的临床补充 　　// 2016.11.21

"西医诊断，中医辨证，中药为主，西药为辅"之"十六字"方针，关键是第一步与第二步之衔接。在确定西医诊断后，必须注重患者之证候，临证组方时应以患者当下之证候为切入点。离开这一切入点则可能脱离中医的辨证体系，而靠病方对而证方错，从而使治疗归于无效。余临床所拟之方药数以千计，有的可标记为治某某病方。但仅记此而投之，则入"方病合，而方证错"之歧途，使非常有效之专方归于无效。

以血小板减少性紫癜为例，该病可伴有咽痛、鼻塞、头痛、鼻衄、腹痛、痛经、月经量多、关节痛疼等，结合脉象、舌象先确定一方，然后再在五虎、鹤大、参芪三黄、玉黄、复方甘露、鸡骨车杖、桃红四物等方中选其近似证候，统一之辈组成复方。此乃有方有药之选择矣！

美国肝病协会学会（AASLD）年会 　　// 2016.11.29

2016 年第 67 届美国肝病协会年会于 11 月 11 日至 15 日在波士顿中心的 John B. Hynes 会议中心举行。世界各地的许多肝病专家都参与了此次会议。本次会议的主要内容有：①美国 FDA 批准了替诺福韦艾拉酚胺（TAF）上市，其抗病毒作用较恩替卡韦强，毒副作用少。②抗丙肝新药直接抗病毒药物（DAAS）治疗丙肝有效率达 100%。此药之特点为全口服、泛基因、短疗程、高疗效、低毒副作用。③三个奖项：美国西奈山医院斯特科教授凭借肝纤维化的研究成果，获得杰出成就奖。美国国立卫生研究所杰克梁博士获杰出临床导师奖。

脑卒中再谈 　　　　　　　　　　　　　 // 2016.12.2

　　脑卒中分缺血性脑卒中和出血性脑卒中，二者均为高血压、动脉硬化之产物。脑动脉硬化是脑卒中之前兆。脑之供血动脉来自颈内动脉和椎动脉，前者自颅底颈动脉孔入颅，形成大脑前动脉和大脑中动脉，供应大脑前半部分和大脑中部；后者自枕骨大孔进入，双侧汇合形成基底动脉，供应大脑后半部分和小脑。除高血糖、高血脂、高血黏度、高尿酸、高血压之外，高同型半胱氨酸血症更是促使血小板聚集、血管内皮损伤之因素。这些均可导致上述动脉血管硬化，血流缓慢，管腔狭窄，从而导致脑梗死。动脉硬化还可导致血管破裂出血，导致脑出血。近年来脑卒中的发病率增长很快，其死亡率占全部中老年人死亡率的20%，已超过癌症；且致残性甚高，为中老年致残之冠。

　　脑出血之治疗严重者以手术开颅为首选，轻中度可考虑降血压、止血、中医辨证治疗。脑梗死曾有脑血栓形成、脑栓塞的名称，其占脑卒中的80%，分为腔隙性脑梗死、交界性脑梗死、出血性脑梗死。临床常见的脑梗死为腔隙性脑梗死（简称腔梗），其梗死发生于脑组织深部和脑干内微动脉，血管直径在0.5～1.5mm。梗死灶大多数在2cm之内，因为梗死灶组织被机体吞噬细胞移除，故在脑组织中形成腔隙。腔梗虽小，症状也轻，然多发性腔梗则是短暂性脑缺血发作（TIA）之根源。血管性认知障碍与此大有相关。

　　陈旧性脑梗之临床表现通常轻微，如头晕、记忆力下降、单侧肢体麻木等。TIA为腔梗的通常表现，认知力一过性丧失非常多见。血压、血脂、血糖、血液黏度、血尿酸、同型半胱氨酸等，再加肥胖、吸烟等生活因素是本病诊断的参照因素。CT 检查可清晰地发现 5mm 以上的梗死灶；较此小者则不易发现，常需做 64 排 CT 或 MRI 等检查才能发现，因其无血管伪影故识别较为清楚。

中国重大医学新闻　　　　　// 2016.12.5

1. 我国第一个小分子靶向抗癌药埃克替尼荣获 2015 年度国家科技进步一等奖。

2. 全球癌症领域顶级杂志——《CA: 临床医师癌症杂志》（CA Cancer J Clin）在线发表了国家癌症中心公布的 2015 年癌症统计数据。

3. 国家心血管病中心出台急诊经皮冠状动脉介入治疗（PCI）之临床标准。

4. 西京医院郭学刚教授等的研究表明，ERCP 术前应用吲哚美辛可降低术后胰腺炎发病之风险。

5. 中国医学科学院阜外医院郑哲教授在《新英格兰医学杂志》发表文章证明，心脏外科手术围术期应用瑞舒伐他汀不能降低心脏术后房颤等的发病风险。

6. 首批谈判药品价目公布，替诺福韦酯、埃克替尼、吉非替尼三药之降价均在 50% 以上。

7. 北京协和医院李太生教授及其科研团队历时 10 年完成的一项大规模健康人群免疫功能研究，在国际上首次揭示了健康人群免疫功能指标（即外周血淋巴细胞亚群）的各年龄段正常参考值范围，以及其随年龄变化趋势。研究发现，随着年龄增长，人体 B 细胞及 NK 细胞未见明显波动。T 淋巴细胞总数下降，意味着免疫功能下降。

鸡矢藤的临床应用 // 2016.12.6

鸡矢藤为茜草科植物鸡矢藤的全草及根，别名臭藤、女青、白毛藤，甘酸平，用于积食、小儿疳积、肝炎黄疸、痢疾腹泻、湿疹皮炎、跌打损伤、腹痛、中毒、毒蛇咬伤、肺炎、咳嗽。

此药见诸历代本草专著，可治消化不良，亦可治疗肠痈；可治疗疖肿疮疡，亦可治疗关节疼痛；可治疗咳嗽咳痰、亦可治疗肺炎肺痈；可治皮肤瘙痒，亦可治疗蚊虫叮伤。此药之作用同时具有清热解毒、祛风胜湿、祛风止痒、活血化瘀、清肺止咳，对炎症、过敏均有大效。本药非但不伤脾胃，反而有助于脾胃之消化功能，故而临床运用范围可扩大之。

降脂新药依折麦布 // 2016.12.7

此药为至今上市的首个胆固醇吸收抑制剂，因而毒副作用较贝特类少，较他汀类亦少。本品可与非诺贝特合用，亦可与他汀类药物合用，合用时可增加降脂之效应。本品之规格有 5 片、10 片装，每片 10mg。本品之副作用与他汀类、贝特类同，肝功、肾功均可受到影响。

经皮腔内冠状动脉成形术（PTCA）的几个问题
// 2016.12.8

不稳定型心绞痛（UAP）、急性心肌梗死（AMI）放置支架可救命。冠脉阻塞 70% 以上，虽无症状亦可放入支架，以防 AMI。冠脉堵塞 50% ～ 70%，应根据病情决定是否放入支架。如果心绞痛反复发作并有持续性胸痛，则可放入支架；如果症状不明显，则不可放入。冠脉阻塞 50% 以下，则应以药物治疗为首选。

放入支架后需控制动脉硬化并防止血栓。前者是防止六高（加上同型半胱氨酸），后者用阿司匹林、氯吡格雷、华法林、达比加群酯、阿哌沙班、利伐沙班。

骨质疏松的药物干预　　　　　　　// 2016.12.8

吸烟、饮酒、肥胖、长期饮用咖啡类饮料，以及中老年后性激素、肾上腺皮质激素分泌不足，或长期应用激素、长期素食均可导致骨质疏松。骨质疏松的严重后果是骨折。老年人骨折致残，生活不能自理，对家庭、社会造成负担者比比皆是。根据骨密度测定具备下列情况之一的人群应进行药物干预：①确诊骨质疏松者（T < –2.5）。②骨量低下者（在 –2.5 < T < –1）。

如无上述数据，具备以下情况者，亦需药物干预：①曾经有过自发性椎体压缩性骨折。②轻伤则出现骨折等。③老年体弱、长期素食、烟酒嗜好、不善运动。④长期应用激素。

药物干预的常用的药物有：①降钙素 50 ～ 100U，每日或隔日肌内注射。②阿仑膦酸钠 5 ～ 10mg，每日口服。③雷洛昔芬，口服，60mg/d。④活性维生素 D：钙三醇 0.25 ～ 0.5μg/d，阿法骨化醇 0.5 ～ 1μg/d。

胸腺瘤再谈 // 2016.12.12

胸腺瘤为常见于前上纵隔之肿瘤，大部分为良性，约 1/3 有恶性倾向，约半数患者合并重症肌无力。本病最初无症状，后有压迫症状出现。好发年龄为 30～50 岁。诊断依据 CT、MRI 等检查。胸腺瘤压迫气管则出现咳嗽，压迫喉返神经导致声音嘶哑，压迫交感神经则致霍纳综合征，压迫上腔静脉产生上腔静脉综合征。本病之治疗以手术为主，但术后出现重症肌无力的概率较高。重症肌无力为自身免疫病，乃因神经肌肉接头处之介质发生紊乱所致，除激素治疗外，至今仍无特效药物。

胸腺瘤之分类有 A、B、AB、C 四型。A 为良性，占胸腺瘤的大多数；B 有少部分为恶性；C 则纯属恶性。恶性胸腺瘤的转移较广，可在骨、肺、肝、淋巴转移。胸腺瘤的化疗药物以环磷酰胺、5-FU、羟基脲、激素为主。

胸腺恶性肿瘤一例 // 2016.12.15

丙申年冬，一患者，男，45 岁。胸腺恶性肿瘤并发全身骨转移，西京医院诊断为骨转移癌。该患者胸部 X 线片仅见肺转移，CT、MRI 均如是之。查房见其右眼睑下垂，再行 PET/CT 细查胸腺，发现胸腺处代谢增强，胸腺癌不能排除。结合该患者之血沉 120mm/h。遂用大量激素冲击治疗，予地塞米松 20mg，静脉注射，每日 1 次。1 周后，患者全身状况明显好转，血沉降至 40mm/h。中药治疗用兰方加单复方，观察之。

血液病近况

2016 年 12 月 3 日至 6 日，第 58 届美国血液病学会年会（ASH）在美国圣地亚哥国际会议中心召开，来自世界 100 多个国家的超过 27000 位血液学专家云集于此。大会内容囊括血液学基础研究新发现、临床治疗新方法等全方位的血液学领域的最新成果，现选录部分内容列举如下。

1. 急慢性髓系白血病

（1）AML：蒽环类 + 阿糖胞苷，3+7 方案一直是 AML 之通用方案，总缓解率在 40% ～ 50%。此方案加伐达妥昔单抗则缓解率可达 76%。

（2）CML：主要集中观察了伊马替尼等酪氨酸激酶抑制剂之用药时间和停药时间。用药 1 年后停药，4 个月后 62% 无复发，24 个月后 52% 无复发。每延长 1 年用药时间成功率增加 16%。

2. 急慢性淋巴细胞白血病

（1）ALL：双特异性抗体百利妥的应用使 ALL 的完全缓解（CR）率达到 45%，部分缓解率（PR）为 80%，中位生存时间为 36 个月。伊马替尼联合化疗药物使 ALL 的完全缓解率达到 96%，但只有 11% 的 ALL 患者达到分子生物缓解，5 年生存率仅 22%。

（2）CLL：依鲁替尼用于初诊之 CLL 患者，客观缓解率（ORR）增加到 85%，24 个月 OS 为 98%；带有突变基因 del（13q）、del（11q）、TP53 之难治性患者 ORR 亦达 95%。艾德拉尼是第一代口服 PI3K δ 抑制剂，用于 CLL 初诊患者，无进展生存（PFS）为 23 个月；如与利妥昔联合则 ORR 可以达到 81%，OS 达 92%。

多发性骨髓瘤（MM）治疗研究领域之新星

// 2016.12.20

MM 之研究已逾百年，虽然已明确了其骨髓浆细胞慢性增生、骨质破坏、钙磷代谢障碍、肾功能损害、M 蛋白增多、本周蛋白阳性、轻链增加等。但在治疗上，仍停留在应用马法兰（左旋苯丙氨酸氮芥）等药物。

2016 年美国血液病学会年会把焦点放在 MM 单克隆抗体药物达雷妥尤单抗（DARA）和免疫检查与抑制治疗上。DARA 是抗 CD38 的单克隆抗体，是此次美国血液病学会年会的热门药物。CAR-T 疗法是一种嵌合抗原受体 T 细胞免疫疗法，为本次大会的另一热点。塞利尼索（核输出抑制剂）对高度耐药之 MM 有效，亦为大会另一热点。

谈谈白三烯受体拮抗剂 LTRA

// 2016.12.22

20 世纪 80 年代，瑞典科学家本格特·萨米尔松在哮喘患者的呼吸道分泌物中，发现了一种慢反应物质，也是导致哮喘发生的根本物质，并将其命为白细胞三烯（LT），简称白三烯。萨米尔松因此获得了 1982 年的诺贝尔生理学或医学奖。LT 具有非常强大的气管致炎作用。这种炎症的特点是黏膜水肿、平滑肌痉挛、嗜酸性粒细胞聚集。1990 年美国哈佛大学有机化学家艾里亚斯·詹姆斯·科里人工合成了白三烯，并凭此获得了 1996 年诺贝尔化学奖。以后关于 LT 的研究中几乎表明，LT 与呼吸道的所有疾患均呈正相关，如毛细支气管炎、扁桃腺炎、腺样体炎、慢性咳嗽、肺炎、大叶性肺炎、上气道咳嗽综合征、呼吸窘迫综合征、睡眠呼吸暂停综合征等。1998 年白三烯受体拮抗剂（LTRA）被成功研发，FDA 批准上市 2 年后在我国上市，在我国上市的 LTRA 名为孟鲁司特。

血氧饱和度 // 2016.12.26

血氧饱和度（SpO_2），即血中的氧气浓度，正常值动脉血 98%，静脉血 75%。正常人体的 SpO_2 应在 94% 以上，如果低于 90% 则称为低氧血症。

重危患者的 SpO_2 均有不同程度的降低。高原人，以及有低血压、鼻窦炎、慢性鼻炎、慢性肺气肿、支气管哮喘等慢性病患者亦见到不同程度的低氧血症。有人对慢性鼻炎患者做过大样本调查，统计数据显示其血氧饱和度均低于正常人。血氧饱和度低于常人者，则心率可高于常人。

颈肩综合征一例治验 // 2016.12.28

丙申年冬，患者，女，62 岁，患颈肩疼痛 10 余年，双上肢疼痛麻木，以夜间为重。曾做 X 线、CT、MRI 等检查，确诊为颈椎病、肩周炎（双侧）。应用各种西药止痛药无效，按摩推拿亦无效，遂来余门诊求治。诊其脉沉弦细，舌胖大，有齿痕。

处方：白芥子 10g，马钱子 1 个（油炸），制乳香 10g，制没药 10g，桂枝 10g，木香 3g，麻黄 10g，川牛膝 10g，生薏仁 30g，羌活、独活各 15g，防风 12g，防己 12g，川乌、草乌各 15g（先煎 1 个小时），藁本 10g，蔓荆子 10g，荆芥 10g。每日 1 剂，水煎服。

服上方 10 剂后，患者 10 余年之顽疾竟获痊愈。

老年眼病及其保护 // *2016.12.29*

1. 白内障　因老年人血管硬化，血流动力学改变，晶体新陈代谢减退，产生浑浊，尤其是糖尿病患者此种情况更为明显。

2. 糖尿病视网膜病变　本病影响所及，首先黄斑变性，视力随之下降。

3. 青光眼　此病老年人之发病高于中年人，中年人高于青年人。盖老年人患糖尿病、动脉硬化、白内障等多易使房水回流障碍所致。

此为老年人眼病之大宗，故此必须注意眼之保护，如应用叶黄素、玉米黄素、维生素 A、硫辛酸、硒、维生素 E、维生素 C、牛磺酸。

支气管哮喘的规范化治疗 // *2017.1.3*

一级治疗推荐药物：β₂受体激动剂沙丁胺醇。

二级治疗推荐药物：吸入型糖皮质激素，如不宜入糖皮质激素者，可服白三烯受体阻断剂，如扎鲁司特、孟鲁司特、普鲁司特。

三级治疗推荐药物：吸入型糖皮质激素/β₂受体激动剂复合剂，如福莫特罗。

四级治疗推荐药物：吸入型糖皮质激素/长效β₂受体激动剂复合剂，如丙卡特罗、沙美特罗、班布特罗。糖皮质激素之量可大，采用高限。

五级治疗推荐药物：在上述治疗基础上，可加用抗胆碱酯酶药，如阿托品、东莨菪碱。

验案两例 // *2017.1.9*

病案一

赵某，女，49岁，类风湿关节炎。诸肢节疼痛，关节肿胀、变形，时有发热，血沉56mm/h，脉沉弦数，舌胖大，有齿痕。

处方：千年健15g，川牛膝20g，川乌、草乌各15g（先煎），雷公藤15g（先煎），辽细辛15g（先煎），马钱子1个（油炸），桃仁10g，红花30g，苍耳子15g，海风藤15g，青风藤15g，防风10g，当归10g，丹参10g，制乳香、制没药各6g，桂枝10g，威灵仙10g，麻黄10g，薏苡仁20g，甘草6g，石膏30g。每日1剂，水煎服。

服药15剂后，患者诸症大减，血沉降至10mm/h。

病案二

丁某，男，58岁。结肠癌，手术、放化疗后。术后2年腹胀腹痛，大便时干时稀，无食欲，消瘦，贫血，衰弱，脉沉弦数细，舌胖淡，有齿痕。

处方：当归10g，白芍20g，苍术6g，厚朴6g，陈皮6g，槟榔10g，枳实10g，木香10g，黄连6g，黄芩10g，薏苡仁30g，黄芪30g，防风12g，半夏6g，冬瓜子10g，白术10g，女贞子20g，墨旱莲20g，槐花10g，山药10g，甘草6g，水蛭6g，莪术10g，三棱10g，丹参10g。每3日2剂，水煎服。同时服用生血颗粒。

服上方10剂，患者诸症皆消。

妇科病之中医辨证再谈 // 2017.1.12

中医对妇科疾患之治疗，向来注重辨证施治。经前属热，经后属寒，经痛血瘀；白带属寒，黄带属热，血带者气虚；漏者气不统血，崩者既有气虚不能统血者，亦有血热迫血妄行者，还有血瘀血不归经者。中医据此则有经前逍遥散，经后温经汤，经痛少腹逐瘀汤；白带清带汤、完带汤，黄带易黄汤，血带胶艾四物汤、固经汤；漏证属气虚者理冲汤，血崩者，常合并气虚、血热、血瘀于一炉，故而可用固冲汤、桂枝茯苓丸、桃红四物汤、胶艾四物汤之复合组方。

西医治妇科病，总以炎症为诸症之开端也。盖妇人之子宫、附件，前有尿道、膀胱，后有肛门、直肠，二者皆排泄污染之通道，加之性生活，故而妇科病常以炎症为始作俑者。宫颈炎症、宫颈糜烂、附件炎、子宫内膜炎、盆腔淤血综合征等造成内分泌之紊乱，导致月经不调，进一步发展可导致子宫肌瘤、附件囊肿、输卵管闭塞不通、积水、不孕症等。西医之治疗注重抗炎、激素治疗、手术治疗。激素治疗包括雌激素替代疗法、雌激素 / 孕激素替代疗法。

西医对妇科器质性病变的疗效较好；中医对妇科功能性疾患的疗效较好。手术后形成的残端炎症、粘连，中医疗效优于西医。

治疗肝豆状核变性一例　　　　　// 2017.1.15

患者，吴某，男，19 岁。浙江台州人，在杭州、北京的医院均诊断为肝豆状核变性，因治疗无效专程来兰州求诊于余。患者肝功损害，黄疸明显，肝大，腹水，少许关节疼痛。ALT 139U/L、AST 121U/L，TBIL 59mmol/L，DBIL 10mmol/L，IBIL 49mmol/L，血清铜蓝蛋白 15μmol/L，尿酮 100μg/24h，血沉 32mm/h，眼球未见 K-F 环。余认为此例诊断"肝豆状核变性"依据不充分，修正诊断为自身免疫性肝炎，肝硬化。

处方：柴胡 10g，杭白芍 20g，枳实 10g，甘草 6g，大黄 10g，黄连 6g，黄芩 10g，丹参 30g，木香 6g，草豆蔻 6g，茵陈

20g，栀子 10g，当归 12g，生地黄 12g，黄芪 30g，秦艽 10g，板蓝根 10g，金银花 15g，连翘 15g，蒲公英 15g，败酱草 15g，五味子粉 10g（分次冲服），艾叶 20g，槐花 10g，益母草 10g。每 3 日 2 剂，水煎服。

服上药 20 剂后，患者转氨酶正常，总红素降至 32mmol/L，腹水消失。服上药的同时服古圣 1 号、古圣 2 号各 2 粒，每日 3 次；胆胰颗粒，每次 1 袋，每日 2 次；消风二号，每次 2 粒，每日 3 次。

慢性肾衰竭一例　　　　// 2017.1.19

患者李某，女，32 岁。患慢性肾小球肾炎 8 年，蛋白尿（+++），尿隐血（++），慢性肾衰竭，浮肿，高血压。

处方：萆薢 10g，海金沙 10g，木通 6g，滑石 12g，大蓟、小蓟各 10g，白茅根 30g，瞿麦 10g，萹蓄 10g，苏梗 10g，槟榔 10g，木瓜 20g，陈皮 6g，甘草 6g，桂枝 10g，附片 6g，半夏 6g，吴茱萸 10g，何首乌 10g。每日 1 剂，水煎服。

服上药 30 剂，患者尿蛋白降至（+），尿隐血消失，尿素氮由 18mmol/L 降至 5mmol/L，血肌酐由 256μmol/L 降至 120μmol/L，精神、食欲均较前好转。继续服药治疗。

胃癌验方　　　　// 2017.1.23

王培均，男，79 岁，患胃癌（印戒细胞癌）3 年来，服用余之方药 250 余剂，临床症状消失。在其所服十余首方药中，培均先生对下方赞不绝口。

处方：党参 10g，白术 10g，茯苓 12g，甘草 6g，半夏 6g，陈皮 6g，赤白芍各 15g，木香 6g，草豆蔻 6g，黄连 6g，黄芩 12g，干姜 6g，柴胡 10g，枳实 10g，大黄 3g，延胡索 6g，川楝子 20g，制乳香、制没药各 6g，肉桂 3g，高良姜 6g，砂仁 10g，小茴香 10g，生龙骨 15g，生牡蛎 15g，海螵蛸 15g，鸡内金 10g，香橼 6g。每 3 日 2 剂，水煎服。

最引人关注的心血管脑事件（2016 年度）

// 2017.1.25

1. 晕厥住院患者中一部分合并肺栓塞。

2. 冠脉搭桥停不停阿司匹林？各家说法不一。

3. 房颤患者 PCI 术后抗栓治疗非常重要。

4. 急性脑出血原主张强化降压治疗，证明并无益处。

5. 心血管危重患者的预防和治疗并重。

6. 脑卒中之二级预防重要。

7. 冠心病心衰在介入治疗后，心衰可随之改善。

8. 应对冠脉主干病变患者施行 PCI 术。

9. 药物支架相较于裸金属支架并无优势。

10. 利拉鲁肽除降糖外，心血管获益也明显。

11. PCSK9 抑制剂与他汀类药物合用，降脂效果更显著。

12. 脑卒中溶栓，小剂量可行否？目前正在讨论。

13. 房颤消融利害各半。

14. 室速的治疗，导管消融优于药物。

15. 颈动脉支架不劣于颈动脉剥脱术。

16. 凝血因子 X a 抑制剂——"沙班"类药物应运而生。

17. 经导管主动脉瓣置换术（TAVR）治疗主动脉瓣狭窄。

18. 塞来昔布的心血管安全性较好。

19. 索马鲁肽具有心血管获益。

20. 阿利吉仑单用及与依那普利合用无差别。

乳腺癌术后肺转移、纵隔淋巴结转移医案

// 2017.1.30

杨某，3 年前行左乳腺癌根治术，1 年前发生肺转移、纵隔淋巴结转移。服用余之中药处方 1 年来病情缓解。近日突发恶心呕吐，不能进食，入院 CT 检查示见右上前纵隔有 4cm×3cm 大小之淋巴结，肿大之淋巴结压迫食管上段。

处方：桂枝 10g，茯苓 10g，猪苓 10g，白术 10g，泽泻 10g，三棱 10g，莪术 10g，海藻 10g，昆布 10g，三七 3g（分次冲服），水蛭 10g（分次冲服），人参须 15g，太子参 15g，党参 10g，北沙参 10g，生地黄 12g，山萸肉 30g，牡丹皮 6g，山药 10g。每日 1 剂，水煎服。

"中风发热，六七日不解而烦，有表里证，渴欲饮水，水入则吐，名曰水逆，五苓散主之。"故予此患者用五苓散，鉴于有 3cm×4cm 大小的淋巴结压迫食管，故以三棱、莪术辈消之化之。患者服上药 10 剂，诸症大减。

中药之疗效在服药之后慢慢出现

// 2017.2.3

2016 年，余治特发性血小板减少性紫癜（ITP）多例，大部患者均可见血小板在 1 个月内逐渐上升，但一小部分患者血小板

未见上升，然虽未见上升，但患者一般状况明显好转，出血、鼻衄等均未复发。

病案一

潘某，男，79 岁。血小板 7×10^9/L，全身见细小之出血点，牙龈、鼻腔时有出血。服药 30 余剂，皮下、牙龈、鼻腔之出血止，全身状况及精神均好转，但血小板未见明显上升，常波动在（$3 \sim 10$）$\times 10^9$/L。半年后其子来告曰：1 周前查血常规，血小板及血常规在正常范围。

病案二

患者，女，34 岁。血小板波动于（$3 \sim 20$）$\times 10^9$/L。咽痛、经期、上呼吸道感染三个因素最能导致血小板之波动，服用中药每能见效。余以胸腺五肽预防感冒，以黄连解毒片、养阴清肺丸常服治疗咽痛，以桂枝茯苓丸、逍遥丸常服治疗月经不调。患者连服中药 200 余剂，血小板曾 3 次升至 100×10^9/L 以上，但月经后复又下降。半年后，患者来诊，谓半年来未服中药，仅用前述成药治疗月经不调及咽痛，注射胸腺五肽以预防感冒。昨日查血常规正常，血小板 125×10^9/L。

中药治疗 ITP 是授之与渔，非鱼也，故其往往在服药后 3 ～ 6 个月始见疗效，因此需要告知患者"坚持服药，勿急勿躁，服药 30 ～ 100 剂后见效者居多也"。

封闭抗体浅谈　　　　　// 2017.2.6

在正常孕妇血清中存在一种抗体，称为封闭抗体（BA），此种抗体可阻止免疫系统对受精卵的攻击。此种攻击实则为一种机体排斥反应。

此种抗体分为：①抗温 B 细胞抗体（HLA-D/DR 抗体）。②抗冷 B 细胞抗体（非 HLA-DR 抗体）。③抗特异性抗体。④抗 TLX 抗体。⑤抗 FC 受体抗体。⑥抗父体的补体依赖性抗体（APCA）。

临床上，不孕症因免疫反应导致者占 10%～15%。其中绝大多数为抗精子抗体阳性所致，封闭抗体阴性者占极少数。封闭抗体，虽有六种类型，但临床常用者为 APCA，其呈阴性则说明免疫系统对受精卵有攻击。

IgG4 相关性疾病（IgG4-RD）　　// 2017.2.8

最近读了中山大学杨岫岩教授的"IgG4 相关病"一文，感悟极深。该病有多个腹部肿块的发病形式，或胰，或胆，或肝，或肾，以旁侧侵袭为主要形式，多伴有血沉快、多肽抗体阳性，易被误诊为非霍奇金淋巴瘤、成人 still 病、坏死性淋巴结炎、胰腺癌、肝癌等。本病患者之血清 IgG4 恒为阳性，故名曰 IgG4 相关病。

复方丹参滴丸最近获国际亚临床认证　　// 2017.2.8

复方丹参滴丸之主要组成药物为丹参、三七、冰片，其于 1993 年获国家新药认证。二十多年来，该药在国内外被广泛应用于临床，并受到广大患者和国内外专家的认可。天士力制药集团股份有限公司为申请美国 FDA 认证，对复方丹参滴丸进行了多中心、随机、双盲、安慰剂平行对照临床试验研究，在全球 9 个国家、地区的 127 个临床试验中心进行。结果显示，复方丹参滴丸组可显著增加稳定型心绞痛患者最大运动耐受时间（TED），对多种类型心电图异常的较严重稳定型心绞痛患者的治疗效果，也显著优于安慰剂组对照组及三七冰片拆方组。

软组织肉瘤治疗进展 // 2017.2.12

软组织肉瘤来自中胚层间叶组织，恶性多，病理类型复杂。近十年来，其治疗上的进展较快，似乎进入了快通道。美国 FDA 在 2 年时间内进行了两种药物的认证上市。新药艾日布林的上市为本病的治疗带来了希望。艾日布林为注射用化疗药，对乳腺癌亦有明显疗效，尤其对紫杉醇、多柔比星治疗无效的乳腺癌有效。此外，在免疫治疗上崭露头角的帕博利珠单抗，治疗尤文肉瘤、平滑肌肉瘤、滑膜肉瘤效果较差，但对未分化脂肪肉瘤、未分化多形性肉瘤之疗效却达到 33%，前途甚佳。奥拉单抗是一种血小板衍生生长因子受体 α（PDGFR-α）阻断抗体，属靶向治疗药物。

《伤寒论》少阴病漫谈 // 2017.2.14

"少阴之为病，脉微细，但欲寐也。"说明少阴病的脉微细、神志改变与西医学之血压下降、休克类同。"少阴病，四逆，其人或咳，或悸，或小便不利，或腹中痛，或泄利下重者，四逆散主之。"此条则说明前述之"脉微细，但欲寐"可出现于心血管系统、呼吸系统、泌尿系统、消化系统等。"泄利下重"之所以单独提出，足见此症在古时常见也。

"少阴病，二三日以上，心中烦不得卧，黄连阿胶汤主之。"

"少阴病，一二日，口中和，其背恶寒，附子汤主之。"

"少阴病，下利便脓血者，桃花汤主之。"

"少阴病，下利咽痛，胸满心烦者，猪肤汤主之。"

"少阴病，二三日，咽痛，与甘草汤；不差，与桔梗汤。"

"少阴病，咽中生疮，不能语言，声不出者，苦酒汤主之。"

"少阴病，始得之，发热脉沉者，麻黄细辛附子汤主之。"

"少阴病，咽中痛，半夏散及汤主之。"

"少阴病，吐利，手足逆冷，烦躁欲死者，吴茱萸汤主之。"

"干呕，吐涎沫，头痛者，吴茱萸汤主之。"

除上述少阴病经文外，尚有四逆、通脉、白通、白通猪胆、白通猪胆人尿等都为少阴病范畴，其主症包括四肢厥逆、脉微欲绝、下利清谷。真武汤、附子汤亦属于少阴病范畴。加上心悸、身痛二症，前提仍然不离"脉微细，但欲寐也"。

少阴病中一部分为死证，具体如下条文。

"少阴病，恶寒，身蜷而利，手足逆冷者，不治。"

"少阴病，吐利，躁烦，四逆者，死。"

"少阴病，四逆，恶寒而身蜷，脉不至，不烦而躁者，死。"

"少阴病，六七日，息高者，死。"

上述条文说明少阴病包含了西医学之休克。各种器质性病变导致的休克，都属于西医学之急症范畴，为ICU之主治患者。中医急症之治疗当以少阴病为理论主导，舍此则不能提纲挈领也。

室管膜瘤一例 // 2017.2.16

学生李松携来一CT片，显示在第三脑室旁近丘脑处有一

20cm×15cm 大小的占位病灶，周界清晰，右侧脑室及第三脑室变形。

患者，男，69 岁，曾有高血压病史，诊断为过多发性腔梗。近年来头晕、乏力、耳鸣、手麻、步态不稳。余据 CT 片诊断为室管膜瘤，因其在第三脑室旁，周界清晰，故判断此瘤可能为恶性，鉴于患者为老年男性，良性的可能性较大。目前患者之临床表现或许与此有关。室管膜瘤通常为良性，有恶性倾向，一般位于幕上者恶性程度大，位于幕下者则恶性程度小。前者预后较差，后者预后较好。年龄越小，恶性可能性越大，预后差；年龄越大，恶性可能性越小，预后越好。本病之治疗仍以手术切除为首选，化疗、放疗酌情辅之。中医中药对老年幕下之患者，如果自觉症状较少，可作为首选方案。

肺癌中医治疗再谈   // 2017.2.18

肺癌之中医治疗前以麻杏石甘、杏苏为基本方，此方疗效可靠，为他方所不及也。

①胸痛：以瓜蒌薤白、冠心 Ⅱ 号为首选，复元活血、分清气饮、仁香覆，依次可用。

②哮喘：此为肺癌最常见之并发症，以小青龙、白果、定喘为首选，三子养亲汤、大味远走、生脉散、二陈汤、二母黄杏，视情况可用。

③清热解毒：黄鱼二马蚤、黄天二土、五味消毒饮、泻白散，依据情况可用。

④止血：梅鱼三代母知生、侧艾黄鹤汤、三黄泻心汤，酌情可用。

⑤通腑：凉膈散、通圣散，酌情可用。

血脂新见解 // 2017.2.20

血脂之升高为高脂血症，此乃动脉硬化之最重要基础。其通常之检查项目为胆固醇、甘油三酯、高密度脂蛋白、低密度脂蛋白。正常范围：胆固醇（TC）低于 5.7mmol/L，甘油三酯（TG）低于 1.7mmol/L，高密度脂蛋白（HDL-C）高于 0.7mmol/L，低密度脂蛋白（LDL C）低于 3.7mmol/L。

2007 年我国参考世界指南所制定之"我国高血脂临床指南"中强调了 HDL-C 之临床意义，认为不得低于 0.7mmol/L。最近，我国心血管病学会和病理学会联合制定的《中国成人血脂异常防治指南（2016 年修订版）》中特别强调了 LDL-C 的临床意义，认为中国之高脂血症与欧美国家的人不同。LDL-C 是中老年人心血管病的最高危险因素之一，其正常值不得高于 3.7mmol/L。

再谈"十六字方针" // 2017.2.21

30 年前，余提出中医发展之"十六字"，并在全国中西医结合学术大会上做了专题报告，题目是"从中西两种医学的发展历史看两者之不同，再看二者之结合的必要性"。此讲题引起了时任卫生部长陈敏章之重视，并对余所提"西医诊断、中医辨证、中药为主、西药为辅"之十六字大加推崇，谓此可作为中西结合之"十六字方针"；同时建议由我主持编写一部《中西医结合实用内科学》。该书经过三年之努力，由西北五省 21 位著名中西医结合专家参与，共同完成了中国当代第一部中西医结合内科学专著。

该书于 1996 年荣获 "世界传统医学大会突出贡献国际金奖"。我应邀赴美领奖，并在洛杉矶、旧金山、拉斯维加斯讲学。4 年后，除在省内举办过多期以 "十六字方针" 为主题的学习班外，我还应邀赴陕西、贵州、北京、内蒙古及甘肃等地讲解 "十六字方针" 之意义。经过了 30 年的临床锤炼，个人对于该方针的体会又向前迈进了许多。

一、西医诊断

西医诊断日新月异，各临床领域每年都有新的成果涌现。呼吸系统之 "慢性咳嗽" 分为上气道咳嗽综合征（PNDS）、咳嗽变异性哮喘（CVA）、胃食管反流性咳嗽（GERC）。另外，白三烯受体之活性增强等均为导致咳嗽之原因。心血管系统诊断出现了 ACS（急性冠脉综合征）、SAP（稳定型心绞痛）、VAP（不稳定型心绞痛）、AMI（急性心肌梗死）等过去未曾有之诊断名词。

二、中医辨证

前述之西医诊断仅为浩如烟海之现代诊断的举例而已，仅就这少量举例，谈谈西医学之诊断对中医辨证之巨大意义。慢性咳嗽指出了慢性咽炎对该病之重要意义，这就提示了养阴清肺汤在中医处方中的意义。指出了 "变应" 在咳嗽中的意义，这就提高了麻杏石甘汤之应用。指出了胃食管反流的意义，这就提高了中医培土生金的辨证意义。在急性冠脉综合征论述中，西医提出了血管堵塞的病机，这就使中医活血化瘀发生了临床意义，弓背向上伴有 Q 波表明反复缺血导致陈旧性坏死，此意义确定了水蛭在活血化瘀中的重要意义。中医的 "胸痹" 被后世公认为与现今之冠心病类同，是胸中阳气闭塞之病。《金匮要略·胸痹心痛短气病脉证治》中所列之方药均为宽胸理气剂，九方中无一方含活血化瘀药。西医理论拓开了中医之辨证思维，因此在 20 世纪 70 年代产生了著名的治疗冠心病专方冠心 Ⅱ 号。如果与《金匮要略》的九方联合，则治疗冠心病、胸痹之疗效可提高一大步。

西医诊断不但在疾病定位上使中医辨证更加精确，同时为中医辨证提供了新思路。有了这些新思路，中医辨证便可以在原有望、闻、问、切的基础上，以全新的面貌脱颖而出，把现代大工业赋予西医的精华为我所用，使中医乘上现代科学技术的快车，与时俱进。

三、中药为主，西药为辅

中西医结合是为了发展中医，因为一定要树立中药为主的方法。西药为辅是指在治疗某些疾病时给予患者少部分的西药和特效药，目的是为了提高疗效，造福患者。

综上所述，"十六字方针"在临床应用中会逐渐深化、逐步完善，提高临床疗效，使中医逐步现代化、规范化。

支气管哮喘特殊发病一例 // 2017.2.22

焦某，男，45 岁。慢性咽炎，反复感冒，气憋，胸闷呈阵发性。求余诊治，谓对任何药物均过敏，对西药过敏尤甚，服之非但无效，反而气憋更甚。余先予养阴清肺汤加味，仅见小效。后见血压 140/90mmHg，则予瓜蒌薤白半夏汤合冠心 Ⅱ 号、三七、水蛭辈，非但无效，反见气憋欲死。十剂药，仅服一剂半，余药全废。余思之，此患者之胸闷、气憋，绝非心病也！既非心则必属肺，乃予下方。

麻黄 10g，杏仁 10g，生石膏 30g，甘草 6g，干姜 6g，细辛 3g，五味子 3g，半夏 6g，苏子 10g，黄芩 20g，桑白皮 10g，款冬花 10g，白果 10g。10 剂，水煎服。

患者服上药大效，携重礼来家中谢曰："先生，真乃神医也。"

成年糖尿病患者平均寿命缩短九年 // 2017.2.24

笔者认为此结论为时过早，并不能说明糖尿病之转归。

① 2004 ～ 2008 年我国糖尿病之防治刚刚起步，绝大多数患者均未进行系统治疗。

②我国糖尿病防治经费尚未到户。

③国际糖尿病治疗指南尚未完善。

④新药诺和力（利拉鲁肽）等尚未问世。

鉴于此，上述结论之得出应为时过早。当然，此结论在促进糖尿病防治工作进一步加强方面或许有一定意义。

牙龈癌一例治验 // 2017.2.28

患者，男，58 岁。2015 年 10 月患牙龈癌求治于余，时患者在上牙龈生出一鸡蛋大小之肿块，溃烂血水，在陇南某医院活检诊断为鳞癌。后辗转西安、成都各医院，因手术创伤面积太大，涉及毁容问题，故未行手术，亦未做放疗、化疗。

处方：五倍子 10g，当归尾 10g，红大戟 6g，血竭 3g（分次冲服），透骨草 6g，麝香 0.1g，制乳香 10g，制没药 10g，三棱 10g，青风藤 10g，苏木 10g，山慈菇 10g，人参须 10g，莪术 10g，海藻 10g，昆布 10g，太子参 10g，党参 10g，北沙参 10g，生地黄 12g，山萸肉 30g。每 3 日 2 剂，水煎服。

换着服到第 8 剂时，肿块破溃，流出大量浓血，肿块缩小一半，顿感轻松无常。

抑癌基因与自然杀伤因子　　// 2017.3.1

近年来，随着分子生物学的发展，人们发现了 Rb、p53、p16、Ki67、S1、BRCA1、BRCA2 等抑癌基因。此类基因发生突变则不能完成抑癌之使命，故癌症由生。上述抑癌基因发现的同时人们又发现了树突状细胞（DC 细胞），此为人体最敏感之免疫提呈细胞。人身身体内一有抗原出现，此细胞则敏锐获现，于是所有免疫细胞，如 NK、CIK、LAK 等均被激活，并同致病因子进行殊死斗争。抑癌基因与自然杀伤细胞之实质乃人体之"正气"也。《黄帝内经》有"正气存内，邪不可干""邪之所凑，其气必虚"，此其谓也。

参灵兰胶囊浅谈　　// 2017.3.3

黄芪 30g，冬虫夏草 20g，人参 20g，白术 20g，白花蛇舌草 20g，女贞子 20g，灵芝 20g，莪术 20g，绞股蓝 20g，茯苓 20g，土鳖虫 10g，三七 6g，半枝莲 20g，神曲 10g，徐长卿 20g。上药共研入胶囊。

此方为旅美华人姜文国提出的，在欧洲华界广泛使用，谓可减少放化疗的副作用，防止癌症转移，提高生存质量，延长生存期。

白英与土贝母 // *2017.3.16*

二药均具有清热解毒、软坚排脓的作用。白英为茄科植物之全草，土贝母为葫芦科植物之块根。近代药理研究表明，二者均具有一定的抗癌作用，土贝母多用于瘰疬、乳腺之化脓，白英多用于疮疡肿块。二者均可用于肾炎，用量为 10 ～ 30g。白英有小毒，又名白毛藤。

继发性血小板增多症 // *2017.3.9*

此属于骨髓巨核细胞增生活跃、超限所致的血小板数量急剧增加，临床表现为出血、凝血、血栓、贫血、感染等症状。目前西医常用羟基脲、低分子肝素、尿激酶等进行治疗，只能对症并不能根治。中医采用扶正固本、活血化瘀、消风除湿等治法，辨证准确，个别病例可有明显疗效。余喜用方药如：人参须 15g，太子参 15g，北沙参 15g，党参 15g，生地黄 12g，山萸肉 30g，马钱子 1 个（油炸），土茯苓 12g，水蛭 10g，八月札 10g，石见穿 10g，红豆杉 10g，喜树果 10g。此方为治疗一切慢性白血病、急性增生性骨髓病之专方。

再生障碍性贫血又一方 // *2017.3.12*

丁酉年春，省肿瘤医院中西医结合科病房住一再生障碍性贫血患者。其谓 4 年来一直服用余之方药，病情稳定，并在服用过的数十种处方中选出一种，谓其疗效较好。余视之，乃下方也：

人参须 15g，太子参 15g，北沙参 15g，党参 15g，生地黄 12g，山萸肉 30g，女贞子 10g，枸杞子 10g，菟丝子 10g，何首乌 10g，墨旱莲 10g，肉苁蓉 10g，破骨脂 10g，桑椹 10g，黑大豆 10g，赤小豆 10g，白扁豆 10g，丹参 20g，麦冬 10g，五味子 3g，柴胡 10g，淫羊藿 10g，黑芝麻 10g，鸡血藤 20g。

口诀：兰核三三黑（兰核、三豆、三子、黑女血朴）。

再生障碍性贫血与骨髓增生异常综合征

// 2017.3.15

再生障碍性贫血（AA）与骨髓增生异常综合征（MDS），二者临床上有共同之处：三系均减少，出血、贫血、感染共存。骨髓穿刺可鉴别二者。AA 之骨髓三系，髓系、红系、巨核均无增生或增生低下，网织红细胞恒缺如或少见。MDS 之三系有增生，亦有活跃或增生低下。依靠幼稚细胞之存在与含铁细胞之多少而分型。通常二者之诊断是可以鉴别的，但是一部分患者则长期误诊。

丁酉年春，省肿瘤医院中西医结合科一患者三系少，5 年来恒以再生障碍性贫血治疗，曾用激素、环孢素、静脉注射用丙种球蛋白、输血等维持。来余门诊，仍按照 AA 治疗，曾用过当川三子鸡丹红、黑山龙马四神云、兰核三三黑、归脾三子桂、板破人皂鸡、物当黄鹤草、鸡马又同笼、元山白金牛等方加减，但疗效总不稳定，只能依靠输血。此次住院，查骨髓网织红细胞高达 2%，同时绝对值 30×10^9/L，说明网织红细胞并不低，骨髓增生并不低下［正常人网织红细胞 0.5～1.5，绝对值（15～100）$\times 10^9$/L］。鉴于此，余以骨髓增生活跃治疗，用兰核、马土水、八石红喜、参芪三黄、复方甘露。此例患者在服药 15 剂后，病情稳定，血小板下降，虽然维持在（12 ～ 32）×10⁹/L，但全身出血症状明显好转，精神状态好转，下肢行动亦较前有力。

青蔻胶囊Ⅲ号之制备 // 2017.3.16

青蔻胶囊（青蔻Ⅰ号）：每粒胶囊中含有青黛 240mg，草豆蔻 60mg，蟾酥 8mg，马钱子 80mg，胃复安 20mg。共计 408mg，每日 2 次，每次 1 粒。治疗急性白血病。

上方每粒胶囊中加入白砒 10mg，则组成青蔻Ⅱ号；再加雄黄 120mg，减去青黛 40mg，则成为青蔻Ⅲ号。

青蔻Ⅰ号为青黛、蟾酥制剂。

青蔻Ⅱ号为青黛、蟾酥、白砒制剂。

青蔻Ⅲ号为青黛、蟾酥、白砒、雄黄制剂。

三制剂均适用于各类白血病。Ⅱ号、Ⅲ号可用于重症白血病的加强治疗，Ⅰ号则适用于白血病缓解期之维持治疗。

精神分裂症之西医用药 // 2017.3.22

传统抗精神病药物，如氯丙嗪、奋乃静、氟哌啶醇、异丙嗪等。

非传统抗精神病药物，如利培酮、喹硫平、氯氮平、奥氮平。

非传统抗精神病的药物疗效较好，所以近年来应用较多，但近来有报告称此类药物可引致心血管事件，因而传统抗精神病药物应用又再度兴起。据资料显示，我国精神病患者已达 1 亿。

抗抑郁药浅谈   // 2017.3.24

选择性5-HT再摄取抑制剂：氟西汀、帕罗西汀、舍曲林、氟伏沙明、西酞普兰、艾司西酞普兰。

5-HT及去甲肾上腺素再摄取抑制剂：度洛西汀、文拉法辛。

去甲肾上腺素能及特异性5-HT能抗抑郁药：米氮平、奥氮平、氯氮平。

除上述三类外，传统药物还有三环类抗抑郁药和四环类抗抑郁药。

最近临床心得   // 2017.3.25

中医辨证论治是"诸于内，形于外"之《黄帝内经》思维。所谓"诸于内"，是指人体内的之诸多改变（病理和生理、器质和功能），在其外部（形象和功能）都应该存在相应的改变。中医创立了"望、闻、问、切"，日本人提出的"腹征"都是为了完善对疾病外部所有证候的掌握。"十六字方针"之"西医诊断"，进一步扩大了对疾病外部表现之分析思维。肿瘤之确诊确定了活血化瘀、软坚散结的思考；感染之确诊，加强了清热解毒之应用；休克之确诊使补中益气、急救回阳之理念趋向定量；自身免疫病之确诊使中医"治风先活血"之理念有了物质基础；白血病之形态学确诊加深了对中医补肾调脾理论的深入理解；基因之改变给中医扶正固本、活血化瘀注入了新思维。

八十感怀 // 2017.3.25

人到八十无所愁，
老无不爱亦无求。
活人桃李为雕锦，
何任青囊就此休！

从滥用抗生素谈起 // 2017.3.25

滥用抗生素是目前主要存在之重大问题。自从英国细菌学家亚历山大·弗莱明发现青霉素以来，抗生素便在全世界范围内广泛应用。一时间医院、社区、乡村医生在应用抗生素方面随心所欲，无限扩大应用范围，于是出现了诸多负面之影响，如：①耐药菌株大量涌现，如耐甲氧西林金黄色葡萄球菌（MRSA）、鲍曼不动杆菌（MDR-AB）、抗万古霉素肠球菌（VRE）、超广谱β-内酰胺酶（ESBLs）耐药菌株等。②抗生素之疗效逐日退化，使用剂量越来越大，"道高一尺，魔高一丈"，抗感染疗效今不如昔，有些感染性疾病百药无效。③浪费药物，增加患者之经济负担。

因此，应加强抗生素的应用规范，各级医院应有组织地安排人员参加抗生素规范应用培训。

慢性肾病之进展 // 2017.3.28

1.随着糖尿病在我国发病激增，糖尿病肾病已是我国 CRF

（慢性肾衰竭）的主要原因之一。

2. 我国之膜性肾病患者较前增加了一倍，且其发病人群分布与大气污染区的分布呈正相关。PM2.5 浓度超过 70μg/ ㎡的地区，膜性肾病的发病率显著增加。

3. 肥胖是导致慢性肾脏病（CKD）的重要因素。德国的一项研究共纳入了 62249 例受验者，其中 906 例 CKD，体重过轻者 2 例 /1000 人，超重 3.5 例 /1000 人，肥胖 6.7 例 /1000 人。

4. 恩格列净为新上市的 2 型糖尿病新药，可延缓 CKD 的进展。

5. 我国的最新统计的数据显示，慢性肾脏病患者已达到 1.4 亿，其中糖尿病肾病超过一半，慢性肾小球肾病次之，肾病综合征再次之。

伊马替尼之治优势　　　　　　　　// 2017.3.30

伊马替尼（酪氨酸激酶抑制剂）作为治疗慢性髓细胞性白血病（CML）的靶向药物，一经问世就不同凡响。

2001 年德鲁克在《新英格兰医学杂志》（NEJM）发表论文首次公布此药治疗 CML 的研究结果。该项研究选取了 54 例 CML 患者，其中 53 例取得 CR（临床缓解），7 例 Ph 染色体转为阴性。这是以往任何一种药物都没有过的。随后的Ⅲ期临床试验结果显示，CML 患者服用伊马替尼 400mg，每日 1 次，较阿糖胞苷 + 干扰素 α 有效。

随着后续研究的推进，伊马替尼已经成为 CML 临床治疗的首选药物。该药为 CML 的治疗奠定了基础，开拓了先河。

谈谈活性酸素 // *2017.4.3*

空气中氧气的含量为 20%～25%。人的生存依靠呼吸，吸入氧气，呼出二氧化碳。吸入的 O_2（氧分子）参与机体的新陈代谢，其中约有 95% 转变为人体所需的各种能量，与此同时，有 2%～5% 却转为状态极不稳定的"活性氧自由基"，也叫"活性酸素"。

"活性酸素"为人体氧化还原反应过程中产生的垃圾的总称。人体内一直不断进行着氧化还原反应，正因为这一反应的存在，新陈代谢才能进行。生、老、病、死都是这一反应的生理病理表现。在这种氧化还原反应的过程中会产生数以亿计的垃圾，活性酸素就是垃圾组成的基础，学术上将此称为自由基。自由基可自由穿行游走于组织、细胞之间，危害极大。产生自由基是新陈代谢使然，也是人体内氧化还原反应使然。人体组织、细胞及各种酶和活性物质的组成基础是蛋白质，蛋白质的合成依靠 DNA（脱氧核糖核酸），而脱氧状态就形成氧化之开端，因此一切生命活动的微观生理病理就是一个氧化还原过程。

自由基很活跃，故而对人体可产生巨大的危害。疾病、衰老、死亡都与自由基的存在息息相关，因此抗氧化、清除自由基就是保持人体健康、防治疾病、延缓衰老的重要措施。

1. 人体的自由基增加的影响因素　①过食肉类、油腻食物。②思想压抑太过。③肥胖、吸烟。④大气污染。⑤食用不新鲜的食物。

2. 清除自由基　人体自身存在的超氧化物歧化酶（SOD）是自由基的清道夫。红色蔬果，如红番茄、胡萝卜，它们中分别含有红番茄素、胡萝卜素。绿色植物和鱼虾类食物中饱含青虾素。茶叶中含黄酮。新鲜蔬菜中含有大量的维生素 C。上述食物均能增加体内 SOD 的活性。除此之外，叶酸、褪黑素等药物激活超氧化物歧化酶的作用亦很显著。

3.清洁胃肠道　乌梅和芥末在胃肠中能发挥巨大的清除自由基的作用。

谈谈白藜芦醇 // 2017.4.6

美国人艾尔·敏德尔在《抗衰老圣典》一书中将白藜芦醇列入 100 类最热门抗衰老物质之一，并称其为"21 世纪保健圣品"。白藜芦醇具有很强的抗氧化作用。红酒中的红酒素含有丰富的反式白藜芦醇，其作用与黄酮类物质类似，因此对高血压、动脉硬化、脑梗死、冠心病等均有一定的防治作用，对养生保健亦有良好作用。

头痛脑鸣之验方 // 2017.4.8

丁酉年春，患者桂莲脑鸣，服下方大效。

生石膏 30g，当归 10g，蔓荆子 10g，黄芩 10g，菊花 20g，麦冬 10g，生甘草 6g，川芎 6g，半夏 6g，白芷 6g，细辛 6g，羌活、独活各 6g，防风 12g，赤芍 10g，生地黄 12g，陈皮 6g，桃仁 10g，红花 6g，柴胡 10g，枳壳 12g，桔梗 30g，牛膝 10g，丹参 30g，竹叶 20g。每日 1 剂，水煎服。

ω–3 多不饱和脂肪酸 // *2017.4.10*

ω–3 多不饱和脂肪酸系长链不饱和脂肪酸，在人体内不能自主合成，需要自体外摄取。其主要来源为深水鱼油、鱼肉，因其对心血管疾病有明显的预防作用，故而受到社会的普遍认可。2002 年美国心脏病学会（AHA）提出对 ω–3 多不饱和脂肪酸的应用，应根据具体情况而定。

1. 作为一级预防并未推荐。

2. 作为高危人群的常规预防意见尚不统一。

3. 作为冠心病和心源性猝死的二级预防有益，但多数专家认为推荐力度不宜太大。

4. 对心力衰竭的二级预防尚无确切证据。

5. 对抑制 2 型糖尿病向高血压、动脉硬化转化尚无明确证据。

三个小资料 // *2017.4.10*

1. 经口内镜食管下括约肌切开术（POEM）治疗贲门失弛缓症安全可靠。

2. 美国胃肠病协会（AGA）近期发布了对胃食管反流病（GERD）应用质子泵抑制剂（PPI）的完全肯定意见。

3. 黄酮类药物的临床应用 黄酮类物质在临床上有广泛而明显的疗效，且存在于大量常见的药材中，因而引起了医界的广泛注意。最早发现的维生素 P 即属于黄酮类，其广泛存在于向天果、银杏叶、丹参、葛根、毛冬青、青皮、陈皮、绞股蓝等植物中。维生素 P 具有明显的抗氧化、清除自由基作用，同时具有抗凝、溶栓作用，因而可广泛用于心脑血管疾病的治疗和预防。

肾炎一方 // 2017.4.12

黄芪 30g，山药 10g，枸杞子 10g，桑椹 20g，益母草 12g，丹参 30g，金银花 20g，桂枝 10g，大黄 10g，附片 6g，水蛭 10g（冲服），车前子 10g，白花蛇舌草 10g，半枝莲 10g。每日 1 剂，水煎服。

此方可治疗慢性肾小球肾炎，亦可治疗早期肾衰竭。

骨髓增生性血液病三方 // 2017.4.16

1.青蔻一号　草豆蔻 800g，马钱子 400g，青黛 1200g，蟾酥 40g，胃复安 200mg。

上药共 2640g，研末入 0.5g 胶囊，每日 1～2 次，每次 1～2 粒，饭后服。每粒胶囊含马钱子 82mg，青黛 246mg，蟾酥 8.2mg。

2.青蔻二号　青黛 1600g，蟾酥 40g，红信石 6g，草豆蔻 1000g。

上药共 2646g，研末入 0.5g 胶囊。每粒胶囊含蟾酥 7.5mg，红信石 1.1mg。

3.青蔻三号　青黛 800g，蟾酥 20g，红信石 20g，明雄 100g，草豆蔻 500g。

上药共 1440g，研末入 0.5g 胶囊。每粒胶囊含蟾酥 6.95mg，红信石 6.95mg，明雄 34.7mg。

青蔻一号以蟾酥（每粒胶囊含蟾酥 8.2mg）、青黛、马钱子为有效成分，不含红信石，入胃复安少许，可防恶心、呕吐，故可常服，适用于慢性白血病及骨髓增生性疾患。

青蔻二号在青蔻一号的基础上加红信石（1.1mg）而成，适用于急性白血病之缓解期及骨髓增生性疾患，亦可长服。其含红信石的量少，长服不会中毒。

青蔻三号中每粒胶囊含红信石 6.95mg，较青蔻二号增加 6 倍，且有明雄 34.7mg，对骨髓白血病细胞的抑制作用极强，相当于西医学的 VDAP 方案，故适用于急性白血病（ALL、AML）活动期，亦可用于继发性血小板增多症、真性红细胞增多症。

迎风流泪小议   // 2017.4.17

迎风流泪为常见症，结膜炎、角膜炎、泪囊炎、泪腺炎、沙眼等均可导致此症。但上述病症除迎风流泪外，尚伴眼痛、羞明、眶胀等。如果单纯迎风流泪则大多属于眼球过敏，即对冷风之过敏使然。盖球结膜及角膜乃机体黏膜的一部分，敏感性极强，越老则其耐敏性越低，故老人易患本病。中医称此为"风"，"风善行数变""颠顶之上唯风能到""痒者风也"，故治此证当从"风"论治。余之自拟方麻桂合剂加苍耳子、辛夷、蔓荆子、白蒺藜、菊花、石决明、木贼，可治此证也。另外，尚可加止痒四药或止痒六药。

低剂量螺旋 CT   // 2017.4.20

20 世纪 70 年代以前，人们采用 X 线检查和痰液脱落细胞检查之法，对肺癌进行筛查，虽有进步，但漏诊较多，不能对早期肺癌做出快速诊断。

20 世纪后叶，人们用 CT 诊断肺癌，准确度大大提高，并能对早期肺癌做出诊断。但是由于 CT 检查放射性较大，在提供诊断的同时也增加了患病部位辐射量，此种辐射也可引起癌的扩散和复发。

近年来，美国、日本开始使用低剂量螺旋 CT（LDCT），其辐射量只相当于原来的 1/6。此低剂量螺旋 CT 的患者辐射损伤较普通 CT 明显减少。美国癌症研究中心的一项研究报告显示：每年进行   次筛查的肺癌高危人群，其采用 LDCT 的死亡率较采用普通 CT 降低 20.3%。

肺癌高危人群：①年龄 45 ～ 70 岁。②有吸烟史。③有癌症家族史。④有自身肿瘤史。⑤长期被动吸烟史。⑥致癌物质职业暴露史。⑦厨房油烟长期接触史。

读书点滴   // 2017.4.21

1. 外科康复是当前需要解决的重大问题，关系到患者的治疗和预后，关系到医院的建设和进步。其包括疼痛、出血、感染、复发等多个方面。

2. 骁悉为抗排斥反应的首选药物，最近其发现对妇女生育的影响较大。凡用此药者胎儿畸率达 20% ～ 30%。

3. 血中甘油三酯不仅是动脉硬化的相关检查项目，同时与自身抗体也有相关性。

临床好方剂 // 2017.4.23

1. 肝病一方

半夏 6g，陈皮 6g，茯苓 12g，甘草 6g，苏梗 10g，厚朴 10g，白芍 20g，生姜 6g，大枣 4 枚。每日 1 剂，水煎服。本方为江南名医王荫之软肝汤，专治各类肝病。

2. 肾炎方

黄芪 20g，山药 10g，枸杞子 10g，桑椹 10g，益母草 15g，大黄 10g，丹参 20g，金银花 20g，附片 6g，水蛭 10g（分次冲服），白花蛇舌草 15g，半枝莲 15g，车前子 10g。每日 1 剂，水煎服。本方可用于多型肾炎、慢性肾衰竭。

口诀：四对山枸椹，水蛭最可信。

3. 再生障碍性贫血方

鹿角胶 10g（烊化），菟丝子 15g，补骨脂 10g，巴戟天 10g，仙鹤草 20g，当归 10g，白芍 15g，生地黄 10g，山萸肉 10g，白术 10g，党参 10g，黄芪 20g，茯神 10g，远志 6g，龙眼肉 10g，炒酸枣仁 15g，木香 10g。每日 1 剂，水煎服。本方以归脾汤为基础，适用于各型再生障碍性贫血。

口诀：鹿菟破巴仙，四六取二前。

慢性肾小球肾炎一例 // 2017.4.27

丁酉年春，李某，男，39 岁，患慢性肾炎 5 年，尿隐血（+++），尿蛋白（-）。

处方：大蓟、小蓟各 20g，山栀子 10g，淡竹叶 10g，藕节炭

10g，蒲黄 6g，生地黄 10g，当归 10g，滑石 15g，木通 6g，甘草 6g，侧柏叶 10g，白茅根 20g，女贞子 10g，墨旱莲 10g，凤尾草 15g，车前子 10g，半枝莲 10g。每日 1 剂，水煎服。

患者服药 10 剂后尿蛋白、隐血均消失。

口诀：小山竹节节黄，理阴煎滑石汤。

肿瘤临床之思考   // 2017.4.30

胰腺癌为当前肿瘤治疗之难点，最初有切除术根治之思维，然发现越想根治则死亡越快，生存期（OS）和无进展生存期（PFS）越短。后有缩小手术范围之设想，亦未见较好疗效。最近《柳叶刀》（The Lancet）发表了一篇关于 ESPAC-4 研究的报告，表明胰腺癌小范围微创手术后应用吉西他滨＋卡培他滨的化疗方案，可提高患者的生存期。单纯应用吉西他滨或卡培他滨，前者优于后者，但二者联合使用则明显优于单一药物治疗。

余临床治疗胰腺癌多年，处理患者上百例，恒以中药疏肝利胆、健脾和胃，配合西药卡培他滨，常可延长患者生存期，较之《柳叶刀》杂志报告疗效或许更好。

迎风流泪之验方   // 2017.5.2

丁酉年春，余年逾八十，每天仍能坚持晨练，但一日起迎风流泪，愈抹愈重，几乎不可收拾。余思之，春日柳絮纷飞，万花飘粉，乃过敏原也，老年人易致敏，故流泪也。余在室内诊病时则无此现象。

处方：当归 10g，川芎 10g，赤芍、白芍各 20g，生地黄 12g，

党参 10g，焦白术 20g，茯苓 12g，甘草 6g，白芷 6g，细辛 3g，
羌活 10g，防风 12g，桂枝 10g，黄芪 20g，乌药 10g，益智 20g，
山萸肉 20g，菟丝子 10g，菊花 15g，枸杞子 10g，女贞子 10g，
炒山药 20g，苍耳子 10g。每 3 日 2 剂，水煎服。

服上 2 剂，诸症渐消。余思之，上药可加麻杏石甘、苍耳子、
藁本、蔓荆子以开窍除湿利水，则疗效可更进矣！

慢性肾小球肾炎一例　　　　// 2017.5.4

丁酉年春，王某，男，40 岁，甘肃靖远人。患肾炎 6 年，百
药无效，余处以下方。

处方：萆薢 10g，乌药 10g，益智 10g，石菖蒲 10g，海金沙
10g，木通 6g，滑石 15g，大蓟、小蓟各 10g，白茅根 20g，瞿麦
10g，萹蓄 6g，苏梗 10g，槟榔 10g，木瓜 20g，陈皮 6g，甘草
6g，桂枝 10g，附片 6g，半夏 6g，吴茱萸 6g，何首乌 10g，石韦
10g。每日 1 剂，水煎服。

服上药 10 剂，患者的尿蛋白由（++）变为（-），尿隐血
由（+）变为（-），尿素氮由 12mmol/L 降至 9mmol/L，肌酐
213μmol/L 降至 120μmol/L，尿酸 560μmol/L 未变。

上方原为降尿酸、改善肾功能而设，此例反见尿蛋白、隐血
明显改善，而肾功能改善亦佳。余治疗慢性肾炎，用阿发煎麦汤
消隐血，而蛋白消但隐血存之例与此雷同也。说明肾小球肾炎的
隐血与蛋白出现为同一机理，中药之作用殊途同归。

慢性肾小球肾炎又一例 // 2017.5.9

李某，男，42岁，患慢性肾小球肾炎12年，百药无效，曾辗转西安、北京等地求医。其间曾服用激素、环孢素、沙利度胺等，均未见效。刻下尿蛋白（+++），尿隐血（+++），尿素氮9.4mmol/L，肌酐230μmol/L。

处方：苏梗10g，蝉蜕6g，益母草20g，党参10g，黄芪20g，黄精20g，白茅根20g，白蒺藜20g，漏芦20g，当归10g，川芎10g，白芍15g，生地黄12g，三棱10g，莪术10g，连翘15g，浙贝母10g。每日1剂，水煎服。

服上方15剂后，患者尿蛋白、隐血及肾功能恢复正常。

金之大家小论 // 2017.5.9

刘完素（1110—1200），河北省河间县（今沧州市）人，享年90岁，为中医温热病之鼻祖，开"寒凉派"之先河。其弟子：荆山浮屠→罗知悌→朱丹溪。其著作有《素问玄机原病式》《素问病机气宜保命集》《黄帝素问宣明论方》《三消论》，以及后世整理的《河间六书》《河间医学全集》。

张元素（1131—1234），河北省易水县（今保定市）人，享年103岁，为中医"易水学派"之鼻祖。其师承李东垣→王好古。其著作有《医学启源》《脏腑标本寒热虚实用药式》，《药注难经》《医方》。

金元时期，兵荒马乱，家无宁日，百姓流离失所，疾病流传，医家获得了临床实践机会。刘、张二位，刘集热病之大成，张归纳内伤病的精要，二人为中医之发展做出了贡献。其学说承前启后，将中医学术推上了前所未有的高度。

原发性胆汁性胆管炎　　　// 2017.5.12

原发性胆汁性胆管炎（PBC），2009 年欧洲肝病研究学会（EASL）首先论述本病，其将原来的淤胆型肝硬化更名为 PBC。本病的发病机理是胆汁的长期淤积，导致的全身变态反应。因而应将其列入"自身免疫病"的范畴。本病是以无菌性胆管炎为基础，自身免疫反应为病原，诊断的要点是 ALT、AST 的升高，AMA 阳性（抗线粒体抗体阳性）。

乙型肝炎之八特点　　　// 2017.5.15

2017 年 4 月 19 日至 23 日，第 52 届欧洲肝病研究学会国际肝脏病大会（EASL/ILC）在荷兰阿姆斯特丹举行，会议提出：①感染乙肝病毒（HBV）后，只有少部分人（1.2/10 万）成为乙肝患者。②乙肝抗病毒治疗因人而异，具有明显的可操作性。③推荐使用 NAS（核苷类似物），如恩替卡韦、阿德福韦酯。拉米夫定、替比夫定现不推荐使用。④NAS 的停药标准：HBsAg（-）、HBsAb（-）可停药。无肝硬化的 HBeAg（+）患者，HBV DNA（-），巩固治疗 1 年可停药；有肝硬化的 HBeAg（+）患者，HBV DNA（-），巩固治疗 3 年可停药。⑤对 NAS 应答不佳的患者，可换用同类药物或干扰素治疗。⑥PEG-IFNα 疗程的停药标准：48 周为标准疗程，可延长至 96 周（特殊情况）。⑦不推荐初始联合用药或序贯用药。⑧特殊人群根据临床情况权变之。

乙肝最新资料 // 2017.5.17

1. 乙肝之发病率：1992 年：10%；2006 年：8.57%；2014 年：4.38%。

2. 慢性乙肝→肝硬化→肝癌，被称为"乙肝转化三部曲"。每年的慢性肝炎患者中 2%～10% 可转变为肝硬化；每年肝硬化患者中有 3%～6% 转为失代偿（腹水、消化道出血、肝性脑病）；每年有 3%～5% 的肝硬化患者转为肝癌；每年慢性肝炎转为肝癌者占 0.5%～1%。

读书小记 // 2017.5.20

1. 小儿慢性肉芽肿病为先天性免疫缺陷病，表现为患儿免疫功能缺陷，经常处于感染状态。西药仅有激素、免疫抑制剂可用。

2. 特殊痤疮多在背侧，除小型毛囊炎外，可致大的化脓性病灶，或可见痈、蜂窝织炎、窦道，久治不愈。

3. 乙肝母婴时下之三阻断　①妊娠妇女 HBV DNA $> 2 \times 10^2$/L 则应在孕第 7、8、9 三个月分别注射乙肝免疫球蛋白；如 HBV DNA $< 10 \times 10^2$ 则无须注射。②胎儿出生后 12 小时内肌内注射乙肝疫苗、高效免疫球蛋白。③婴儿在出生后第 1、6 个月时分别注射乙肝疫苗一支。

肺动脉高压之新关注 // 2017.5.23

肺动脉高压是由慢性气管炎、喘息性支气管炎、支气管哮喘、支气管扩张症、肺结核、硅肺、肺癌、肺脓肿等肺部疾患导致的肺间质纤维化、肺气肿引起的。此外，尚有肺栓塞引起的急性肺动脉高压，病情危重，顷刻间可致人死亡。另外，慢性鼻炎、鼻窦炎，长期迁延不愈亦能出现肺动脉高压。

由于呼吸道疾患的发病非常广泛，肺动脉高压的发生亦较为普遍，其又能导致心衰和死亡，因此将本病称为"心血管疾病中的癌症"。每年的 5 月 5 日为"肺动脉高压日"。

治疗慢性肾小球肾炎之体会 // 2017.5.25

慢性肾小球肾炎的中医治疗恒以活血化瘀、清热解毒为基本法，而基本方为复方益肾。若病程日久，则气血双亏，三保四贝汤又当为主方。该方中保元补气、四物补血，较之复方益肾更突出了扶正固本之功。此方横空出世，力压群雄，以其卓越之功效替代了复方益肾治疗斯病之主方地位。

三保中虽有气血双补之品，但清热解毒效力不足，可加复方益肾补之；肾功能损害者，可加大黄三三三；正气仍显不足者，可加黄山椹枸；脾胃气虚者，可加巴山黄苑。

斯病之见尿隐血可用小蓟饮子加白叶及山凤两车半；肾衰竭可用双葶鸡鸣散。双葶鸡鸣散可改善肾功能，降尿酸，更可同时消除尿蛋白、尿隐血。

再谈辨证论治 // 2017.5.29

30 年前，余提出"西医诊断，中医辨证，中药为主，西药为辅"之十六字方针，其意是在西医诊断清楚之基础上，应用中医传统辨证方法和方药改善患者的症状，提高生存质量。

余据 50 多年的临床经验得出，改善和纠正患者现有证候是中医、西医，乃至世界一切医学的治疗目的和临床愿望。中医认为，辨证论治即"治病求本"，这个本就是病机。病机是逻辑推理的产物。西医因为掌握了科学的实验研究技术，洞察了疾病的内在微观特点，从而增加了新的治疗措施。这些措施的目的仍然是改善现有症状，提高患者的生存质量。因此，无论是中医辨证论治，还是西医辨病论治，都是为了让患者脱离病痛、远离死亡，可谓殊途同归。

一个医生，如果脱离了患者的现有证候，单纯去从病原的致病性入手治病，则会忽视患病者的痛苦，对患者漠不关心，只关心检验结果、影像报告，对药物可致的副作用亦漠然视之。如果只是根据患者的临床证候进行辨证论治，则在一定程度上忽视了患者的病原和局部的病情特点，从而使一些重要思维不能到位，将一些有用中药的应用排斥在外，疗效大打折扣。

《中国医师宣言》全文　　// 2017.6.1

健康是人全面发展的基础。作为健康的守护者，医师应遵循患者利益至上的基本原则，弘扬人道主义的职业精神，恪守预防为主和救死扶伤的社会责任。我们深知，医学知识和技术的局限性与人类生命的有限性是我们所面临的永久难题。我们应以人为本、敬畏生命、善待患者，自觉维护医学职业的真诚、高尚与荣耀，努力担当社会赋予的增进人类健康的崇高职责。为此，我们承诺：

1. 平等仁爱。坚守医乃仁术的宗旨和济世救人的使命。关爱患者，无论患者民族、性别、贫富、宗教信仰和社会地位如何，一视同仁。

2. 患者至上。尊重患者的权利，维护患者的利益。尊重患者及其家属在充分知情条件下对诊疗决策的决定权。

3. 真诚守信。诚实正直，实事求是，敢于担当救治风险。有效沟通，使患者知晓医疗风险，不因其他因素隐瞒或诱导患者，保守患者私密。

4. 精进审慎。积极创新，探索促进健康与防治疾病的理论和方法。宽厚包容，博采众长，发扬协作与团队精神。严格遵循临床诊疗规范，审慎行医，避免疏忽和草率。

5. 廉洁公正。保持清正廉洁，勿用非礼之心，不取不义之财。正确处理各种利益关系，努力消除不利于医疗公平的各种障碍。充分利用有限的医疗资源，为患者提供有效适宜的医疗保健服务。

6. 终生学习。持续追踪现代医学进展，不断更新医学知识和理念，努力提高医疗质量。保证医学知识的科学性和医疗技术应用的合理性，反对伪科学，积极向社会传播正确的健康知识。

守护健康、促进和谐，是中国医师担负的神圣使命。我们不仅收获职业的成功，还将收获职业的幸福。我们坚信，我们的承诺将铸就医学职业的崇高与至善，确保人类的尊严与安康。

乳腺癌小论　　　　　　　　// 2017.6.5

乳腺癌的治疗共识是根治手术、化疗、放疗。ER、PR 阳性者可用生物制剂他莫昔芬、托瑞米芬、来曲唑、阿那曲唑，服药 5 年以去势，从而减少乳腺癌的复发。HER2 阳性则宜采用靶向治疗，原来首选的药物为赫赛汀（曲妥珠单抗）。

近年来，有人对吡咯替尼对 HER2 阳性转移性乳腺癌患者在应用中的安全性、用药剂量、毒副作用进行系统研究。研究方法为每日 1 次，每次口服剂量从 80mg、160mg、240mg、320mg、400mg、480mg，逐步递增，然后分别在服药第 1、28 天抽血，进行药物动力学研究和毒副作用观察。结果显示，400mg/d 的患者出现腹泻者占 44.7%，口腔溃疡者占 13.2%；恶心者占 13.2%，白细胞减少者占 10.5%，乏力者占 10.5%。药代动力学表明，该药存在明显的剂量依赖性，总有效率为 50%；PFS 中位数 35.4 个月。此药在曲妥珠单抗未治疗患者的总有效率为 83.3%，已治疗患者的总有效率为 33.3%。

苏州来兰肾病综合征患者记录　　// 2017.6.8

患者李某，男，22 岁，患肾病综合征 2 年，曾在北京、上海等地求医，均无显效，遂专程来兰求余诊治。刻下尿 24 小时蛋白量 6.9g，尿蛋白（+++），尿隐血（++），肾功能尚且正常。强的松曾服 13 片（每片 5mg），故令其将强的松每周减 1 片。在减完时，患者浮肿、贫血加重、血浆总蛋白仅 3.5g/L，入住我院。

处方：苏梗 10g，蝉蜕 6g，党参 15g，黄芪 30g，桂枝 10g，当归 10g，川芎 6g，生地黄 12g，白芍 10g，浙贝母 10g，三棱 10g，莪术 10g，连翘 15g，白蒺藜 20g，白茅根 20g，漏芦 15g，黄精 20g，芡实 30g，金樱子 30g，鱼腥草 15g，益母草 20g，西河柳 20g，白术 10g，茯苓 12g，甘草 6g。每 3 日 1 剂，水煎服。

用上方时同时每日静脉滴注白蛋白 10g，配合应用抗生素、胸腺五肽。

上方服用后，患者的激素已经停完，24 小时尿蛋白由 6.5g 降至 2.3g，尿蛋白（+++）降为（++），肾功能正常。

按：此例患者总蛋白 3.5g/L，乃虚证也，气虚不能统血也！余以八珍气血双补，实乃药中病的矣。苏梗、蝉蜕、益母草、白蒺藜、白茅根、西河柳乃治肾之专药，务在消去尿中的蛋白；黄精、漏芦乃固涩之品，补破屋之漏雨也；三棱、莪术则乃软坚开路致血脉之流通，去者去，生者生也。

脾脏大小的测量　　　// 2017.6.12

脾脏的大小正常值：脾长 100 ～ 120mm；脾宽 50 ～ 60mm；脾厚 30 ～ 40mm（男性较女性略大）。

脾脏大小之三线测量：①Ⅰ线：左侧锁骨中线与肋缘之交点，距脾在肋下的下界间距（通常巨脾）。②Ⅱ线：左侧锁骨中线与肋缘的交点距脾在肋下最远间距（中等大脾）。③Ⅲ线：脾右缘在正中线之右为（+），左为（−）（巨脾适合）。

特发性血小板减少性紫癜之近况　　　// 2017.6.15

鉴于本病与自身免疫紧密相关，故又谓免疫性血小板减少性紫癜（ITP）。ITP 的治疗肾上腺皮质激素、丙种球蛋白为一线治疗药物。重组人血小板生成素（rhTPO）、达那唑二者联合使用为目前提高血小板之共识。

达那唑为一种人工合成的雄性激素类药物，临床用于子宫内膜异位症、特发性血小板减少性紫癜、遗传性血管性水肿。

水蛭、虻虫、土鳖虫再议 // 2017.6.18

此三药均具有活血化瘀之作用。《金匮要略》大黄䗪虫丸中三药同用治疗肝脾大，云"内有干血，肌肤甲错，两目暗黑，缓中补虚"，说明三药在活血化瘀之外当有补虚之作用。时下因水蛭在冠心病、脑梗死、肺栓塞之疗效卓著，被世人所识。此品奇货可居，价格猛涨，每克由原来的0.5元涨至5元。䗪虫和虻虫与之疗效相当，而价格偏低。盖虻虫乃虻虫科复带虻或其他同属昆虫的雌性全虫，以叮咬牛马之血为生。䗪虫则为土鳖虫雌虫之干燥虫体，此虫之雄者有翅而飞去，常在住宅墙根的土内活动。此三虫以吸食血肉之品为生。三者均为昆虫类，均为破血逐瘀之猛剂，虽有小毒而无碍大事，亦可互相代替。凡水蛭之适应证，应可以虻、䗪代之，物可美，价亦廉矣。

神农丸与藻虫散 // 2017.6.20

两方均为食管癌之验方。

神农丸：马钱子（油炸）20g，甘草（蜜炙）60g。共研细末，过筛，等分40份，每日2次，每次1份，温开水冲服。

藻虫散：海藻60g，水蛭20g。共研为末，过筛，等分30份，每日2次，每次1份，温开水冲服。

诊余随记 // 2017.6.22

1. 乙肝患者"大三阳"，抗病毒药物恩替卡韦连用数年未见应答。余以强核＋实五女儿汤二月（配合恩替卡韦）治疗，患者转为"小三阳"。

2. 大黄三三三加白叶二三女、山凤两车半，使尿隐血（＋＋＋）患者转为正常。

3. 双草鸡鸣散治疗慢性肾衰竭，患者肾功能、尿酸未见好转，但尿蛋白、隐血消失。

4. 三保四贝加大黄三三三治疗肾小球肾炎合并肾衰竭，不仅能降低尿素氮、肌酐，尚可使改善尿蛋白、隐血。

5. 血府逐瘀汤加黄连解毒汤、荆芥、连翘、薄荷治疗慢性肾小球肾炎有效。

6. 柴苓汤有肾上腺皮质激素样作用，治疗血小板减少有效。

食管癌之治疗小方   // 2017.6.25

治疗食管癌，除前述之神农丸（马钱子、甘草）、藻虫散（水蛭、海藻）之外，尚有如下方药。

1. 鸦胆子 10 个，饭后冲服，每日 2 次。

2. 斑蝥 1 个（去头足），放入一枚鸡蛋煮熟，取出斑蝥，分 2 次冲服。适用于食管癌吞咽困难、疼痛剧烈者。

鉴于此，余用马钱子（油炸）10 个、鸦胆子 200 个、急性子 100g，共研细末，等分 30 包，每服 1 包，每日 2 次，治疗食管癌有效。

良性甲状腺结节无癌变可能   // 2017.6.29

上海交通大学附属瑞金医院内分泌科王卫庆教授及其团队近

日发表论文称：甲状腺的癌瘤样结节及乳头状癌，二者在遗传进化上完全不同，互不相关。甲状腺癌更倾向于从正常的甲状腺细胞发展而来，并非由甲状腺结节发展而来。

近年来，甲状腺癌的发病率在育龄及老年女性中激增，甲状腺结节的发病率亦增，二者之关系宜明确之。

肝豆状核变性再说　　　　　　　　　// 2017.7.13

本病为常染色体隐性遗传性疾病，绝大多数限于同胞一代发病或隔代遗传，罕见连续两代发病，常见于儿童及青少年。

本病通常系 ATP7B 基因突变，导致铜代谢功能障碍所致。肝脏是铜代谢的重要器官。正常人体含铜量为 100 ～ 150mg，分布和储存在不同组织的蛋白质和血液中，以肝脏和脑组织中含量最高。铜是多种酶的辅助因子。被吸收的铜主要与白蛋白、组氨酸结合经门脉系统被运输到肝脏。在肝细胞内，一部分铜离子被泵入内质网内，与铜蓝蛋白前体结合形成铜蓝蛋白并被释放到血液循环中，而多余的铜离子则通过溶酶体直接分泌入胆汁而排泄。正常血清中铜蓝蛋白为 200 ～ 500mg/L，低于 200mg/L 则易致病，低于 80mg/L 则可诊断。铜离子不能结合为铜蓝蛋白则在人体中游离，在脏器中沉积，如在角膜沉积则形成 K-F 环；在肝脏沉积则肝硬化；在脑中沉积则致锥体外系功能受障，出现豆状核变性锥体外系临床表现（震颤、强直、下肢共济失调）；在肾脏沉积则见尿蛋白、肾功能损害。游离铜在尿中大量增加，24小时尿铜如果大于 100μg，则具诊断意义。血中铜离子定量无较大意义，因为铜离子均在肝脏等实质性脏器中沉积。肝脏中的铜离子含量可通过肝穿刺获得，正常肝铜离子小于 50μg/g（肝脏），大于 250μg/g 则可诊断。

乙肝抗病毒药物的临床评价　　　　// 2017.7.5

核苷类似物中的拉米夫定、阿德福韦酯、替比夫定已被确定为低耐药屏障药物；恩替卡韦、替诺福韦酯、富马酸为高耐药屏障药物。临床选择时依据 HBV DNA 复制情况，及 HBsAg、HBeAg 是否转阴。

新时期肝脏疾患的特点　　　　// 2017.7.10

随着国家对病毒性肝炎预防的逐渐重视，目前每年新发的乙肝患者已由 20 世纪的 10.8% 降为 4.8%；丙肝的发病率也在逐年减少。但是由其演发的肝硬化患者却在逐年浮现，肝硬化失代偿及由此合并的肝癌患者亦在逐年浮现。病毒性肝炎中的乙肝、丙肝是导致肝病慢性化的主流，一旦慢性化，则非预防注射和流行病防治措施所能制止或减少，乃转入纯临床之救治。然而，就目前情况来看，救治肝病需耗费家庭及国家大量的物质和资金，而到头来仍然是人财两空，结果并不理想。此为当前肝病防治之最大困惑和难点。

目前尚有肝病流行的四个新亮点：①药物性肝损伤增加。由于生活水平及治疗理念的增强，人们追求药物治疗的意识增强，于是无论中药、西药的服用较之前猛增，不合理用药、多种药物的联合服用等都为肝损害提供了可能。②营养的增强，饮食结构的改变，酒类的充斥都为脂肪肝和酒精肝的增加打开绿灯。③空气污染、气候变迁、食物添加剂等，也为人体自身免疫功能的损伤提供了先决条件。自身免疫性肝炎的增加超出人们的预期。

临床有效案例小记　　　　　　　// 2017.7.12

1.二大汤：治疗慢性肾小球肾炎不但能使尿素氮和肌酐下降，还可改善蛋白尿、血尿情况。此方为"大黄三三三"与"大山薏半鹿和羊，刘寄奴和徐长卿"二方之合方。

2.降脂中药中勿忘郁金、三七等。此前曾有"茵山生杞药乌丹"的口诀，现口诀中的"山"应理解为汉三七、山楂，再加一句"金（郁金）葛（葛根）毛（毛冬青）银（银杏叶）堆成山"。

3.心律不齐新方：生地黄20g，麦冬20g，丹参30g，苦参30g，延胡索20g，茶树根30g，郁金10g，桑寄生10g。此方可称为"振律八药"。

口诀：元地苦日冬，金茶桑寄生。

4.驱虫药：槟榔10g，使君子10g，贯众10g，苦参20g，南瓜子20g，雷丸6g，芜荑6g，鹤虱6g。

口诀：榔君众苦瓜，雷芜鹤。

其中"榔君众苦瓜"用水煎服，"雷芜鹤"不入煎剂，宜冲服。前药之用量可为10g，后者之用量可为6g。前者无毒，后者小毒，但未见此量中毒者。

胃癌术后吻合口堵塞一例　　　　// 2017.7.17

田某，男，60岁。胃癌手术后放化疗6个周期，服中药2年，未见复发。2017年6月下旬突发幽门梗阻，汤水不能下咽。胃镜检查示吻合口梗阻，考虑胃癌术后复发。余思之，此患者服中药认真，2 年来体质恢复，精神逐日好转，除吻合口阻塞外，腹腔淋巴结未见明显转移，可用中药进行治疗。

处方：半夏 6g，陈皮 6g，茯苓 10g，枳实 10g，木香 6g，黄连 6g，黄芩 10g，丹参 10g，檀香 6g，砂仁 6g，厚朴 6g，重楼 10g，吴茱萸 3g，三棱 10g，莪术 10g，海藻 10g，昆布 10g，汉三七 3g（冲服）水蛭 10g（冲服）大黄 20g，芒硝 10g（烊化），甘草 6g。2 剂，每 3 日 2 剂，水煎服。

服药 3 日后，患者大便通，胃脘痛减。

处方：生地黄 12g，山萸肉 6g，山药 10g，牡丹皮 6g，茯苓 12g，泽泻 10g，夏枯草 10g，补骨脂 10g，远志 6g，黄芪 20g，当归 10g，鳖甲 10g，皂角刺 10g，制乳香、制没药各 6g，郁金 6g，丹参 10g，浙贝母 10g，砂仁 10g，粳米 20g，草豆蔻 10g，大黄 10g，芒硝 10g（冲服），枳实 10g，厚朴 10g。

服此方 3 剂，患者胃痛缓解、大便通，但仍未解除吻合口之梗阻，饮水后仍腹胀难忍，大便仅下数粒干弹粪球。上方中大黄加量至 20g，芒硝加至 15g，继续服用。

继服 3 剂后患者排出大量大便，腐臭难闻，全腹胀痛顿减，已能食用汤食。加强全身支持治疗，以香砂六君子汤、半夏泻心汤合调味承气汤服用，继续观察。

Wellens 综合征　　　// 2017.7.20

本病患者的心电图示 V_3 导联 T 波出现对称性倒置。这种倒置的 T 波非常对称，称之为对称性倒置。出现此种 T 波，预示心脏冠状动脉前降支行将梗死，如能提前采取措施，则可避免死亡的发生。心脏冠脉左前降支的梗死预后不良，如不能及时救治或救治不当，都可造成死亡。

红斑性狼疮治验　　　　　　　　　　　// 2017.7.23

唐某，女，30岁，患系统性红斑狼疮10年，曾服用大量激素、免疫抑制剂，肝功能、肾功能、尿常规均出现反复异常，皮肤斑点，关节疼痛，血沉56mm/h。服用下方后所有症状均有所缓解，肝、肾功能正常，尿常规（－），血沉降为24mm/h。

处方：淫羊藿10g，菟丝子10g，虎杖10g，生地黄10g，玄参10g，麦冬10g，续断10g，墨旱莲10g，萆薢10g，仙茅10g，党参10g，丹参20g，郁金6g，桂枝10g，红花10g，桃仁10g，当归10g，川芎6g，白芍30g，鸡血藤10g，紫草30g，乌梢蛇9g，蜈蚣1条。每3日2剂，水煎饭后服。

两个小问题　　　　　　　　　　　　　// 2017.7.26

1. 某网站报道称"每日三餐最佳选择：国王之早餐，王子之午餐，乞丐之晚餐"。这样的搭配最有利于健康，尤其有利于BMI保持在24以下。此种说法与我们通常所说的"早饭宜吃饱，中饭宜吃好，晚饭宜吃少"大体意思相同。

2. 萆薢胜湿汤之应用　萆薢10g，赤茯苓10g，泽泻10g，生薏苡仁20g，黄柏6g，牡丹皮10g，滑石15g，木通4g，甘草梢10g。此方用于治疗下肢湿热、肿胀、疼痛，如过敏性紫癜、结节性红斑、下肢静脉血栓、下肢退行性关节炎。

此方与三味消土汤合用，与仙茅灵脾参丹郁合用，与桃红四物四参冬合用，治疗下肢湿热性疾患方面有明显疗效。

继发性血小板增多症之治验   // 2017.7.29

汪某，男，49 岁，患继发性血小板增多症 2 年，血小板 1125×10⁹/L。曾服羟基脲 1g，每日 3 次，血小板下降至 700×10⁹/L。

处方：人参须 15g，太子参 15g，北沙参 15g，党参 15g，生地黄 12g，山萸肉 30g，桂枝 10g，白芍 10g，甘草 6g，生姜 6g，大枣 4 枚，炙甘草 10g，浮小麦 30g，马钱子 1 个（油炸），土鳖虫 10g，水蛭 10g（冲服），虻虫 3g，八月扎 10g，石见穿 10g，红豆杉 10g，喜树果 10g。每日 1 剂，水煎服。

服上药 10 剂后，血小板减至 175×10⁹/L，并停服羟基脲。

按：此例之主力药为兰州方马土水、八石红喜，此方为余治疗增生性血液病之专方，对红细胞之增生亦有良效，对慢粒亦多有效。此例之降血小板效果显著，可能与虻虫之加入有关。此药之作用与水蛭同，但破瘀之性似更显著。水蛭常冲服，此物古人未言冲服，可见破瘀之力更强矣！

再生障碍性贫血治验一例   // 2017.7.29

李某，女，40 岁。患再生障碍性贫血 5 年，三系均低，血红蛋白 50 ～ 70g/L，血小板 57×10⁹/L，白细胞 2.3×10⁹/L。

处方：黄芪 30g，何首乌 15g，仙鹤草 15g，鸡血藤 10g，马钱子 1 个（油炸），当归 10g，白芍 10g，川芎 6g，生地黄 12g，丹参 30g，山萸肉 30g，牡丹皮 6g，黄精 20g，地龙 10g，钩藤 20g，马齿苋 15g，党参 10g，白术 10g，茯苓 12g，甘草 6g。每日 1 剂，水煎服。

服上方 10 剂，患者病情明显好转，血小板 $120×10^9/L$，白细胞 $3.2×10^9/L$，血红蛋白 70.9g/L。此方于用于临床多年，疗效较好。

口诀：黄何藤马四物生，阴虚山茱黄丹皮精，阳亢钩藤地龙苋，脾虚四君六君行。

癌症治疗再思 // 2017.7.31

余从事癌症临床近 50 年矣！胃、肺、肝、胆、膀胱、结肠、宫颈等癌症，经余治疗何止千百！西医手术、放化疗、靶向、介入有一定疗效，但亦有损伤机体促使癌症复发、转移之虞！余观察，早、中期癌症用西医上述疗法尚能功过相抵，略有盈亏；晚期癌症则皆过多功少，鸡飞蛋打。此前十年，手术者多于根治、超根治方面着力改进，务求将癌细胞赶尽杀绝！嗟乎！手术范围越大，对机体创伤越大，术后的总生存期越短。放化疗仍然用大剂量、超大剂量，欲将癌细胞斩草除根，殊不知适得其反，致患者的生存时间缩短。

余 50 年来单纯应用中药治疗癌症的经验如下：

1. 早期癌症　单纯应用中药治疗非常有效，不但可以消除患者之病痛，而且可以提高患者之免疫力，将癌细胞之分裂抑制在较低状态。中医治疗方针：扶正固本，辨证施治。

2. 中期癌症　中药治疗非常有效，可适当增加抑癌中药。此期仍然能明显改善患者免疫力，延缓癌症复发和转移，明显延长生存时间。余经过临床观察，并参阅相关资料，总结出：黄芩、天花粉、土贝母、土茯苓、生薏苡仁、龙葵、鸡内金，七种抗癌药可用于各种癌症的中晚期治疗，为常用之抑癌药；白花蛇舌草、半枝莲、山慈菇、夏枯草、喜树果，五种中药可用于出现炎症之中晚期癌症。中医治疗方针：扶正固本，抑癌中药。

3. 晚期癌症　西药及其他治疗方法均无特效，应以对症治疗为主，即尽量减少患者的痛苦，改善生存质量。

糖尿病西药应用小记 // 2017.8.2

因为糖尿病患病人数的不断增加，美国糖尿病学会、欧洲糖尿病学会、国际糖尿病联盟、中华糖尿病学会等糖尿病权威组织在糖尿病诊治指南中均将二甲双胍作为推荐的首选药。然而此药单药治 T_2DM，随着时间延长，疗效则越来越差。最近各国均在积极研究此药与其他抗糖尿病药物联合使用以增效的问题。

最近各国大量的研究报告表明，二甲双胍与瑞格列奈联用具有非常明显的互补作用。通常用法：二甲双胍 500mg，每日 3 次；瑞格列奈 0.5mg，每日 3 次。

CALM 的临床意义 // 2017.8.9

CALM 是针对晚期癌症的心理治疗，也是因人而异的心理治疗模式，中文翻译应是"癌症疾病管理与有意义的生活"。其中可有四部分内容：①医护和患者。②患者自述与亲人。③灵性思治。④未来和死亡。观察患者的主要痛苦，才能用中药辨证予以消除。只要有一点疗效，对患者都会带来超常的振奋。此种振奋可能激发全身免疫系统的重组，为患者带来不可估量的效应。

低蛋白血症浅谈 // 2017.8.11

低蛋白血症最常见于各种肝硬化的患者。盖肝功能损害时，白蛋白的合成障碍，留存减少，先是白球倒置，后则总蛋白减少，次则营养不良。慢性肾脏病，尤其是慢性肾病综合征，因大量尿蛋白排泄，可致总蛋白减少。另外，在全身各种慢性血液病、消耗性疾病时亦可出现血清总蛋白的减少。某种药物的长期应用，也可出现血清总蛋白的下降。

人体血清总蛋白的正常值为 60 ～ 80g/L，低于此值则患者可出现不同程度的浮肿、疲乏、流泪、少尿。浮肿最先出现在头面部、下肢部，后可见于全身，体重开始增加。

丁酉年夏，余之血清总蛋白低达 54.1g/L，上述症状明显。盖余曾因慢性鼻炎、鼻窦炎，长期失治，而使血红蛋白高达 170 ～ 200g/L，为了使血红蛋白下降，余配服丸药（人参须、太子参、北沙参、党参、生地黄、甘草、桂枝、白芍、山萸肉、生姜、大枣、马钱子、土鳖虫、水蛭、八月扎、石见穿、红豆杉、喜树果）服用。余服用上述丸药 2 年，血红蛋白降至正常，但血清总蛋白则下降至 54g/L，遂急停上药，改服兰方。1 个月后，血清总蛋白升至 65.9g/L，浮肿、流泪均明显减轻。在上述治疗过程中，余曾输注人血白蛋白 15 支，每支 10g，合计 150g。

质子治疗简介 // 2017.8.14

质子治疗即重离子治疗，系当前公认的最先进的放射治疗技术。质子是原子核的主要组成部分，其通过加速器高能加速，可成为穿透力特别强大的放射线。这种射线通过先进的机械仪表调节，可在肿瘤组织的核心达到最大强度，造成最大杀伤。就像现代工程的定点爆破一样，质子治疗可达到对癌体的最大杀伤，而对正常组织的损伤则降至最小。

临床效方四则　　　// 2017.8.18

1. 癌症退热方　生薏苡仁 30g，黄药子 10g，乌梢蛇 6g，乌梅 4 枚，白花蛇舌草 15g，汉三七 3g（分次冲服），生石膏 30g，地龙 15g。每日 1 剂，水煎服。

口诀：一黄二白三石龙，癌症退烧此方灵。

2. 三叉神经痛方　天麻 10g，石决明 15g，钩藤 20g，桑寄生 15g，牡丹皮 6g，丹参 20g，赤白芍各 20g，木瓜 20g，忍冬藤 20g，茯神 12g，胆南星 6g，甘草 6g。每日 1 剂，水煎服。

口诀：天明钩藤桑寄生，丹丹赤瓜忍冬藤。

3. 骨髓炎方　土鳖虫 10g，露蜂房 10g，忍冬藤 10g，穿山甲 10g，皂角刺 10g，当归 10g，白芍 10g，丹参 10g，乳香 6g，没药 6g，苍术 6g，黄柏 6g，生薏苡仁 30g，牛膝 10g。每日 1 剂，水煎服。

口诀：土房忍山刺，四秒效灵丹。

4. 降脂药　虎杖、水牛角、灵芝、荷叶、泽泻、臭梧桐、决明子、茵陈、山楂、桑寄生、枸杞子、何首乌、丹参。

口诀：虎牛灵荷桐泽草，茵山生杞首乌丹。

治癌又一方 // 2017.8.20

中国近代四大名医,乃张锡纯、施今墨、冉雪峰、曹颖甫是也。冉雪峰在武汉,其子小峰将其父之临床经验公之于世,其中治疗癌症内服方如下:

大黄 10g,胡黄连 10g,龙胆 10g,郁金 6g,牛膝 20g,鳖甲 15g,龟甲 15g,海藻 10g,昆布 10g,芒硝 10g,土茯苓 12g。

此方与余前用之黄天二土薏葵金,三术龙马荟寒金,青树白石半月红,一黄二白三石龙,三术海昆三水虻等组成治癌之中医方阵,临证可根据病情选用之。

芦山茯小汤治疗慢性牙周炎小议 // 2017.8.28

芦根 20g,山药 10g,茯苓 12g,小茴香 10g,郁金 6g,川续断 6g,桃仁 10g,杏仁 10g,滑石 12g,甘草 6g,骨碎补 10g。

此方之疗效确切,然方理奇特,难解!牙周炎为慢性炎症也,骨碎补强骨止痛,郁金、桃仁活血化瘀。盖慢性炎症乃结缔组织之增生也,芦根泄热利水,山药、茯苓健脾利水,使牙周的水肿消除;滑石治肾利水,小茴香、续断温而散之,使污秽之邪大散,而牙周之水肿、疼痛顿除。

胃肠动力药漫谈 // 2017.8.30

何谓胃肠动力药,乃增加胃排空,增强肠蠕动者也!大黄、枳实、木香、槟榔、牵牛子五药为医界公认之胃动力药。其中大黄、牵牛子之作用在肠；枳实、槟榔、木香之作用在胃亦在肠。大黄少量能健胃消食，10g 以上则以加强肠动力为大任；其为承气汤之主药，逐下之猛将。牵牛子之通下作用全在大肠，对胃之作用不大，固其有明显之利水作用，通常对因腹水导致的肠蠕动减少而便结者疗效甚佳。枳实、木香、槟榔都能促进胃排空，对肠的作用是宽松、消除后重，通下作用较微。槟榔尚有杀虫、利水作用，此当别论。

几个经验效方 // 2017.9.3

1.加味葛根芩连汤　葛根 20g，黄芩 10g，黄连 6g，白芍 30g，甘草 6g，僵蚕 6g，全蝎 6g。

2.蜈蚣 1 条，金银花 10g，生石膏 30g。治疗小儿麻痹后遗症。

3.加味三甲汤　龟甲 15g，牡蛎 15g，石决明 15g，阿胶 10g（烊化），麦冬 10g，生地黄 12g，石菖蒲 10g，北沙参 15g，白芍 20g，甘草 6g。治疗震颤、抽搐。

4.防风通圣散　此方治疗头面部痒疹、哮喘。能治疗哮喘说明此方之抗过敏效果。

5.保产方　杜仲 15g，川续断 10g，桑寄生 10g，菟丝子 15g。此方治先兆流产大效，如加乌梅炭则更效。

6.冉雪峰抗癌汤　大黄 10g，胡黄连 10g，龙胆 10g，郁金 6g，牛膝 20g，鳖甲 15g，龟甲 15g，海藻 10g，昆布 10g，芒硝 10g，土茯苓 12g，甘草 6g。

口诀：黄龙金牛别龟海，昆布芒硝土茯苓。

CTLA-4（细胞毒性 T 淋巴细胞相关抗原 -4）和 PD-1（程序性死亡受体 -1） // *2017.9.5*

上述两种特异性物质，揭开了人类治疗肿瘤的新纪元。CTLA-4 发现最早，却被 PD-1 后来居上。2011 年 FDA 认证了 CTLA-4 可用于治疗晚期黑色素瘤。2014 年美国、日本相继批准了 PD-1 特异性抗体上市。2016 年 6 月美国又批准了 PD-L1 上市。到目前为止，CTLA-4 仅被批准应用于黑色素瘤，而 PD-1 却被批准广泛应用。除黑色素瘤外，PD-1 还可用于非小细胞肺癌、霍奇金淋巴瘤、恶性淋巴瘤、Merkel 细胞癌、微卫星不稳定性实体瘤等。

二者均为提高人体自身免疫检测功能的新药，均与原有的抗癌理念完全不同，但却符合传统中医之"扶正制癌"理念，因其同样具有人类治疗肿瘤之划时代意义。

剥脱性皮炎 // *2017.9.10*

剥脱性皮炎是一种严重的全身性疾病，通常可侵犯全身皮肤的 90% 以上，与红皮病具有相同的病因，但该病以广泛的红斑浸润，伴糠秕样脱屑为特点。本病的常见病因有银屑病、湿疹、脂溢性皮炎、毛发红糠疹、扁平苔藓恶化。此外，恶性淋巴瘤可伴发，严重的药物过敏亦可导致。

本病阴道、尿道、口腔、眼结膜等均可累及，临床上表现为广泛的皮肤黏膜泛红、水肿、溃疡、疼痛、淋巴结肿大，肝脾大，体温上升，血压上升，血黏稠度升高，心衰，女性月经失调，男性睾丸缩小、精子缺如。其治疗常用激素、维 A 酸、抗组胺药等。

典型支气管扩张癌变案例 // 2017.9.12

患者王某，男，42 岁，多痰，痰中带血，门诊 CT 检查示典型的支气管扩张，大小不等的环状影，中有如针尖、粟米之气泡。方用麻杏石甘汤、杏苏散、梅鱼三代汤。

1 个月后患者再诊，携新拍之 CT 片，见前有之环状影扩大为实质性圆形阴影。诊断为右上肺癌，建议住院治疗。

CAR–T 细胞疗法（嵌合抗原受体 T 细胞免疫疗法）
// 2017.9.15

CAR–T 细胞疗法是继 PD–1、CTLA–4 等抗体治疗剂上市以来又一创举。癌症治疗百余年，手术、化疗、放疗、介入、靶向等居统治地位，人们总以消灭和清除瘤块为治疗肿瘤的唯一目的，然而实践证明，仅仅着眼于清除肿瘤体的疗法并不能从根本上解决肿瘤。肿瘤之发病越来越多，病死率越来越高。PD–1、CTLA–4、CAR–T 均属于细胞疗法范畴，均系提高人体 T 细胞之监测功能，致使肿瘤细胞表面电位的哨卡作用失灵，从而使肿瘤细胞之转录停止，扩增放缓，从而改善患者的生存质量，延长患者的生存时间。

M 蛋白浅说

// 2017.9.17

人体之免疫分特异性免疫和非特异性免疫。非特异性免疫即白细胞、巨噬细胞、自然杀伤细胞等网状内皮系统之防御功能。特异性免疫则分细胞免疫和体液免疫，前者指 T 细胞及其亚群，后者则指 B 细胞及浆细胞产生的免疫球蛋白。在正常人中，B 细胞和浆细胞分泌的免疫球蛋白有 IgG，IgA、IgM 等，就是通常所谓的抗体，能帮助人休抵抗外来抗原和内生抗原。但是在病理状态下，B 细胞和浆细胞就会产生异常免疫球蛋白，这种异常免疫球蛋白叫作单克隆免疫球蛋白，简称 M 球蛋白。M 球蛋白最常见于多发性骨髓瘤、恶性肿瘤、自身免疫病。M 球蛋白增多时，可见反复感冒、感染、发热、消瘦、盗汗。

社区获得性肺炎

// 2017.9.20

社区获得性肺炎（CAP）是指在院外社区感染多种微生物（病毒、细菌、支原体、衣原体等）引起的上呼吸道感染，先有鼻、咽、气管，后有肺部感染。此种感染目前占上呼吸道疾患的主要类别，前述之慢性咳嗽（上气道咳嗽综合征、咳嗽变异性哮喘、非哮喘性嗜酸粒细胞性支气管炎、胃食管反流性咳嗽）与本病合占呼吸道疾病的 80% 以上，而肺结核、尘肺、肺癌等约占20%。原有之支气管炎、支气管哮喘、喘息性支气管炎、支气管扩张、支气管肺炎、小叶性肺炎、大叶性肺炎，将置于何处？余以为原有之概念十分明确，也十分切合实际。新的创新思维，如果没有突破性发现，即使有一点新思维也应该对原有的概念加以补充，不要另立炉灶，将原有概念弃之不顾，这对学术的发展极为不利。后学者无法与新思维同进步，造成的混乱会严重影响学术的发展。

全身骨转移一例治验 // 2017.9.25

患者张某，男，61 岁。髋关节疼痛 3 日，行全身核素扫描、MRI 检查发现脊柱多处骨转移，髋骨亦见转移灶，双肺未见异常，前列腺肿大。诊断为骨转移癌，前列腺癌？患者全家为此焦急万分，决定手术治疗，患者坚决反对，求治于余。刻下患者腰痛、髋痛，步履困难，全身麻木，脉弦大，舌胖大。

处方：川乌、草乌各 15g（先煎 1 小时），雷公藤 15g（先煎 1 小时），马钱子 1 个（油炸），桂枝 10g，赤白芍各 15g，黄芩 20g，天花粉 10g，土茯苓 10g，土贝母 10g，生薏苡仁 30g，龙葵 20g，鸡内金 10g，辽细辛 20g（先煎 1 小时），桑枝 30g，豨莶草 10g，威灵仙 10g，秦艽 10g，羌活、独活各 10g，防风 12g，防己 10g，全蝎 6g，青风藤 10g，海风藤 10g。

服上方 1 个月后，患者诸症减轻，一如常人，体重增加 5kg，复查肿瘤标志物，均在正常范围。

脚气沐浴汤 // 2017.9.29

脚气乃脚癣也，湿疹也，二者合并者多。余有一方泡脚治疗脚气疗效奇佳，屡试屡验。

处方：川楝子 20g，川椒 20g，川槿皮 20g，白鲜皮 20g，地肤子 20g，冰片 0.2g（研末），硼砂 10g，乌梅 5 枚，黄柏 20g，苦参 30g，蛇床子 20g，明矾 10g。用水 3000mL，煎至 2000mL 洗脚，每晚 1 剂。

口诀：三川白地冰硼乌去。

黄柏、苦参、蛇床子、明矾为著名的杀虫止痒剂也。

一点体会 // 2017.10.4

余临床 50 余年，深知中医辨证施治的重要意义。"诸于内，而形于外"在中西医结合中尤为重要。一例 ITP 患者的升板之方有五虎丹丹草、参芪三黄、小柴五苓散、犀角地黄汤、清营汤等，但在上感、月经来潮、妊娠等特殊情况时，用上述方药却不能达到预期目的。余经常在 ITP 患者合并上感时仅治疗感冒，用桑、麻而板升；在经来时用调经药而板升；妊娠时用保胎方而板升。再生障碍性贫血患者的用药亦应充分照顾机体的整体状况，才能使再生障碍性贫血的治疗达到预期目的。患者具肾虚证候当补虚；具脾虚证候当健脾；具血瘀证候当活血；具血虚证候当补血。于是归脾三子桂、当川三子鸡丹红、黄鹤腾马四物生、桂附八味等便各自有了用场。总之，中医辨证与西医辨病应有机结合，方可在临床中事半功倍！

银屑病治验 // 2017.10.8

丁酉中秋，赵某，男，39 岁，患银屑病 10 年余，百医无效。患者全身泛发银屑病灶，上覆白屑，周边红而出血，附感染的浊痂渗出，剧痒兼痛，夜不能寐。

处方：金银花 15g，连翘 15g，蒲公英 15g，败酱草 15g，紫花地丁 15g，土茯苓 10g，白鲜皮 10g，白蒺藜 10g，白蔹 10g，地肤子 10g，生地黄 12g，防风 12g，萆薢 10g，赤芍 10g，牡丹皮 10g，甘草 6g，蝉蜕 6g，乌梢蛇 9g，苦参 20g，首乌藤 10g，紫草 30g，蜈蚣 2 条。每日 1 剂，水煎服。

上方乃治疗过敏性紫癜之主方，合裴氏五味、颜氏三味而成方，可作为银屑病之第五主方。银屑病方有：①克银 1、2 号方。②麻杏石甘汤。③苍术黄柏汤。④伸山汤。⑤此方。

宫颈癌放化疗导致膀胱瘘　　 // 2017.10.11

李某，女，39 岁，5 年前患宫颈癌，手术、放疗、化疗后复发，再行放疗后，阴道出血不止、疼痛，阴道流水，贫血，高热。

处方：桂枝 10g，茯苓 12g，白芍 20g，牡丹皮 10g，桃仁 10g，当归 10g，川芎 10g，生地黄 12g，小茴香 10g，肉桂 3g，蒲黄 6g，五灵脂 10g，吴茱萸 6g，延胡索 10g，川楝子 20g，蒲公英 15g，败酱草 15g，白花蛇舌草 15g，半枝莲 15g，龙葵 15g，黄芪 30g，鳖甲 15g，皂角刺 15g，制乳香、制没药各 6g。每 3 日 2 剂，水煎服。

上方服用 2 剂时，患者热退，血止，一般状况好转。令其住院输血、输注白蛋白、电解质，静脉注射用丙种球蛋白、胸腺五肽，继续服用前方。

查上方乃裴氏少腹逐瘀汤、桂枝茯苓丸、八味消毒汤、托里透脓散之合方也，未用止血药而血止，乃通因通用也。活血化瘀、清热解毒、托里透脓，使局部的病灶得以向愈，局部器官破溃之炎症得以修复，故血止矣！

李某住院治疗后，发热退，痛止，出血止，一般状况明显好转，饮食如常，唯膀胱排尿感觉欠佳，阴道仍有流水，B 超检查示阴道膀胱瘘，舌胖大，苔薄白，脉沉弦，尺脉弱。

处方：生地黄 12g，山萸肉 20g，山药 10g，牡丹皮 10g，茯苓 12g，泽泻 10g，桂枝 10g，附片 6g，车前子 10g，牛膝 10g，赤白芍各 30g，桃仁 10g，白花蛇舌草 15g，半枝莲 15g，龙葵 15g，蒲公英 15g，败酱草 15g，黄芪 30g，当归 10g，穿山甲 10g，皂角刺 10g，露蜂房 10g，制乳香 10g，制没药 10g。每 3 日 2 剂，水煎服。

令患者每日绝对休息，可卧、可坐，但不能下地干活。服上药 20 剂后，患者小便已恢复正常，阴道已无流水，说明膀胱阴道瘘已经自行闭合。

济生肾气汤恢复膀胱之动力，桂枝茯苓丸消除盆腔之积聚，五味消炎，托里透脓，黄芪、当归扶正固本，合之则大网膜之包裹致瘘管闭合矣！

原醛症浅说   // 2017.10.13

原醛症即原发性醛固酮增多症，通常在高血压患者中的发病率占 5%～20%。本病之特点系血清醛固酮定量增多，血钾降低。由于醛固酮长期增高，肾素及血管紧张素的分泌受到抑制，但血压并无相对下降，对三个靶器官的危害更加严重。这是因为原醛的增加在一定程度上代替了肾素和血管紧张素的作用。血浆醛固酮、肾素的临床检测在我国还不太普遍，仅在部分国家级医院可以检测，因此本病的漏诊在我国比较普遍。目前因为尚无流行病学资料可查，仅有新加坡的一份资料显示：华人本病的发病率占高血压的 5%，较之欧美的 10%～20% 偏低。

2017 诺贝尔生理学或医学奖得主及其得奖内容
// 2017.10.16

杰弗里 C·霍尔（Jeffrey C.Hall）、迈克尔·罗斯巴什（Michael Rosbash）和迈克尔 W·扬（Michael W.Young），三位科学家对人类动植物的生物钟现象进行了实验研究，并从分子生物学角度对基因的适应找到了具体靶点。所有生物都生存于地球自转的环境中，适应这一规律的变化已经通过遗传获得。这与中医的"必先岁气，无伐天和""夫人禀五常，因风气而生长，风气虽能生万物，亦能害万物，如水能浮舟，亦能覆舟"之学术思想类似。

美国《2 型糖尿病综合管理指南》浅谈
// 2017.10.19

《指南》提出生活管理是糖尿病管理的首要措施：①低血糖对糖尿病患者的危害性很大，应加以重视，并杜绝之。②肥胖为糖尿病的危险因素，应设法减重，通过饮食、运动、心态，必要时采用药物减肥。③胰岛素仍为早期用药之首选。④糖尿病前期，二甲双胍、阿卡波糖、罗格列酮类、利拉鲁肽可用，但对肾小球滤过率＜ 30mL/（min·1.73m^2）的患者不适用。⑤ GLP-1 激动剂（沙格列汀）、DPP-4 抑制剂（二肽基肽酶抑制剂利拉鲁肽）可用，但仍在肾小球滤过率＞ 30mL/（min·1.73m^2）时可用。

总之，《指南》强调了生活管理的重要性，即减肥、杜绝低血糖、运动、心态调节等。

三个好方剂 // 2017.10.24

1. 血小板减少方　当归 10g，川芎 10g，赤芍 10g，生地黄 12g，阿胶 10g，艾叶 10g，白茅根 30g，侧柏叶 10g，大蓟、小蓟各 20g，仙鹤草 15g，紫草 30g，党参 10g，黄芪 30g，大黄 10g，黄连 6g，黄芩 10g，白蒺藜 30g，制乳香、制没药各 3g。每日 1 剂，水煎服。

2. 慢性肾小球肾炎方　柴胡 10g，枳实 10g，白芍 20g，甘草 6g，大黄 6g，黄芩 10g，黄连 3g，木香 6g，丹参 10g，草豆蔻 6g，延胡索 10g，川楝子 20g，当归 10g，生地黄 10g，川芎 10g，桃仁 10g，红花 3g，益母草 10g，金银花 15g，连翘 15g，蒲公英 15g，板蓝根 15g。每日 1 剂，水煎服。

3. 银屑病方　金银花 15g，连翘 15g，蒲公英 15g，败酱草 15g，紫花地丁 12g，土茯苓 10g，白鲜皮 10g，地肤子 10g，防风 12g，萆薢 10g，赤芍 10g，牡丹皮 6g，蝉蜕 6g，甘草 6g，乌梢蛇 6g，苦参 20g，首乌藤 20g，石斛皮 10g，海桐皮 20g。每日 1 剂，水煎服。

甲状腺癌验案 // 2017.10.25

陈某，女，69 岁，患甲状腺滤泡癌，手术后发生骨转移、肺转移、腹腔淋巴结转移。患者彻夜不寐，全身剧痒，大便干结，六脉沉细，舌红少苔。辨证属心脾两虚，腑气不通，湿邪逆于全身。

处方：党参 10g，白术 10g，黄芪 20g，当归 10g，茯神 10g，

远志 6g，炒酸枣仁 15g，柏子仁 15g，石菖蒲 10g，知母 20g，合欢皮 20g，首乌藤 20g，生龙骨 15g，生牡蛎 15g，大黄 20g（后下），肉苁蓉 20g，北沙参 15g，麦冬 15g，玉竹 6g，石斛 6g，乌梢蛇 6g，蝉蜕 6g，白鲜皮 15g，地肤子 15g，苦参 20g。每 3 日 2 剂，水煎服。

服上方 3 剂，诸证去，患者大赞："真神医也"！

上方乃腑气不通，湿邪上乘全身。盖"邪之所凑，其气必虚"，心脾两虚是其本。归脾汤心脾双补，以治其本。大黄、肉苁蓉通腑以为臣，五药止痒以为兼治。舌红无苔，乃阴虚也，叶氏养胃汤为此而设，可助归脾以扶正，亦可为臣。

少腹痛漫谈 // 2017.10.27

少腹痛通常分为以下几个方面：

1. 消化系统疾病之腹痛腹泻　治以里急后重汤为核心，可加半夏泻心汤、四磨饮子、芍药汤等。

2. 妇科病之腹痛　治以少腹逐瘀汤、裴氏少腹逐瘀汤、失笑散、金铃子散。

3. 泌尿病之腹痛　治以导赤散、八正散、三仁汤、龙胆泻肝汤、五车赤金薏桃牛。

4. 宫颈癌之腹痛　如为放疗后腹痛、放射性膀胱炎、放射性直肠炎，应参考前述泌尿、直肠病之方药。

5. 因手术、放化疗后之癌性腹痛　此类包含肠粘连、肠梗阻、阴道直肠瘘、阴道膀胱瘘。此时患者病情危急，局部的疼痛异常明显，腹部压痛反跳痛，大便不通，小便失禁或短赤。治以桂枝茯苓丸、桃核承气汤、五味消毒饮、托里透脓散、导赤散、羌胡合剂、五苓郁云合剂、大金牛合剂、里急后重汤等，并根据证候加减进退。

再说特发性血小板减少性紫癜　　// 2017.10.30

本病之发病人数日渐增多，约占余门诊之10%，前可用之方有五虎丹丹草、参芪三黄汤、犀角地黄汤、胶艾四物汤、白叶二仙椆等，虽然大多见效，但仍有不见效者。余翻阅了近20年的各种中医药杂志，共参阅了近百篇治疗紫癜的论文，然后结合自己的经验，组成一方如下。

当归10g，生地黄12g，赤白芍各15g，阿胶10g，龟甲胶10g，何首乌10g，乌梅炭10g，白茅根20g，侧柏叶10g，大蓟、小蓟各10g，仙鹤草15g，藕节炭10g，紫草20g，茜草6g。每日1剂，水煎服。保元汤、桂附、血府逐瘀汤、黄连解毒汤可酌情加入。

口诀：物芎胶胶首乌炭，白叶二仙藕紫茜，随证加减有要点，保元桂附血府连。

条条辨证通向本　　// 2017.11.3

中医辨证论治是治本，而非治标。有人认为中医辨证只是对症疗法，差矣！中医辨证论治能显著改善癌症患者的生存质量，同时延长患者的生存时间。

病案一
王某，男，42岁，患胃癌，无住院手术经费。服用中药香砂六君、半夏泻心、三棱、莪术复方一年，共 260 剂，诸症全消，饮食如常，肿块消失。

病案二

李某，男，72 岁，患前列腺癌，尿痛、尿频、会阴部疼痛向腰及两侧大腿放射，PSA720ng/mL。经服中药桂附八味合王叶合剂加味 50 余剂，诸症减，PSA 降至正常。

病案三

赵某，女，62 岁，经 B 超、CT、MRI 检查明确诊断胆囊癌。患者腹部疼痛向右胁、后背部放射，黄疸，腹泻。家庭困难，无儿无女，求诊于余。余以中药胆胰合症方加味治疗。服药 100 余剂后，诸症悉除，B 超检查示胆囊无肿物，CA19-9 降至正常。

说说天麻　　　　　　　　　　　　　　// 2017.11.7

天麻为兰科植物天麻的块根，有祛风、镇痛、解痉之作用，主治偏正头痛、头晕目眩、身体麻木、四肢痉挛。

方一：天麻 10g，附片 6g，川芎 6g，半夏 6g，荆芥 10g，木香 6g，肉桂 3g。适用于头痛头晕。

口诀：半荆香肉天附川。

方二：天麻 10g，枸杞子 10g，白蒺藜 30g，何首乌 10g。适用于失眠不寐。

口诀：白首杞天。

天麻是中药中颇具个性的一味，善治头痛、头晕、目眩、全身麻木、烦躁不眠。此药与川芎、白芷、细辛、羌活、防风相配治头痛；与半夏、钩藤、车前子、夏枯草、石决明相配治眩晕；与白蒺藜、何首乌、酸枣仁合用治失眠；与川甘白藁细（川芎、甘草、白芷、藁本、细辛）合用治遍身麻木；与钩藤散合用治高血压。

蛇皮与刺猬皮 // 2017.11.13

蛇皮为乌梢蛇、白花蛇、蕲蛇、蝮蛇等蛇类之蜕皮，功效清热解毒，脱敏除风于上。刺猬皮为小型脊椎动物刺猬的刺皮，功效清热解毒，脱敏除湿于下。前者主治口腔、牙龈、咽喉、眼、耳、鼻等的炎症，亦可治白塞病；后者可治痔疮、前列腺病等疾患。前者之常用剂量为3g，后者之常用剂量为6g。

谈谈儿童自身炎症性疾病 // 2017.11.15

儿童自身炎症性疾病是一组儿童经常罹患的自身免疫病，也就是通常所谓的炎症登上了自免的快车，一时如虎添翼，严重非常。究其实质，则系炎症引起了基因突变。鉴于儿童机体的免疫机制尚在发育中，功能有待进一步提高，稳定性欠佳，故而容易导致突变。此类病变的常见临床表现为皮疹、发热、关节痛、淋巴结肿大、白细胞总数及中性粒细胞升高、血沉增快。临床常见下列几型：①非特异性斑丘疹伴发热、腹痛。②嗜酸性粒细胞增多症导致的荨麻疹。③肉芽肿性皮肤病伴发热。④脓疱疹伴发热。⑤免疫缺陷。

几点小经验

// 2017.11.18

1. 血小板减少性紫癜又一方　土大黄 15g，生地榆 10g，人参须 15g，太子参 15g，北沙参 15g，党参 15g，生地黄 12g，山萸肉 30g，花生内衣 20g，蒲黄炭 10g，水牛角 15g，牡丹皮 10g，赤白芍各 15g，茜草 10g。每日 1 剂，水煎服。

口诀：土地兰花蒲犀茜。

2. 复方清经汤　生地黄 12g，熟地黄 12g，白芍 15g，白术 12g，牡丹皮 10g，地骨皮 10g，茯苓 12g，青蒿 10g，黄柏 10g。治月经提前，烦热。如月经量多，加阿胶 10g（烊化）；月经量少，加虻虫 3g。

口诀：二地白皮茯，青蒿不可少。

3. 牙龈肿痛出血方　胖大海 6 枚，竹茹 3g。原有的大露骨（土大黄、露蜂房、骨碎补），合之则谓"胖竹大露骨"。

4. 青礞石、海浮石可止咳定喘，无副作用。前者可用于胃气上逆、肺气上逆；后者可通淋消石。

论生血

// 2017.11.21

升白、升板均有专方，如前者有升白五药、复方甘露饮，后者有鸡骨车虎、复方甘露饮，唯升红未见明注。盖红细胞之生成，以漫长的 120 天为期，非三两剂药在短期内可以奏效，故有"有形之血不能速生，无形之气需当速固"之说。气为血帅，血为气母，补气则是补血，传统方归脾汤、补中益气汤、升阳益胃汤、补血汤，皆为常用之益气补血汤剂。余首创之兰州方虽一派补气药，实则补血。最近余拟定的三黑二保汤（黑芝麻 10g，枸杞子 10g，桑椹 10g，女贞子 10g，墨旱莲 10g，党参 10g，黄芪 20g，甘草 6g，肉桂 3g）在补气生血方面疗效显著，可与兰州方相辅相成。

另有一方：土大黄 15g，生地榆 15g，花生内衣 10g，人参须 15g，太子参 15g，北沙参 15g，党参 15g，生地黄 15g，山萸肉 30g，蒲黄 10g，水牛角 20g，赤白芍各 20g，牡丹皮 10g，茜草 10g，大黄 6g，黄芩 10g，黄连 6g，黄芪 20g，制乳香、制没药各 3g，白蒺藜 20g。此方升板之效明显。

口诀：土地兰花蒲犀茜，参芪三黄奇生板。

扶正固本在祛风胜湿方中的应用　　// 2017.11.25

独活寄生汤中的八珍，防己黄芪汤中的黄芪，麻杏薏甘汤中的甘草，桂枝芍药知母汤中的甘草、白术，九味羌活汤中的生地黄、甘草，千年牛头汤中当归、丹参，五米牛骨汤中的当归、丹参，薏瓜自破汤中的川芎、何首乌等，何也？"风、寒、湿三气杂至，合而为痹"。若使三气竭，则正气必充，此可谓"正气存内，邪不可干"也。故此，在古今所有祛风胜湿方中总有几味扶正固本中药。

增加膳食纤维可降低大肠癌的死亡率　　// 2017.11.27

《美国医学会杂志·肿瘤学卷》（JAMA Oncology）发表的一份研究报告显示，非转移性结直肠癌患者增加膳食纤维的摄入，可使患者的生存质量和生存时间带来额外裨益。

余在诊疗临床肿瘤一线工作 50 余年，深刻体会到多食蔬菜、粗粮的基层劳动岗位者结直肠癌发病较少。

卵巢功能早衰是妇女衰老的加速器　　// 2017.12.4

妇女的衰老先从卵巢功能早衰开始。正常人的卵巢衰老期为 48 ～ 51 岁，围绕此期女性可出现下列症状：①月经减少→隔月→绝经。②雌性激素水平下降，出现潮热、出汗、生殖道干涩、性欲减退、情绪不安、烦躁。心血管系统、运动系统均可出现一些改变，如血压上升、骨质疏松。③生殖能力下降，畸形胎儿出生率增多。④乳房和生殖器退化萎缩。

早产、引产、绝育手术、紧急避孕、药物流产、人流均能引起卵巢提前衰退。饮酒、吸烟、疾病、饥饿、劳累等亦可使卵巢功能早衰。

帕金森病浅谈　　// 2017.12.5

本病病因仍然未明，多见于中老年人，男多于女，以锥体外系统病变为主。该病变的临床表现为震颤、强直、"冻结"现象。高血压、动脉硬化伴锥体外系统病变时具有帕金森病的全部症状，称为血管性帕金森综合征，其发病占帕金森病的 10% 左右，发病年龄较帕金森病稍大 5 ～ 10 岁。此类综合征之治疗可降脂、降压，亦可活血化瘀，与脑血管病之治法类同；而在治疗震颤方面可予多巴胺制剂，又与帕金病相同。

血栓闭塞性脉管炎   // 2017.12.10

本病为一早就被人类熟知的老病，多见于下肢，表现为间歇性跛行、持续性疼痛、坏死、断肢。其治疗先用四妙勇安汤，后有八脉增、桃红四物加理中、桃红四物四参冬、香附白豆蔻紫石英。近有一方：壁虎 12g，水蛭 20g，黄连 10g，僵蚕 20g，大黄 20g，土鳖虫 20g，制乳香、制没药各 20g。共研为末，等分 6 包，每口 2 次，每次 1 包，温开水冲服。

口诀：壁水连姜大地香。

此方治疗闭塞性脉管炎有效，治疗血栓性静脉炎亦有效。

基因漫谈   // 2017.12.12

人的健康衰老和基因的变化紧密相关。DNA（脱氧核糖核酸）是人体细胞核的主要成分，也是人体全部基因的载体。衰老基因系指 DNA 的慢性突变，这种突变和恶性肿瘤、自身免疫病的基因突变不同，属慢性进展。肿瘤的基因突变属急性突变，自身免疫病的基因突变属亚急性突变，衰老基因突变属慢性突变。人类的基因全套蕴含于每个细胞核的染色体中，也就是蕴含于 DNA 中，每个 DNA 中有 2 万～ 2.5 万个基因，组成 30 亿个碱基对。它代表着人体的遗传特点、个性特点。

糖尿病治疗新药——恩格列净   // 2017.12.15

最近上市的恩格列净是 SGLT-2 抑制剂，对 T_2DM 有特效，同时尚有降压、减重作用，因此专家们一致认为此对与糖尿病相关的 CVD（心血管疾病）有特效。中华医学会糖尿病分会决定此药列为 T_2DM 首选药。

两个有效药方　　　　　　　　　// 2017.12.15

1. 下身冷汗方　小茴香 10g，补骨脂 10g，当归 10g，肉桂 3g，制乳香 10g，制没药 10g，枸杞子 10g，茯苓 12g，蜂蜜 20g（烊化）。水煎或丸服。此方治阳虚冷汗，先服汤剂，大效后改用蜜丸。

口诀：杞苓小补当桂香。

2. 宫颈糜烂方　五倍子 10g，枯矾 10g，马勃 20g，鱼腥草 20g，山豆根 20g。共研细末，用 2cm×2cm 大小的纱布包药，留线，药球于阴道内，留线于外，放置一夜，次晨取出。

沙库巴曲缬沙坦　　　　　　　　// 2017.12.17

沙库巴曲缬沙坦是一种治疗心力衰竭的新药，它的出现为心衰治疗开辟了新纪元：①从心衰内分泌的单纯抑制转向调节。②将复方变成了单一化合物，提高了稳定性。③较之 ACEI 疗效上有所突破。

上述论述充分说明该药治疗心衰的优势存在。此前血管紧张素转化酶抑制剂（ACEI）、血管紧张素受体拮抗剂（ARB）、β 受体阻断剂被认为是心衰治疗的"金三角"。此药的出现可补充"金三角"的不足。

读书小记数则 // 2017.12.19

1.七叶一枝花 20g，苍耳子 10g，麻黄 10g，野菊花 20g，白花蛇舌草 20g，半枝莲 20g，豨莶草 20g。适用于疔疮痈肿伴发热者。

2.老鹳草治疗不孕症，其为祛风胜湿药中之保胎者。大多数不孕妇女因风寒湿痹而伴不孕，此药与续断、桑寄生、杜仲相合而力量大增，诚斯证之良药也。

3.紫石英之暖宫保胎作用。此药温肺除湿、温胃降逆、温胎上流，与紫河车相合，成为二紫合剂，乃保胎、增进坐胎之圣药也！

PD-1 的研究进展 // 2017.12.22

PD-1 是人体 T 细胞表面产生的可以破坏肿瘤细胞的 PD-L1（哨卡因子），使哨卡失去作用，而使肿瘤的发生发展缓慢或停止。PD-1，即程序性死亡受体 1；PD-L1，即程序性死亡配体。有时将二者会写为 PD-1/PD-L1，前者为受体，后者为配体，说明只有在配体存在时受体才能产生抗体，这一写法具有其科学性。何以叫程序死亡？其意是肿瘤释放的 PD-L1 作用于 PD-1，生理细胞在 PD-1 不足的情况下因癌而立即死亡。

当前 PD-1/PD-L1 抗体的应用已从黑色素瘤拓展至恶性淋巴瘤、肺癌、胃癌、肾癌、膀胱癌，但还存在疗效较低、起效慢等不足。

美国感染病学会（IDSA）对脓毒症提出异议

// 2017.12.23

美国感染病学会（IDSA）发表声明对 2016 年脓毒症（SSC）治疗指南提出异议：①对脓毒症和非感染综合征区分不明确：SSC 指南采用了 Sepsis3.0 版的诊断标准，与 Sepsis1.0 版和 2.0 版相比考虑到了多脏器的损害，这是好的，但对序贯性脏器衰竭亦纳入了诊断标准，这就扩大了脓毒症的诊断范围，从而导致对感染的过度治疗。②经验性抗菌药启用时间：应在最短时间，指南的推荐启用时间是 1 小时。③血培养和血管内置管的处理：置管较久可引起感染，应最短时期内拔除。④联合多药治疗问题：可在最短时间内同时采用两种抗生素，药敏回报后再做治疗。

两个好方剂

// 2017.12.24

1. 五子衍宗丸　沙苑子 20g，覆盆子 20g，五味子 3g，车前子 10g，菟丝子 10g。适用于中年无子，遗精。

口诀：沙覆五车菟。

2. 小儿尿床方　桑螵蛸 10g，覆盆子 20g，益智 10g，山萸肉 10g，菟丝子 10g，补骨脂 10g。适用于小儿尿床。

口诀：桑覆益山菟。

疏凿饮子

// 2017.12.25

秦艽 10g，羌活 10g，商陆 3g，赤小豆 10g，椒目 10g，大腹皮 10g，茯苓皮 10g，生姜皮 10g，槟榔 10g，木通 6g，泽泻 10g。每日 1 剂，水煎服。

口诀：秦羌商赤椒，三皮槟通泽。

此方乃中医最强利尿方药，较之于五苓散、五皮饮、实脾饮、十枣汤、抵挡汤、舟车丸等利水效果均好，且副作用偏少。方中诸药皆利水胜湿之大剂，仅商陆一味通腑利水，兼有小毒，用量在 3 ～ 6g 可矣。盖中医利水药中大戟、芫花、甘遂、商陆、牵牛子乃利水而兼通腑之猛将耳。何谓通腑者，乃通利大便也。大黄之攻下，肉苁蓉之渗下，仁类之润下，当归、白芍之补下，各为其用，临床随证选用，效如桴鼓。盖攻、渗、润、补皆非伤正之举也，唯前述之戟、芫、遂、商、丑辈，通腑之实质是刺激胃肠，或伤之，或刺之，或致敏之，故曰存小毒，胃肠黏膜有疾者勿用。此五药之峻下仅于健康胃肠黏膜患者可用，若用之则量宜减也。故疏凿饮子为治腹水、胸水、心包积液、心衰全身水肿之剂也。

胃癌、乳腺癌、软组织癌一方　　　// 2017.12.26

紫草 20g，龙胆 10g，夏枯草 15g，马钱子 1 个（油炸），瓜蒌 10g，桃仁 10g，丹参 20g，玄参 20g，山萸肉 20g，山豆根 20g，山慈菇 20g，生薏苡仁 20g，白英 10g，菝葜 10g。每日 1 剂，水煎服。

口诀：紫龙夏马瓜桃参，参山山山薏菝白。

此方系治疗一切组织肿瘤的专方。近年来余发现此方加白英、薏苡仁、菝葜治疗胃癌效果较好。

癌症患者顽固性胸水及腹水验方　　// 2017.12.31

　　肺癌之胸水和肝癌、卵巢癌之腹水与一般之胸水、腹水不同，皆伴有严重的感染及局部粘连，一般的利尿剂多不见效，余之古圣 2 号亦不多见效矣。查古人常用之十枣汤、疏凿饮子，具通腑利水、活血化瘀作用，试用之，初见成效。盖癌症胸水之心悸、胸闷、气短；癌症腹水之腹痛、腹泻、肠梗阻均非等闲之症也。故此宜活血化瘀、清热解毒、利水通淋、攻下通腑齐头并进。大戟、芫花、甘遂、商陆等峻下逐水药用之正可药中病机，现组一方如下，临床可试用之。

　　秦艽 10g，羌活 10g，商陆 4g，赤小豆 10g，椒目 10g，大腹皮 10g，茯苓皮 10g，生姜皮 10g，木通 6g，泽泻 10g，大戟 4g，芫花 4g，甘遂 4g，大枣 10g，党参 10g，白术 10g，茯苓 12g，甘草 6g，半夏 6g，陈皮 6g。每日 1 剂，水煎服。

　　此方为疏凿饮子、十枣汤、香砂六君子汤之合方。香砂意在护胃；疏凿中的商陆，十枣中的大戟、芫花皆峻猛之品，伤胃之品矣。前方中的三皮、十枣虽有护胃之功，然终非护之于十全，乃再设香砂以为全策。

呼吸窘迫综合征（ARDS）浅谈 // 2018.1.3

肺部疾患出现极度呼吸困难、血氧分压下降且用一般措施（抗炎、吸氧）不能短期缓解者均可诊断为急性呼吸窘迫综合征（ARDS）。这一综合征在 ICU 中所占有比例为 10.4%，初步统计本病中有 40% 以上被医院漏诊。

治疗本病之方法：①呼吸机介入。②体外膜肺氧合（ECMO）。

诊断动脉硬化的新指标 // 2018.1.3

近来对同型半胱氨酸的研究发现，在高血压、动脉硬化时同型半胱氨酸会增高，为高血压、动脉硬化的预后判断提供了非常有用的帮助。同型半胱氨酸是一种含硫的氨基酸，是蛋氨酸和半胱氨酸的代谢产物。

PAPA 综合征　　　　　　　　　　　　// 2018.1.5

PAPA 综合征即指化脓性关节炎 – 坏疽性脓皮病 – 痤疮综合征。本病有三个主要特点，即反复发作的关节炎、坏疽性皮炎、脓肿性痤疮。此病是一种非常罕见的常染色体遗传病，常见于青少年，因具有遗传性，故在一个家庭可见两例或多例。

目前关于本病尚无共识性诊断标准，亦无特效治疗方法。

谈谈 DNA 甲基化及去甲基化　　　　// 2018.1.5

DNA 甲基化遗传调控的重要事件，对人类全部生物学过程都有非常重要的意义。甲基化可以在不改变 DNA 序列的前提下改变遗传的形式，同样去甲基化也具有同样的意义，当前开展的转基因工程就是在这一基础上开展的。

几个有效方药　　　　　　　　　　　// 2018.1.7

1. 天竺黄 20g，川芎 10g，防己 10g。每日 1 剂，水煎服。治疗鼻衄。

口诀：黄己川。

2. 白蒺藜 20g，何首乌 20g，枸杞子 10g，天麻 10g。每日 1 剂，水煎服。治疗寐差。

口诀：白首杞天。

3. 半夏 10g，荆芥穗 10g，木香 6g，肉桂 3g，天麻 10g，附片 6g，川芎 6g。每日 1 剂，水煎服。治疗头痛。

口诀：半荆香肉天附川。

阳痿早泄效方 // 2018.1.8

海狗肾 20g，海马 20g，肉桂 10g，附片 10g，肉苁蓉 20g，淫羊藿 20g，山萸肉 20g，杜仲 20g，枸杞子 20g，白术 20g，韭菜子 20g，当归 20g，生地黄 20g，巴戟天 20g，仙茅 20g。共研为末，过筛，炼蜜为丸，每丸 7g，每日 2 次，早晚各 1 丸，温开水冲服。

口诀：海马桂附大羊山，杜杞白韭理巴仙。

危病保胃汤 // 2018.1.10

胃癌肝转移、肝癌、胆囊癌、肠癌肺转移、腹腔转移之患者，往往难进中药。余经过多年临床实践认为：此类患者之胃气衰竭，吸收功能极差，故方药中加入大腹皮 10g，砂仁 6g，白蔻仁 6g，草豆蔻 6g，木香 3g，干姜 6g（口诀：大三木香姜）；如果药方尚小，还可加入厚朴、陈皮、甘草、茯苓（口诀：平胃苓代苍）。

几例重危症患者治验 // 2018.1.12

病案一

李某，女，28 岁，已婚，未育。

胃肠道神经内分泌肿瘤（GI-NEN），腹腔多发性肿物，腹水，大便不通，腹痛难忍。不能手术治疗，每日服用哌替啶止痛，求治于余。

处方：当归 10g，白芍 30g，生地黄 12g，川芎 6g，黄芪 30g，高良姜 6g，制乳香、制没药各 6g，三棱 10g，莪术 10g，乌药 10g，吴茱萸 6g，蒲黄 6g，五灵脂 6g，枳实 10g，丹参 10g，柴胡 10g，大黄 20g（后下），黄连 6g，黄芩 10g，延胡索 10g，川楝子 20g。

同时服用古圣 2 号。

服上方 5 剂，患者大便通，腹水少，能进汤食。

病案二

刘某，女，59 岁。

肝癌，腹水，胸水，部分肠梗阻，腹膜炎，恶病质，在兰大二院治疗无效出院。

处方：大戟 6g，芫花 6g，甘遂 6g，大枣 10 个，秦艽 10g，羌活 10g，商陆 6g，赤小豆 10g，椒目 10g，大腹皮 10g，茯苓皮 10g，生姜皮 10g，槟榔 10g，泽泻 10g，木通 6g，大黄 20g（后下），枳实 10g，厚朴 6g，砂仁 5g，白蔻仁 5g，草豆蔻 5g，木香 3g，干姜 3g。每 3 日 2 剂，水煎服。

同服古圣 2 号。

服上方 5 剂，胸水、腹水皆消，肠通，食汤食、米汤。

病案三

周某，女，29 岁，未婚。

卵巢癌，手术后腹胀、腹痛，不能进食，大便不通，小便短赤。B 超检查提示腹水，部分肠梗阻。

处方：大戟 6g，芫花 6g，甘遂 6g，大枣 10 个，大黄 20g（后下），秦艽 10g，羌活 10g，商陆 6g，赤小豆 10g，椒目 10g，大腹皮 10g，茯苓皮 10g，生姜皮 10g，槟榔 10g，泽泻 10g，木通 6g，陈皮 6g，厚朴 6g，砂仁 5g，白豆蔻 5g，草豆蔻 5g，茯苓 12g，木香 6g，干姜 6g，甘草 6g。每 3 日 2 剂，水煎服。

同服古圣 2 号。

服上方 5 剂后，水消，便通，腹痛止。

先父治妇女崩中漏下方　　　// 2018.1.14

当归 10g，川芎 6g，赤白芍各 15g，生地黄 12g，阿胶 10g（烊化），艾叶 10g，党参 15g，黄芪 30g，山萸肉 10g，甘草 6g，侧柏叶 10g，地榆 10g，血余炭 10g，莲蓬炭 10g，鹿角胶 10g（烊化）。每日 1 剂，水煎服。

此方药物组成包括胶艾四物、保元汤、山萸汤。

验方数则　　　// 2018.1.15

1.坐骨神经痛专方　虎骨 10g，牛膝 20g，生地黄 12g，龟甲 15g，知母 10g，黄柏 10g，当归 10g，白芍 30g，锁阳 10g，杜仲 15g。每日 1 剂，水煎服。

口诀：虎胫牛膝大补阴，当归白芍锁杜仲。

此方为先父常用方，乃虎潜丸加味。

2.三蚕合剂　蚕蛹、蚕沙、白僵蚕各 10g。每日 1 剂，水煎服。治疗二便不利、出血，故可用于宫颈癌放射性膀胱炎、慢性肾炎蛋白尿。

3.阴虚汗出如洗方　杜仲 10g，玄参 30g，五味子 6g，生龙骨 15g，生牡蛎 15g，龙胆 15g，黄芪 30g。每日 1 剂，水煎服。

肺动脉栓塞小叙

人们对于急性心肌梗死已经非常重视，溶栓药物（尿激酶、链激酶）、防栓药物（阿司匹林、华法林、波立维、达比加群酯、阿哌沙班、利伐沙班）、心脏介入（PTCA、CABG）的大量使用已经充分说明这个问题的重要性。其实，肺动脉栓塞和上述冠状动脉栓塞同样重要，都是导致人类急性死亡的主要原因。

最新资料显示，每 4 例栓塞性疾病患者中就有一例肺栓塞，可见本病的发病并不罕见。急性肺栓塞的主要表现是咳嗽、喘息、胸痛、气短、端坐呼吸、痰中带血，与急性左心衰竭不易鉴别，通过 X 线、CT、MRI 等检查可协助确诊。目前，本病治疗仍主张溶栓、防栓、抗炎、强心。一部分患者死亡，一部分患者经抢救转为慢性，成为肺动脉高压。在慢性肺动脉高压的患者中，mPAP 在 40mmHg 左右者，5 年生存率为 30%；mPAP 在 50mmHg 左右者，生存率仅为 10%，可见本病之危害。余在门诊遇到此类患者较多，总以活血化瘀药取胜，常用方药有冠心 II 号、五水布海汉三七、山丹花开五泽川、血府逐瘀汤、壁水连姜等，当然必须以辨证论治为基础。

消化道疾病小资料

1. 肥胖与大肠癌的发病密切相关，尤其是直肠癌。

2. 我国的消化道癌症中，仍然以胃癌、大肠癌、食管癌为高发。

3. 喝咖啡可能减少大肠癌的发病。

4. 口腔卫生与大肠癌的发病相关。

谈谈中药过敏 // 2018.1.22

西药过敏人人皆知，中药过敏却鲜为人知。中药口服，最常见之过敏反应为恶心呕吐、胃肠不适。药食同源，通常的饮食物亦有过敏者，其表现亦为恶心呕吐。中医理论认为，"胃者，水谷之海""后天之本""有胃气则生，无胃气则死"，充分说明胃气之重要性。为了防止中药过敏，古人在很多内服方中辄加甘草，以为调和药性之用；又恒加姜、枣以调营卫，营气充盈于内，滋养五脏六腑、四肢百骸；卫气捍卫于外，抵抗外邪侵入，使阴阳调和于中也。在肿瘤晚期及人体重大器质性病变时，脾胃气虚，水谷之运化皆不能胜任，况药物乎？故余在诸多验方中必加护胃之品，草、姜、枣之辈亦不可少矣。最近余所创之危病安胃汤乃脱敏之重要方药。

谈谈耳聋耳鸣 // 2018.1.24

耳聋耳鸣经常同时存在，西医谓神经性耳聋耳鸣，中医则谓肾虚所致。目前，本病西医多以神经酸、维生素 B 族、激素等治疗，见效甚微。中医治疗本病，余常用当白桂、木南麻细菖、朱砂神龟五石六、黄砂蔓车五石六、三才杜牛龟、黄砂白石、钩藤散、益气聪明汤。此外，还有一方——益肾振聋丸，组成如下。

肉苁蓉 100g，山萸肉 100g，鹿茸 100g，麝香 2g，菟丝子 100g，石斛 100g，石龙芮 100g，石菖蒲 100g，磁石 100g，附子 30g，全蝎 30g，羌活 100g。共研细末，过筛，炼蜜为丸，每丸

4g，每次 1 丸，每日 2 次，早晚饭后温开水服下。

两个名方 // 2018.1.25

1. 当归龙荟丸　当归 10g，龙胆 10g，芦荟 3g，大黄 10g，黄连 6g，黄芩 10g，山栀子 10g，木香 10g，麝香 0.01g。每药用 10 倍药量，炼蜜为丸，每丸 6g，每次 1 丸，每日 2 次，温开水送下。治疗左腹疼痛，即慢性胰腺炎。

2. 山栀子 10g，木香 10g，枳壳 10g。治疗胆囊炎。

五苓散和五皮饮 // 2018.1.28

五苓散出自伤寒论。"太阳病，发汗后，大汗出，胃中干，烦躁不得眠，欲得饮水者，少少与饮之，令胃气和则愈。若脉浮，微热，消渴者，五苓散主之"。由此可见，五苓散之主症为热、渴、汗、呕。

五皮饮出自《证治准绳》《太平惠民和剂局方》等，但以《证治准绳》所载之茯苓皮、生姜皮、大腹皮、桑白皮、陈皮为最常用，疗效也最好。

此二方合之则为五苓五皮饮，治疗全身浮肿，疗效堪称一绝。

升麻葛根汤之应用 // 2018.1.30

升麻葛根汤方出自《济生方》。其方组成：升麻 6g，葛根 20g，白芍 15g，甘草 6g。此方治疗身热下利；若加桔梗 20g，党参 10g，则成加味升麻葛根汤，用治咽喉痛、口腔糜烂、头痛。

余之经验，升麻葛根汤可治一切风热头痛、咽喉炎等。

奔豚汤谈 // 2018.2.1

奔豚汤方出《外台秘要》。其方组成：当归 10g，白芍 10g，川芎 10g，生姜 12g，半夏 12g，李根白皮 15g，生赭石 15g，葛根 10g，黄芩 10g。此方主治气血冲胸，腹痛，呕恶。

原有物地黄良香，与此方合之，则可治疗胃脘痛，气上冲胸。

几个小方剂 // 2018.2.4

1. 白癜风外用方　密陀僧 9g，冰片 0.9g，雄黄 6g，黄柏 10g，白附片 6g。共研为末，过筛，黄瓜切片沾之外擦。

2. 密陀僧 9g，压粉，以大蒜切片沾涂，治疗湿疹。

3. 硼砂 1g，生姜汁调和涂擦，治疗木舌。

癌症晚期治疗经验谈 // 2018.2.5

晚期癌之特点：①多脏器转移。②消瘦、贫血。③免疫功能崩溃，通常可见多脏器感染。④自主神经功能紊乱，首先出现胃肠功能之高度紊乱。⑤全身神经末梢敏感，导致不适，如因转移引致疼痛则更为痛苦。

余针对上述特点立方用药，能明显改善患者的生存质量，延长患者的生存时间。

1. 控制感染　在使用西药抗炎的同时，对胆、胰、胃肠、妇科之感染，当特别重视中药效方的应用，胆胰合剂、香砂六君、半夏泻心、十枣汤、疏凿饮子、乌苓郁云、羌胡两头、大金牛香赤干麦等择方加味。

2. 扶正固本　西药白蛋白、胸腺五肽、丙种球蛋白，中药生血颗粒、消风 2 号、圣宝丹均可酌情使用。

3. 软坚散结、通腑利水、活血化瘀等剂酌情加减进退。全身之疼痛不适乃神经末梢应激性增强所致，非西医之三级止痛可奏效。中药柴胡加龙牡、柴葛解肌汤、独活寄生汤可见效。

兰核三黑二保汤　　　　　// *2018.2.9*

人参须 15g，太子参 15g，北沙参 15g，党参 15g，生地黄 12g，山萸肉 30g，桂枝 10g，白芍 10g，黑芝麻 10g，桑椹 10g，枸杞子 10g，女贞子 10g，墨旱莲 10g，黄芪 20g，甘草 6g，麦冬 10g，五味子 3g。每日 1 剂，水煎服。

此方系兰二核加三黑二保而成，较之兰州方，在扶正固本、增强机体免疫力方面又上一层楼，更胜一筹，其加减进退可治疗肿瘤、血液病、自身免疫病。

裴氏疏凿饮子　　　　　// *2018.2.10*

秦艽 10g，羌活 10g，商陆 6g，赤小豆 10g，椒目 10g，大腹皮 15g，茯苓皮 15g，生姜皮 15g，木通 6g，泽泻 10g，桂枝 10g，猪苓 10g，白术 10g，陈皮 6g，桑白皮 15g，党参 10g，半夏 6g，牵牛子 6g，草豆蔻 10g，木香 3g。每日 1 剂，水煎服。

此方是在《济生方》疏凿饮子的基础上，加五苓散、五皮饮以使利水更彰，加香砂六君以顾护脾胃，防止商陆、牵牛子之伤脾。

妇科月经不调漫谈 // *2018.2.14*

育龄期妇女的月经是妇女健康的象征。卵巢的分泌功能是月经周期正常之保证。垂体前叶嗜碱性细胞分泌的卵泡刺激素和黄体生成素确保了卵巢的雌二醇和孕酮的分泌。前者作用于子宫内膜之经后第一周，使之增厚。后者作用于第二周，使之变得舒松，等待卵子受精之时间约两周，如无精子进入则一泻而下，谓之月经；如有精子进入，并形成受精卵，着床之，则女子怀孕。

上述月经过程，如月经提前可能为雌激素增多、炎症、肿瘤；月经推后则为雌激素减少、精神压抑、妇科疾病（自身免疫病、风湿、痛经、炎症、肿瘤）。

中医治疗月经先期常用疏肝、清热泻火、滋阴泻火、清热解毒之法，方用丹栀逍遥散、逍遥散、清经汤、二地汤；月经延后者常用活血化瘀、温经通络法，方用大温经汤、桃红四物汤、桂枝茯苓丸；痛经常用活血化瘀、温经通络法，方用少腹逐瘀汤、桂枝茯苓丸。

中药治疗体腔积水 // *2018.2.19*

胸水、腹水、心包积液、关节积水、脑积水、肾盂积水均因炎症、粘连所致，加之变态反应、结石、肿瘤等之伴发则积水形成，久之则变证丛生。速治之，则可消失于萌芽。西医之抽水、注药不惭视为根治之法，中医恒有效焉！十枣汤用之于胸水；己椒苈黄丸用之于心包积液；疏凿饮子、五苓散用之于腹水；金银花、石斛、黄芪、牛膝、远志煎水服，渣热敷用之于关节积水；

五车赤金薏头牛用之于肾盂积水；三虫五味汤、桃核承气汤用之于脑积水。

综上所述，中药方药用于上述积水每每取效，如加古圣 2 号、消风 2 号，则疗效更加确切矣！当然，还需结合全面的证候进行辨证论治，疗效则更进一步。

天麻小议 // 2018.2.22

天麻为兰科植物天麻的干燥块茎。天者作用在上，麻者麻木不仁，故此药对于头面部之疼痛、麻木恒有效焉。《圣济总录》所载之天麻丸（半荆香肉天附川）治疗偏正头痛、眼目酸困、面睑麻木有神效。此方加全蝎、防风，则为治疗面神经麻痹之专方（《常见病医疗手册》）。白蒺藜 20g，何首乌 10g，枸杞子 10g，天麻 20g，为治疗头痛失眠之效方。

肛门全治方 // 2018.2.23

当归 10g，白芍 20g，桃仁 10g，红花 6g，槐花 20g，地榆 20g，皂角刺 20g，火麻仁 15g，郁李仁 15g，苍术 6g，黄柏 6g，秦艽 10g，防风 12g，泽泻 10g，大黄 10g，槟榔 10g。每日 1 剂，水煎服。

此方为肛门出血、疼痛、化脓、痔疮、热肿等而设。

肝病腹胀方 // 2018.2.26

罗布麻 10g，延胡索 10g，瓜蒂 4 枚，木香 6g，丁香 6g。

口诀：罗胡瓜香香。

此方治疗肝病腹胀、腹水者。方中罗布麻系夹竹桃科植物罗布麻的干燥叶，功效强心利尿、清热泻火，与延胡索、木香、丁香、瓜蒂等降气、行气药相合能增强消化系统副交感神经的兴奋性并强大其抑制作用，腹胀遂解或减轻。

系统性红斑狼疮治验   // 2018.3.1

刘某，女，34岁。患系统性红斑狼疮（SLE）5年，服强的松12片（每片5mg）3个月，全身浮肿、关节疼痛，多于下午发热，体温38～40℃，已持续十余天。尿蛋白（+++），尿隐血（+++），血沉120mm/h。脉大而数，舌红，苔黄厚腻。

处方：党参10g，黄芪20g，桂枝10g，附片6g，丹参20g，蕲蛇6g，益母草20g，穿山甲10g，生地黄12g，威灵仙10g，红花6g，鸡血藤20g，白芍20g，当归10g，乳香6g，没药6g，三棱10g，莪术10g，苍术10g，白术10g，巴戟天10g，紫草30g，蜈蚣1条，乌梢蛇9g。每3日2剂，水煎服。

服药半月后，患者复诊，水肿全消，强的松已减至2片，血沉45mm/h，尿蛋白（++），尿隐血（+），精神好，谓病去大半。

此方药为桃红四物汤、活络效灵丹、桂枝附子汤，加三棱、莪术、鸡血藤、益母草、紫草等活血化瘀之品，再加乌梢蛇、蕲蛇、蜈蚣等虫类祛风之剂而成，总以活血化瘀为大任，消风除湿为辅助，可谓"治风先治血，血行风自灭也"。

骨转移妙方　　　　　　　　　　　　// 2018.3.5

人参须 15g，太子参 15g，党参 15g，北沙参 15g，生地黄 12g，山萸肉 30g，桂枝 10g，白芍 30g，甘草 6g，川乌、草乌各 15g（先煎 1 小时），雷公藤 15g（先煎 1 小时），辽细辛 15g（先煎 1 小时），马钱子 1 个（油炸），当归 10g，川芎 6g，赤芍 10g，桃仁 10g，红花 6g，全蝎 6g，蜈蚣 1 条，延胡索 10g，制乳香 10g，制没药 10g。每日 1 剂，水煎服。

某男，60 岁，前列腺癌骨转移，疼痛难忍，卧床不起，服上方有效，100 剂后痛止。

肺癌效方　　　　　　　　　　　　　// 2018.3.5

麻黄 10g，生石膏 30g，杏仁 10g，甘草 6g，生薏苡仁 30g，苏叶 10g，半夏 6g，陈皮 6g，茯苓 12g，桔梗 20g，枳壳 10g，香附 6g，旋覆花 10g，防己 10g，黄芪 30g，黄芩 6g，鱼腥草 6g，金银花 20g，马兜铃 10g，白花蛇舌草 15g，半枝莲 10g，生姜 6g，大枣 4 枚。每日 1 剂，水煎服。

某女，49 岁，患肺癌，咳嗽，胸闷，身痛，日晡潮热，汗出恶风，关节疼痛，服上方大效。

冉雪峰治癌内服方　　　　　　　　　// 2018.3.9

黄连 6g，黄芩 10g，龙胆 10g，郁金 10g，川牛膝 20g，鳖甲 20g，龟甲 20g，海藻 10g，昆布 10g，芒硝 10g，土茯苓 10g。每

日 1 剂，水煎服。

此方之特点：泻火之龙胆、二黄与软坚之芒、鳖、龟、海、昆相合，再加郁金、牛膝活血化瘀。

癌肿者，宜软坚则消之，积肿日久则必化火，故宜泻火。积肿之病机乃血瘀也，故活血化瘀，则用郁金、牛膝。

再生障碍性贫血一方　　// 2018.3.12

人参须 15g，太子参 15g，北沙参 15g，党参 15g，生地黄 12g，山萸肉 30g，黄芪 30g，桂枝 10g，黑芝麻 10g，枸杞子 10g，桑椹 10g，女贞子 10g，墨旱莲 10g，龟甲 10g，鹿茸 10g，仙茅 10g，淫羊藿 10g，阿胶 10g，何首乌 15g，茯神 10g，仙鹤草 15g。每日 1 剂，水煎服。

口诀：兰核三黑二二保，茯神首乌仙鹤草。

此方治疗再生障碍性贫血、血小板减少、骨髓增生异常综合征。

特发性血小板减少性紫癜再谈　　// 2018.3.15

特发性血小板减少性紫癜（ITP）属自身免疫病范畴。激素、环孢素及免疫抑制剂均可使血小板一过性增加，血液重组制剂也有一过性疗效，但到目前为止还没有确切的效药效方。中药治疗相对较好，50 年来余治疗本病百千万计，大部分均可见效，先用参芪三黄、鹤大鸡小、五虎丹丹、犀角地黄汤等方，后用土地兰花汤（土大黄、地榆炭、兰核、花生内衣）、蒲犀（犀角地黄）茜、四物丹丹首乌炭、白叶二（女贞子、墨旱莲）仙、升板三药

（土大黄、花生内衣、墓头回）。上述药物反复应用，临证加减，可治愈此病的大部分患者。

桃核承气汤案　　// 2018.3.18

李某，男，72 岁。患巨大脑膜瘤，头痛头晕，不能下床。曾用 20% 甘露醇 250mL，快速静脉输注，头痛稍减。余用桃核承气汤加味治疗。

处方：大黄 10g，芒硝 10g（烊化），桃仁 10g，桂枝 10g，甘草 6g，僵蚕 6g，全蝎 6g，蜈蚣 1 条，蒲公英 15g，败酱草 15g，金银花 15g，连翘 15g，龙葵 15g，石菖蒲 6g，红花 6g，钩藤 20g，天麻 15g，麦冬 10g，生赭石 15g，生石膏 30g，莲子心 10g。水煎 2 次。取药 600mL，每日 2 次，每服 200mL。

服上药后，患者头痛大减，诸症亦轻。

《伤寒论》曰："太阳病不解，热结膀胱，其人如狂，血自下，下者愈。其外不解者，尚未可攻；外解已，但少腹急结者，乃可攻之，宜桃核承气汤。"此"其人如狂"是该证核心，说明此方善治脑病之"狂"者。硝、黄攻下，荡泄，致脑部水肿消散，颅内压下降，故痛止。

肝癌疼痛案　　// 2018.3.18

患者，男，62 岁。患肝癌，疼痛难忍，服羟考酮，缓解片刻仍剧痛。服下方 5 剂，痛止。

柴胡 10g，枳实 10g，白芍 20g，甘草 6g，大黄 10g，黄连 10g，黄芩 10g，丹参 30g，木香 10g，草豆蔻 6g，延胡索 20g，

川楝子 20g，制乳香 10g，制没药 10g，菊花 10g，枸杞子 10g，鳖甲 15g，龟甲 15g，蜈蚣 1 条，全蝎 6g，生地黄 12g，当归 10g。每日 1 剂，水煎服。

上方为胆二核加理阴三对药。前者疏肝利胆，致胆汁畅流，肝包膜压力减少。后者中杞、菊抑阳，致交感神经敏感性降低；鳖、龟软坚，致肝癌组织变软；二虫止痛除风，意在麻痹肝内神经末梢。查青皮香附牡红花、青车生茎瓜络络、川草当丝玄等方药均有治肝痛之作用，或活血，或软坚，或抑阳，或通络，或除风，皆不出此也！

乳腺癌验案 // 2018.3.24

丁某，女，42 岁。右乳乳腺癌，局部硬块大小 12mm×14mm，表面不光滑，周围粘连、疼痛、不移动。某医院诊断为乳腺癌晚期，失去手术机会，锁骨上、腋窝淋巴结肿大，右肩臂疼痛呈放射状。

处方：紫草 30g，龙胆 15g，夏枯草 15g，马钱子 1 个（油炸），瓜蒌 10g，桃仁 10g，丹参 20g，苦参 20g，山萸肉 30g，山豆根 10g，山慈菇 10g，柴胡 10g，木通 6g，路路通 10g，天花粉 10g，制乳香、制没药各 6g，当归 10g，郁金 6g，浙贝母 10g，三棱 10g，莪术 10g，败酱草 15g，肉苁蓉 10g，穿山甲 10g。每 3 日 2 剂，水煎服。

上方服 10 剂共 15 天，患者肿块全消，无疼痛。令其继服 10 剂，患者之症状完全消失，可见中药之神奇。

方中的紫草、龙胆、夏枯草乃近年公认之治癌上品，马钱子乃除风止痛佳剂，柴山合剂乃治疗乳腺增生之专方，诸药合用，事半功倍矣！

再谈"提壶揭盖"法 // 2018.3.29

此法为中医利水之传统方法，也叫"高原导水法""开鬼门，洁净府之法"。中医谓：肺气不宣，肾气不降。近日余治疗慢性肾炎三例，其中一例因上感引起，用麻桂合剂合复方益肾汤，尿蛋白全消；后两位患者并未上感，用前方亦见大效。余猛悟"提壶揭盖"之真实含义。此方中的麻黄、桂枝、杏仁、生石膏保留，川芎、白芷、细辛、羌活、独活、防风有何作用？消风胜湿也，亦很有用！

处方：麻黄 10g，桂枝 10g，杏仁 10g，生石膏 30g，川芎 6g，白芷 6g，细辛 3g，羌活、独活各 10g，防风 12g，当归 10g，桃仁 10g，红花 3g，益母草 15g，金银花 15g，连翘 15g，蒲公英 15g，败酱草 15g，板蓝根 15g。每日 1 剂，水煎服。

再谈特发性血小板减少性紫癜 // 2018.3.30

余近年治疗本病，深知血小板之变化乃血液成分中的最常见症也，无怪乎本病已被西医列入"自身免疫病"之所属。余通过数十年对本病治疗的观察认为，大凡血小板减少，均与月经、咽炎、上感、关节炎、感染、情绪等密切相关。感染，则包括妇科、胆、胰、胃、阑尾等处之炎症。任何人身体不舒均具有本病病因之嫌。这一认识符合变应原导致变态反应的基本观点。在这一原则指导下，余创制下方为治疗本病的基本方。

黑芝麻 15g，桑椹 15g，枸杞子 15g，女贞子 10g，墨旱莲

10g，党参 10g，黄芪 30g，甘草 6g，鹿角胶 10g（烊化），龟甲胶 10g（烊化），茯神 10g，何首乌 15g，仙鹤草 15g。

上药共 13 味，可按患者的具体情况加减进退。胃痛胀者，加木香、草豆蔻；胆、胰炎症者，加胆核；妇科病者，加桂枝茯苓；咽痛者，加马勃、胖大海、乌梢蛇皮；咳嗽咳痰者，加杏苏散。

谈谈"一芽知春" // 2018.4.2

西医对疾病的诊断可采用多方面、多层次、多学科相结合的手段，务必使疾病诊断准确无误，但是其治疗手段却远远落后于此，因此诊断并不能使治疗更加完善。血液病的基因诊断、胃肠病的病理诊断、心血管病影像学诊断、生化诊断等，西医诊断方式各种各样。中医的诊断方式简单，但治疗方药浩如烟海。一个知识渊博、经验丰富的临床医师，在应用中医理论辨证施治时，无须去对一个疾病做地毯式的检查，而是以自己的经验去判断，当然如果有一个重要的临床检验指标往往可以借鉴，用来发挥"一芽知春"的作用。如感染性疾病的血常规、泌尿系疾病的尿常规、自身免疫病的血沉、自身抗体等。中医注重宏观、整体、机体反应性，向来以大略判断为基础，精细的指标不一定会带来进一步的疗效。有时抓住要领，及时出手，反而会给疾病带来显著杀伤力，从而得到较好疗效。

血小板减少症一得 // 2018.4.5

患者，女，52 岁，血小板 30×10^9/L。查其左耳郭背后有持续性痛疖，左肋及背部亦有疼痛。诊断为慢性胰腺炎，合并血小板减少。余以胆二核＋兰核三黑二二保、茯神、何首乌、仙鹤草＋参芪三黄汤治疗。服药 10 剂，患者上腹痛止，血小板上升至 120×10^9/L，腹部无其他不适。

此例患者的慢性胰腺炎已持续十余年，此次发作伴血小板减少，乃因免疫反应所致。近年来血小板被普遍认为是免疫系统疾病的弄潮儿，当某一刺激在人体出现时，血小板的减少便会作为反应而立即出击。此时的治疗应以标本兼治为原则，本愈则标自愈也！

谈谈腹痛　　　　　　　　　　　　// *2018.4.8*

上腹部疼痛常见于胆、胰、胃及十二指肠疾病，余对此曾有大量文字记述；少腹部疼痛常见于妇科、阑尾、膀胱、直肠的疾患，余亦有大量的文字记述；中腹部之疼痛，余尚未有详细的文字记述。

1. 肠系膜中动脉炎，多见于 12 岁以下的儿童，为上呼吸道（咽喉、气管）感染后，病毒侵犯肠系膜所致。

2. 虫症在消化道的反应性腹痛。

3. 肠套叠、肠粘连。

4. 肠结核的病变，多位于回盲部，时在中腹，时在下腹。中药对于上述疾患有较好疗效，常用药物有小茴香、朱砂、川椒、胡芦巴、吴茱萸、阳起石、蛇床子、五苓郁云、大金牛白赤干麦、羌胡两头小丁当。

甲状旁腺功能亢进症 　　　　　　// 2018.4.12

　　甲状旁腺功能亢进症为临床常见病，但50%以上被漏诊。本病的诊断依据为甲状旁腺素（PTH）升高。PTH的正常值为16～70pg/mL。本病的主要临床表现为血钙升高、血磷下降、性情淡漠或躁动、周身酸痛。PTH的升高，能导致消化道酶过渡分泌，从而引起胰腺、胆囊、阑尾、胃、肠黏膜之炎症或溃疡；还可导致骨钙脱出、关节病变、骨质疏松、泌尿系结石、碱性磷酸酶升高。甲状旁腺功能亢进症原发者少，继发者多，或可为三发。何谓三发？就是在继发的基础上甲状旁腺出现了增生瘤样改变。

《参考消息》一则 　　　　　　　// 2018.4.15

　　《参考消息》刊载：美国科学家发表论文称，人体由43%的自身细胞和57%的外来细胞组成，二者共同承担着人体2万～2.5万基因的组成。余之见解：药物在杀死病原微生物之同时，定会对外来细胞带来更大的伤害，因为外来细胞和隐匿于人体的各种益生菌一样，也处于人体防御免疫体系的保护之列。

小知识四则 　　　　　　　　　　// 2018.4.17

　　1.二甲双胍之前身苯乙双胍（降糖灵），以及同类产品丁双胍，因常伴乳酸酸中毒，现已停用。二甲双胍亦有上述副作用，但较前药轻，且有下列四大优点：①增强胰岛素的功效：包含外来胰岛素、自身胰岛素。②降脂。③降压。④降体重。鉴于此，该药对代谢综合征患者极为适宜。

2.痛风新药 ①依托考昔 30mg，每日 1 次，2 个月为一疗程；非布司他 40mg，每日 1 次，2 周为一疗程。两药如一疗程无效，可加量为每日 2 次。

3.更年期之月经紊乱，先由孕激素减少，后因雌激素减少。西医的激素替代疗法或人工周期对消除潮热、盗汗、烦躁等有益，且引发癌症和心血管事件的可能性较少。

4.胆囊腺肌症 本病与胆囊炎的症状完全相同，治疗亦相同。二者均因胆囊反复感染所致。由此可见，子宫腺肌病、子宫肌瘤、子宫内膜异位症均与炎症相关。

百病伤胃说 // 2018.4.19

近读《中国医学论坛报》上关于"胆心合症"之论述，有所感悟：此症余在临床早有发觉，常投冠心 II 号合胆核治疗。余埋首临床近 60 载，认为胃肠之自主神经功能最为敏感，所有人体疾病，无论外伤、内感，均可在一定程度上引发胃肠之自主神经功能紊乱。中医有"后天之本"说，东垣有"脾胃论"，更有"有胃气则生，无胃气则死"说。中医之处方中常将甘草设为必备之药，而将生姜、大枣名之曰药引，或有顾护胃气之意。

腹胀之中药方剂 // 2018.4.22

腹胀是临床常见的证候。轻度腹胀，大多为浅表性胃炎所致，此时患者之胃肠自主神经功能紊乱，肠蠕动欠佳，消化酶分泌不足，香砂六君子汤、半夏泻心汤当属首选，健脾丸、保和丸亦有效。中度腹胀，则因慢性萎缩性胃炎、十二指肠球炎、结肠炎等消化道器质性病变所致。此类腹胀尚兼有不同程度的少腹痛，除前述香砂、健脾、保和外，还可用实脾饮、导水茯苓、柴胡桂枝干姜等。重度之腹胀，皆有腹水、肠粘连、肠梗阻等，除大小承气汤、当归龙荟丸、十枣汤、疏凿饮子之外，乌苓郁云汤、大金牛汤、桃核承气汤等均可加减应用。

壮阳药小叙

// 2018.4.24

壮阳之特点是升阳举陷，然而阳虚之证候，除了阳痿外，还有头晕、目眩、腰酸、腿困、四肢厥寒、疼痛、少腹冷痛等。鹿茸、海马、海狗肾、阳起石、蛇床子、吴茱萸、胡芦巴、小茴香、槟榔等有壮阳作用，干姜、附片、肉桂亦有此作用。四肢冷胀，或血脉不能温润四肢，除壮阳外，四逆散、四逆汤皆可用之；少腹冷痛在女性乃因子宫发育不良、雌激素分泌不足。膀胱痉挛、直肠排泄不佳等可用胡芦巴、淫羊藿、补骨脂、阳起石、蛇床子、小茴香、吴茱萸、槟榔［口诀：小吴榔，胡阳不（破）起床］。

前列腺癌治验

// 2018.4.26

患者，男，58岁。患前列腺癌，下身疼痛，不能躺，亦不能立，小便靠插管引流，腹腔、腹股沟多发淋巴结转移，医院谓其失去手术机会。余用下方治疗。

处方：小茴香10g，菟丝子10g，党参10g，黄芪20g，丹参20g，山药10g，泽泻10g，土鳖虫10g，车前子10g，王不留行10g，黄芩10g，天花粉10g，土茯苓15g，土贝母15g，生薏苡仁

30g，龙葵 20g，鸡内金 10g，胡黄连 10g，黄柏 10g，龙胆 10g，郁金 6g，牛膝 10g，鳖甲 15g，龟甲 15g，海藻 20g，昆布 10g，芒硝 10g。水煎服。

服上方 10 剂，患者下身疼痛消失，能下地走路，导尿管取下。令原方再服 10 剂后复诊。

肝病新证　　　　　　　　　　　　　　　// 2018.4.28

美国肝病研究学会（AASLD）发布的《慢性乙型肝炎的预防、诊断、治疗更新：AASLD 2018 乙型肝炎指南》中有关乙肝治疗的推荐意见，现摘去部分内容列举如下。

1. 抗病毒治疗仍推荐三种药药物，即聚乙二醇干扰素、恩替卡韦、阿德福韦酯。抗病毒治疗的目的是使乙肝患者的免疫激活，促其血清转阴（e 抗原转阴）。

2. 乙型慢活肝、慢纤肝在血清转换后仍应坚持抗病毒治疗，视其病情可在 1 年后停药。

3. 乙肝肝硬化的患者原则上抗病毒治疗需持续终生。

男性优精合剂　　　　　　　　　　　　　// 2018.5.1

胡芦巴 10g，淫羊藿 10g，补骨脂 10g，阳起石 10g，蛇床子 10g，小茴香 10g，吴茱萸 6g，槟榔 10g。

此方集壮阳药之大成，对男性精子发育不良、早泄、阳痿有效，对寒疝、脱肛、子宫脱垂、阴道脱垂亦有效。

口诀：胡羊破起床，急坏小吴榔。

肺癌治疗近况 // 2018.5.4

肺癌的治疗目前仍以手术、化疗、靶向药物为主，疗效检查除 CT、MRI 依据外，神经元特异性烯醇化酶（NSE）也为常用依据。

化疗仍以 AP、GP、TP、EP 为常用。靶向治疗以吉非替尼独占鳌头。时下临床常用的厄洛替尼、阿法替尼、埃克替尼为常用药。其中埃克替尼为国产吉非替尼，每粒 125mg，每日 1 次，1 个月为一疗程。

靶向药物的副作用包括皮肤过敏、腹泻、手足综合征。应用靶向药物前，可用基因检测，观察 EGFR、VEGF 的基因片段某位有缺失，从而对药物选用提供参考。

再谈防风通圣散 // 2018.5.7

此方可见于《奇效良方》《麻症集成》《医学启源》《黄帝素问宣明论方》《疠疡机要》等医籍。其在各书中的组成大同小异，总不离解表之荆、防、麻、桂，通腑之硝、黄，活血补血之四物，清热泻火之石膏、连翘、山栀子、黄芩、薄荷，利水通淋之滑石。其方组成既能扬汤止沸，又能釜底抽薪；既能活血化瘀，又能清热解毒。于是作用百般，奇效纷呈。

防风通圣散方：荆芥 10g，防风 12g，滑石 20g，麻黄 10g，白芷 10g，桔梗 20g，当归 10g，川芎 6g，赤白芍各 10g，苍术 6g，厚朴 6g，陈皮 6g，半夏 6g，茯苓 12g，连翘 15g，山栀子 10g，黄芩 10g，薄荷 6g，大黄 10g，芒硝 10g（烊化），甘草 6g。

口诀：荆防滑石麻白桔，物地平陈凉膈散。

余治疗外感伤脾，久蕴留邪者恒用此方。此方与升阳益胃汤所治病证之病机相仿，但病情更重。外感久恋，胃肠久伤，二便久滞，气血久塞，虽无大病，然痛苦不堪。余用此方加大清热解毒、通下抽薪、扬汤止沸药而治血沉加快之腹病，亦可治痈疖疮疡、肛旁脓肿、褥疮、天疱疮、皮肤恶疮等，皆见大效。

子宫脱垂谈 // 2018.5.10

本病多见于体衰羸瘦、中气不足之中老年妇人，轻则阴道前壁脱垂，重则子宫翻出，西医手术可治疗。中药对轻、中度子宫脱垂恒有效矣，补中益气汤为治疗斯病之主方。党参一味可用四参代之；生地黄、山萸肉补肾，此为必用之药；补肾之药可扩大之胡芦巴、淫羊藿、补骨脂、阳起石、蛇床子、小茴香、吴茱萸、槟榔等；枳实、槟榔二药为治疗子宫脱垂之圣药，可在补中益气汤中加用。前述之壮阳药无须全用，仅挑选一两种即可，挑选次序为胡芦巴→小茴香→吴茱萸→补骨脂→阳起石→蛇床子。

读书小记 // 2018.5.12

1. 当归龙荟丸　当归 10g，龙胆 10g，芦荟 3g，大黄 10g，黄连 6g，黄芩 10g，黄柏 10g，山栀子 10g，青黛 6g，木香 6g，麝香 0.1g。丸药 2 日量。适用于口苦咽干、急躁易怒、头痛目眩、耳聋耳鸣、大便秘结、左胁疼痛。

口诀：当归龙荟大三黄，青代木香加麝香。

2. 甘露消毒丹　藿香 10g，茵陈 10g，麦冬 10g，白豆蔻 10g，射干 10g，石菖蒲 10g，黄芩 10g，连翘 15g，薄荷 6g，滑石 15g，木通 6g，甘草 6g，浙贝母 10g。适用于小热、小黄、小肿、小乏，四小一慢。

口诀：藿茵冬白射石，四小症三二一。

3. 安宫牛黄丸　牛黄 1g，犀角 2g，麝香 0.1g，珍珠 1g，朱砂 1g，黄连 10g，黄芩 10g，黄柏 10g，山栀子 10g，冰片 0.1g，石菖蒲 10g，郁金 10g。研末为水丸，2 日量，分 2～4 次服完即可。

4. 河车大造丸　党参、白术、茯苓、甘草、当归、山药、远志、酸枣仁、木香、白芍、生地黄、熟地黄、川芎、枸杞子、黄芪、鹿角、龟甲、麦冬、五味子、紫河车、杜仲。适用于肺肾阴虚之咳嗽、腰痛、头晕、肾衰竭等。

再谈五苓散　　　　　// 2018.5.16

《伤寒论·辨太阳病脉证并治下》："太阳病，发汗后，大汗出，胃中干，烦躁不得眠，欲得饮水者，少少与饮之，令胃气和则愈。若脉浮，小便不利，微热，消渴者，五苓散主之。"

《伤寒论·辨太阳病脉证并治中》："中风发热，六七日不解而烦，有表里证，渴欲饮水，水入则吐者，名曰水逆，五苓散主之。"

上述两条经文说明五苓散之主症为热、渴、汗、吐，与白虎汤之主症热、渴、汗、洪，仅一字之差。

阳明证小叙　　　　　// 2018.5.19

"阳明之为病，胃家实是也。""问曰：阳明病外证云何？答曰：身热，汗自出，不恶寒，反恶热也。""伤寒三日，阳明脉大。""伤寒若吐、若下后，七八日不解，热结在里，表里俱热，时时恶风，大渴，舌上干燥而烦，欲饮水数升者，白虎加人参汤主之。"此为阳明经证。阳明腑证则有下述经文可证也。"腹痛不减，减不足言，急下之，宜大承气汤。""发汗不解，腹满痛者，急下之，宜大承气汤。""太阳病不解，热结膀胱，其人如狂，血自下，下者愈。其外未解者，尚未可攻，当先解其外；外解已，但少腹急结者，乃可攻之，宜桃核承气汤。"

上述经文可总结为痞、满、燥、实、热五个主症，乃阳明腑证主症也。

由 CTLA-4 和 PD-1 想到的　　// 2018.5.25

CTLA-4 和 PD-1 是人体 T 细胞免疫监测系统激活剂，此剂先后在美国、日本等被批准上市用于治疗恶性肿瘤。前者治疗黑色素瘤，后者治疗多种肿瘤。兰州方、兰州二方、八珍、十全、补中益气、六味、归脾等扶正固本方及传统方，均有治疗肿瘤的作用，亦有治疗和治愈肿瘤的文献报告，尤其是兰州方、兰州二方更是余时时在用，且都有好转或临床治愈之案例。余想起了唐代诗人贾岛的《寻隐者不遇》："松下问童子，言师采药去，只在此山中，云深不知处。"方药之效属真，但哪味中药为主？用药规律何在？方深不知处啊！ CTLA-4、PD-1 的出现，予人重大启示。童子耶？知否耶？西方之实验研究带来了希望，中医药古老的宏观仍需靠现代实验破解。

几个验案 // *2018.5.28*

病案一

患者，男，59 岁。结肠癌术后腹胀，腹腔广泛转移，腹痛，时有肠梗阻，大小便不利。

处方：当归 10g，白芍 30g，苍术 6g，厚朴 6g，陈皮 6g，枳实 10g，木香 10g，黄连 10g，黄芩 10g，生薏苡仁 30g，黄芪 20g，防风 12g，胡芦巴 10g，淫羊藿 10g，补骨脂 10g，阳起石 10g，蛇床子 10g，小茴香 10g，吴茱萸 6g，大黄 20g（后下），甘草梢 6g，淡竹叶 3g，滑石 20g，木通 10g。7 剂，水煎服。

服上方 10 剂后大效。

病案二

急性粒细胞白血病，单纯 6 个周期化疗后复发。

处方：人参须 15g，太子参 15g，北沙参 15g，党参 15g，生地黄 12g，山萸肉 30g，山药 15g，黑芝麻 10g，枸杞子 10g，桑椹 10g，女贞子 15g，墨旱莲 15g，黄芪 30g，甘草 6g，鹿角胶 10g（烊化），龟甲胶 10g（烊化），茯神 10g，何首乌 10g，仙鹤草 15g。10 剂，水煎服。

服上方 15 剂大效。

肌萎缩脊髓侧索硬化症验方 // *2018.6.1*

霍某，男，29 岁，患肌萎缩脊髓侧索硬化症，站立困难，手抖不停，百药无效。

处方：牛胫骨 30g，川牛膝 15g，知母 10g，黄柏 10g，生地黄 12g，龟甲 15g，当归 10g，白芍 20g，锁阳 10g，杜仲 15g，鳖甲 15g，牡蛎 15g，阿胶 10g（烊化），麦冬 15g，石菖蒲 10g，五味子 3g，甘草 6g，黑芝麻 10g，桑椹 10g，枸杞子 10g，女贞子 10g，墨旱莲 10g，党参 10g，黄芪 30g。每 3 日 2 剂，水煎服。

服上方 20 剂，患者能站立，但仍然需人搀扶。

脑胶质瘤验方　　　　　// 2018.6.4

患者王某，头痛，恶心呕吐，头晕，不能站立，在北京某医院诊断为脑胶质瘤，因瘤体巨大，且位置特殊，不能手术。

处方：大黄 10g，芒硝 10g（烊化），桃仁 10g，桂枝 10g，甘草 6g。加水 1120mL，煎至 400mL，加芒硝，煮沸，分 2 次服。

服上药 5 剂，头痛止，呕吐亦消。

血小板增多症验方　　　　　// 2018.6.6

患者女，48 岁，患血小板增多症 2 年，百药无效，刻下血小板 427×10^9/L。服下方 15 剂，血小板减至 210×10^9/L。

处方：郁金 6g，重楼 10g，丹参 30g，黄芪 30g，何首乌 15g，山药 10g，三棱 10g，板蓝根 10g，秦艽 10g，神曲 10g，泽泻 10g，党参 10g，蝉蜕 10g，桑椹 10g，生薏苡仁 20g，桃仁 10g，黄柏 6g，白花蛇舌草 15g，半枝莲 10g。

结肠癌术后复发治验 // 2018.6.9

患者王某，结肠癌术后复发，伴肠梗阻，腹痛，二便不畅，肛周疼痛。

处方：当归 10g，川芎 10g，白芍 10g，生地黄 12g，桃仁 10g，红花 6g，槐花 15g，地榆 10g，皂角刺 10g，苍术 6g，黄柏 6g，郁李仁 15g，火麻仁 15g，大黄 10g，泽泻 10g，槟榔 10g，防风 12g，秦艽 10g，延胡索 10g，川楝子 20g，制乳香、制没药各 3g，白花蛇舌草 15g，半枝莲 15g，龙葵 15g。每 3 日 2 剂，水煎服。

服上方 10 剂，患者诸症减，已能进食，下床活动。

再谈麻桂合剂 // 2018.6.12

麻桂合剂方：麻黄 10g，桂枝 10g，杏仁 10g，甘草 6g，生石膏 30g，川芎 6g，白芷 6g，细辛 3g，羌活、独活各 10g，防风 12g。每日 1 剂，水煎服。

余用此方治疗外感 30 余年，通过临证加减，无论风寒、风热均能应手取效。最近余以此方治疗慢性肾小球肾炎，疗效非常满意；用此方治疗血液病，亦收满意疗效；用此方治类风湿关节炎，疗效非常满意，何也？此方有强大之解表散寒作用，亦有明显的祛风除湿作用。解表乃开腠理而见阳光也，祛风为免疫之调整也。阳光照之则阴翳之邪可消矣，免疫之调节乃正气可复矣！血液病、肾炎乃阴邪之存，正气之衰所致，故用此方可愈之理法彰显矣！

升白小记

戊戌年五月，患者，男，50 岁，白细胞减少，百药无效。某医院诊断为自身免疫性白细胞缺乏，治用人重组白细胞生成因子。然用之则升，停之则降。刻下白细胞 1.9×10^9/L，血红蛋白 120g/L，红细胞 4×10^{12}/L，血小板 70×10^9/L。

处方：人参须 15g，太子参 15g，北沙参 15g，党参 15g，生地黄 12g，山萸肉 30g，鸡血藤 10g，补骨脂 10g，黄芪 20g，苦参 20g，丹参 30g，黑芝麻 15g，枸杞子 15g，桑椹 15g，女贞子 10g，墨旱莲 10g，全蝎 6g，蜈蚣 1 条，僵蚕 6g。

服上方 10 剂，患者白细胞升至 5.0×10^9/L，精神好，一切正常。

宫颈癌外用药

宫颈癌之发病，常以出血、少腹疼痛为主症。

外用处方：五倍子 10g，枯矾 10g，马勃 20g，山豆根 20g。共研为末，制成阴道栓子，外用则血止痛减。

内服处方：桂枝 10g，茯苓 12g，白芍 20g，牡丹皮 10g，桃仁 10g，三棱 10g，莪术 10g，海藻 10g，昆布 10g，大黄 6g，胡黄连 6g，龙胆 10g，郁金 6g，牛膝 10g，鳖甲 15g，当归 10g，芒硝 6g，土茯苓 10g，生龙骨 15g，生牡蛎 15g，海螵蛸 15g。水煎服。

两方配合使用，可使患者诸症悉减。

直肠癌骶部痛
// 2018.6.19

直肠癌通常引致盆腔转移，前侵膀胱，后侵骶骨，同时侵犯周围神经末梢，导致少腹、肛门、骶部、腰部疼痛乃至剧痛，小便涩痛，大便不通，甚至步行困难。余之里急后重汤、桂枝茯苓丸、金铃子散、四平二二方、薏半冬瓜方都可用。胡羊合剂，壮阳补肾，对此种疼痛有特殊疗效。其方：胡芦巴10g，淫羊藿10g，补骨脂10g，阳起石10g，蛇床子10g，小茴香10g，吴茱萸6g，槟榔10g。方中一派壮阳补肾之品，对阴翳之邪（瘀血、粘连、梗阻）均有祛除作用（益火之源，以消阴翳）。

胡羊合剂再议
// 2018.6.20

胡芦巴10g，淫羊藿10g，补骨脂10g，阳起石10g，蛇床子10g，小茴香10g，吴茱萸3g，槟榔10g。每日1剂，水煎服。

上方全系壮阳药，均具解痉、止痛、增强性激素，对女性具有暖宫通经之作用，对少腹之疼痛恒有效，对阳痿、遗精亦效。此方之另一卓效系用于直肠癌、宫颈癌、卵巢癌术后复发，盆腔淋巴结肿大，有少量腹水之患者，时有少腹胀痛，二便不通或略有涩滞。

特发性肺间质纤维化再议
// 2018.6.21

特发性肺间质纤维化（IPF）是呼吸系统常见疾病，所有呼吸道炎症，如急性支气管炎、慢性支气管炎、支气管哮喘、喘息性支气管炎、肺结核、支气管扩张、尘肺、肺癌、肺气肿等均能引起 IPF。此种病理改变是导致肺动脉高压的最根本原因，也是走向肺心病、心力衰竭之跳板。抗炎、利水、抗心衰不能从根本解决 IPF 的问题，抗血小板聚集也不能准确治疗 IPF。近年来，我国上市的两种新药——吡非尼酮和尼达尼布具有明显的抗 IPF 作用。吡非尼酮系成纤维细胞抑制剂。尼达尼布系靶向药物，属表皮生长因子抑制剂。

慢性肾衰竭治验 // 2018.6.22

李某，男，42 岁。慢性肾小球肾炎、慢性肾衰竭。

处方：大黄 10g，苏梗 10g，蝉蜕 6g，益母草 15g，滑石 15g，木通 6g，甘草梢 6g，黄芪 30g，黄精 20g，白茅根 10g，白蒺藜 20g，三棱 10g，莪术 10g，大腹皮 10g，山栀子 10g，半夏 6g，鹿衔草 10g，刘寄奴 10g，徐长卿 10g，水蛭 10g（冲服），牡蛎 15g（冲服），蜀羊泉 10g。

服上方 10 剂，患者尿素氮从 25mmol/L 降至 19mmol/L，肌酐从 950μmol/L 降至 702μmol/L，精神好转，尿量增加。

栀子豉汤小谈 // 2018.6.25

栀子豉汤证之总的证候为心中懊憹、反复颠倒、虚烦不眠，若少气，用栀子甘草汤；若呕吐，用栀子生姜豉汤；若身热而微烦不去，用栀子干姜汤；若心烦腹胀、起卧不安，用栀子厚朴汤；若身热发黄，用栀子柏皮汤；若大病瘥后复劳，用枳实栀子汤。

慢性肾衰竭又一案　　　　　　// 2018.6.28

李某，男，50 岁。慢性肾小球肾炎、慢性肾衰竭 3 年。尿蛋白（++），尿素氮 23mmol/L，血肌酐 900μmol/L。

处方：石韦 10g，胡芦巴 10g，贯众 10g，木贼 10g，木蝴蝶 10g，鱼腥草 10g，僵蚕 6g，大黄 10g，巴戟天 10g，山萸肉 10g，生地黄 12g，当归 10g，柴胡 10g，淫羊藿 10g，何首乌 10g，桂枝 10g，附子 6g，黄芪 20g，桑椹 10g，马齿苋 10g，鹿茸 10g。每 3 日 2 剂，水煎服。

服上方 10 剂，患者诸症减轻，尿蛋白仍（++），尿素氮降至 17mmol/L，肌酐降至 100μmol/L。

肝硬化失代偿期大量腹水之效方　　// 2018.7.2

《金匮要略》十枣汤与《济生方》疏凿饮子之合方：大戟 3g，芫花 3g，甘遂 3g，大枣 10 枚，秦艽 10g，羌活、独活各 10g，商陆 3g，赤小豆 15g，椒目 10g，大腹皮 15g，茯苓皮 15g，生姜皮 15g，槟榔 10g，木通 4g，泽泻 10g，白豆蔻 10g，草豆蔻 10g，砂仁 10g，木香 6g，干姜 6g，厚朴 6g，陈皮 6g，甘草 4g。

此方治肝腹水大效，以十枣、疏凿二方通阳导水，大三汤护胃，大戟、芫花、甘遂、商陆皆用 3g，多则患者体虚难受，伤害胃肠反而无效矣！

肝癌剧烈痛一案 // 2018.7.4

戊戌年夏，荟萃堂门诊来一肝癌患者，家属挽扶，疼痛难忍，自谓疼痛欲死。时患者面色㿠白，脉细欲绝，呼号不已。CT 检查确诊肝癌无疑。

处方：柴胡 10g，枳实 10g，白芍 10g，甘草 6g，大黄 10g，黄连 6g，黄芩 10g，木香 6g，丹参 10g，草豆蔻 6g，延胡索 10g，川楝子 20g，制乳香 10g，制没药 10g，生地黄 12g，当归 10g，桃仁 10g，红花 6g，枸杞子 10g，野菊花 20g，龟甲 15g，鳖甲 15g，蜈蚣 1 条，全蝎 6g。每日 1 剂，水煎服。

服上方 1 剂，患者痛缓；服 5 剂，痛全消。

特发性血小板增多症一例 // 2018.7.9

本病西医无特效药物，羟基脲、肝素、尿激酶等仅系治标之法，仅防止过多的血小板聚集而已。中药紫龙夏马、金车丹芪汤、兰核马土水、八石红喜等虽有小效，但特效难言矣！

戊戌六月，九州门诊部来一特发性血小板增多症患者。曾服青蔻 II 号，每次 1 片，每日 2 次；生血颗粒，每次半袋，每日 2 次。服药 1 个月，血小板由 $682×10^9/L$ 降至 $214×10^9/L$。

青蔻 II 号胶囊乃青黛、蟾酥、砒霜之复合制剂，原专门为治疗血液病而设也。

肺癌中医首治方 // *2018.7.13*

肺癌发现之初，咳嗽、胸痛、咯血、身困重、自觉寒热。此时用方：麻黄 10g，杏仁 10g，生石膏 30g，甘草 6g，生薏苡仁 10g，苏叶 10g，半夏 6g，陈皮 6g，茯苓 12g，枳壳 10g，桔梗 30g，香附 6g，旋覆花 15g，黄芪 30g，防己 10g。每日 1 剂，水煎服。

上方以麻杏石甘、杏苏散宣肺止咳，防己黄芪汤、麻杏薏甘汤治全身之疼痛不舒。盖癌症之始，全身反应，乃似痛非痛之不舒，人皆有之矣！仁香覆意在治疗肺气之上逆也；如有感染，可加黄鱼二马草；如有咯血，则加梅鱼三代。

耳聋耳鸣再说 // *2018.7.19*

余治疗本病最早用当白桂，继用朱砂神龟、黄砂蔓车、三才封髓杜牛龟、黄砂白石、石冬风菊、益气聪明汤等。最近得一方（大山鹿麝菟，四石子全活），制成丸药，长期服用效果应彰。尚有一方，乃王清任通窍活血汤也，此方善治酒齄鼻、血证、紫癜、白癜风、耳聋耳鸣等。王氏另有通气散（柴胡、川芎、香附），谓治耳鸣耳聋如神，余亦用之临床。

自身免疫性肝炎验案 // *2018.7.20*

自身免疫性肝炎（AIH）部分无症状，部分有胆汁淤积、高热、出血、全身关节疼痛，易转化为肝硬化。ANA、SMA 阳性者，为最常见的自身免疫性肝炎类型，称为 I 型；抗 LKM-1 抗体阳性者为 II 型；抗 -SLA/LP 抗体阳性者为 III 型。I 型最常见，II、III 型发病较少。此三型之西医治疗均以激素为主，故分型无重大意义。

余之常用方：柴胡 10g，枳实 10g，白芍 10g，甘草 6g，大黄 10g，黄连 6g，黄芩 10g，丹参 10g，木香 10g，草豆蔻 10g，延胡索 10g，川楝子 20g，制乳香 10g，制没药 10g，人参须 10g，太子参 10g，北沙参 10g，潞党参 10g，生地黄 12g，山萸肉 30g，黄芪 30g，丹参 30g，当归 10g，秦艽 10g，板蓝根 10g，苦参 30g，鸡血藤 10g，补骨脂 10g，僵蚕 6g，全蝎 6g，蜈蚣 1 条。每 2 日 1 剂，水煎服。

上方服 30 剂后，一李姓患者肝功能恢复，诸症全消，血沉亦由原来之 78mm/h 将至 10mm/h。

该方之组成有胆二核、强核、兰核、升白、升板，可谓之曰：三核升升汤。上方加三黑二保则疗效更佳!

再谈肺癌之临证治疗　　// 2018.7.22

肺癌之临床表现有咳嗽、胸闷、胸痛、咳痰、痰中带血，大部分患者初见发热，少部分患者有低热，如有上感则可见高热。小细胞肺癌、鳞癌、腺癌等不同病理类型之肺癌临床证候大体相同。中医治疗肺癌之前景出现了前所未有的光明。余治疗肺癌之基本法为宣肺理气，培土生金，方用麻杏石甘、杏苏，胸闷加仁香覆、紫沉肉鸡、苏沉白香、丑香灵、分心气饮、瓜蒌薤白半夏、冠心 II 号汉三七、红桃黄花草、柴胡当山甲，咳血加梅鱼三代母知生、青海黄鹤、凉膈散、苏杭白云等，胸水加十枣汤、疏凿饮子、五苓散、五皮饮，痰多黏稠加礞石滚痰丸、泻白散、葶苈大枣泻肺汤等。

美国胃肠病协会《急性胰腺炎诊治指南》更新

// 2018.7.24

1. 补液可以，但不建议使用羟乙基淀粉注射液。
2. 重症胰腺炎不建议预防性使用抗生素。
3. 胆源性胰腺炎不建议做 ERCP。
4. 建议早期恢复经口进食（流质、半流质）。
5. 不能自动经口进食者，可经过导管经肠胃输入营养液。
6. 首次住院应及时做胆囊切除术。
7. 患者必须戒酒。

脊柱痛治验

// 2018.7.26

何某，男，49 岁，患骨髓增生异常综合征，全血减少，脊柱疼痛难忍，服下方脊柱疼痛全消。

处方：人参须 15g，太子参 15g，北沙参 15g，潞党参 15g，生地黄 12g，山萸肉 30g，丹参 30g，黄芪 30g，苦参 20g，鸡血藤 20g，补骨脂 20g，僵蚕 6g，全蝎 6g，蜈蚣 1 条，黑芝麻 15g，枸杞子 15g，桑椹 10g。每日 1 剂，水煎服，共 10 剂。

说说三黑合剂

// 2018.8.1

黑芝麻、枸杞子、桑椹，谓之曰"三黑"，乃补肾佳品也！

芝麻气血双补，入肾；枸杞子阴阳双补，入肾；桑椹补肝肾，入肾。三药均为黑色，黑主肾，故补肾乃三药之本也。肝肾者，人生之本，三药面面皆到，故扶正固本之佳品也，可与兰州方相合使用。兰州方核心加此三药可称作兰州 3 号方，用于血液病（白血病、再生障碍性贫血、血小板减少症）、恶性肿瘤，较之兰州方则更效矣！

脑卒中启语汤之效案   // 2018.8.2

白附子 6g，胆南星 6g，半夏 6g，石菖蒲 6g，远志 6g，丹参 20g，天麻 10g，天冬 10g，红花 6g，桔梗 30g，甘草 6g，僵蚕 6g，全蝎 6g，蜈蚣 1 条。每日 1 剂，水煎服。

王某，男，92 岁，患脑梗死，右侧偏瘫，不能语言，服上药 15 剂语出。

风湿热退热降沉方   // 2018.8.2

黄芪 30g，黄精 30g，麻黄 10g，桂枝 10g，生石膏 30g，甘草 6g，川芎 6g，白芷 6g，细辛 6g，羌活、独活各 15g，防风 12g，知母 20g，当归 10g，丹参 10g，制乳香 10g，制没药 10g，防己 6g，川乌、草乌各 15g（先煎 1 小时），雷公藤 15g（先煎 1 小时），马钱子 1 个（油炸）。每日 1 剂，水煎服。

柴某，女，49 岁，高热，身痛，关节剧痛，血沉 78mm/h，服上药 10 剂，热退，血沉降至 8mm/h，关节痛减轻。

高热昏睡疑似脑炎二例 // 2018.8.5

戊戌六月，余连续接诊两例高热、头痛、昏迷患者。

病案一

吴某，42岁，住兰大二院，高热42℃，昏睡，浅反射消失，深反射亢进，病理反射阳性。腰穿查脑脊液示细胞数500个，蛋白微量，葡萄糖定量、氯化物降低。诊断为化脓性脑膜炎，治疗3天，热未退，病重，故家属求余诊治。

处方：麻黄10g，桂枝10g，杏仁10g，生石膏60g，甘草6g，川芎6g，白芷6g，细辛3g，羌活、独活各10g，防风12g，青蒿10g，鳖甲15g，知母20g，生地黄12g，牡丹皮6g，金银花15g，连翘15g，龙葵15g，白花蛇舌草15g，半枝莲15g，黄连6g，黄芩10g，大黄15g。每日1剂，水煎服。

服上方1剂，患者热退；2剂后能下床

病案二

患者，男，52岁，与前案患者住同一病房，闻前述病者服中药好转，随之找余诊治。遂投上方，治愈。

粒细胞集落刺激因子（G-CSF） // 2018.8.9

粒细胞集落刺激因子（G-CSF）是临床广泛应用的升白药物。既往用于临床的瑞白注射液就是粒细胞集落刺激因子，但是因为属于短效制剂，仅能使白细胞在短时期内升高，维持3～7天即下降至原位。最近上市的硫培非格司亭注射液，属长效 G–CSF，因而可使白细胞的上升期延长，因此可大大增强了其临床应用的有效性。肿瘤患者放化疗后的白细胞减少、再生障碍性贫血、骨髓增生异常综合征等之治疗因此而重见光明。

慢性肾衰竭案 // 2018.8.9

患者，男，29 岁。患慢性肾小球肾炎、慢性肾衰竭 5 年。刻下尿蛋白（++），尿隐血（++），血肌酐 298μmol/L，尿素氮 25mmol/L。

处方：萆薢 10g，乌药 10g，益智 10g，石菖蒲 10g，海金沙 10g，木通 6g，滑石 15g，小茴香 10g，白茅根 30g，瞿麦 15g，萹蓄 10g，泽泻 10g，生薏苡仁 15g，黄柏 6g，牡丹皮 6g，枇杷叶 10g，山药 10g，黄芪 30g，菟丝子 10g，芡实 30g，金樱子 30g，百合 10g，党参 10g，白术 10g，茯苓 10g，甘草 6g。每 3 日 2 剂，水煎分 2 次服。

服上药共 20 剂，患者尿中蛋白、隐血各减少一个（＋），尿素氮降至 14mmol/L，肌酐降至 192μmol/L。

几个有效方 // 2018.8.15

1.高热、关节疼痛、血沉快方 黄芪 30g，黄精 20g，麻黄 10g，桂枝 10g，杏仁 10g，甘草 6g，生石膏 30g，川芎 6g，白芷 6g，细辛 3g，羌活、独活各 10g，防风 12g，知母 20g，制乳香、制没药各 6g，当归 10g，丹参 20g，防己 10g，川乌、草乌各 15g（先煎 1 小时）。每日 1 剂，水煎服。

口诀：黄黄麻黄桂枝汤，白虎灵风防二强。

2. 慢性肾衰竭方　萆薢 10g，乌药 10g，益智 20g，石菖蒲 10g，海金沙 10g，木通 6g，滑石 15g，小茴香 10g，白茅根 30g，瞿麦 10g，萹蓄 10g，泽泻 10g，生薏苡仁 15g，黄柏 6g，牡丹皮 6g，枇杷叶 10g，山药 10g，黄芪 30g，菟丝子 10g，芡实 30g，金樱子 30g，百合 20g，党参 10g，白术 10g，茯苓 12g，甘草 6g。每日 1 剂，水煎服。

口诀：三草杷山汤。

3. 肺癌胸水方　大戟 3g，芫花 3g，甘遂 3g，大枣 10 枚，苏叶 10g，苏梗 10g，羌活、独活各 10g，半夏 6g，青、陈皮各 6g，茯苓 12g，桑白皮 10g，甘草 6g，大腹皮 10g，桂枝 10g，白芍 10g，厚朴 6g，杏仁 10g，生姜 6g。每日 1 剂，水煎服。

口诀：肺癌胸水三十分，桂枝厚朴杏仁同。

读书小记　　　　　　　　// 2018.8.20

《伤寒论·辨少阴病脉证并治》"少阴之为病，脉微细，但欲寐也。"演化为下利清谷、手足厥逆、脉微欲绝三症。此三症之主方四逆汤组成：甘草二两，干姜一两半，附子一枚。上药加水 480mL，煎至 200mL，分 2 次服。病情重者，方中之干姜加至 9g，附子亦加至 9g，此为通脉四逆汤；如加葱白根茎则为白通汤。通脉四逆汤、白通汤均可加猪胆汁半合（一勺），前者称通脉四逆猪胆汁汤，后者称为白通猪胆汁汤。另有四逆加人参汤、干姜附子汤。前者用于亡血；后者用于烦躁不能眠。

"少阴病，四逆，其人或咳，或悸，或小便不利，或腹中痛，或泄利下重者，四逆散主之。"

"手足厥寒，脉细欲绝者，当归四逆汤主之。"

"若其人内有久寒者，宜当归四逆加吴茱萸生姜汤。"

"少阴病，得之二三日以上，心中烦，不得卧，黄连阿胶汤主之。"

"少阴病，吐利，手足逆冷，烦躁欲死者，吴茱萸汤主之。"

"干呕，吐涎沫，头痛者，吴茱萸汤主之。"

"少阴病二三日，咽痛者，可与甘草汤；不差，与桔梗汤。"

"少阴病，咽中生疮，不能语言，声不出者，苦酒汤主之。"

胃癌验案一则　　　　　　　　　　　　　// 2018.8.22

李某，男，72 岁。患胃癌，未做任何西医治疗，胃脘胀痛，痛引两胁。胃镜检查示腺癌，周围淋巴结转移，肝门淋巴结亦有转移。患者一般状况尚可。

处方：半夏 6g，陈皮 6g，枳实 10g，木香 10g，三棱 10g，莪术 10g，丹参 10g，木香 6g，草豆蔻 6g，厚朴 6g，重楼 10g，夏枯草 10g，瓜蒌 10g，黄连 6g，川楝子 20g，延胡索 10g，焦三仙各 6g，海藻 10g，党参 10g，白术 10g，茯苓 12g，黄芩 10g，干姜 6g。每 3 日 2 剂，水煎服。

服上药 10 剂，患者精神好，胃脘舒，食欲大增。

读书小记　　　　　　　　　　　　　　// 2018.8.24

"服桂枝汤，或下之，仍头项强痛，翕翕发热，无汗，心下满，微痛，小便不利者，桂枝汤去桂加茯苓白术汤主之。"

"伤寒脉浮，医以火迫劫之，亡阳，必惊狂，卧起不安者，桂枝去芍药加蜀漆牡蛎龙骨救逆汤主之。"

上二方为桂枝汤之变方，前者重在胃肠，后者重在精神，均可调节自主神经之功能紊乱。前方去桂枝加茯苓、白术，意在专注于内；后方去白芍，意在专注于外。

甲状旁腺疾患两例 *// 2018.8.27*

甲状旁腺位居人体甲状腺侧叶背面，共 4 小块，每块约 30mg，共 120mg，功能是分泌甲状旁腺素（PTH）。PTH 正常值为 $10 \sim 20$mmol/L。最近余在门诊治疗两例甲状旁腺疾患患者。

病案一

宋某，女，50 岁。患甲状旁腺功能减退症，因甲状腺癌手术，PTH 长期低于正常值，血钙低，四肢抽搐，麻木，乏力。余以兰核三黑、大定风珠、黄芪桂枝五物汤治疗见效。

病案二

任某，男，48 岁。患甲状旁腺功能亢进症，PTH 高于正常值，慢性头晕头痛，血压低。余以兰核三黑＋冠心Ⅱ号及半荆香肉天附川见效。

一点小心得 *// 2018.8.31*

中医谓"正气存内，邪不可干""邪之所凑，其气必虚"，故历代医家皆以"正虚而发病，正不虚而不发病，或少发病"为共识。基于此，余多年来，以兰核三黑作为基本方，治疗各种慢性疾患，如血液病、内分泌病、自身免疫病、癌症，均取得明显疗效。

人参须 15g，太子参 15g 北沙参 15g，潞党参 15g，生地黄 12g，山萸肉 30g，黑芝麻 15g，黑桑椹 15g，黑枸杞子 15g，黄芪 30g，丹参 30g，当归 10g，白芍 30g。

以上 13 味药可称"扶正合剂"，在治疗白血病、再生障碍性贫血、血小板减少、粒细胞减少、骨髓增生异常综合征、多发性骨髓瘤、自身免疫性肝炎、IgA 肾病等时，可作为基础方。

直肠术后化疗后便血、肛痛 // 2018.9.3

张某，女，76 岁。直肠癌（距肛门 6cm）术后化疗后复发，便血不止，肛门及少腹疼痛难忍。余用下方治疗。

处方：当归 10g，白芍 30g，苍术 6g，厚朴 6g，陈皮 6g，甘草 6g，枳实 10g，木香 10g，黄连 6g，黄芩 10g，生薏苡仁 30g，黄芪 30g，防风 12g，大蓟炭 15g，陈棕炭 15g，侧柏炭 15g，刺猬炭 15g，草豆蔻 6g，半夏 6g，干姜 6g，延胡索 10g，川楝子 20g，制乳香、制没药各 6g。每 3 日 2 剂，水煎服。

服上方 10 剂后，患者痛止，血停，食欲增，精神好，一如常人。

多发性骨髓瘤（MM）治验一例 // 2018.9.6

代某，男，62 岁。双侧腹股沟疼痛，腰困。白细胞 15.2×10^9/L，尿轻链 KAP、LAM 值均高。服下方 10 剂，痛止，白细胞降至正常。

人参须 15g，太子参 15g，潞党参 15g，北沙参 15g，生地黄 12g，山萸肉 30g，马钱子 1 个（油炸），土鳖虫 6g，水蛭 10g，鸡血藤 10g，补骨脂 10g，丹参 30g，苦参 30g，黄芪 30g，僵蚕 6g，全蝎 6g，蜈蚣 1 条，桂枝 10g，白芍 30g，甘草 6g，生姜 6g，大枣 4 枚，川乌、草乌各 15g（先煎 1 小时）。每 3 日 2 剂，服 10 剂。

按：此例之见效，说明兰二核加马土水对增生性血液病有效；增白五药及三虫可增白亦可降白。

子宫肌瘤一例治验 // 2018.9.10

李某，女，36 岁，月经延后十余天，量少。B 超检查示子宫肌瘤 2.8cm×2.9cm。

处方：党参 10g，桂枝 10g，阿胶 10g（烊化），麦冬 10g，吴茱萸 6g，牡丹皮 10g，生姜 6g，大枣 4 枚，甘草 6g，白芍 15g，茯苓 12g，三棱 10g，莪术 10g，海藻 10g，昆布 10g，汉三七 3g（冲服），水蛭 10g（冲服）。

服上方 15 剂，患者子宫肌瘤消失，月经正常。

按：雌激素缺乏是引起子宫肌瘤的主要原因，加增雌合剂为上方之特色。

面神经、三叉神经、舌咽神经损伤一例
// 2018.9.12

李某，男，48 岁。因重症感冒引致面神经、三叉神经、舌咽神经损伤，出现面瘫，语言障碍，余以下方治疗明显见效。

处方：当归 10g，川芎 10g，生地黄 12g，赤芍 10g，桃仁 10g，红花 6g，天麻 10g，石决明 15g，决明子 15g，钩藤 30g，桑寄生 10g，丹参 20g，牡丹皮 20g，赤小豆 10g，木瓜 20g，忍冬藤 20g，贯众 10g，板蓝根 20g，蒲公英 15g，射干 15g，大青叶 10g，虎杖 10g。每 3 日 2 剂，水煎服。

食管癌声嘶方 // 2018.9.14

大黄 10g，蝉蜕 6g，姜黄 6g，僵蚕 6g，山药 10g，薄荷 6g，连翘 15g，砂仁 10g，诃子 10g，桔梗 30g，甘草 6g，生地黄 12g，山萸肉 30g，牡丹皮 6g，茯苓 12g，泽泻 10g，夏枯草 6g，补骨脂 10g，远志 6g，黄芪 30g，当归 10g，鳖甲 15g，皂角刺 10g，制乳香、制没药各 6g。每日 1 剂，水煎服。

扁平苔藓方 // 2018.9.15

升麻 6g，葛根 12g，党参 10g，白芍 15g，桔梗 30g，甘草 6g，黄连 6g，黄芩 10g，黄柏 6g，山栀子 10g，生石膏 30g，生地黄 12g，藿香 10g，防风 12g，白术 10g，茯苓 12g，木通 6g，淡竹叶 6g，威灵仙 10g，紫草 20g，乌梢蛇 6g，蜈蚣 1 条。每日 1 剂，水煎服。

卵巢癌伴大量腹水一例验案 // 2018.9.20

李某，女，74 岁。患卵巢癌，有大量腹水，腹胀腹痛，CA125 805kU/L。因年老体弱，本人及家属不愿手术或放化疗，遂来余门诊求治。

处方：大戟 3g，芫花 3g，甘遂 3g，大枣 10 枚，商陆 3g，羌活 10g，秦艽 10g，赤小豆 10g，椒目 10g，大腹皮 15g，茯苓皮 15g，生姜皮 15g，槟榔 10g，通草 6g，泽泻 10g，砂仁 10g，草豆蔻 10g，木香 6g，干姜 6g，厚朴 6g，陈皮 6g，茯苓 12g，白豆蔻 10g。每日 1 剂，水煎服。

服上药 15 剂，患者腹水全消，病情好转。

过敏性结肠炎一例验案 // 2018.9.25

张某，男，12 岁。患过敏性结肠炎 4 年，腹痛腹泻，每日 3 ～ 5 次。余诊其脉弦细弱，舌体胖大，苔淡。服下方 10 剂，诸症皆愈，健康如常人。

处方：当归 10g，白芍 20g，枳实 10g，木香 10g，槟榔 10g，黄连 6g，黄芩 10g，干姜 6g，半夏 6g，党参 10g，白术 10g，附片 6g，胡芦巴 10g，淫羊藿 10g，补骨脂 10g，阳起石 10g，蛇床子 10g，小茴香 10g，吴茱萸 6g。水煎服，每 2 日 1 剂。

按：此方组成含里急后重汤、胡羊合剂、香砂六君子汤、半夏泻心汤、连理汤。其中重点是胡羊合剂，为此组方之最大亮点。

漫谈慢性肾衰竭 // 2018.10.3

余治疗慢性肾衰竭患者一例，用下方有效。

处方：大戟 3g，芫花 3g，甘遂 3g，大枣 10 枚，商陆 3g，羌活 10g，秦艽 10g，赤小豆 20g，椒目 10g，大腹皮 15g，茯苓皮 15g，生姜皮 15g，槟榔 10g，木通 6g，泽泻 10g，山萸肉 20g，砂仁 10g，草豆蔻 10g，木香 6g，干姜 6g，厚朴 6g，陈皮 6g，茯苓 12g，白豆蔻 10g。每 3 日 2 剂，水煎服。

此方为十枣汤与疏凿饮子、救胃三方之合方，原为大量胸、腹水而专设，疗效可靠，仅有伤胃之小虞。此例患者用此方原以消除腹水为唯一目的，然腹水去后肾衰亦悄然而消，何也？盖腹水之消者全仗肾功之改善也，由此则该方之疗效属先改善肾衰也。最近余临床治疗肾衰，用二草鸡鸣、三草鸡鸣均有出色疗效，莫非亦能转换肾功？

最近临床治疗肾衰竭的方剂 　　　　　// 2018.10.6

四对山枸椹水蛭、大黄三三三、二草鸡鸣散、三草鸡鸣散、益丹赤果、十八贯贼汤、桂附八味、大黄附子汤、十枣疏凿汤，此为余临床 50 余年所用之方药，治疗肾衰竭均有一定疗效。肾衰乃一切肾脏疾病之终极大证，实乃中西共识之疑难杂症，故临床治疗务必谨慎，必要时可与透析配合使用。

升降散小论 　　　　　　　　　　　// 2018.10.9

大黄 12g，蝉蜕 3g，姜黄 9g，白僵蚕 6g。上药可为散剂，亦可为汤剂。此方乃温病大家杨栗山首创，时人有谓"杨氏升降散"。口腔、头面之热毒病证均可以此方治之，如咽肿、口烂、七窍不通、头面肿胀均以此方为首选。前述治疗头面肿瘤之四物黄山薏根芩；治疗唇口之桂芩桔地芩；治疗失声之响声破笛丸，均可与此方合用。

妇科病一例随想

钟某，女，39岁，全身关节疼痛，月经淋沥不尽，头痛，往来寒热，血沉 78mm/h。

处方：千年健 10g，川牛膝 15g，川乌、草乌各 15g（先煎 1 小时），桃仁 10g，红花 6g，苍耳子 15g，苍术 10g，海风藤 15g，青风藤 15g，当归 10g，丹参 10g，制乳香 10g，制没药 10g，桂枝 10g，威灵仙 10g，鳖甲 15g。每 3 日 2 剂，水煎服。

服上方 10 剂，患者全身关节疼痛大减，月经正常，血沉降至 36mm/h。

按：方中的活血化瘀药桃仁、红花、当归、丹参、制乳香、制没药，不但加强了祛风胜湿之力，且治漏证。川乌、草乌、千年健、牛膝之作用不容置疑。祛风胜湿、活血化瘀系降低血沉之重要因素。

胡羊合剂再谈

胡芦巴 10g，淫羊藿 10g，补骨脂 10g，阳起石 10g，蛇床子 10g，小茴香 10g，吴茱萸 6g，槟榔 10g。此方乃温肾壮阳之大剂。前列腺炎、过敏性结肠炎、卵巢疾患、肠粘连、阳痿、遗精、膀胱炎、月经过多等在不同节段均出现肾阳不振之象，表现为少腹胀满、腰困腿软、怕冷自汗、乏力等症。

三个有效方 // 2018.10.15

1.安眠方　当归 10g，川芎 10g，赤芍 15g，生地黄 12g，桃仁 10g，红花 6g，柴胡 10g，枳壳 10g，桔梗 20g，牛膝 10g，白蒺藜 30g，何首乌 15g，天麻 10g，枸杞子 10g，茯神 10g，远志 10g，炒酸枣仁 15g，石菖蒲 10g，柏子仁 15g，合欢皮 30g，首乌藤 30g。每日 1 剂，水煎服。

2.降颅内压方　大黄 10g，芒硝 10g，桃仁 10g，冬瓜子 10g，桂枝 10g，白矾 3g，郁金 6g，石菖蒲 10g，远志 10g，生地黄 12g，龟甲 15g，羌活、独活各 10g，川芎 6g，防风 12g，藁本 10g，蔓荆子 10g。每日 1 剂，水煎服。

3.银屑病方　丹皮 6g，山栀子 10g，大黄 10g，黄连 3g，黄芩 10g，羌活、独活各 10g，防风 12g，干姜 6g，柴胡 10g，淡豆豉 10g，牛蒡子 10g，荆芥 10g，木通 6g，蝉蜕 6g，生石膏 30g，甘草 6g，茯苓 10g，泽泻 10g，乌梢蛇 6g，白鲜皮 10g，黄芪 30g，土茯苓 12g，生地黄 12g，当归 10g，玄参 10g，丹参 30g。每 3 日 2 剂，水煎服。

迎风流泪一方 // 2018.10.20

当归 10g，白芍 15g，川芎 6g，白芷 6g，白蒺藜 30g，菊花 15g，夏枯草 10g，木贼 10g，蝉蜕 6g，荆芥 10g，薄荷 6g，生石膏 30g，香附 6g。每日 1 剂，水煎服。

口诀：满地白菊夏木蝉，荆荷石香泪始干。

乳腺癌一方 // 2018.10.23

王某，女，36 岁。双侧乳腺增生，右乳肿块大小 5cm×4cm，表面欠光滑，压痛著，不移动。诊断为双侧乳腺增生，右乳腺癌。服用下方 20 剂，肿块全消，患者无痛，一如常人。

处方：夏枯草 15g，紫草 15g，龙胆 15g，马钱子 1 个（油炸），瓜蒌 10g，桃仁 10g，丹参 30g，党参 10g，山萸肉 10g，山豆根 20g，山慈菇 15g，三棱 10g，莪术 10g，海藻 10g，昆布 10g，汉三七 3g（冲服），水蛭 10g（冲服），黄药子 10g，天花粉 20g，土贝母 10g，土茯苓 15g，生薏苡仁 30g，龙葵 15g，鸡内金 10g。每 3 日 2 剂，水煎服。

乳腺增生、月经不调案 // 2018.10.23

王某，女，34 岁。月经提前，痛经，乳腺增生、疼痛。服下方 10 剂，乳痛消失，月经正常。

处方：柴胡 10g，当归 10g，白术 10g，白芍 10g，茯苓 12g，牡丹皮 6g，山栀子 10g，干姜 6g，川芎 6g，生地黄 12g，桃仁 10g，红花 6g，夏枯草 15g，王不留行 10g，鸡血藤 15g，木通 10g，路路通 10g，八月札 10g，漏芦 10g，土茯苓 10g，蒲公英 15g，败酱草 15g，白花蛇舌草 15g，半枝莲 15g，龙葵 15g。每 3 日 2 剂，水煎服。

EB 病毒 // *2018.10.25*

EB 病毒之感染，多见于儿童，且以唾液腺之感染居多，临床常以感冒之头痛、发热、咽痛、淋巴结肿大为先起症状，继则出现贫血、血小板减少，同时可波及消化、呼吸、血液、免疫等系统。EB 病毒之检测具有诊断意义。大多数 EB 病毒感染均可治愈，个别患儿可转变为自身免疫病而出现多脏器功能损害。

余之抗病毒合剂：贯众 20g，板蓝根 15g，蒲公英 15g，射干 15g，大青叶 15g，虎杖 15g。辨证用于本病毒感染有非常疗效。另外，此剂对一切病毒感染均有效，尤其对疱疹病毒感染恒效。

自身免疫性肝炎之中药治疗 // *2018.10.28*

自身免疫性肝炎是自身免疫缺陷导致的肝炎，通常会有胆汁淤积，因此也叫胆汁淤积性肝炎，ANA（抗核抗体）、SMA（抗平滑肌抗体）、AMA（抗线粒体抗体）阳性可协助诊断。本病发病女多于男，通常为 3.3∶1。凡有不明原因的肝功能损害，患者又具有一个或一个以上的自免症状（发热、关节痛、多脏器功能损害、皮肤损害）者，排除病毒性肝损害则应考虑本病。

中药方强肝汤、大降酶、小柴胡汤、柴胡龙骨、牡蛎、大柴胡、四妙散、牛丹麦草二地黄、升山藏白虎等加减进退，均为治疗斯病之佳剂。

腰腿困痛说

腰腿在人体，乃活动最大的器官，负重最大，动度最强，因之磨损最多，受损的机会最多，因而腰腿困重疼痛为临床常见的证候，其病因：①腰肌及软组织之劳损。②腰椎的增生及椎间盘突出。③坐骨神经的疼痛。④高血压动脉硬化对腰肌供血的影响。⑤妇科炎症及器质性病变导致的腰间神经敏感性增加。

西医之止痛药水杨酸类（阿司匹林）、吡唑酮类（非那西汀）、苯胺类（氨基比林）、非甾体类（吲哚美辛）、芬酸类（双氯芬酸）、激素类（强的松），对其无根治作用。

中医下列方药具有特效：①血府逐瘀汤加薏瓜自破汤。②虎潜丸合桂枝汤加附子汤（单复方）。③麻牛苍马土香虫。④独活寄生汤。⑤芍药甘草三藤瓜，薏牛灵桂桃红花。⑥二妙活络千年鸡。⑦五虫土房理，二仙鹿含骨。

自身免疫性肝硬化

自身免疫性肝炎发病日多，非病毒，非脂肪，非酒精，非其他肝病，而见肝硬化者大多属此也！

戊戌九月，余治本病三例，以不同之中药方，均见明显疗效。

病案一

患者巨脾，三系少，血小板 $3×10^9$/L，腹胀大，曾吐血。治以实脾饮＋大三香干＋小柴胡汤大效。患者巨脾缩小一半以上，腹胀除，血小板升至 $60×10^9$/L。

病案二

患者脾大，腹水，EB 病毒抗体阳性。治以三畜增液断肠草 +
裴氏五味 + 抗毒复方（贯众合剂）。患者 EB 病毒抗体转阴，肝功
能正常。

病案三

患者肝功能明显异常，AST、ALT 均在 150U/L 以上，总胆红
素 55μmol/L，直接胆红素 20μmol/L，间接胆红素 33μmol/L，尿
蛋白（＋）。服用柴胡龙牡 + 强核 + 大降酶，肝功能正常，尿蛋白
消失，黄疸消退。

此三例均属自身免疫性肝炎，均有肝硬化存在。案一巨脾腹
胀，案二脾大腹水，案三肝功异常，均为自身免疫性肝炎见症也，
此同也。案一巨脾，血小板低；案二 EB 感染；案三尿蛋白（＋），
此异也。故三例之治疗各异：案一实脾，案二解毒，案三治肝。

巨脾小议　　　　　　　　　　　　　　　// 2018.11.7

巨脾者，常见于肝硬化、慢粒、血小板减少、自身免疫病等。
凡见巨脾者均见脾功能亢进表现，唯慢粒见白细胞增高。治疗巨
脾，余先时曾用三棱、莪术、海藻、昆布、汉三七、水蛭，后用
膈下逐瘀汤加以上诸味，不但巨脾能缩小，而且因脾功能亢进所
致之血细胞减少亦能回升。

白血病研究之进展 // 2018.11.11

白血病的临床治疗自各种化疗药，如环磷酰胺、阿糖胞苷、柔红霉素、长春新碱、激素相继问世以来，取得了一定疗效，但还未出现突破性进展。近30年来，骨髓移植之开展，一度轰轰烈烈，然其实际疗效与化疗持平，并未取得突破性进展。骨髓移植是降正常人之骨髓在体外经过特殊处理，移植给患者。这种特别处理旨在取得健康的造血干细胞。患者在注入外界之健康干细胞之前，必须杀除全部病态血细胞，因此就需要克服三大阻力，即感染、排斥反应、肾衰竭。骨髓移植因供体之不同可分为：①同种因素同体移植。②同种因素异体移植。③异种因素异体移植，其中有部分同种基因异体移植。

费城染色体之发现、BCR/ABL融合基因之发现打开了白血病基因诊断之序幕，此种融合基因常在慢性髓细胞性白血病中出现。后来在急性粒细胞白血病患者和急性淋巴细胞性白血病患者中也发现染色体异位的情况。上述发现明显地提高了白血病的诊断水平，从原来的形态学诊断转为分子生物学诊断。但其对临床治疗的意义尚需进一步的探讨。

多发性肾囊肿 // 2018.11.15

李某，男，56岁。多发性肾囊肿，肾衰竭，尿素氮18.6mmol/L，肌酐405μmol/L，尿酸501μmol/L，尿蛋白（＋），尿隐血（＋）。服双萆鸡鸣散，未见明显疗效，遂改用下方。

处方：金银花15g，白花蛇舌草15g，益母草15g，车前子

15g，大黄 15g（后下），附片 6g，丹参 30g，黄芪 30g，山萸肉 30g，枸杞子 10g，桑椹 10g，水蛭 10g（冲服），滑石 15g，木通 6g，甘草梢 6g，苏梗 15g，蝉蜕 6g，黄精 20g，白茅根 30g，白蒺藜 30g，三棱 10g，莪术 10g。

服上药后，患者肾功能恢复正常，精神可，食欲可。

双膦酸盐的临床应用　　　　　　　// 2018.11.17

双膦酸盐的常用制剂有注射液帕米膦酸二钠、伊班膦酸钠，口服药利塞膦酸钠、阿仑膦酸钠、依替膦酸二钠、氯膦酸二钠等。时下骨质疏松症为常见病、多发病，老人、孕妇、儿童及慢性病患者均易患本病，因而此制剂的应用较多。此制剂之适应证有骨质疏松、变形性骨炎、恶性肿瘤骨转移。此剂之不良反应：①胃肠反应。②一过性流感样症状。③肾脏毒性。④下颌骨坏死。⑤非典型骨折。⑥眼部炎症反应、视力下降。鉴于此，使用此剂应严格按照要求。只有严重骨质疏松、较重之骨炎才可使用，不适用于预防骨转移。

HPV 再说　　　　　　　　　　　　// 2018.11.21

HPV 是一种无包膜双链 DNA 病毒，存在于人体生殖道中。性行为是 HPV 感染的主要途径。HPV 理论上可以通过母婴垂直传播，但事实上很少发生。

目前发现的 HPV 有 200 多个亚型，有研究表明，HPV16、18 型是导致我国妇女宫颈感染的元凶。HPV 疫苗现已使用于临床，是宫颈癌一级预防的重要措施。HPV 疫苗的安全数据已经过世界卫生组织（WHO）的认可，因此成年女性均应接受 HPV 疫苗的注射。

试说中医治病　　　　　　　　　　　// 2018.11.27

中医历来以望、闻、问、切所采集之病史，通过八纲、六经、脏腑、卫气营血、三焦辨证，归纳形成理，依理立法，依法遣方，以方系药，是为辨证论治。余 50 余年之临床经验体会：①西医诊断，中医辨证，中药为主，西药为辅：在西医诊断明确之基础上，进行中医辨证，就像在渔网中捞鱼，准确率大大提高。用药则以中药为主，说明此方针是以西医诊断为我所用。②中医之辨证应以现代认识为借鉴：如局部病灶可导致全身之变化——自主神经、内分泌、电解质等变化。如肺癌同时可导致发热、全身不适等症状；病原微生物感染导致局部之红热肿痛和全身之发热寒战、筋骨疼痛。西医之抗炎、放疗、化疗只能作用于局部，其对局部红、热、肿、痛和癌细胞之侵袭，对全身的反应则作用不大。中医之整体观念对局部和全身均可产生良好的作用，因而能明显为患者解除病痛。③条条辨证通向本：中医之辨证论治从表面看只是祛除患者之外在症状，但其实对疾病的每一个症状的祛除，对疾病的整体都是强有力的削弱。疾病所有临床症状消失之时即是疾病痊愈之时。

最近应用的几个效方　　　　　　　　// 2018.11.29

1. 头痛方（复方清震汤）　钩藤 20g，杭白菊 15g，升麻 6g，苍术 10g，荷叶 10g，蜂房 6g，地龙 15g，蝉蜕 6g。

口诀：钩菊清震房地蝉。

2.腰痛方（复方青蛾丸） 杜仲15g，补骨脂10g，核桃肉15g，穿山甲10g，川乌、草乌各10g（先煎1小时），制乳香、没药各6g，鹿角胶10g（烊化），小茴香10g，细辛3g。

口诀：青蛾丸是腰痛方，山头乳鹿小辛庄。

3.乌鸡白凤丸 当归10g，川芎6g，白芍20g，生地黄12g，天冬15g，党参10g，生龙骨15g，生牡蛎15g，海螵蛸15g，鹿角霜15g，鹿角胶10g（烊化），鳖甲15g，芡实20g，鹿衔草15g，银柴胡10g，香附6g，丹参20g。此方以乌鸡汤煎煮取汁，丸药为乌鸡白凤丸。

口诀：四物三才龙牡骨，二鹿别芡香丹胡。

食管癌吞咽困难方 // 2018.12.1

刀豆20g，砂仁10g，香附6g，木瓜20g，陈皮6g，煅瓦楞子15g，藕节10g，桃仁10g，红花6g，旋覆花15g，生赭石15g，当归10g，赤白芍各15g。此方原系史载祥治疗食管痉挛方。余将方中之玫瑰花改为红花，原有之杏仁以桃仁代之，正组成桃红四物，故可。

口诀：刀砂香瓜陈煅藕，桃红四物旋覆汤。

谈谈噬血倾向 // 2018.12.4

许多感染疾患，各器官之器质性病变，虽然骨髓象未能发现改变，但末梢血中三系减少，铁蛋白增加，尚可合并肝、肾功能及血脂等异常，此种病症通常叫作"噬血倾向"。此种"倾向"系与自身免疫之紊乱密不可分。通常的"噬血倾向"常合并多脏器功能衰竭或多脏器功能紊乱。噬血倾向又叫噬血细胞综合征，临床治疗以激素和免疫抑制剂为首选。

关节疾患用药点滴　　　　　　　　// 2018.12.6

余治疗关节疾患多年，积 50 年之经验，下列组方疗效甚佳。

1. 裴氏虎潜丸加芍药甘草三藤瓜（白芍、甘草、鸡血藤、青风藤、海风藤、木瓜），治腰椎间盘突出症伴坐骨神经痛。

2. 血府逐瘀汤加薏瓜自破，治项背及上肢疼痛。

3. 川地根田红牛威加活络效灵丹，治臀上皮神经痛、腰背痛。

4. 己羊赤土鸡汤，治风湿性多肌痛、风湿性肌炎。

验方耳鸣丸　　　　　　　　　　　// 2018.12.8

肉苁蓉 10g，山萸肉 20g，鹿茸 10g，麝香 0.1g，菟丝子 10g，石莲子 10g，金石斛 10g，石菖蒲 10g，磁石 20g，附片 6g，全蝎 6g，羌活、独活各 10g，生地黄 12g，山药 10g，牡丹皮 10g，茯苓 12g，泽泻 10g，柴胡 10g，葛根 20g，五味子 3g。此剂各药 10 倍，炼蜜为丸，日服 2 次，每次 1 丸。

此方乃大山方与耳聋左慈丸之合方，制成丸剂久服，用于耳鸣耳聋效果如神。

从一例晚期肝硬化之退药谈起　　　// 2018.12.13

戊戌年十一月，一例肝硬化、肝癌患者在九州中医门诊部就诊，该患者肝硬化已届晚期，肝功能严重损坏，脾大，腹水、全身浮肿。余诊脉毕，云："病情危重，可住院收治。"彼云："家庭困难，可先拿药回青海慢调治。"该患者年届七旬，体衰，病危，在家属再三要求下带药 20 剂，回青海格尔木调养。此患者自格尔木千里而来，远道跋涉，中途感冒发热，回家后一病不起，所带前药因未能顾忌中途之上感而未效。家属自青海赶来退药，并言及此药非但无效，仅服一剂而病情加重云云。

此例之经验教训当永记之：①今后凡病情危重者皆予 3 ～ 5 剂药先服，若无反应则二次复诊时可复予之。②远道患者要求多给药者，当以病情为据，不能因其远而姑息之。

肝癌治愈案　　　　　　　　　　// 2018.12.17

患者王某，男，48 岁。患乙肝 20 年，曾经多方治疗未愈而发展为肝硬化、肝癌。就诊时 CT 检查示肝脏有一 40mm×80mm 大小的癌灶，边界不清晰，脾厚 58mm，少量腹水。

处方：柴胡 10g，枳实 10g，木香 10g，当归 10g，白芍 20g，槟榔 10g，大黄 6g，黄连 6g，黄芩 10g，草豆蔻 10g，延胡索 10g，川楝子 20g，制乳香、制没药各 6g，生地黄 12g，黄芪 30g，黄精 20g，郁金 6g，党参 10g，泽泻 10g，甘草 6g，山楂 6g，丹参 30g，秦艽 10g，神曲 10g，板蓝根 10g，茵陈 10g，大腹皮 10g，砂仁 10g，白豆蔻 10g，干姜 6g，陈皮 6g，厚朴 6g，茯苓 12g。

服用上方 200 余剂，患者病情逐渐好转，原有之腹痛、腹胀、黄疸、浮肿均消失，检查肝功、血常规、肿瘤标志物均恢复正常，CT、MRI 均提示肝脏原有之占位病变已不复存在，脾脏厚降至 41mm。

颈动脉斑块验案　　　　　　　　// 2018.12.19

高某，男，65 岁。患动脉硬化、高血压，颈动脉斑块大者为 2mm×6mm、1.5mm×7mm，双侧多发。患者头晕不能行动，双眼视物模糊，曾在外出时多次晕倒，意识在晕扑时尚清楚。

处方：壁虎 10g，水蛭 10g（冲服），黄连 6g，姜黄 10g，大黄 10g，土鳖虫 10g，制乳香 10g，制没药 10g，赤芍 10g，川芎 10g，红花 10g，降香 10g，丹参 20g，汉三七 3g，生地黄 12g，山萸肉 10g，山药 10g，麦冬 10g，五味子 3g，桂枝 10g，附片 6g，石斛 10g，肉苁蓉 10g，石菖蒲 10g，远志 6g。每 3 日 2 剂，水煎服。

同时服用瑞舒伐他汀钙片 10mg，每日 1 次。

服上方 50 余剂，患者头晕消失，颈动脉斑块不复存在。

浙江台州 31 人组团来兰求医　　// 2018.12.23

2018 年 12 月 20 日，浙江台州 31 位患者组团乘坐包车来兰州求余看病。

3 年前一浙江林姓患者，肺癌锁骨上淋巴结转移，咯血不止，咳嗽，胸闷气短，来兰求医。余以扶正固本、活血化瘀、清热解毒、软坚散结之法治疗。患者服药 100 余剂，经浙江台州市人民医院 CT、MRI 及实验室检查示该患者临床治愈。后该患者之夫王某，患乙肝，肝硬化、肝癌，来兰求余治疗，服药 60 余剂，不但肝硬化好转，肝脏原有之 7cm×8cm 大小之占位全部消失。林姓一家惊奇、感激之情不胫而走，传遍台州，遂有 31 人组团来兰求医之事矣！

四个效方   // 2018.12.25

1.肝硬化腹水方　柴胡 10g，枳实 10g，白芍 20g，甘草 6g，黄连 6g，黄芩 6g，延胡索 10g，川楝子 20g，制乳香、制没药各 6g，丹参 20g，木香 10g，草豆蔻 10g，秦艽 10g，羌活 10g，商陆 3g，赤小豆 30g，椒目 10g，大腹皮 15g，茯苓皮 15g，生姜皮 15g，槟榔 10g，木通 6g，泽泻 10g。每 3 日 2 剂，水煎服。

2.头晕耳鸣方　天冬 10g，生地黄 12g，党参 10g，杜仲 15g，怀牛膝 15g，龟甲 15g，黄柏 6g，朱砂 2g，白芍 15g，磁石 15g，半夏 6g，钩藤 20g，车前子 10g，夏枯草 15g，生赭石 15g，厚朴 6g，猪苓 10g，五味子 3g，炒酸枣仁 15g，当归 10g，龙眼肉 10g。每日 1 剂，水煎服。

3.宫颈癌方　麻黄 10g，川牛膝 10g，苍术 6g，马钱子 1 个（油炸），土鳖虫 6g，制乳香、制没药各 6g，僵蚕 6g，全蝎 6g，蜈蚣 1 条，生薏苡仁 30g，木瓜 20g，自然铜 20g，补骨脂 10g，川乌、草乌各 10g（先煎 1 小时），辽细辛 10g（先煎 1 小时），雷公藤 10g（先煎 1 小时），续断 10g，柴胡 10g，黄芩 10g，半夏 6g，党参 10g，桂枝 10g，白芍 30g。每 3 日 2 剂，水煎服。

4.继发性血小板增多症方　三棱 10g，莪术 10g，海藻 10g，昆布 10g，夏枯草 10g，贝母 10g，山慈菇 10g，蛴螬 6g，汉三七 3g，水蛭 10g，马钱子 1 个（油炸），土鳖虫 6g，八月札 15g，石见穿 15g，红豆杉 15g，喜树果 15g。每 3 日 2 剂，水煎服。

肺癌咽嘶痰蕴案   // 2018.12.29

李某，男，56岁。患肺癌，胸闷痰塞，声音嘶哑。

处方：杏仁10g，苏叶10g，半夏6g，陈皮6g，茯苓12g，枳壳10g，桔梗20g，甘草6g，前胡10g，地骨皮10g，桑白皮10g，桂枝10g，厚朴10g，青礞石15g，海浮石10g，大黄10g，黄连10g，黄芩20g，鱼腥草15g，金银花15g，马兜铃10g，重楼10g。每口1剂，水煎服。

服上药15剂，患者声音洪亮，痰蕴消失，胸闷气短明显减轻。

类风湿关节炎   // 2018.12.30

王某，女，48岁。全身关节疼痛。

处方：羌活、独活各12g，防风12g，黄芩10g，甘草6g，当归10g，知母12g，茵陈20g，升麻6g，葛根20g，党参10g，苦参10g，白术10g，苍术10g，茯苓12g，泽泻10g，桂枝10g，白芍30g，川乌、草乌各10g（先煎1小时），雷公藤10g，（先煎1小时），马钱子1个（油炸）。每日1剂，水煎服。

服上方20剂，患者关节疼痛消失，活动一如常人。

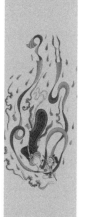

2019

2022 ───年

更年期综合征 2019.1.1

王某，女，48岁。月经一月二至，烦躁，失眠，痛经。

处方：丹皮10g，山栀子10g，当归10g，白芍15g，柴胡10g，白术10g，茯苓12g，甘草6g，桂枝10g，桃仁10g，蒲公英10g，败酱草10g，白花蛇舌草10g，半枝莲10g，龙葵10g，知母20g，川芎10g，远志10g，炒酸枣仁15g，柏子仁15g，合欢皮30g，首乌藤30g，石菖蒲10g，白蒺藜20g，何首乌10g，天麻10g，枸杞子10g。每日1剂，水煎服。

服上方10剂，患者诸症皆息，谓十年未愈之失眠息于一旦。

几个好方剂 2019.1.3

1.癫痫方　天冬15g，麦冬15g，丹参15g，玄参15g，北沙参15g，胆南星6g，生赭石15g，法半夏6g，陈皮6g，茯神12g，甘草6g，远志12g，炒酸枣仁15g，朱砂2g，石菖蒲10g，钩藤20g，连翘20g，生铁落100g，当归10g，川芎10g，生地黄10g，赤白芍各15g，桃仁10g，红花6g，僵蚕6g，全蝎6g，蜈蚣1

条，明矾 3g，郁金 6g，天麻 10g，地龙 10g。

上方先煎生铁落，煮沸 10 分钟，取汁，以此汁煎其余药。共煎 2 次，取汁 600mL，分 2 次服。

2. 自身免疫性肝炎（肝肾功能损害）方　丹参 30g，黄芪 30g，当归 10g，白芍 20g，秦艽 10g，板蓝根 20g，金银花 15g，连翘 15g，蒲公英 15g，败酱草 15g，桃仁 10g，红花 6g，益母草 15g，赤白芍各 15g，五味子粉 6g，白花蛇舌草 15g，半枝莲 15g，白僵蚕 6g，晚蚕沙 6g，蚕茧 6g，生地黄 12g，木通 6g，甘草 6g，淡竹叶 10g，罂粟壳 20g。

此方消除尿中蛋白、尿隐血之作用明显，改善肝功能作用亦明显。

肝癌治疗小结　　　　　　　// 2019.1.6

肝癌之发病渐多，由原来的 40/10 万，猛增至 50 ～ 60/10 万，原因可能是乙肝、丙肝、自身免疫性肝炎之发病增多。现今之肝癌患者前期有 80% 患有各种肝炎、肝硬化。西医之治疗方法，如手术、介入、化疗，仅针对肝癌的局部，对原发之肝硬化并无治疗之设想，对肝癌的全身影响亦治疗不多，因此效果不佳。

中医治疗肝癌从全身入手，采用整体调节的方式，疗效满意。余之常用方：①胆二核＋强肝＋大三香干。②胆二核＋十枣汤＋大三香干。③胆二核＋疏凿饮子＋大三香干、胆二核＋桃红理阴三对药。④四四八对药。⑤黄山灵栀草，赤仙已陈佛。⑥胆二核＋实脾饮。上方中，①长服，可使肝细胞占位消失；②③重在消除腹水、胸水；④为丸药，功在长服，携带方便；⑤小而精干，功在加减灵活；⑥功在调节消化功能，消除腹胀。

基因——生命的密码 // *2019.1.9*

《中国医学论坛报》刊载了一篇郎景和院士的访谈录：郎院士认为，当前有关基因的研究几乎解开了人类生命的密码，已经克隆出羊、猴、牛等，如果没有伦理学的障碍和传统认识论的阻碍，科学家克隆出一个"人"来是轻而易举的事。人类向上帝发出挑战，向传统发出挑战，智能技术正在以前所未有的力度，以摧枯拉朽之势扑向人类。人类在科学中新生还是在科学中毁灭，孰难在短期内作出回答。

致心律失常型右心室发育不良 // *2019.1.11*

致心律失常型右心室发育不良（ARVD）是发生心源性猝死（SCD）的重要原因。本病的首发症状为心悸、晕厥，同时伴有心律失常和恶心。此类疾病患者很多都有植入型心律转复除颤器（ICD）。本病之发病较多，但发病急，自复率高，死者死矣，复者活矣，真正经抢救复活者恒无矣。2015年美国心脏病协会（AHA）提出以下防治策略：①生活方式之改善，避免烟酒嗜好，避免剧烈运动，避免过度高兴、生气、激动等。②药物：倍他乐克、胺碘酮、抗心衰药、利尿剂等。③射频消融术（CA）。④植入型心律转复除颤器（ICD）。

ARVD之临床发病较多，凡患心律失常（房颤、房扑、频发早搏、房室传导阻滞）之慢性患者均可出现本病。其原因是心律之长期失常，右心力不足，小循环瘀血，肺动脉高压，造成右心病变，故称为致心律失常型右心室发育不良。

甲状腺癌之诊断 // *2019.1.13*

甲状腺癌之诊断主要依据超声引导下细针穿刺甲状腺组织进行活检（FNA）的结果，然而 25% 的甲状腺结节通过上述手法难以确诊。目前，因为 90% 以上甲状腺癌可找到基因变异，临床上常见的如 BRAF、RAS、TER 基因。现已成功做出多基因检测芯片应用于临床。美国甲状腺学会（ATA）已经做出了确定性检测和排除检测两类芯片，能在最大程度上提高甲癌诊断的特异性和灵敏度，可明确满足确定诊断和排除诊断之需要。

冠心病方与食管癌方同时应用 // *2019.1.16*

赵某，男，60 岁。患食管癌，未经治疗，吞咽非常困难，前胸稍痛。服用下方，最明显效果是吞咽困难完全缓解。

处方：瓜蒌 10g，薤白 10g，半夏 6g，赤芍 10g，川芎 10g，红花 6g，降香 10g，汉三七 3g（冲服），水蛭 10g（冲服），生地黄 12g，山萸肉 30g，山药 10g，丹皮 10g，茯苓 12g，泽泻 10g，夏枯草 10g，补骨脂 10g，远志 10g，黄芪 30g，当归 15g，制乳香、制没药各 3g，鳖甲 15g，皂角刺 15g。每日 1 剂，水煎服。

儿童糖尿病 // *2019.1.20*

儿童糖尿病是指 12 岁以下的儿童所患的糖尿病。T_1DM 占儿童糖尿病的绝大多数，T_2DM 仅占极少数。儿童糖尿病的发病率为 0.6/10 万，男女差别不大，其发病与遗传基因的突变有关，故可称为遗传病。

儿童糖尿病的"三多一少"症状较成人明显。大多儿童糖尿病以酮症酸中毒的最初症状而被发现。所谓"三多",即吃、喝、尿;"一少",即体重下降。酮症酸中毒之表现是"三多一少",伴头晕、昏睡,个别患者还有恶心、呕吐。其治疗与成年人糖尿病相同,包括饮食控制、运动、药物、胰岛素(以预混胰岛素为首选,原则是短效和中效或中长效按照 3∶1 或 4∶1 混合,注射部位以臀部为佳,混合后分两次注射,早 2/3,晚 1/3)。中医中药对儿童糖尿病的治疗恒佳,故应早期选用。儿童糖尿病之并发症有酮症酸中毒、眼底病变、肾脏病变。

几个最近常用的好方药 // 2019.1.26

1. 肾结石方　三棱、莪术、冬葵子、皂角刺、白茅根、金钱草、甘草(口诀:三术冬皂白金草)。

2. 消瘤方　紫草、金银花、透骨草、伸筋草、党参、白术、黄芪、川牛膝(口诀:紫花透草党术芪)。

3. 清肠饮　薏苡仁、地榆、麦冬、黄芩、甘草、当归、玄参、金银花(口诀:一地冬黄草,四妙勇安汤)。

4. 手拈散　五灵脂、延胡索、草果、制乳香、制没药(口诀:五元草药)。

5. 胸腰消瘤方　赤芍、丹皮、龟甲、鳖甲、牡蛎、天花粉、黄药子、昆布、海藻、贝母、木瓜(口诀:赤丹三甲花,布海贝黄瓜)。

经导管主动脉瓣置换术　　　　　// 2019.1.28

　　近年来，此术日趋成熟，相关资料在我国不断发布，由此更新了人们对心脏病诊治的认识。所有心脏器质性病变中左心的劳损为最主要的病变，亦为最常见的病变。盖左心之功能乃心脏重中之重也！全身之血流靠左心，冠状动脉之血供亦赖左心。主动脉瓣之闭锁不全又为多类心脏病之最后结局也！凡左心之扩大，总有不同程度之主动脉瓣闭锁不全也，此为心衰不易纠正之主要原因。难治性心衰，总有不同程度之主动脉瓣关闭不全。

胆囊炎两方　　　　　　　　　　// 2019.1.30

　　1. 木香 10g，沉香 10g，白芍 30g，郁金 6g，茵陈 20g，金钱草 30g，芒硝 10g，大黄 10g，川芎 6g，龙胆 15g。

　　口诀：香香白郁茵，金硝大川龙。

　　2. 大黄 10g，川楝子 20g，桂枝 10g，附片 6g，枳实 10g，当归 10g，白术 10g，白芍 20g，茯苓 12g，柴胡 10g，秦艽 10g，甘草 6g。

　　口诀：大铃桂附实逍秦。

小儿自身炎症性疾病　　　　　　// 2019.2.3

　　小儿自身炎症性疾病（AIDs）之发病日益增加，其主要表现为发热、皮疹、关节痛、浆膜（胸膜、腹膜、脑膜等）炎、淋巴结肿大、口腔炎。余总结之口诀：沉热关腹肝肾膜，血流淋巴口腔多。本病之关键点是全身反应、炎症标志物的增加，如白细胞、血小板、C 反应蛋白、血沉、血清铁蛋白、β 淀粉样蛋白等均见增加，血清白蛋白减少。本病属单基因遗传病，但针对本病的基因检测尚不完善，约有 60% 的患者尚难通过基因检测确诊。

近年来，余在临床上遇到多例本病患儿，辄以麻黄桂枝汤、五味消毒饮、白虎汤、导赤散、承气汤、黄连解毒汤进退加减，大多数皆能转危为安。

痿证十方 // 2019.2.6

痿证系中医之病名，乃"痿而不用"之证也。此证包括西医学的重症肌无力、小儿麻痹、进行性肌营养不良症、周围神经炎、神经根炎、糖尿病性神经炎、硫胺素缺乏症等。中医治疗此证疗效明显，常用方药如下。

1. 补血汤后制乳没，元山龙马鹿角别。

2. 灵丹六黄梅花天，四藤治痿可保全。

3. 七石三对药。

4. 桃红四物秦川牛，三虫柏瓜伸筋草。

5. 黄芪桂枝五物汤。

6. 四物伏陈远，顽麻血兰床。

7. 桂枝汤加参芩防附川杏。

8. 川甘白藁细。

9. 当归、桂枝、白芍、细辛、木通、甘草、大枣。

10. 当归、桂枝、白芍、细辛、木通、甘草、大枣、生姜、吴茱萸。

安理申（盐酸多奈哌齐片） // *2019.2.11*

此品为最新上市的治阿尔茨海默病之专药，对轻、中、重症之阿尔兹海默病均有显著疗效。本药用量最初为每日 1 次，每次 5mg，一日后可以增加到每日 10mg。本品对肾功能、肝功能不全者均适用，最常见之不良反应为腹泻、肌肉痉挛、恶心、呕吐、失眠。

史载祥治疗食管癌验方 // *2019.2.13*

刀豆 10g，砂仁 10g，香附 6g，木瓜 20g，陈皮 6g，煅瓦楞 20g，藕节 10g，玫瑰花 10g，旋覆花 10g，生赭石 15g，当归 10g，川芎 10g，生地黄 12g，白芍 15g，杏仁 10g。每日 1 剂，水煎服。治疗食管癌吞咽困难有效。

口诀：刀豆香瓜陈煅藕，旋覆代赭四物杏。

再生障碍性贫血治疗方小结 // *2019.2.16*

最早余治疗再生障碍性贫血，采用归脾、六味、四参加减权衡。后来余用当川鸡丹红；当川三子鸡丹红，黑山龙马四神云；归脾三子桂，板破人皂鸡；黄何藤马四物生，阴虚山茱萸丹皮精；出血三黄仙鹤飞，虚火银胡青蒿肥，脾虚四君六君随；物当黄鹤草，鸡兔又同笼；兰核三黑二二强；兰核三黑二二保；茯神首乌仙鹤草；兰核三黑强三三。

肝癌治疗近况 // 2019.2.18

近年来肝癌治疗有了较好的进展。

1. 靶向治疗　在靶向治疗领域，前索拉非尼的问世、SHARP 和 ORIENTAL 两项大型国际临床研究相继获得成功，开启了分子靶向治疗肝癌的大门。然而此后的一系列大型研究均未取得成功，致使 HCC 之临床治疗停滞不前。近年来，仑伐替尼之问世结束了这一局面。仑伐替尼是小分子血管生成因子抑制剂，但对于表皮生长因子之作用更强，这就注定了它对肿瘤之抑制具有强大功效。事实证明，它在与索拉非尼的抗 HCC 临床试验中明显取胜，由此为 HCC 的治疗带来了曙光。

2. 免疫治疗　PD-1/PD-L1 单克的出现使人们治疗癌症的观念转向提高人体免疫之监测功能，由此产生了两项生物制剂，即纳武利尤单抗、帕博利珠单克。二者均可对肝癌产生一定的疗效。

乌药顺气汤、四磨饮子之同异 // 2019.2.22

乌药顺气汤出自《太平惠民和剂局方》，四磨饮子出自《济生方》，两方皆以胸脘胀满之主症，但前方治脘腹胀而喘，后方治脘腹胀满而气短。麻黄治平滑肌之痉挛，亦治气管之痉挛，加陈皮、枳壳、桂枝、川芎则治喘之力更强。白芷可治痛麻，故前方治疗外感所致之全身疼痛、麻木。

余谓此二方之作用在胸脘，四磨饮子治疗外感后胸胁脘腹胀满而气短，乌药顺气汤治疗外感后胸胁脘腹胀满而哮喘、顽麻。

乌药散与鸡鸣散 // *2019.2.25*

乌药散：乌药 10g，木香 6g，砂仁 10g，甘草 6g，香附 6g，延胡索 10g。每日 1 剂，水煎服。此方乃《圣济总录》名方，治胸脘胀满、上肢顽麻。

口诀：乌木缩草，香附延胡索。

鸡鸣散：苏梗 10g，槟榔 10g，木瓜 20g，陈皮 6g，甘草 6g，桂枝 10g，附片 6g，半夏 6g，吴茱萸 6g，何首乌 10g。每日 1 剂，水煎服。此方乃《三因极一病证方论》名方，治少腹胀满、下肢顽麻。

口诀：苏榔瓜陈生桂附，半夏吴茱萸何首乌。

前方用于胸脘胀满，后方用于少腹胀满；前方治上肢顽麻，后方治下肢顽麻。总之，前方之作用在上，后方之作用在下，二者同用则上下通治，三焦乃通。

恶性发热 // *2019.2.28*

恶性发热是最新出现的术语，系指术前、术中因机体对麻醉药、肌松药过敏而出现的高热不退、极高代谢、肌肉强直，继而出现代谢性酸中毒、呼吸性酸中毒、慢性肾衰竭等表现。本病之出现属麻醉药、肌松药过敏范畴，应该是变态反应之第一型，目前仅用丹曲林有效。儿童的发病率为 1/3 万，成人发病率为 1/10 万，男：女为 2：1。

乌药散再说 // 2019.3.2

此方为《圣济总录》名方，治疗胸脘胀满、上肢顽麻。此方去砂仁，加当归，为治疗妇科少腹疼痛之良药（口诀：乌木归草，香附延胡索）。治疗妇科少腹疼痛方药如少腹逐瘀汤、乌鸡白凤丸、加味逍遥散等，均系药味庞杂之大方，临床不便与别方合用。此方药仅六味，临床合方应用便利。此方如与鸡鸣散合，治疗少腹及下肢疾患可谓事半功倍！

当今妇科，宫颈、卵巢之术后、残留之粘连、炎症、瘤转，用斯方可矣！少腹部之肿瘤，如结肠癌、卵巢癌、宫颈癌、膀胱癌等术后，因尿路、直肠之污染，常继发感染，进则粘连、渗出，形成腹水，余曾用五苓郁云、大金牛香赤干麦、羌胡两头、里急后重汤、肛门全治方、复方桂枝茯苓丸等治疗，现加上此方（乌药加味），则选择性更多。

难治病案一例 // 2019.3.9

定西市医院祁某来电询问一例难治性疾病，医案如下。

患儿，男，10 岁。周身关节、肌肉剧烈疼痛，血沉、血常规均正常，各种止痛剂用之无效，强的松用至 60mg/d，甲氨蝶呤、环孢素均应用，但疼痛仍然未见减轻。

余认为此例乃神经根炎之范畴，遂嘱一方：川芎 10g，地龙 12g，葛根 20g，三七 3g（冲服），红花 6g，川牛膝 20g，威灵仙 10g，丹参 10g，当归 10g，制乳香、制没药各 6g，金毛狗脊 10g，白芍 20g，羌活、独活各 10g，生薏苡仁 20g，桂枝 10g，鸡血藤

15g，川乌、草乌各 15g（先煎 1.5 小时），辽细辛 15g，马钱子 1个（油炸），雷公藤 15g，僵蚕 6g，全蝎 6g，蜈蚣 1 条。上药煎两次，取汁 600mL，每服 100mL，每日 2 次。

上方服用后，患儿疼痛明显减轻，疗效非常显著。此儿未能专访，连续观察中断，实乃美中不足！

重症肌无力效方　　　　　　　　　　　// 2019.3.10

己亥二月，一重症肌无力患者王某携带一方，谓此方见效非常，服 20 余剂，眼睑下垂、吞咽困难均明显好转。

处方：党参 10g，白术 10g，黄芪 20g，黄连 6g，半夏 6g，甘草 6g，陈皮 6g，茯苓 12g，泽泻 10g，防风 12g，羌活、独活各 10g，柴胡 10g，白芍 15g，生姜 6g，大枣 4 枚，当归 10g，丹参 20g，制乳香、制没药各 6g，龙眼肉 10g，山萸肉 30g，龙骨、牡蛎各 15g，马钱子 1 个（油炸），鹿角胶 10g，鳖甲 10g。每日 1剂，水煎服。

卵巢癌术后一方　　　　　　　　　　　// 2019.3.15

黄芪 30g，桂枝 10g，茯苓 12g，白芍 20g，牡丹皮 6g，丹参 30g，桃仁 10g，蒲公英 15g，败酱草 15g，生龙骨 15g，生牡蛎 15g，当归 10g，海螵蛸 15g，蒲黄 6g，五灵脂 6g，延胡索 10g，川楝子 20g，制乳香、制没药各 6g，人参须 15g，太子参 15g，党参 15g，北沙参 15g，生地黄 12g，山萸肉 30g，黑芝麻 10g，枸杞子 10g，桑椹 10g。每 3 日 2 剂，水煎服。

此方之特点是扶正。

特瑞普利单抗之上市　　　　　　// 2019.3.18

特瑞普利单抗是我国自主研发的 PD-1 抑制剂，对黑色素瘤有奇特疗效，可使患者的生存期由 0.6 年延长至 6 年。此品治疗癌症之理论系抑制 PD-1 对 PD-L1 的监测敏感性，使 PD-1/PD-L1 免疫反应大大减轻，从而达到治疗癌症的目的。PD-1 是一种重要的免疫抑制分子，通过向下调节免疫系统对人体细胞的反应，以及通过抑制 T 细胞炎症活动来调节免疫系统并促进自身耐受。

二仙汤再说　　　　　　　　　　// 2019.3.20

二仙汤：仙茅 10g，淫羊藿 10g，巴戟天 10g，知母 10g，黄柏 10g，当归 10g。每日 1 剂，水煎服。

此方为近人经验方。20 世纪 50 年代首见于《妇产科学》，原为治疗妇人更年期综合征、高血压、动脉硬化所设，后人发现其治疗耳鸣、眩晕疗效卓著。

余用此方经验：①耳鸣：与冠心 Ⅱ 号、当白桂合剂相配。②眩晕：与半钩车夏石、桑菊相配。

大病治疗中的恶心呕吐　　　　　// 2019.3.25

所谓大病是指肝硬化失代偿、各类癌症中晚期、自身免疫病晚期、血液病中晚期等。此类疾病可导致全身各脏器功能障碍，但在此之前先出现胃肠道自主神经功能紊乱，严重者可见内外分泌功能紊乱而见胃肠道的充血、糜烂、溃疡，更严重者尚可出现肠粘连及梗阻。此时患者饮食困难，出现恶心呕吐。中药之进药通常经过胃肠道，而上述胃肠道之继发病变为中医治疗重病、大病形成了阻碍。余总结之解决办法：①在药方中加入护胃药物，如砂仁、草豆蔻、丹参饮、大三香干、六君子汤、平胃散等。②在服用汤药的同时，服用胃安康、雷尼替丁等西药。③延长中药煎煮时间，减少饮入量；用灶心土100g煮水，作为煎药用水。④饭后服中药。

癌症治疗新体会 // 2019.4.1

余从事肿瘤临床近六十年，深知本病之治疗务在扶正固本，"正气存内，邪不可干""邪之所凑，其气必虚""积之成者，正气虚也，正气虚而积成"等观点，始终萦于脑际。100年来西医学于癌症之治疗亦步亦趋，始终以手术、化疗、放疗为准绳，务求将癌组织斩尽杀绝。然而事与愿违，非但未见杀绝，却见肿瘤之害愈演愈烈，各类恶性肿瘤之发病均较前成倍增长，死亡率亦较前增长。PD-1、PD-L1首先在黑色素瘤之治疗上取得长足进展，与此前问世的EGRF、VEGF等靶向药物的疗效，均证明了癌症是一个全身性疾病，并非局部疾病。手术、放疗、化疗只着眼于局部，旨在将机体局部之癌瘤消灭殆尽，却将自身误伤有余。余谓此前之治癌系"早期杀敌一千，自损八百；中期杀敌一千，自损一千；晚期杀敌八百，自损一千"。余在临床中见到的事实确如此：愈是条件好，愈重视治疗则愈是死亡迅速。于是在癌症治疗中出现了一个怪象，即带病生存期之长短：领导干部＜一般干部＜城市居民＜农民。余经常用扶正固本之兰州方加减进退治疗各种癌症，其生存期均可达三年以上，部分患者临床症状完全消失。

谈谈下身潮湿　　　　　　　　　　　　　*// 2019.4.6*

此证是指少腹、会阴及股间潮湿多汗。西医对此多不介意，殊不知下身之潮湿说明邻近器官存在器质性病变，之于男性则可能是前列腺、精囊、输精管、睾丸疾患；之于女性则为卵巢、输卵管、子宫之疾患。余治疗斯证常用下列二方。

方一：黄芪 20g，龙胆 10g，生龙骨 15g，生牡蛎 15g，杜仲 10g，玄参 10g，五味子 3g。

方二：枸杞子 10g，茯苓 12g，小茴香 10g，补骨脂 10g，当归 10g，桂枝 10g，制乳香、制没药各 6g。

此证在下身潮湿之同时常伴寐差、烦躁、睾丸重坠、月经不调、痛经等症状，余常以白首杞天、复方酸枣仁、金橘青实、桂枝茯苓等进退加减，疗效较好。

总生存期（OS）与无进展生存期（PFS）

// 2019.4.8

此两种生存期对于癌症患者来说至关重要，OS 之取得全赖PFS 之持续。PFS 的治疗是赢得 OS 的关键。中医的扶正固本实为 PFS 转化 OS 之重要措施。余治疗癌症患者时对每一个因癌而出现的症状逐一消除，同时以扶正固本的兰州方为持续用药之基础，双管齐下，最终收效较好。余认为，每个症状之缓解都是癌症走向 OS 的保证。"积之成者，正气之虚也，正气虚而后积成"。对症治疗，千差万别，姑且不说。扶正固本则除了兰核外尚有杏苏（肺）、胆核（肝胆）、六味（肾）、香砂（胃）、桂枝茯苓（妇科）等。

卵巢癌术后之调理　　　　　　// 2019.4.16

张某，女，26岁。患卵巢癌，行盆腔、附件、卵巢全切术，后化疗4个周期，服用中药水丸3年。患者除未见月经外，一切恢复正常，头发长出，容貌恢复。

处方：人参须15g，北沙参15g，太子参15g，党参15g，麦冬10g，五味子6g，生地黄12g，山萸肉30g，黑芝麻10g，枸杞子10g，桑椹10g，桂枝10g，白芍15g，茯苓12g，丹皮10g，桃仁10g，当归15g，白术10g，柴胡10g，山栀子10g，香附6g，益母草20g，鸡内金10g，水蛭6g。

上方10倍常量，焙干，研成细粉，制成水丸，如梧桐子大，每服10g。

患者连服上方3年，肿瘤未见复发，内分泌情况下亦能维持正常之性征。

肺动脉高压效方二则　　　　　　// 2019.4.20

方一：桃仁10g，大黄10g，天花粉10g，甘草6g，柴胡10g，当归10g，鳖甲15g，皂角刺15g，苏叶10g，杏仁10g，半夏6g，陈皮6g，茯苓12g，枳实10g，桔梗20g，瓜蒌10g，薤白10g，赤芍10g，川芎10g，红花6g，降香10g，丹参20g，汉三七3g（冲服），水蛭10g（冲服）。每3日2剂，水煎服。

方二：瓜蒌10g，薤白10g，半夏10g，赤芍10g，川芎10g，红花 6g，降香 6g，汉三七 3g，水蛭 10g（冲服），连翘 20g，黄芩 20g，山栀子 10g，薄荷 10g，大黄 10g，芒硝 10g（冲服），甘草 6g，杏仁 10g，苏叶 10g，半夏 6g，陈皮 6g，茯苓 12g，枳壳 10g，桔梗 30g。每 3 日 2 剂，水煎服。

上述两方治疗肺动脉高压有效。两方均以冠心 Ⅱ 号、苏杏为底方，方一加复元活血汤意在止痛；方二加凉膈散釜底抽薪，意在降低肺动脉高压引起的肺内气滞血瘀。

再说上腔静脉综合征 // 2019.4.26

肺癌患者引致纵隔淋巴结肿大，压迫上腔静脉，使之血流受阻，从而引起头、面、胸、颈之肿胀。西医之放射治疗可使肿大的淋巴结缩小，解除对上腔静脉的压迫，所以上部之浮肿可告缓解。中医中药有下列两方可试用之。

方一：赤芍 20g，丹参 20g，龟甲 15g，鳖甲 15g，天花粉 10g，海藻 15g，昆布 15g，浙贝母 15g，黄药子 15g，瓜蒌 10g。每日 1 剂，水煎服。

方二：大戟 4g，甘遂 6g，白芥子 10g，三棱 10g，莪术 10g，海藻 10g，昆布 10g，汉三七 3g（分次冲服），水蛭 10g（分次冲服），苏子 10g，杏仁 10g，半夏 6g，陈皮 6g，茯苓 12g，甘草 6g，枳壳 10g，桔梗 30g。每日 1 剂，水煎服。

谈谈少腹之胀满疼痛 // 2019.4.30

直肠癌、卵巢癌、宫颈癌、膀胱癌等在手术、化疗、放疗后，常遗留下少腹胀满疼痛，乃因肠粘连、肠梗阻（部分性或完全性肠梗阻）、腹水、肠管动力改变（轻度肠麻痹）所致。余之常用方有：①大小建中汤＋香砂六君子汤（轻度肠麻痹）。②实脾饮（少量腹水）。③大三香干汤（肠麻痹）。④枳实导滞、枳实消痞（肠麻痹）。⑤羌胡两头小丁当，乌苓郁云索大姜，三香陈酒身苁蓉，大金牛香赤干麦（部分性肠梗阻）。⑥胡羊不起床，小吴榔（肠麻痹、轻度肠梗阻）；⑦大承气或桃核承气（肠梗阻）。

冠心病一效方 // 2019.5.5

川楝子 20g，生龙骨 15g，生牡蛎 15g，山楂 10g，水蛭 10g，酸枣仁 15g，当归 10g，川芎 10g，赤芍 10g，生地黄 12g，桃仁 10g，红花 6g，党参 10g，麦冬 10g，五味子 6g，绛香 10g，丹参 20g。每日 1 剂，水煎服。

口诀：金龙山水酸，桃红生脉散。

此方治急性冠脉综合征效果如神，与冠心Ⅱ号相配，治疗冠心病可谓得心应手矣！

肺癌声音嘶哑可用化痰法治愈 // 2019.5.11

杏苏散加桑白皮、地骨皮、桂枝、厚朴、青礞石、海浮石、大黄、黄芩、黄连，可治疗声音嘶哑。此方集泻白散、礞石滚痰丸、三黄汤等祛痰大方于一体，意在祛痰火蕴结，却体现出非常明显的利膈清咽之效；如与龟甲、鳖甲、牡蛎、天花粉、赤芍、丹参、丹皮、海藻、昆布、浙贝母、黄芩、瓜蒌相配，则疗效可望更佳矣！盖后方可消散膈中之结肿，解喉返神经之压迫。

声音嘶哑乃肺癌纵隔淋巴结肿大，压迫喉返神经所致也！礞石滚痰丸、泻白散、三黄汤治痰在标，后方消瘤在本。

过敏性紫癜性肾炎验方 // 2019.5.16

王某，男，16 岁。患过敏性紫癜性肾炎，尿蛋白（+++），尿隐血（++），经余诊治十余次，未见丝毫疗效。余猛思之，常用方曾换数十个，必须摆脱通常方药，故投下方。

处方：马鞭草 20g，王不留行 10g，青风藤 15g，生薏苡仁 20g，川牛膝 20g，地龙 15g，白薇 10g，萹草 10g，白茅根 30g，苎麻根 30g，大黄 10g，山萸肉 10g，半夏 6g，鹿衔草 15g，蜀羊泉 15g，刘寄奴 10g，徐长卿 10g。每日 1 剂，水煎服。

服上方 10 剂，患者尿常规正常，余亦乐之。

心律不齐再说 // 2019.5.20

房颤、房扑、频发早搏、传导阻滞，但凡心律不齐，多属慢病难治，且长期之不齐，可致左心衰竭。上游的小循环长期充血瘀滞，肺内高压，可反复出现短暂性脑缺血，轻者一两秒即过，谓之曰小卒中；重者数秒，可跌倒，可晕厥，可昏睡；再重者可死亡。上述病变统称为致心律失常右室发育不良（ARVD）。本病临床多见，大部分患者系动脉硬化所致，高血压者占 70%。

再谈卵巢癌 // 2019.5.24

近年来卵巢癌之发病日益增多，传统之看法认为本病之治疗存在三个 70%：① 70% 的患者发现时已届中晚期。② 70% 的患者手术、放化疗治疗有效。③70%的患者经传统治疗后不会复发。鉴于此，本病之预后在所有癌症中尚属较好。随着手术方法的改进，铂类、紫杉醇的应用，对BRCA基因突变及聚腺苷二磷酸核糖聚合酶（PARP）的研究，都使我们对本病的认识逐渐加深。但是本病仍然存在着下列三个瓶颈亟须解决：①术后残留癌组织扩散。②腹水、肠粘连、肠梗阻。③内分泌紊乱，影响了患者恢复期的生活质量。

几个有效方药 // 2019.5.28

1. 冠心病方　川楝子20g，生龙骨15g，生牡蛎15g，山楂10g，水蛭10g，酸枣仁15g，川芎10g，赤芍10g，红花6g，绛香10g，丹参20g，党参10g，麦冬10g，五味子3g。每日1剂，水煎服。

2. 痒疹方　白蒺藜30g，何首乌15g，苦参20g，木通6g，生地黄12g，当归10g，荆芥10g，防风12g，苍耳子15g，牛蒡子10g，金银花15g，连翘15g。每日1剂，水煎服。

3. 关节炎方　仙茅10g，淫羊藿10g，僵蚕6g，全蝎6g，蜈蚣1条，蛴螂10g，地龙15g，土鳖虫6g，蜂房6g，生地黄12g，当归10g，鹿角胶10g（烊化），骨碎补10g。每日1剂，水煎服。

4. 湿疹方　浮萍6g，地肤子10g，紫花地丁10g，生皂荚15g，防风12g，桑枝30g，苍术6g，猪苓10g，茵陈10g，金银花15g，薏苡仁30g。每日1剂，水煎服。

口诀：平地生风桑术陈，银花薏仁在其中。

房颤一例治验 // 2019.5.30

己亥四月，家嫂赵某患冠心病，频频发作房颤，在北京各大医院诊治，服胺碘酮、倍他乐克，均未见效，痛苦难言。余兄正文自北京来函，云："中药可有效否？"余详细询问病情后，诊断为动脉硬化、冠心病、房颤。

处方：瓜蒌 10g，薤白 10g，半夏 10g，赤芍 15g，川芎 10g，红花 10g，绛香 10g，丹参 30g，汉三七 3g（分次冲服），水蛭 10g（分次冲服），生地黄 15g，麦冬 20g，苦参 30g，延胡索 20g，党参 10g，桂枝 10g，阿胶 10g（烊化），火麻仁 10g，炙甘草 10g，生姜 6g，大枣 4 枚，茶树根 30g。

服上方 10 剂，患者诸症悉平，家兄自京来函云："吾弟之中药胜西药多矣！"

大肉青香散治疗腹水 // 2019.6.6

肉苁蓉 30g，大枣肉 30g，青矾 10g，香附 60g。共研为末，分为 30 袋，每日 2 次，每次 1 袋，温开水冲服。此方每袋含青矾 0.3g，肉苁蓉、大枣肉各 1g，香附 2g，大利腹水，适用于多种腹水的疾患。

膀胱癌全身骨转移长卧不起案 // 2019.6.10

李某，男，59 岁。患膀胱癌，前列腺、骨、肺转移，卧床不能翻身，二便需由儿女帮助，稍动则疼痛难忍，抬来门诊。诊其脉大弦，尺脉弱小无力，舌胖大，苔薄，有齿痕。

处方：牛胫骨 30g，牛膝 20g，知母 20g，黄柏 6g，生地黄 12g，龟甲 15g，当归 10g，白芍 30g，锁阳 10g，杜仲 10g，胡芦巴 10g，淫羊藿 10g，补骨脂 10g，阳起石 15g，蛇床子 10g，小茴香 10g，吴茱萸 6g，槟榔 10g，桂枝 10g，川乌、草乌各 15g（先煎 1.5 小时），雷公藤 15g（先煎 1.5 小时），辽细辛 15g（先煎 1.5 小时），马钱子 2 个（油炸）。每 3 日 2 剂，水煎服。

服上药 10 剂后，患者已能坐起，头发转黑，大小便半自理。

前列腺肥大一例治疗感想 // 2019.6.13

周某，男，90 岁，尿频，尿急，尿痛，夜尿达 20 余次，求余诊治。余以桂附八味加王叶合剂治疗未效，又投以龙胆泻肝合三仁汤亦未效。患者共计服药 25 剂，尿频未见缓解。彼则去兰大二院，以雌激素制剂己烯雌酚片、抑制雄激素制剂度他雄胺、α受体阻滞剂坦索罗辛治疗后，患者夜尿次数减至 3 次。

此例治疗说明西药去势之度他雄胺、己烯雌酚、坦索罗辛对前列腺肥大压迫尿路引致的排尿困难有特效，较之中药龙胆泻肝、三仁汤、桂附八味为佳。

几个临床有效的好方剂 // 2019.6.20

1. 癫痫方　天竺黄 10g，天麻 10g，秦艽 10g，石菖蒲 10g，胆南星 6g，远志 10g，枳实 10g，竹茹 6g，半夏 6g，陈皮 6g，茯苓 12g，甘草 6g，巴戟天 10g。每日 1 剂，水煎服。

口诀：天天艽蒲胆星远，温胆汤加巴戟天。

2. 痒疹方　生薏苡仁 20g，桂枝 10g，茵陈 10g，猪苓 10g，防风 12g，苍术 10g，蝉蜕 6g，金银花 12g，连翘 12g，郁金 6g。每日 1 剂，水煎服。

口诀：仁桂茵苓风术蝉，银花连翘郁金参。

3. 热痹关节痛方　苍术 6g，防己 10g，薏苡仁 20g，牛膝 10g，关木通 10g，金银花 15g，连翘 15g，蒲公英 15g，苏木 10g，地龙 15g。每日 1 剂，水煎服。

口诀：苍术防己薏牛通，三味苏木加地龙。

手拈散再谈　　　　　　　// 2019.6.24

手拈散方出《玉案》四卷，其方组成：五灵脂 6g，延胡索 10g，草果 10g，制乳香、制没药各 6g，沉香 3g，阿魏 0.75g。阿魏装胶囊，每次 1 粒；余药共煎 2 次，取汁 300mL，分 3 次服。此方主治胸胁脘腹胀满疼痛，不思饮食。阿魏意在醒胃增食。

继发性血小板增多症验案　　　　// 2019.6.27

高某，男，42 岁。血小板 480×10^9/L，脾大。曾用羟基脲、低分子肝素、阿司匹林、环孢素、氯吡格雷等治疗，血小板仍然居高不下，遂求余治疗。

处方：人参须 15g，太子参 15g，北沙参 15g，潞党参 15g，生地黄 12g，山萸肉 30g，黑芝麻 15g，枸杞子 15g，桑椹 15g，马钱子 1 个（油炸），土鳖虫 6g，水蛭 10g（冲服），八月札 10g，红豆杉 10g，喜树果 10g，石见穿 10g，三棱 10g，莪术 10g，蛴螬 10g。每日 1 剂，水煎服。

同服青蔻Ⅱ号，每次1片，每日2次。

服上方30剂后，患者血小板降至正常，但脾脏较原来增大，说明大量血小板破坏后填塞在脾窦，使脾脏猛增，余谓此乃前进中之小副作用。血小板既然正常，大脾则可自行缩小。

乳腺癌验案 // 2019.6.29

李某，女，59岁。左侧乳腺癌，局部肿块大小9cm×10cm，已破溃，疼痛难忍。

处方：紫草20g，龙胆10g，夏枯草15g，马鞭草15g，瓜蒌10g，桃仁10g，丹参30g，苦参30g，山萸肉20g，山豆根20g，山慈菇20g，白花蛇舌草15g，半枝莲15g，龙葵15g，蒲公英15g，败酱草15g，八月札15g，三棱10g，莪术10g，汉三七3g（分次冲服），水蛭10g，（分次冲服）。每日1剂，水煎服。

服上方20剂后，患者乳腺肿块缩小至3cm×4cm，已无红肿疼痛。

妇科病反复发作探讨 // 2019.7.2

妇科病的反复发作源于局部感染，最后往往演变成慢性炎症而形成增生、粘连。输卵管之不通则见不孕；卵巢、附件之增生、粘连，炎性分泌物无通路，则呈堰塞湖状，则成卵巢囊肿；子宫肌瘤之形成亦与炎症有关。西医手术可以解决部分问题，但不能解决全部问题。盆腔之长期炎症所造成的盆腔淤血是西医手术所不能解决的，妇女术后仍留有慢性炎症和盆腔淤血综合征，导致内分泌紊乱，精神不振，疲乏无力，面色萎黄，对此西医无有效治法。抗凝血药物阿司匹林、法华林、氯吡格雷、达比加群酯、阿哌沙班、利伐沙班、尿激酶、链激酶，尚不能代替活血化瘀药用于盆腔淤血综合征的治疗。临床上应用活血化瘀中药加减变通是盆腔淤血综合征的最佳选择，因此中医在慢性妇科病的治疗中占有一定优势。

几个小单方　　　　　　　　　　　　　　// 2019.7.4

1. 刺猬皮　具有极强的收缩性，能治疗遗精、遗尿、血证。本品烧炭存性谓刺猬炭，固涩之力更强，古人有"刺猬炭三管灵，痤疮服之可止痛"之说。

2. 补骨脂　壮阳之功堪比鹿茸，收敛之功堪比山茱萸。前者之功可生血，治疗痿证、功能性子宫出血；后者之功可治肾虚腰痛、头晕、耳鸣。

3. 淫羊藿　此药之作用与附子类似，可治疗肢体麻木不仁、骨节肌肉疼痛；与川甘白藨细合用治疗麻木，与桂枝汤合用治疗疼痛。治疗阴茎痛为其最大特色。

流泪眼糊方　　　　　　　　　　　　　　// 2019.7.8

大腹皮 15g，磁石 15g，石菖蒲 10g，川乌、草乌各 10g（先煎 1 小时），黄芪 30g，巴戟天 10g，玄参 10g。每日 1 剂，水煎服。

口诀：大石头黄巴天，玄参一味泪可干。

此方中二石祛风胜湿，巴戟天亦祛风胜湿，乌头散寒胜湿；黄芪大补元气，以助前药胜湿之耗阳；玄参大力养阴，以助前药胜湿伤阴。是故则老泪可干，视物可清。

降血沉的三个经验方 // 2019.7.10

方一：红藤 30g，白蔹 20g，石见穿 20g，鱼腥草 20g，紫河车 20g，生薏苡仁 20g。每日 1 剂，水煎服。此方治疗感染之血沉加快者。

口诀：红白石，一车鱼，高热血沉病可除

方二：白蒺藜 20g，鸡血藤 15g，仙鹤草 20g，鹿角胶 10g(烊化)，龟甲胶 10g（烊化）。每日 1 剂，水煎服。

口诀：白鸡鹤二胶，升板确实见疗效。

方三：蒲黄 10g，土鳖虫 10g，琥珀 3g（分次冲服），砂仁 10g，鸡血藤 10g，鸡内金 10g。每日 1 剂，水煎服。此方治疗肾上腺皮质功能低下所致之乏力、血压偏低、颅内压偏高、头晕、耳鸣、眼花、腰酸。

口诀：蒲土琥砂二鸡，肾上腺见高低。

急性胸痛之鉴别诊断 // 2019.7.13

2019 年 6 月 23 日《中国医学论坛报》载山东大学齐鲁医院唐梦熊教授之论述如下。

1.冠心病所致之心前区疼痛，占全部心前区疼痛的 60% 以上。其治疗常用选择性钙通道阻滞剂、β 受体阻断剂、血管紧张素Ⅱ受体阻断剂、血管紧张素转换酶抑制剂。

2.肺栓塞时胸痛剧烈，伴气急喘咳，痰中带血，D- 二聚体常在 500μg/L 之上，说明有血栓形成。50 岁以上的患者 D- 二聚体通常偏高，临界值应为 500× 年龄 /10。胸部 X 线片、CT 均可见楔形影、盘形肺不张。其治疗方法为溶栓（尿激酶、链激酶）、抗炎、强心、利尿。

3. 出现主动脉狭窄、主动脉瘤，直接影响冠状动脉供血。此种疼痛之治疗，主要考虑手术。

肾上腺皮质功能减退说 // 2019.7.15

肾上腺皮质功能减退在日常门诊中常见。通常所谓之艾迪森病（慢性肾上腺皮质功能不全）、华－弗氏综合征（急性肾上腺皮质功能不全），为肾上腺皮质功能减退而失代偿者。其实在门诊可见患者中，颜面发黑、血压偏低、高度乏力、头晕、寐差者，皆属此类。余以一方治此，大都见效，斯方之组成：蒲黄 10g，土鳖虫 10g，琥珀 3g（冲服），砂仁 10g，鸡血藤 20g，鸡内金 10g。此方能调节肾上腺皮质功能之低下，因而可与归脾、补中益气、桂附八味、天王补心等配合，增其功，发其效。余谓大病瘥后、大病术后，凡见心脾两虚、脾肾阳虚、肝肾阴虚者，细审之均含一定程度之肾上腺皮质功能减退，若查 17- 羟皮质类固醇、17- 酮类固醇，则可见不同程度之降低。

慢性肾衰竭再说 // 2019.7.19

慢性肾衰竭（CRF）是一切肾病之最终阶段，全身多脏器之器质性病变最终亦可出现。因此 CRF 是临床医师急救患者时必须熟练掌握的内科知识。西医治疗本病目前仅透析可用，再无他法。透析疗法适用于血肌酐在 707μmol/L 以上之患者，此为 CRF

已届尿毒症期。血肌酐在 177μmol/L 以下则为代偿期；血肌酐在 177 ~ 442μmol/L 为失代偿期；血肌酐在 442 ~ 707μmol/L 为尿毒症前期。代偿期、失代偿期、尿毒症前期，尚非透析之适应证，此时应用中药可产生较好疗效，余常用方药如下。

1. 复方肾气汤　生地黄 10g，山萸肉 10g，山药 10g，牡丹皮 6g，茯苓 12g，泽泻 10g，车前子 10g，川牛膝 20g，桂枝 10g，附片 6g，大黄 10g，苍术 10g，黄芪 20g，吴茱萸 6g，黄精 20g，白茅根 30g，白蒺藜 30g。每日 1 剂，水煎服。

2. 益母草 20g，车前子 10g，金银花 20g，白花蛇舌草 20g，大黄 10g，附子 6g，黄芪 30g，丹参 30g，山萸肉 10g，枸杞子 10g，桑椹 10g，水蛭 10g（冲服）。每日 1 剂，水煎服。

3. 大黄 20g（后下），苏梗 10g，蝉蜕 6g，益母草 20g，滑石 15g，木通 6g，甘草梢 6g，黄芪 30g，黄精 20g，白蒺藜 20g，白茅根 30g，三棱 10g，莪术 10g。每日 1 剂，水煎服。

4. 萆薢 10g，乌药 10g，益智 10g，石菖蒲 10g，海金沙 10g，木通 6g，滑石 15g，小茴香 10g，白茅根 20g，瞿麦 10g，甘草 6g，萹蓄 10g，苏梗 10g，槟榔 10g，木瓜 20g，茵陈 10g，桂枝 10g，附片 6g，半夏 6g，吴茱萸 6g，何首乌 10g。每日 1 剂，水煎服。

5. 石韦 10g，巴戟天 10g，贯众 10g，木贼 10g，木蝴蝶 6g，鱼腥草 10g，姜黄 6g，大黄 10g，胡芦巴 10g，山萸肉 10g，生地黄 12g，当归 10g，柴胡 10g，淫羊藿 10g，何首乌 10g，桂枝 10g，附片 6g，黄芪 20g，桑椹 10g，马齿苋 20g。每日 1 剂，水煎服。

增雌合剂再说 // 2019.7.22

党参 10g，桂枝 10g，阿胶 10g（烊化），麦冬 10g，吴茱萸 6g，牡丹皮 10g，葛根 20g，女贞子 10g，墨旱莲 10g，紫石英 20g，紫河车 20g，阳起石 10g，蛇床子 10g。

口诀：参桂阿冬吴，丹葛二二床。

此方为余之经验方，用治妇科月经量少、经闭、痛经、卵巢囊肿、子宫肌瘤、功能性子宫出血均可见效。妇科诸病皆致雌激素减少，而雌激素减少又会加重妇科诸病。手术疗法虽解决了妇科之肿块难题，但却影响了内分泌水平，尤以雌二醇之减少为最为常见，也最重要。该激素之减少可致妇女精神萎靡、烦热汗出、颜面萎黄。手术者往往以手术成功而自居，殊不知月经早去、精神不振、睡眠障碍对人之折磨更甚，严重者自谓生不如死也。西医之雌孕激素制剂等仅有一时之效，余之增雌合剂则可用焉！

增雌合剂分大小 // 2019.7.25

大增雌合剂：党参 10g，桂枝 10g，阿胶 10g（烊化），麦冬 10g，吴茱萸 6g，丹皮 10g，葛根 20g，蛇床子 10g，女贞子 10g，墨旱莲 10g，紫石英 20g，紫河车 20g，阳起石 10g。此方适用于多囊卵巢综合征、卵巢功能早衰。

口诀：参桂阿冬吴，丹葛二二床。

小增雌合剂：党参 10g，桂枝 10g，阿胶 10g（烊化），麦冬 10g，吴茱萸 6g。此方适用于月经不调、内分泌功能紊乱。

口诀：参桂阿冬吴。

冠心病之别方　　　　　　　　　　// 2019.7.29

1.三七 3g（冲服），丹参 20g，红花 3g，五加皮 10g，泽兰 10g，川芎 10g。每日 1 剂，水煎服。

2.五加皮 20g，水蛭 10g（冲服），昆布 10g，海藻 10g，汉三七 3g。每日 1 剂，水煎服。

3.桑枝 30g，桂枝 10g，鸡血藤 20g，忍冬藤 20g，益母草 6g。每日 1 剂，水煎服。

4.血竭 3g，海风藤 10g，延胡索 10g，黄芪 30g，丹参 20g。每日 1 剂，水煎服。

5.三棱 10g，莪术 10g，枳壳 10g，青、陈皮各 6g，佛手 10g，木香 6g，檀香 6g，沉香 3g。每日 1 剂，水煎服。

6.丹参 20g，檀香 10g，砂仁 10g，赤、白芍各 30g，生龙骨 15g，生牡蛎 15g，海螵蛸 15g，蒲黄 6g，五灵脂 6g，细辛 3g，马钱子 1 个（油炸）。每日 1 剂，水煎服。

胃肠动力药之应用　　　　　　　　// 2019.8.7

胃肠道之蠕动乃胃肠消化功能的重要一面。在胃肠分泌、蠕动、消化、吸收四大功能中，人们往往注重胃、肠、胆、胰之分泌功能；注意淀粉酶、脂肪酶、蛋白酶的消化功能；注意了三大营养物质的消化吸收，但是在一定程度上忽略了胃肠道之蠕动和排空。其实正是这种蠕动和排空保障了胃肠消化吸收、排泄的正常运转。促进胃肠蠕动的西药有吗丁啉、胃复安；中药则有枳实、木香、牵牛子、大黄、槟榔五种促排上品。

2019 年～ 2022 年 | 537

余之经验：枳实、木香之作用在胃，大黄、牵牛子、槟榔之作用在肠。当然每味药对胃肠平滑肌蠕动均有促进作用，故时人随便用之亦有作用耳！

最近耳鸣流泪患者增多　　// 2019.8.19

余行医 60 载，发现最近耳鸣、流泪患者的门诊量猛增，何也？电脑、手机之使用，大气之污染，转基因食品、粮食作物及蔬菜之污染等都是主要原因。上述因素致使人体自主神经功能紊乱，而耳鸣、流泪皆属此患也！

1. 耳鸣　常用方有当白桂、朱砂神龟、黄砂蔓车、益气聪明、石冬风菊、三才封髓、耳聋左慈丸、孔圣枕中等。余最常用者为三才封髓、耳聋左慈丸、大山鹿射菀三方。此三方可共组一方如下。

天冬 15g，生地黄 12g，党参 10g，杜仲 15g，牛膝 10g，龟甲 15g，黄柏 6g，朱砂 2g，白芍 20g，石菖蒲 10g，金石斛 10g，石莲子 10g，磁石 15g，肉苁蓉 10g，山萸肉 20g，鹿茸 10g，麝香 0.1g，菟丝子 10g，附片 6g，全蝎 6g，羌活、独活各 10g，远志 6g，龙骨、牡蛎各 15g，山药 10g，牡丹皮 10g，茯苓 12g，泽泻 10g，柴胡 10g，葛根 20g，五味子 6g。共研细末，制成水丸，如梧桐子大，每服 6～8g，每日 2 次。

此方为水丸方，治疗耳鸣、耳聋甚效；亦可为汤剂服用。临床以此方为本，辨证活用之。

2. 流泪　最常用之方药有物地白菊夏木蝉，荆荷石香泪始干；大石头黄巴天，玄参一味在后边；杞菊地黄汤。此三方组合如下方。

生地黄 12g，当归 10g，川芎 6g，白芍 15g，白蒺藜 20g，菊花 15g，夏枯草 15g，木香 3g，蝉蜕 6g，荆芥穗 10g，薄荷 10g，香附 6g，大腹皮 10g，生石膏 30g，磁石 20g，川乌、草乌各 10g（先煎 1 小时），黄芪 30g，巴戟天 10g，玄参 10g，山萸肉 20g，山药 10g，牡丹皮 6g，茯苓 12g，泽泻 10g，枸杞子 10g。共研细末，制成水丸，如梧桐子大，每服 4 ～ 10g，每日 2 次。

此方为治疗流泪之佳方，临床屡用屡验。

治疗癌症宜缓宜补 // 2019.8.22

癌症之治疗，手术、化疗、放疗、介入、靶向等已成为过去，如今癌症越治越多，发病人数及死亡人数较之百年前增长了数十倍。PD-1 治疗黑色素瘤取得了肯定疗效，从而揭开了西医学采用"扶正固本"法治癌症的新篇章。中医认为"积之成者，正气之虚也，正气虚而后积成""正气存内，邪不可干""邪之所凑，其气必虚"。中医以扶正固本之法则治疗肿瘤已历数千年，历代医家均有以此法治愈肿瘤之验案，信手翻来，比比皆是。余临床 60 余载，以扶正固本之兰州方治愈血液病者众，治疗其他癌症者亦有效验。正气之产生非一药一时，乃须持之以恒，坚持服药，欲速则不达也。人参须、太子参、北沙参、潞党参、山萸肉、生地黄之生气作用是通过人体之免疫系统，而非药物本身化气，故而中药治疗癌宜补宜缓。中药中之三棱、莪术、白花蛇舌草、半枝莲、龙葵、重楼有一定抗癌作用，但终非常用之品。盖此等猛峻之品，常用则伤脾、耗气，对癌症的治疗反而不利。余治疗肺癌辄用杏苏，治肝癌辄用强肝，胃癌辄用砂香等，平则缓，缓则生，于无声处听惊雷矣！

甲状腺功能减退症之中医治疗　　　// 2019.8.26

甲状腺功能减退症（简称甲减）患者日益增多。时下女性中老年人患甲状腺结节者明显增多，此结节系亚急性甲状腺炎或慢性甲状腺炎。前者伴甲亢者 70%，甲减者 30%；后者伴甲减者 70%，甲亢者 30%。双抗体（甲状腺球蛋白抗体、甲状腺过氧化物酶抗体）阳性者，称桥本甲状腺炎。甲减在青年妇女中的发病较多，其特点为 TSH 增加、脱发、浮肿、疲乏无力、心悸、胸闷、气短、个别患者合并月经量少、颜面黑斑。

己亥年夏，余在医院门诊遇一少女，18 岁，患甲减，服优甲乐，每日 50μg，上述症状皆备。服用下方后，前述症状几乎全部消除，更奇效者，面部黑斑全消。其母大喜，千恩万谢，谓医之妙手回春也！

处方：仙茅 10g，淫羊藿 10g，巴戟天 10g，知母 10g，黄柏 6g，当归 10g，党参 10g，白术 10g，黄芪 30g，陈皮 6g，柴胡 10g，升麻 3g，甘草 6g，三棱 10g，莪术 10g，土鳖虫 10g，蜂房 6g，全蝎 6g，蜈蚣 1 条，鳖甲 15g。水煎服，每日 1 次。

《伤寒论》《金匮要略》问世的时代背景

// 2019.9.2

张仲景《伤寒杂病论·序》曰："余宗族素多，向余二百。建安纪年以来，犹未十稔，其死亡者三分有二，伤寒十居其七。感往昔之沦丧，伤横夭之莫救，乃勤求古训，博采众方，撰用《素问》《九卷》《八十一难》《阴阳大论》《胎胪药录》，并平脉辨证，为《伤寒杂病论》，合十六卷。"

建安是东汉献帝之纪元。公元196年为建安元年，时年张仲景（公元150—219年）46岁。犹未十稔，说明写序之时当在其46～56岁。书成之时，正值兵荒马乱，官渡之战、赤壁之战。公元265年，司马炎篡曹，定西晋，又起八王之乱。《伤寒杂病论》散落民间，竹简失传。西晋太医王叔和在八十年后才发现并整理了此书简，其将散落之竹简收集，仅整理了外病部分，定名为《伤寒论》；还余大量竹简未能整理，将其置于一铁柜中存放。经过800多年，到北宋仁宗时（公元1023—1063年），翰林院大学士王洙在民间发现了锈迹斑斑的铁柜，后将此柜中竹简交于林亿等整理，即成《金匮要略》。

宋仁宗系北宋第四位皇帝，宋真宗之子、宋太宗之孙，为人宽厚仁慈，在位四十二年，风调雨顺，国泰民安，医药卫生取得了很大的进步。《金匮要略》能在此时问世也是社会进步之使然。

血小板减少性紫癜 // 2019.9.6

本病之治疗西药用糖皮质激素、丙种球蛋白、环孢素、免疫抑制剂等，均不能获得满意疗效。余用下列方药治疗此证，有一定疗效。

1. 五虎汤　五虎丹丹草，白女生兰香。

2. 参芪三黄汤　参芪三黄、白蒺藜、制乳香、制没药。

3. 鹤大鸡小汤　鹤大鸡小黄山草，生母丹丹加连翘。

4. 兰核三黑汤　兰核三黑二二保，茯神首乌仙鹤草。

5. 白鸡鹤汤　双胶白鸡鹤，参芪三黄多。

6. 土地兰花汤　土地兰花蒲犀茜。

7.玉黄汤　玉黄大地翘大板。

上述七方结合临床辨证，加减进退，疗效尚佳。本病常受感冒、月经、饮食、劳累之影响，易反复发作，故患者及医者均应有十足信心，才能使本病治愈。余治愈本病十多例，疗程均在数月以上。

两个有效方剂　　　　　// 2019.9.12

1.双上肢麻木方　芒硝 3g，枳壳 10g，半夏 6g，陈皮 6g，茯苓 12g，甘草 6g，黄芪 30g，桂枝 10g，白芍 30g，川乌、草乌各 10g（先煎 1 小时），柴胡 10g，当归 10g，细辛 3g，木通 6g，吴茱萸 6g，蜈蚣 1 条，生姜 6g，大枣 4 枚。此方为茯苓指迷丸、四逆、黄芪桂枝五物汤，加川乌、草乌、蜈蚣而成，治疗上肢麻木、胸中热、烦呕，疗效非常显著。

2.肾衰竭方　石韦 10g，胡芦巴 10g，贯众 10g，木贼 10g，木蝴蝶 10g，鱼腥草 20g，姜黄 6g，大黄 15～20g，巴戟天 10g，山栀子 10g，生地黄 12g，当归 10g，柴胡 10g，淫羊藿 10g，何首乌 10g，桂枝 10g，附片 6g，黄芪 20g，桑椹 10g，马齿苋 10g，水蛭 10g（分次冲服），牡蛎 20g（冲服）。每 3 日 2 剂，水煎服。

李某，男，患慢性肾炎，肾衰竭，尿素氮 32mmol/L，肌酐 900μmol/L，尿蛋白（+++），尿隐血（++）。服上药前，曾在兰大二院透析，每周 3 次。病情仅有一时性改善。服上药 20 剂后尿素氮、肌酐均降至正常，尿蛋白、隐血亦转为阴性。

膀胱麻痹尿失禁一例 // 2019.9.14

祁某，女，59 岁。患尿失禁 10 年，尿遗裤中，不知不觉，下身骚臭难闻，人皆恶之。

处方：生地黄 12g，山萸肉 30g，山药 10g，牡丹皮 6g，茯苓 12g，泽泻 10g，桂枝 10g，附片 6g，桑螵蛸 10g，覆盆子 10g，益智 10g，菟丝子 10g，党参 10g，黄芪 30g，陈皮 6g，柴胡 10g，升麻 3g，甘草 6g。每日 1 剂，水煎服。

服上药 10 剂，患者诸症大减。再服 10 剂，诸症全消。

此方乃桂附八味、补中益气、桑覆合剂之合方矣！

间质性膀胱炎一例 // 2019.9.16

李某，女，40 岁。患者尿频、尿急、尿痛 8 年，百医无效，于兰大医院诊断为腺性膀胱炎，多方治疗未见好转。近来又发现尿潴留，肾输尿管积水，伴下腹持续性疼痛、腰痛。

处方：生薏苡仁 20g，白豆蔻 15g，砂仁 15g，厚朴 6g，半夏 6g，陈皮 6g，茯苓 12g，甘草 6g，竹叶 3g，连翘 15g，木通 6g，滑石 10g，甘草梢 6g，黄芩 10g，柴胡 10g，黄芪 30g，麦冬 10g，石莲子 10g，党参 10g，白术 10g，车前子 10g，白果 10g，王不留行 10g。每 3 日 2 剂，水煎服。

服上方 18 剂，大效，患者肾盂、输尿管积水皆消。

此方乃三仁、莲子清心饮之合方。

白血病治疗小记 // 2019.9.16

余在 20 世纪 60 年代曾治愈一例 M5 患者（见《陕西中医药杂志》1985.2），此例患者之治愈主要采用六味、四参、生脉等扶正固本药。1973 年 2 月在苏州召开的全国首届血液病会议上，余报告了此例治愈之个案。陈悦书教授专程接患者马某复查，并明确了此例患者之治愈，认定此例治疗之主方为"兰州方"。此后余在白血病的治疗方面不断进行探索，陆续研发了青蔻 1、2、3、4 号抗白胶囊，并投入临床。其与前述之"兰州方"联合应用于各型白血病，取得了明显疗效。青蔻系列胶囊之组成为青黛、蟾酥、砒霜、明雄，因剂量不同而分为 4 型。十多年来，余以前述之兰州方扶正，以青蔻胶囊祛邪，合为扶正祛邪之抗白大军，疗效明显。目前，严重 DIC 系此剂治疗之最大毒性反应，尚待进一步克服，而其疗效之科学统计急需后学总结。

肺心病之并发症 // 2019.9.18

慢性支气管炎、支气管哮喘、支气管扩张、支气管肺炎、肺结核、硅肺等慢性肺部疾患均可导致肺部反复感染、肺气肿、肺间质纤维化、肺动脉高压、肺心病、心衰。感染可促使上述过程之加快；肺栓塞则可使呼吸困难突然加重，并伴急性胸痛、咳嗽、咯血；房颤、房扑亦可使上述症状加重，但较肺栓塞稍缓。另，肺静脉狭窄之患者容易产生房颤、房扑，亦容易产生肺动脉血栓。曾行射频消融术之患者易产生肺静脉狭窄。盖肺静脉狭窄可使肺淤血加重，易感染，易血栓，易房颤！故 COPD 患者通常情况下勿做射频消融；如果必须做则术后应注意监测病情之发展，主要是肺静脉狭窄、血栓、房颤、房扑、感染之存在或加重。

溶血性贫血治验 // 2019.9.21

李某，女，39 岁。患溶血性贫血 10 年，总胆红素 89μmol/L，间接胆红素 86μmol/L，血红蛋白 79g/L。

处方：艾叶 10g，茵陈 20g，槐花 10g，益母草 20g，火硝 3g，黑矾 3g，郁金 6g，丹参 30g，当归 10g，川芎 10g，赤白芍各 20g，生地黄 12g，桃仁 10g，红花 3g，柴胡 10g，枳实 10g，甘草 6g。每日 1 剂，水煎服。

服上药 20 剂后，患者血红蛋白升至 120g/L，总胆红素 17μmol/L，间接胆红素 6μmol/L，诸症皆轻。

前列腺癌方 // 2019.9.25

己亥年，王某，男，60 岁。患前列腺癌，服下方 10 剂，见大效。

萆薢 10g，猪苓 10g，车前子 10g，牛膝 10g，土茯苓 10g，甘草梢 10g，仙鹤草 15g，连翘 15g，白茅根 15g，石韦 15g，萹蓄 15g，瞿麦 15g，生地黄 12g，山萸肉 10g，山药 10g，牡丹皮 6g，茯苓 12g，泽泻 10g，桂枝 10g，附片 6g，大将军 10g，琥珀屑 3g（分次冲服）。

EB 病毒感染　　　　　　　　　　// 2019.9.28

本病毒与鼻咽癌的发病相关。近年来发现感染本病毒可引起发热，类似外感起病。本病最先之症状为发热、咽痛、颈部及颌下淋巴结肿大，紧接着出现肝功能损害，部分患者可见关节、皮肤损伤和肾功能损坏，一般治疗无效。皮质激素可抑制症状，但对肝、肾之损害无益！

IgA 肾病一方　　　　　　　　　　// 2019.10.2

丹参 30g，黄芪 30g，当归 10g，白芍 20g，秦艽 10g，板蓝根 20g，金银花 20g，连翘 20g，蒲公英 20g，败酱草 20g，白花蛇舌草 15g，五味子粉 10g，生地黄 12g，黄精 20g，桃仁 10g，红花 3g，益母草 15g，三棱 10g，莪术 10g，木香 3g，木通 6g，茯苓 12g，白术 10g，甘草 6g，大腹皮 10g，草豆蔻 6g，草果 10g，干姜 6g，附片 6g。每日 1 剂，水煎服。

患者服上药 15 剂，肝功恢复正常，尿中之蛋白、隐血均消失。

浅谈病毒感染　　　　　　　　　　// 2019.10.6

病毒之感染与细菌之感染为人类健康的最大天敌。日本学者认为，《伤寒论》所述之太阳病表实证与表虚证乃人类早期所经受之病毒感染，其所用之麻、桂类方为人类早期之抗病毒方药。此后细菌之感染发展迅速，危害人类健康登峰造极。1929 年英国细菌学家弗莱明发现了青霉素，揭开了人类对抗细菌感染的新纪元。此后大环内酯类、氨基糖苷类、四环素类、头孢类、喹诺酮类抗生素陆续出现，其抗菌效果具有绝对优势。中医的金银花、连翘、蒲公英、败酱草等相形见绌。然而在抗病毒治疗方面西医则相对滞后，古老的麻桂体系仍然在临床占有一席之地。

病毒之感染在近 50 年来愈演愈烈，先有甲、乙、丙、丁、戊型肝炎病毒之大肆传播；后又 21 世纪席卷全球之 SARS 病毒。流感病毒已知者有甲、乙、丙三型，未知者还有很多。时下已知 HPV 与宫颈癌相关，HSV 与各类疱疹相关，HIV 与艾滋病相关，EB 病毒与鼻咽癌相关。最近又发现 EB 病毒感染可引致高热、咽痛、颈淋巴结肿大，由此人们联想到病毒导致癌症，亦可导致自身免疫反应。余在临床上遇到的病毒感染的患者日多，采用中药治疗的疗效较之西药阿昔洛韦、利巴韦林等明显。中药贯众、板蓝根、蒲公英、射干、大青叶、虎杖、蛇床子、生薏苡仁、白蒺藜、秦艽等具有明显的抗病毒作用。

肾衰治疗又一方   // 2019.10.8

己亥中秋，一妇患慢性肾小球肾炎并肾衰竭，百医无效，求余诊治。患者尿蛋白（+++），尿隐血（++），尿素氮 16mmol/L，血肌酐 523μmol/L。

处方：大黄 20g（后下），苏梗 10g，蝉蜕 10g，益母草 20g，滑石 15g，木通 6g，甘草梢 6g，黄芪 30g，黄精 20g，白蒺藜 20g，白茅根 30g，三棱 10g，莪术 10g，金银花 15g，白花蛇舌草 15g，益母草 15g，车前子 15g，附片 6g，丹参 30g，水蛭 10g（冲服），山茱萸 10g，枸杞子 10g，桑椹 10g。每 3 日 2 剂，水煎服。

服上方 10 剂，患者诸症好转，尿蛋白（±），尿隐血（－），尿素氮 11mmol/L，血肌酐 215μmol/L。

一例脑动脉硬化导致右眼失明治验　　// 2019.10.10

己亥中秋，患者，男，56 岁。高血压、动脉硬化，右侧脑干见散在梗死灶，右眼失明，仅有微微光感。

处方：当归 10g，白芍 30g，川芎 10g，独活 10g，苍术 6g，厚朴 6g，陈皮 6g，甘草 6g，鸡血藤 10g，鸡内金 10g，丹参 20g，附片 6g，白术 10g，茯苓 12g，枸杞子 10g，干姜 6g，制乳香、制没药各 6g，赤芍 15g，红花 6g，绛香 10g，汉三七 3g（冲服），水蛭 10g（冲服），白蒺藜 20g，菊花 15g，石决明 20g，木贼草 10g。每 3 日 2 剂，水煎服。

此方乃四平鸡丹汤、冠心Ⅱ号、白菊明木三方之合方。四平乃治大动脉炎（无脉症）之主方，说明脑梗与大动脉炎通常联合存在。心肌梗死与大动脉炎有无合并？冠心病、肾动脉硬化之尿蛋白的治疗可否用冠心Ⅱ号与四平汤联合取效，当在临床验证之。

多发性骨髓瘤（MM）治验　　// 2019.10.14

王某，男，42 岁。患多发性骨髓瘤 3 年，全身疼痛，三系减少，感冒频频。

处方：人参须 15g，太子参 15g，潞党参 15g，北沙参 15g，生地黄 12g，山萸肉 30g，黑芝麻 15g，黑大豆 15g，桑椹 15g，丹参 30g，黄芪 30g，当归 10g，白芍 15g，马钱子 1 个（油炸），土鳖虫 10g，水蛭 10g（冲服），桂枝 10g，八月札 10g，石见穿

10g，川乌、草乌各 15g（先煎 1 小时）。每日 1 剂，水煎服。

服上药 15 剂，患者诸症消失，三系恢复正常。

两个好方剂 // 2019.10.16

方一：秦艽 10g，羌活 10g，独活 10g，商陆 2g，赤小豆 30g，椒目 10g，大腹皮 20g，葫芦皮 20g，车前子 10g，槟榔 10g，木通 6g，泽泻 10g，桂枝 10g，白芍 20g，茯苓 12g，牡丹皮 10g，桃仁 10g，胡芦巴 10g，淫羊藿 10g，阳起石 10g，补骨脂 10g，小茴香 10g，吴茱萸 6g。每 3 日 2 剂，水煎服。

此方可治疗胃癌、肠癌、肝癌、卵巢癌、膀胱癌、宫颈癌等术后、术前，或化放疗后导致的腹水肠粘连。

方二：牛胫骨 30g（去油），牛膝 20g，生地黄 12g，龟甲 20g，知母 20g，黄柏 10g，当归 10g，白芍 20g，锁阳 10g，杜仲 10g，川芎 6g，桃仁 10g，红花 6g，丹参 10g，乳香、没药各 6g，桂枝 10g，川乌、草乌各 10g（先煎 1 小时），雷公藤 10g（先煎 1 小时），辽细辛 10g（先煎 1 小时），马钱子 1 个（油炸）。

此方可治疗腰椎间盘突出症、坐骨神经痛、下肢退行性关节炎。

血小板减少症临床方药小结 // 2019.10.20

以下 5 方可作为血小板减少症的选方，临证根据舌脉加减进退。

方一：金银花 15g，连翘 15g，蒲公英 15g，败酱草 15g，紫花地丁 15g，山栀子 10g，牡丹皮 10g，丹参 10g，益母草 15g，茜草 10g，木通 6g，白芍 15g，女贞子 10g，生地黄 12g，泽兰 10g，香附 6g。每日 1 剂，水煎服。

口诀：五虎丹丹草、白女生兰香。

方二：女贞子 10g，墨旱莲 10g，菟丝子 10g，莲子心 10g，生地黄 12g，当归 10g，土大黄 10g，墓头回 10g，花生衣 10g，玉竹 10g，黄精 20g，大黄 10g，连翘 15g，丹参 20g。每日 1 剂，水煎服。

口诀：二菟心理三升板，玉黄大地翘大丹。

方三：白蒺藜 30g，鸡血藤 10g，仙鹤草 15g，鹿角胶 10g（烊化），龟甲胶 10g（烊化），当归 10g，川芎 10g，生地黄 12g，白芍 15g，丹参 15g，土大黄 10g，人参须 15g，太子参 15g，北沙参 15g，潞党参 15g，山萸肉 30g，花生衣 10g，蒲黄 6g，水牛角 20g，牡丹皮 6g，赤芍 10g，茜草 10g。每日 1 剂，水煎服。

口诀：白鸡鹤胶四物丹，土地兰花蒲犀茜。

方四：仙鹤草 15g，大黄 10g，鸡血藤 10g，赤小豆 15g，黄柏 6g，山栀子 10g，紫草 10g，茜草 10g，通草 10g，生地黄 12g，益母草 10g，丹参 10g，牡丹皮 10g，连翘 10g。每日 1 剂，水煎服。

口诀：鹤大鸡小黄山草，生母丹丹加连翘。

方五：鸡血藤 10g，补骨脂 10g，紫河车 10g，虎杖 10g，黄芪 20g，花生衣 10g，鹿角胶 10g（烊化），党参 10g，白术 10g，大黄 10g，黄连 3g，黄芩 10g，制乳香、制没药各 6g，白蒺藜 30g。每日 1 剂，水煎服。

口诀：参芪三黄升板优，鸡骨车虎黄花鹿。

由过敏性紫癜想起的 // 2019.10.23

西医谓本病曰"毛细血管中毒症"，与 DIC 雷同，可发生于表皮、肠黏膜、关节滑膜，导致腹痛、关节痛，亦谓亨诺·许兰综合征。中医先贤有"桃红四物丹，专门治紫癜"之方。余治本病历半世纪，活人无数。前以侧柏野地汤、三味消土汤、胡风合剂、三指蝉加减进退，有见效者，亦有不见效者。余思之，多年来治疗斯病之不足乃因冷落了活血化瘀法。桃红四物汤、桂枝茯苓丸、桃红四物丹专治紫癜，均可谓"治风先治血，血行风自灭"之剂也。故余拟方：①侧柏野地生四草，四物桃红丹最好。②桃红四物丹，胡风三指蝉。此二方可在临床应用，效果显著。

肝硬化失代偿脾功能亢进一例 // 2019.10.28

尚某，男，40 岁。患乙肝十余年。近两年脾大，腹水，黄疸，三系减少，颜面灰黑，消瘦，肝功能明显受损。白细胞 $1.0 \times 10^9/L$，红细胞 $2.6 \times 10^{12}/L$、血小板 $70 \times 10^9/L$。脾厚 57mm，门静脉直径 15mm。

处方：柴胡 10g，枳实 10g，白芍 20g，甘草 6g，大黄 6g，黄连 10g，黄芩 10g，丹参 30g，木香 6g，草豆蔻 10g，鸡血藤 10g，补骨脂 10g，黄芪 30g，苦参 30g，当归 10g，秦艽 10g，板蓝根 10g，茵陈 10g，桃仁 10g，红花 3g，仙茅 10g，淫羊藿 10g，川芎 6g，草薢 10g，茯苓 10g，延胡索 10g，川楝子 20g，制乳香、制没药各 6g，金钱草 20g，虎杖 10g，半枝莲 10g。每 3 日 2 剂，水煎服。

上方服 15 日，患者诸症皆减，血常规已正常，肝、肾功能均恢复，脾厚减至 50mm，门静脉直径 13mm，颜面皮肤明显好转，精神亦好转。

从无脉症谈起　　　　　　　　　　　// 2019.10.31

通常的无脉症是指大动脉炎、闭塞性脉管炎、动脉硬化周围血管病等，其表现以疼痛、麻木、局部功能障碍为主。西医治疗本病没有立即取效之药物。阿司匹林、华法林、氯吡格雷，以及降脂药物烟酸类、贝特类、他汀类均有预防作用，而无治疗作用。最近始用之达比加群酯、利伐沙班、阿哌沙班等药对此亦无明显治疗作用。中医对无脉症的治疗有下列方药：①柴胡四逆散。②当归四逆汤。③冠心Ⅱ号。④通脉灵（冠心Ⅱ号＋郁金、制乳香、制没药）。⑤软脉灵：参芪四物首牛丹。⑥金龙山水酸，冠心Ⅱ号生脉散。⑦四平鸡丹真枸香，一样独活同煎尝。⑧八脉增，桃红四物加理中。⑨桃红四物四参冬，白豆蔻香附紫石英。⑩保真细花薏。⑪黄芪桂枝五物汤。

上十一方，结合临床辨证投放，大多见效。

谈谈心衰　　　　　　　　　　　　　// 2019.11.4

各类心脏病之中晚期均可导致心衰，此为常识也！肝硬化失代偿、血液病重症、自身免疫性肝炎、IgA 肾病、风湿热之感染、癌症之中晚期、代谢病（糖尿病、尿崩症）之中晚期等，均可出现不同程度之心衰，此为医者经常忽视之处也！上述大病日久不愈，全身处于衰竭状态，自主神经功能紊乱，内分泌功能、心血管之功能均处于高度之紊乱状态，心脏之代偿功能不足则衰竭矣！此种衰竭往往不具备典型的肝大、腹水、下肢浮肿，或胸闷气短、咳血、咳嗽、端坐呼吸、心源性哮喘等左心或右心衰竭证候，而是表现为其中一两种。

余临床 60 余载，深知古人苓桂术甘汤、生脉散、真武汤、苓桂枣甘汤、补中益气汤、归脾汤等皆为慢性心衰之绝佳方药，临床切勿遗忘。有时在方中酌加上述方药可有奇效，切记之！

治疗肝硬化顽固性腹水的又一西药　// 2019.11.7

《中国医学论坛报》载文：血管升压素特利加压素有很好的利腹水作用，尤其对肝硬化顽固性腹水有效。肝硬化晚期失代偿，腹水显著，通常利尿药及白蛋白无效，特别在肾功能损害，临床确诊"肝肾综合征"后腹水之治疗非常棘手。用特利加压素 4～8mg 则可见明显之利水效果。此文又谈及去甲肾上腺素 1mg 亦具此作用。

帕金森病说　// 2019.11.10

本病系神经中枢黑质病变，累及锥体外系统。神经介质多巴胺之缺如为其根本原因，临床常见于 50 岁左右之男性，女性亦可发生，近年亦有青少年发病者。震颤、强直、步态不稳为其最常见之临床表现，此可谓锥体外系之征象也！西医以左旋多巴联合普拉克索治疗。前者为多巴胺代替剂；后者为多巴胺受体激动剂。中医则以肝风内动论治，常用方有：①裴氏定风珠：三甲阿冬地，石菖蒲白五草。②四物钩虫细。③天灵四物尤杞全。④姜豨桂木红。

卵巢癌大量腹水案 // 2019.11.13

柏某，女，56 岁。卵巢癌术后复发，腹膜转移，肝转移。刻下见腹痛，大量腹水，恶心，呕吐。

处方：桂枝 12g，茯苓 12g，白芍 15g，牡丹皮 10g，桃仁 10g，胡芦巴 10g，淫羊藿 10g，补骨脂 10g，阳起石 10g，蛇床子 10g，小茴香 10g，吴茱萸 5g，槟榔 10g，苏梗 10g，白术 10g，泽泻 10g，薏苡仁 20g，大腹皮 20g，冬瓜皮 10g。每日 1 剂，水煎服。

服上方 15 剂，患者腹水全消，精神好转，再无恶心、呕吐。

幽门梗阻之中药方 // 2019.11.15

患者，男，52 岁 . 胃癌手术后，恶心、呕吐，食后胃脘胀痛，闻心下水声，时时呕吐，有食必吐，上腹如有奔豚。

处方：当归 10g，川芎 10g，白芍 20g，干姜 6g，半夏 6g，葛根 20g，黄芩 10g，旋覆花 10g，生赭石 20g，李根白皮 10g，桂枝 10g，肉桂 3g，甘草 6g，茯苓 12g，大枣 4 枚。每日 1 剂，水煎服。

服上方 10 剂后，患者恶心、呕吐除，上腹奔豚亦再未现。

上方为奔豚汤与桂枝加桂、苓桂枣甘之合方。三方共治奔豚，此乃经方与时方结合之典型也！

巨大血管瘤之治验 // 2019.11.16

患儿刘某，9岁，右膝生来即有血色痣，近年来迅速增大，如拳头大小（5cm×6cm），严重影响其活动，时有疼痛。

处方：五倍子10g，当归尾10g，大戟6g，血竭3g（分次冲服），透骨草15g，制乳香10g，制没药10g，夏枯草15g，山慈菇15g，苏木10g，青风藤15g，海风藤15g，桃仁10g，红花6g，延胡索10g，牡蛎15g，水蛭10g（分次冲服），三棱10g，莪术10g，生地黄10g，山萸肉20g，人参须15g，太子参15g，潞党参15g，北沙参15g。每2日1剂，水煎服。

服上方10剂，患者血管瘤全消。

上方每味10倍剂量，加麝香2g，共研为末，陈醋调之，外敷局部，以防复发。

纤维肌痛综合征简述 // 2019.11.18

本病属慢性遍布全身之疼痛，迁延反复，影响生活质量。本病常规检查常无任何异常，往往多方求治不见疗效。本病的发病率为2%～4%，中国患者约有5200万。

白芍总苷简述 // 2019.11.20

白芍总苷胶囊在治疗类风湿关节炎（RA）等自身免疫性疾患方面已取得了明显效果。传统中医以白芍与甘草相配，称之为芍药甘草汤，用于治疗"微恶寒，脚拘急"。说明此方能治疗寒热所致的拘急。中医理论谓：寒则收引，收引则不通，不通则疼痛。余用白芍剂量偏大，辄用 30g，然止痛作用倍增。乌头、细辛、雷公藤、马钱子之止痛作用与白芍相仿。诸药共用，则止痛作用大增。仲师之桂枝加附子汤治疗"风湿相搏，身体疼烦"，方中之附子与白芍相配乃千古不变之圣方，此亦说明芍药总苷之作用焉！

头皮恶性肿瘤案　　　　　　　　*// 2019.11.25*

赵某，男，87 岁。患者头顶皮下有核桃大小之肿块，疼痛，后溃破坏死，颈淋巴结肿大。天水市院活检确诊为皮肤上皮癌，低分化。

处方：羌活 10g，独活 10g，防风 12g，川芎 10g，藁本 10g，蔓荆子 10g，黄药子 20g，天花粉 10g，土茯苓 12g，土贝母 12g，生薏苡仁 20g，龙葵 20g，鸡内金 10g，金银花 20g，连翘 20g，白花蛇舌草 15g，半枝莲 15g，黄芪 20g，当归 10g，制乳香 10g，制没药 10g，鳖甲 15g，皂角刺 15g。每 3 日 2 剂，水煎服。

患者服上药半个月，疼痛全消，肿块全消，头部破溃近愈。上方去羌活、独活、防风、藁本、蔓荆子，加太子参 15g，北沙参 15g，人参须 15g，潞党参 15g，生地黄 12g，山萸肉 30g。服 10 剂，头部溃疡收口痊愈。

从刘寄奴谈起　　　　　　　　*// 2019.11.29*

刘寄奴为菊科植物奇蒿的全草，产于我国华东、中南、西南各地，别名六月雪、白花尾。此品有活血化瘀、通经止痛、和胃消食之功，可用于跌打损伤、攻积泻痢、尿路结石、前列腺肥大、肝硬化腹水、痔疮便血。

肥儿丸中有此药。肥儿丸组成为"四君夜会刘史君"，刘者刘寄奴也！上方加芜荑、胡连、焦三仙，则为芜君夜会刘胡仙。

白芜荑乃榆科榆属植物大果榆的种子经加工后的成品，有驱虫消积作用。

原发性血小板增多症验案　　　// 2019.12.2

刘某，男，40岁。患原发性血小板增多症，血小板 $700 \times 10^9/L$，多方治疗无效，遂求治于余。

处方：生地黄12g，山萸肉30g，山药10g，牡丹皮6g，茯苓12g，黄芪30g，泽泻10g，太子参15g，人参须15g，潞党参15g，北沙参15g，马钱子1个（油炸），土鳖虫10g，当归10g，水蛭10g（分次冲服），八月札10g，石见穿10g，红豆杉10g，白芍30g，喜树果10g。每3日2剂，水煎服。

同时服用青蔻Ⅱ号、生血颗粒。

服上方10剂，患者血小板降至 $300 \times 10^9/L$。

谈谈"胸痹、心痛、短气"　　　// 2019.12.12

"胸痹之病，喘息咳唾，胸背痛，短气，寸口脉沉而迟，关上小紧数，栝楼薤白白酒汤主之。"

"胸痹不得卧，心痛彻背者，栝楼薤白半夏汤主之。"

"胸痹心中痞……胁下逆抢心，枳实薤白桂枝汤主之。人参汤亦主之。"

"胸痹，胸中气塞，短气，茯苓杏仁甘草汤主之，橘枳汤亦
主之。"

"胸痹缓急者，薏苡附子汤主之。"

"心中痞，诸逆，心悬痛，桂枝生姜枳实汤主之。"

"心痛彻背，背痛彻心，乌头赤石脂丸主之。"

上述条文所载方药对于冠心病的对症治疗非常有效，如能与
活血化瘀药冠心 II 号相配则疗效大增。余于临床中常加水蛭、汉
三七之辈，则疗效更加满意。

雌性激素和妇科肿瘤   // 2019.12.16

乳腺癌、卵巢癌之发病均因 E_2 之低下。晚生、晚育、晚婚、
不生、不育、不婚、不哺等常为妇科肿瘤的诱因，说明 E_2 之作用
是抑制肿瘤之发生，而一旦肿瘤发生，则 E_2 转而促进其生长。因
此无论肿瘤是否不复发或延迟复发，都须去势治疗，切除卵巢，
并用他莫昔芬、托瑞米芬、来曲唑、阿拉曲唑等治疗。

再谈增肾合剂   // 2019.12.18

桃仁 10g，红花 6g，仙茅 10g，淫羊藿 10g，当归 10g，川芎
10g，萆薢 10g，茯苓 12g，补骨脂 10g。每日 1 剂，水煎服。此
方能增加肾上腺皮质激素的分泌功能，从而改善肾上腺皮质激素
之缺如。如皮肤发黑者、血压过低者、精神萎靡者，服此方后均
可见一定改善。肝硬化失代偿期，除腹水、出血、恶病质外，多
见脾功能亢进、全血细胞减少，尤以血小板、白细胞减少为著，
在"胆核""强核"中加入上方，常能使脾亢缓解，亦可使腹水利

去、面色好转、患者一般状况明显好转。

单复方之镇痛作用非一般镇痛 // 2019.12.19

川乌、草乌各15g（先煎1.5小时），雷公藤15g，辽细辛15g，马钱子2个（油炸）。

此方之镇痛作用效果显著，其作用机理未明，但余积40年之用方经验，认为其与皮质激素有相似作用。余曾有多例癌症疼痛患者，服上方不但痛止，且肿瘤明显缩小。肿瘤之成乃基因突变也，关节之痛亦基因之变化也。激素与单复方作用相同，可参与多种化疗方案而治癌，单复方熟不能乎？

三个组合方药 // 2019.12.20

1.IgA肾病方　当归10g，川芎10g，白芍15g，桃仁10g，红花6g，益母草15g，丹参20g，金银花15g，连翘15g，蒲公英15g，板蓝根15g，白僵蚕10g，晚蚕沙10g，蚕茧10g，生地黄12g，木通6g，甘草梢6g，淡竹叶6g。每日1剂，水煎服。此方主治慢性肾小球肾炎。

2.前列腺病方　小茴香10g，菟丝子10g，党参10g，黄芪30g，丹参20g，山药10g，泽泻10g，土鳖虫10g，车前子10g，王不留行10g，萆薢10g，猪苓10g，川牛膝20g，土茯苓10g，甘草梢6g，连翘15g，仙鹤草10g，白茅根30g，石韦10g，萹蓄15g，瞿麦15g。每日1剂，水煎服。此方主治前列腺炎、前列腺癌。

3.肝硬化脾功能亢进方　桃仁10g，红花3g，仙茅10g，淫羊藿 10g，当归 10g，川芎 10g，萆薢 10g，茯苓 12g，补骨脂 10g。此方与强核、胆核合用加减进退，对肝硬化、脾功能亢进导致的外周血细胞明显减少者，有显明疗效。

更年期综合征寐差、胃脘不舒 // 2019.12.23

患者，女，55 岁。停经 1 年，寐差，食少，身痒，胃脘不舒，服下方见效。

处方：党参 10g，桂枝 10g，阿胶 10g（烊化），麦冬 10g，吴茱萸 6g，白蒺藜 20g，何首乌 20g，枸杞子 10g，天麻 10g，茯神 10g，石菖蒲 10g，远志 6g，炒酸枣仁 15g，柏子仁 15g，知母 20g，合欢皮 30g，首乌藤 30g，川芎 6g。每日 1 剂，水煎服。

服上方 10 剂，大效。守方继服 10 剂，做蜜丸，每次 8g，每日 2 次，早晚饭后服。服完后，患者诸症皆消。

上腹部三脏器之相互联系 // 2019.12.27

胆、胃、胰三脏同居上腹，关系紧密。胆囊炎患者中 80% 伴胆汁反流性胃炎，50% 合并不同程度之胰腺炎症，此为余 60 余年之临床体会。胰腺炎患者 100% 伴胃部病变，50% 伴胆囊疾患。在临床上，余之胆二核合复方半夏泻心汤、香砂六君子汤可通治上述三病；舌红少苔者，则应加北沙参、麦冬、玉竹、石斛；反酸多者，可加 204 味药；痛剧者，再加手拈散（五元草药）；腹胀者，可加实脾饮、导水茯苓丸、小茴香散。小茴香散是余 20 年前常用之验方，其方组成为丹参、木香、草豆蔻、小茴香、干姜、附片。

抗癌中草药——蒟蒻　　　　　　　// 2019.12.29

　　蒟蒻又称魔芋、鬼芋，南星科一年生草本植物的块状根茎，主产于印度及东南亚各国，我国东南诸省及四川、甘肃等地亦产。本品有小毒，蒸煮熟后则可去毒。其入药则清热解毒、软坚散结、抗癌消食，故可治疗癌症、糖尿病，或用于减肥。

　　本品与七叶一枝花、苍耳子、黄药子、白花蛇舌草、半枝莲、豨莶草可组合成抗癌消炎之妙方——七星剑（口诀：七耳黄蒟花半稀）。七星剑中尚有麻黄、野菊花二味，故"黄"指黄药子、麻黄，"菊"指蒟蒻、野菊花。

几个临床有效的好方剂 *// 2020.1.2*

1.珠莲萆鹤汤　紫珠草 20g，墨旱莲 10g，萆薢 10g，仙鹤草 20g。此方治肺出血。

2.山慈菇 10g，夏枯草 10g，五灵脂 10g，浙贝母 10g，玄参 10g，牡蛎 15g，三棱 10g，莪术 10g，海藻 10g，昆布 10g，汉三七 3g（分次冲服），水蛭 10g（分次冲服）。此方治疗一切积聚肿块。

上两方余在临床应用近 50 年，屡用屡验。

脑啡肽酶血管紧张素受体抑制剂（ARNI）治疗心衰之机理 *// 2020.1.3*

ARNI 是脑啡肽酶抑制剂与血管紧张素受体拮抗剂的混合制剂。心衰时因心肌受压，脑啡肽酶随之增加，而此酶之增加会导致脑钠肽（BNP）和利钠肽（ANP）受到抑制，BNP、ANP 则随之减少，于是心衰则随之加重。ARNI 含脑啡肽酶抑制剂，可使脑啡肽酶减少，则 ANP、BNP 等对心肌有利的物质得以保存，故此药能够显著改善心脏功能。目前上市的 ARNI 有沙库巴曲缬沙坦。

最新上市的贝利尤单亢（倍力腾） // 2020.1.4

贝利尤单亢为最新上市的靶向药物。本品注射使用，对系统性红斑狼疮（SLE）有独特疗效。其治疗关键是作用于 B 细胞通路，抑制 B 细胞之过度增生分化。本品用药剂量 10mg/kg，每 2 周给药 1 次，3 次后每 4 周给药 1 次。

甲状旁腺功能亢进症 // 2020.1.5

甲状旁腺功能亢进症（HPT）临床比较多见。原发性甲状旁腺功能亢进症（PHPT）多由甲状旁腺增生、肿瘤引起；继发性甲状旁腺功能亢进症（SHPT）多见于维生素 D 摄入不足、胃肠疾患、肝病、肾病晚期。如肝硬化失代偿、肾衰时则易见 HPT。维生素 D 乃脂溶性维生素，上述疾病均可严重影响维生素 D 得摄入，使血钙下降，因而导致 HPT 产生。除重症肝、肾疾病外，全身所有危重病症，均可在临危时出现 SHPT。

HPT 之临床表现为血钙上升，血磷下降，骨质疏松，肌肉、血管钙化，动脉硬化进展加速，全身骨痛，骨折，尿路结石，肾功能进一步破坏；心脏负担增加引致心脏器质性损害，心律不齐；消化功能紊乱出现腹痛、便秘、腹泻；神经末梢敏感度增加，乏力，寐差。

鉴于上述变化，临床对 CHD、CKD 患者之饮食限制不宜过度，同时应适当补充维生素 D、钙等，避免出现 HPT。

精索鞘膜积液之治疗 // 2020.1.8

本病临床并非少见，鞘膜积液可致精索管受压，轻者阳痿早泄，重者影响排精导致不育。

1.复方里急后重汤：当归 10g，白芍 20g，枳壳 10g，槟榔 10g，木香 6g，小茴香 10g，川楝子 20g，延胡索 10g，木通 6g，滑石 15g，黄柏 10g，山栀子 10g。此方用于精索鞘膜积液轻症。

口诀：里急后重小金通，黄山石。

2.茯苓 12g，泽泻 10g，生薏苡仁 30g，黄柏 10g，车前子 10g，川楝子 20g，延胡索 10g。此方用于精索鞘膜积液重症。

口诀：苓泽薏车黄金。

3.柴胡 10g，枳实 10g，白芍 20g，甘草 6g，小茴香 10g，川楝子 20g，延胡索 10g，木香 3g，党参 10g，黄芪 30g，陈皮 6g，升麻 3g，甘草 6g。

口诀：四逆小金香，补中益气汤。

上述三方含小金通、小金香、柴胡四逆散、小茴香等，是治疗睾丸疾患之常用药。补中益气汤提升阳气，使诸药之效倍之。

质子和重离子治癌之优势 // 2020.1.10

质子和重离子治疗肿瘤较其他光子射线在物理学和剂量学上都有明显优势。在物理学上的优势是"倒转剂量分布"，即 Bragg 曲线，也就是质子、重离子在射线之末释放大量能量，形成 Bragg 峰，该峰之存在有利于治疗效果的发挥。另外，质子、重离子的生物学效应（RBE）亦明显高于其他射线。所谓生物学效应（RBE），即该射线之能量传递（LET）。质子、重离子的能量传递（LET）大于其他射线，故其小剂量作用大于其他射线之大剂量，对人体正常组织的损害极低。另外，此射线之作用在终末（瘤体）不在中途，这就更加减轻了对正常组织的损伤。

鳖甲煎丸说   // 2020.1.13

蜂房 10g，蛴螂 10g，鳖甲 15g，鼠妇 10g，土鳖虫 10g，瞿麦 10g，葶苈子 10g，阿胶 10g，桃仁 10g，紫薇 10g，射干 10g，柴胡 10g，黄芩 10g，半夏 6g，党参 10g，桂枝 10g，白芍 10g，甘草 6g，干姜 6g，大枣 4 枚，大黄 10g，芒硝 10g，枳实 10g，厚朴 10g。

口诀：蜂羌别鼠土瞿葶，三阳开泰，桃阿干薇。

此方古人用于癥瘕积聚。余之经验此方可治疗慢粒、肝硬化、心衰所致之肝脾大，尤其用于慢粒之脾大疗效更为显著。

慢性肾衰竭一方   // 2020.1.16

生地黄 12g，山萸肉 10g，山药 10g，牡丹皮 6g，茯苓 10g，泽泻 10g，肉桂 3g，附片 6g，车前子 10g，牛膝 10g，黄芪 20g，黄精 20g，大黄 10g，白茅根 30g，苍术 10g。每日 1 剂，水煎服。

口诀：济生肾气苍黄黄，茅根一味加大黄。

此方用于肾衰竭之轻症效果极佳，较前之常用方双草鸡鸣、大黄三三三、四对山枸椿、水蛭最可信、薏丹赤果等，药简而效增。

血小板减少之验方

己亥冬，余在荟萃堂门诊遇一女性患者，20 岁，患血小板减少性紫癜，伴过敏性紫癜性肾炎，尿蛋白（+++），尿隐血（++），经用下方治疗后尿蛋白、隐血均消。

处方：鹿角胶 10g（烊化），鹿角霜 10g，女贞子 10g，菟丝子 10g，莲子心 10g，生地黄 12g，当归 10g，土大黄 10g，花生衣 10g，墓头回 10g，玉竹 10g，石斛 10g，黄精 10g，大黄 10g，连翘 15g，大青叶 10g，板蓝根 10g。

此方可与参芪三黄方合，亦可与兰核方合，疗效均可。大青叶、板蓝根治瘟毒、疮疡、血斑、吐衄。而血小板不足之症，目前尚无升板药物之实验研究数据。

骨髓增生异常综合征（MDS）验方

生地黄 10g，山萸肉 30g，人参须 15g，太子参 15g，潞党参 15g，北沙参 15g，桑椹 15g，黑芝麻 15g，枸杞子 15g，丹参 30g，黄芪 30g，当归 10g，白芍 20g，鸡血藤 20g，补骨脂 10g，苦参 20g，僵蚕 6g，全蝎 6g，蜈蚣 1 条。

口诀：兰核三黑强，三虫升白汤。

骨髓增生异常综合征（MDS）原分为 MDS-RA、MDS-RAS、MDS-RAEB、MDS-MS4 型。RA 目前被分为 SLD 和 MLD 两型，前者为单系少，后者为双系少。上方对各型 MDS 均适用，因骨髓增生异常综合征各型异而增生同也。何以增生？乃基因之突变也。方中"兰核三黑强"乃扶正之大补剂也，升白、甘露饮皆调血常规之悍将耳!

岁末感慨 *// 2020.1.22*

光阴似水去无痕,

皓首残月枝少阴,

夜来梦断风加雨,

裴氏学说育新人。

空腹血糖（FPG）和糖化血红蛋白（HbA1c）
// 2020.1.22

糖化血红蛋白（HbA1c）是反映糖尿病患者血糖水平最客观之指标，通常 6.5% 以下为正常值。对糖尿病患者来说，HbA1c 7% 以下则说明控制效果较为理想，并发症之出现可能性较小。如在 7% 以上则应加强药物对血糖的控制。通常空腹血糖（FPG）对 HbA1c 之意义是非常大的，二者一高俱高，一低俱低。FPG、HbA1c 在正常范围内，糖尿病的各类并发症则可明显减少。

一例喉部赘生物之临床教训 *// 2020.1.24*

己亥岁末，一男持一方来门诊云："前日家父在老先生处求医，服此方一剂即见口鼻出血。"余观此方乃余三日前所开处方也！

处方：生地黄、麦冬、玄参、白芍、桔梗、山慈菇、夏枯草、五灵脂、贝母、牡蛎、三棱、莪术、海藻、昆布、汉三七、水蛭。

该患者仅服上药 1 剂，即见口鼻出血，其子慌忙来诊谓将处之。余曰："令尊原诊断为咽喉赘生物，良恶尚难定论，经此方服后，见出血，可初步确定为咽喉癌。"

度他雄胺之治疗作用 // 2020.1.27

度他雄胺为雄性激素抑制剂，每粒药量 0.5mg，与坦索罗辛一样用于前列腺肥大所致之尿路不畅。坦索罗辛作用为松弛平滑肌；度他雄胺作用为使雄性激素分泌减少。鉴于此，坦索罗辛可用于一切平滑肌紧张的患者，如顽固性腹泻、小便通流障碍等。度他雄胺因系雄性激素抑制剂，故而有许多副作用，如阳痿、乏力、厌食等，目前临床已较少使用。

中药治疗新型冠状病毒感染之优越性 // 2020.1.30

中药抗新型冠状病毒之作用较为明显，这是由中医治疗的特点所决定的。西医重病原的致病性，但对新型冠状病毒则无特殊经验。中医辨证施治重在调节机体的反应性。本病之临床表现为高热、出汗、疲乏、咯血，故属咳嗽之风热证。此热已入营血，故治疗应以清热解表、宣肺止血、清热泻火为法。

现定一方：桑叶 10g，菊花 10g，杏仁 10g，桔梗 20g，芦根 20g，连翘 20g，金银花 20g，麻黄 10g，生石膏 30g，甘草 6g，黄连 6g，黄芩 10g，黄柏 10g，生地黄 12g，熟地黄 12g，当归 10g，黄芪 20g，木通 6g，淡竹叶 10g，贯众 10g，板蓝根 10g，蒲公英 10g，射干 6g，大黄 10g，大青叶 10g。

上方为桑菊饮、当归六黄汤、麻杏石甘汤、五味消毒饮、导赤散之合方，既有扬汤止沸之用，亦有釜底抽薪之功；加导赤散使心火下泄，五味消毒饮则清热解毒，使邪气排出。

新型冠状病毒肺炎之预防和治疗方药 // 2020.2.1

新冠之发病以老人和小孩居多，青、中年人亦有发作，但大多为身患痼疾者（风湿、结核、胃肠疾患等）。由此说明，"邪之所凑，其气必虚"。如何提高机体的正气，是预防本病的关键。提高正气之方尚有健脾、补肾两端，余首创之生血颗粒（人参须、太子参、北沙参、潞党参、生地黄、山萸肉、桂枝、白芍、甘草、麦冬、五味子、浮小麦、炙甘草）为久经考验之临床扶正圣品。此方加强核、三黑则疗效大增。生血颗粒的扶正作用为时下仅有，在方中加贯众、板蓝根、蒲公英、射干、大青叶、蛇床子，则提前为病毒感染设障，预防一切病毒感染应该没问题。将此方用于临床，方可见疗效而证明之。

此次新冠病毒，传播快，波及大，前述中药可作为预防使用，具体治疗方药可用麻桂合剂＋裴氏五味消毒饮、病毒合剂。

处方：麻黄10g，桂枝10g，杏仁10g，甘草6g，生石膏30g，川芎6g，白芷6g，细辛6g，羌活、独活各10g，防风12g，金银花15g，连翘15g，白花蛇舌草15g，半枝莲15g，重楼15g，贯众10g，板蓝根10g，蒲公英10g，射干6g，大青叶10g。每日1剂，水煎服。

此方熔解表清里、清热解毒、止咳祛痰、抗病毒于一炉，对呼吸道感染均有效，对新冠肺炎尤为有效，因有贯众、板蓝根、大青叶等抗病毒大剂。

少阴病之再认识 // 2020.2.4

"少阴之为病，脉微细，但欲寐也。"

"少阴病，四逆，其人或咳，或悸，或小便不利，或腹中痛，或泄利下重者，四逆散主之。"

"少阴病，得之二三日以上，心中烦，不得卧，黄连阿胶汤主之。"

"少阴病，咽中生疮，不能语言，声不出者，苦酒汤主之。"

"少阴病，吐利，手足逆冷，烦躁欲死者，吴茱萸汤主之。"

"干呕，吐涎沫，头痛者，吴茱萸汤主之。"

"少阴病，下利便脓血者，桃花散主之。"

"少阴病，二三日，咽痛，与甘草汤；不差，与桔梗汤。"

"少阴病，下利咽痛，胸满心烦者，猪肤汤主之。"

以上 9 条经文说明少阴病的主症为脉细、咽痛、下利、烦躁。此四种情况可以在呼吸系统（咳）、心血管系统（悸）、泌尿系统（小便不利）、消化系统（腹中痛，下利后重）等的疾患中出现。咽喉痛则在各系统疾病中首先出现。鉴于此，余认为少阴病系一组副交感神经兴奋症候群，其在全身疾病中均可出现。这种证候可归纳为腹满、烦躁、脉细、泄利、咽痛，用方则以吴茱萸汤、黄连阿胶汤、桃花散、苦酒汤、桔梗汤为主。

妇科疾病再认识 // 2020.2.5

妇科疾患之根源是感染。感染之根源是房事及妇科器官之位置（在直肠和尿道之间）。妇科病常因感染而粘连，因粘连而不通，子宫肌瘤、卵巢囊肿、癌肿、异位等随之而生。在感染导致诸病的过程中，雌二醇之变化始终起着推波助澜的作用。雌二醇是妇女精神、体质、抗病之本。通常情况下雌二醇水平正常，保证了妇女之颜值及器官的正常功能。一旦有了炎症，雌二醇大多处于低下状态，此种状态可抑制炎症进展。

雌二醇在无感染及疾病（肿瘤）时发挥正能量，待疾病发生后则变为负能量。所谓正能量，即阻碍和防止疾病产生的能量。所谓负能量，即协助疾病发展、危害人体的能量。卵巢癌、乳腺癌之去势治疗即能说明这一问题。

中医认为，月经之正常则可为冲任调和，阴阳平秘，正气乃盛，此时雌二醇处于正常水平。月经增多乃血热妄行，减少乃气不统血，均为雌二醇减少之表现。妇科炎症、粘连、肿瘤时，雌二醇均减少，此为防卫性反应，如增加对疾病反而不利。

鉴于上述原因，余创制增雌合剂：党参10g，桂枝10g，阿胶10g，麦冬10g，吴茱萸6g，女贞子10g，墨旱莲10g，紫石英15g，紫河车15g，蛇床子10g，牡丹皮6g，葛根20g，当归10g，白芍10g，川芎6g，生地黄12g，艾叶10g。

实践证明，此方用于妇女经少、不孕、痤疮、乏力、经期隔月、停经等有效。

黄连对幽门螺杆菌（Hp）的作用　　// 2020.2.7

《伤寒论》载："伤寒胸中有热，胃中有邪气，腹中痛，欲呕者，黄连汤主之。"黄连汤方组成为黄连、桂枝、干姜、甘草、人参、半夏、大枣。《丹溪心法》谓："左金丸，治肝火。"左金丸组成为黄连、吴茱萸。

2019 年～ 2022 年 | 571

以上两方均以黄连为主药，治腹痛、吐酸、呕吐，说明左金丸、黄连汤之主治与时下之幽门螺杆菌感染相关性极大。盖 Hp 游弋于胃肠黏膜绒膜根之间，产生大量胃酸，致使胃脘不舒，日久可形成局部之糜烂、溃疡。除前述之黄连汤、左金丸外，还有半夏泻心汤、三黄泻心汤等，均属以黄连为主之治胃方。近来西医采用的以抗生素、甲硝唑为主之三联、五联抗幽门螺杆菌方案，其作用与上述中药类同。

苦参与甲硝唑漫话　　　　　　　　　　// 2020.2.10

苦参，性味苦寒，入胃、肝、肺经，功效清热解毒、扶正固本、止痒祛风、升白、升板，对心律不齐也有明显疗效。此药之功效可概括为加强免疫能力，有助于治疗变态反应。凡药如能坐上变态反应之快车，则其效增大。凡病如能坐上变态反应之快车，则其害必大。苦参之疗效则较金银花、连翘、蒲公英、败酱之辈大也。西药之甲硝唑与苦参大同，具抗炎作用，且具明显之抑制变态反应疗效，故其抗炎作用较一般之抗生素（氨基糖苷类、大环内酯类、氟喹诺酮类）强。总之，习称苦参为中药之甲硝唑似有一定道理。

扶正冲剂再说　　　　　　　　　　　　// 2020.2.12

苦参 30g，人参须 30g，黄芪 30g，生龙骨 15g，生牡蛎 15g。水煎服或作冲剂服。

此药为余 30 年前创制之扶正冲剂，用于临床治疗患者无数。此方之主症为心悸、健忘、失眠、多梦、低血压、红细胞低、白细胞低。此种患者在临床上较常见，通常见于贫血、再生障碍性贫血、骨髓增生异常综合征、大病初愈之患者。30 年来，此方之疗效已获得广泛认可。今后对血液病、哮喘、低血压、贫血、妇科疾病之患者应加强应用，补充实践。

另，余研制之"泻火冲剂"中含少量甲硝唑。此方除抗炎之外，亦有少量之增强免疫效果，故在慢性炎症、溃疡、窦道之治疗中，往往较他药为强。

D- 二聚体 // 2020.2.14

D- 二聚体是测定纤溶的主要因子，用于诊断纤溶系统疾病，如 DIC、各种血栓、肿瘤、妊娠综合征等。在溶栓治疗中也可用于监测溶血程度。D- 二聚体于急性肺栓塞的诊断意义是公认的。然而随着患者年龄的增高，其敏感性也在逐步降低。80 岁以上之患者的敏感性则普遍降低 10%。因此 D- 二聚体之检测对 50 岁以上患者宜酌情使用。

驱虫药漫话 // 2020.2.15

鹤虱、川楝皮、川槿皮，川椒、芜荑、雷丸、乌梅、槟榔、使君子、贯众、鸦胆子、南瓜子。（鹤川芜雷梅，郎君贯子随）

凡驱虫药均有止痒作用，痒者风也，风即西医学之变态反应。西药中之甲硝唑、阿苯达唑均为驱虫药，亦有增强免疫之作用。苦参、补骨脂、仙鹤草、威灵仙四药均有驱虫作用，亦有免疫抑制作用。苦参之升白，仙鹤草之止血，威灵仙之祛风除湿，补骨脂之升白均与此有关。此外，上述四药均能治疗感冒咳嗽，亦与免疫抑制作用相关也。

几个经验方 // 2020.2.17

1. 刘金山合剂　刘寄奴 15g，鸡内金 10g，山楂 10g。此为刘金山，专治闭经；可与增雌合剂合用治疗多囊卵巢综合征、卵巢功能早衰、月经过少或月经延迟。

2. 黄金山合剂　天竺黄、金银花、山栀、丹皮。此方专治丹毒。

3. 木瓜 20g，天麻 10g，牛膝 10g，川乌、草乌各 20g（先煎1.5 小时），羌活、独活各 20g。

口诀：瓜天膝二二，治疗落枕。

4. 慢性肾炎方　丹参 30g，白术 10g，茯苓 12g，甘草 6g，蝉蜕 6g，菟丝子 10g，黄芪 30g，白茅根 30g，车前子 10g，泽兰 10g，益母草 20g。

口诀：蝉菟泽坤黄白车，四君缺参丹参多。

两个小经验 // 2020.2.20

1. 因下腹（直肠、子宫、卵巢、膀胱等）手术而出现尿潴留、膀胱麻痹、肠麻痹、肠粘连越来越多见，西医多采用导尿、胃肠减压等治疗措施，仅解决一时之急，并不能恢复膀胱、肠管之正常排泄。中药膀胱舒解汤（桂附八味＋木香、苍耳子、小茴香、蜈蚣、槟榔、肉桂）治疗此症疗效尚佳。

2. 厌氧五味消毒散　白头翁 20g，苦参 20g，马齿苋 20g，山豆根 20g，黄柏 20g。此药对厌氧菌的疗效较好。

近年来常见之细菌感染 // *2020.2.20*

1. 继发性腹腔感染　由大肠埃希菌、梭状芽孢杆菌、迟缓真杆菌、消化链球菌属、脆弱拟杆菌、吉氏拟杆菌、卵形拟杆菌、多形拟杆菌或单形拟杆菌引起。

2. 复杂性皮肤感染　由大肠埃希菌、金黄色葡萄球菌引起。

3. 社区获得性肺炎　由肺炎链球菌、流感嗜血杆菌、卡他莫拉球菌引起。

4. 复杂性泌尿系感染　由大肠埃希菌、肺炎克雷伯菌引起。

5. 急性盆腔感染　由大肠埃希菌、脆弱拟杆菌、无乳链球菌引起。

上述致病菌为在传统病菌基础上衍变而生的，对传统的抗生素或有一定程度的药物抵抗，因此近年普遍认为抗生素的作用不如往昔。目前在各个系统感染中最常见的致病菌有大肠埃希菌、梭状芽孢杆菌、迟缓真杆菌、肺炎链球菌。

新冠肺炎之中医认识 // *2020.2.26*

本病以新冠病毒入侵为先导，随即合并细菌感染，二者迅速在体内导致全身性变态反应，并引发多脏器损害。余以为，新冠病毒乃中医之风寒也，合并细菌则为中医之风热也，故此之始为风寒与风热相合而致病。本病毒与一般病毒引起之感冒不同，其可迅速引致全身之变态反应。此反应涉及全身各个组织器官，轻则充血水肿，重则出血、凝血。肺、肝、肾等重要器官受累可引致弥漫性出血和凝血，从而形成多脏器功能障碍。中医治疗本病，应将祛风散寒（病毒）、清热解毒（细菌）、活血化瘀（变态反应）、扶正固本（自身免疫）四法合用，然后根据病情辨证论治，常可取效。

两当县一例新冠病毒性肺炎诊治 // 2020.2.29

两当县收住一新冠肺炎患者，男，58 岁。高热 1 日后再无明显症状，新型冠状病毒核酸检测阳性。以余之麻黄桂枝合剂加金银花、连翘、蒲公英、败酱草、板蓝根、大青叶治疗。患者服药 5 剂，症状无，核酸检测呈弱阳性。上方加三七、水蛭，继服 5 剂。

该方以麻桂合剂祛风散寒，意在杀灭新冠病毒；金银花、连翘意在清热解毒，以抑制细菌之感染；三七、水蛭，以抑制变态反应之损害；大青叶、板蓝根对病毒亦有抑制作用。其方正对新冠肺炎之病机，故而疗效较佳。本方的缺点是无扶正固本药，对自身免疫力低下的患者效果恐差。此方如果再加上黄芪、丹参、党参之类，或加生血颗粒（生地黄、山茱萸、太子参、人参须、党参、北沙参）则疗效可能更大。

领导干部之常见病诊查 // 2020.3.2

1. 早期动脉硬化 睡眠不好，易疲劳，腰酸头晕，时轻时重，血压 120/90mmHg，血脂偏高。此类症状大部分患者都不予重视，往往服用他汀类西药了事。治疗此证，中药疗效较好，可用杞菊地黄丸、柴胡加龙骨牡蛎汤、酸枣仁汤、二仙汤。

2. 前列腺炎 夜尿次数多，腰酸，少腹不舒。西医常用坦索罗辛治疗。中医则有导赤散、六一散、小子参芪丹。

3.更年期内分泌紊乱　妇女停经前后，雌激素减少，汗多，烦躁，失眠，乏力。西医治疗用甲钴胺、维生素 E。中医有柴胡加龙骨牡蛎汤、大增雌、小增雌、血府逐瘀汤。

近来几个效方 // 2020.3.3

1.停经方　刘寄奴 20g，鸡内金 20g，生山楂 20g。每日 1 剂，水煎服。

口诀：刘金山。

2.丹毒方　丹皮 10g，天竺黄 20g，金银花 20g，山栀 20g。每日 1 剂，水煎服。

口诀：黄金山。

3.落枕方　木瓜 30g，天麻 20g，牛膝 10g，川乌、草乌各 15g（先煎 1.5 小时），羌活、独活各 15g。水煎服，每日 1 剂。

口诀：瓜天膝二二。

4.肾炎方　丹参 30g，桃仁 10g，红花 10g，当归 10g，生地黄 10g，赤芍 10g，川芎 10g，蝉蜕 3g，菟丝子 10g，黄芪 30g，白茅根 10g，车前子 10g，泽泻 10g，益母草 15g。水煎服，每日 1 剂。

口诀：泽坤蝉菟黄白车，桃红四物丹参多。

5.三蚕肾炎方　白僵蚕 10g，晚蚕沙 10g，蚕茧 10g，生地黄 12g，木通 6g，甘草梢 6g。每日 1 剂，水煎服。

口诀：三蚕导赤。

谈谈六一散 　　　　　　　　　　　 // 2020.3.5

　　六一散（滑石 6g，甘草梢 1g）为中医治疗慢性前列腺炎之主方。前列腺重约 2g，围尿道而居，与输精管连接。其中前列腺液与精子相合，使其游动。十男九前列腺炎之说法为众所周知。前列腺炎轻重不一，非常严重的前列腺炎有尿频、尿痛、尿急、会阴及少腹部疼痛，尚可伴高热、低热、寒战、全身疼痛、尿路不通等。一般性前列腺炎则症状较不明显，仅尿频、燥热、寐差等。因此，中年以上男子凡见寐差、汗多，大部分为轻度前列腺疾患引致之自主神经功能紊乱，用六一散为正治。中老年人患本病多矣，如见无原因之发热、口干、口苦、出汗、躁动、头晕、乏力，皆可以六一散治之。

　　此方古人有下列加减法：寐差烦躁者，加朱砂 2g，名益元散；咽干、口燥者，加薄荷 6g，名鸡苏散；尿频、咽痛者，加青黛 3g，名碧玉散；如有血尿，则可加侧柏、荷叶、车前草；如有尿结石，则加冬葵子、金钱草、海浮石等。总之，中老年男性之非特异性不适，用此方加减多有效矣。

妇科药环的应用 　　　　　　　　　　 // 2020.3.7

　　妇科避孕环的应用久矣。近年来药环已用于治疗各种妇科疾病，如月经过多者放入雄激素、雌激素、孕激素药环；月经过少者放入雌激素药环。毓婷（左炔诺孕酮）、妈富隆（去氧孕烯炔雌醇）是常用的避孕药，其机理是打乱月经周期，终止正常排卵。药环可治疗某些妇科疾病，如子宫内膜异位症、内膜增生、卵巢肿瘤、子宫肿瘤术后症状，但是有引起全身内分泌紊乱等副作用，如突破性出血、绝经、肥胖、面黑、高血糖、高血脂等。妇科激素类药物有孕酮、雌醇两类，时下上述激素人工合成剂冠名中多含"炔"字，如炔诺孕酮、烯炔雌醇等。常用的雄性激素有丙酸睾酮、十一酸睾酮、甲基睾酮、康力龙、康复龙，但雄性激素作用非常微弱，而蛋白合成调节作用较强，适用于慢性消耗性疾病之恢复。

过敏性紫癜性肾炎治验 // 2020.3.8

刘某，男，36岁。患过敏性紫癜性肾炎3年，尿蛋白（++），尿隐血（+++）。

处方：桃仁10g，红花6g，川芎10g，赤白芍各10g，川芎10g，生地黄12g，丹参20g，侧柏叶20g，野菊花15g，紫草10g，茜草10g，益母草10g，通草6g，苍术6g，黄柏10g，薏苡仁20g，蝉蜕6g，柴胡10g，防风12g，乌梅10g。

服上方10剂后，患者尿蛋白（+），尿隐血（-）。

顽固性耳聋治验 // 2020.3.9

何某，男，13岁。耳鸣、耳聋2年，百药无效。服下方大效。

处方：天冬15g，生地黄12g，党参15g，杜仲15g，川牛膝15g，龟甲20g，黄柏6g，黄芪30g，砂仁10g，朱砂2g，白芍20g，白蒺藜30g，磁石20g，石菖蒲10g，石莲子10g，金石斛10g，葛根20g，蔓荆子10g，升麻3g，山茱萸10g，山药10g，牡丹皮6g，茯苓12g，泽泻10g，柴胡10g，五味子3g，赤芍 10g，降香 10g，水蛭 10g。共研为末，每次 6g，每日 2 次，冲服。

谈谈榧子的临床应用 　　// 2020.3.11

榧子为豆杉科植物榧的种子，功效消食、杀虫，用于治疗痔疮。榧子肉、侧柏、胡桃肉等量，共研为末，每服 6g，日服 2 次，可以治疗脱发。榧子肉 10g，每日 3 次，治疗便秘、痔疮。本品最常用于丝虫病。

危重患者用药之再体会 　　// 2020.3.13

1. 重危患者用药切忌大而全，因此时患者之胃肠消化吸收能力已趋崩溃，消化道黏膜多见水肿、糜烂、充血，部分患者甚至可见胃肠黏膜坏死。故斯时应以护胃为主，然后在主要症疾方面攻其一点足矣。

2. 选方应取对胃肠有保护作用之方药，如肾衰竭患者，可选杷山合剂；肝功能衰竭患者应选香砂类。

3. 重危患者应以扶正固本为主要治法，意在恢复正气以逸待劳，以延长生命为目的。不能主观地一味祛邪，应明确认识到此时祛邪，邪未去而正更伤，其实质是促进死亡。

4. 重危患者之抢救，西药抗生素可为首选，盖因此时通常伴随感染。白蛋白亦应考虑，盖肝、肾之衰竭为危重患者之常见症也。

5. 心血管病危象，西医用升压、强心、利尿等急救措施常较中药快捷。

降血小板小议 // 2020.3.15

郁金 6g，重楼 10g，丹参 30g，黄芪 30g，何首乌 20g，山药 10g，山楂 10g，三棱 10g，莪术 10g，板蓝根 10g，秦艽 10g，神曲 10g，泽泻 10g，党参 10g，蝉蜕 6g，桑椹 10g，薏苡仁 20g，桃仁 10g，红花 6g，白花蛇舌草 15g，当归 10g，白芍 20g，茵陈 10g，柴胡 10g。

口诀：金车丹芪走乌山，三板秦曲泻人蝉，桑米桃红归芍草，茵陈柴胡效更全。

余曾用此方治疗一例慢性粒细胞白血病患者，使其白细胞计数由 10×10^9/L 降至 4×10^9/L，后又使一例原发性血小板增多症患者显效。鉴于此，余常用此方降白细胞，降血小板，降红细胞，每能取效。若方中加入了马鞭草、龙胆、寒水石则疗效更趋满意。

近年来，真性红细胞增多症、原发性血小板增多症、粒细胞增多症等发病日增，西药白消安、羟基脲等仅有一时之效，上方之临床应用则意义甚大。

唐氏综合征及染色体异常 // 2020.3.27

高龄产妇，患儿 21 号染色体异常，颜面畸形，生长缓慢，智力低下，此为唐氏综合征。

染色体异常分两类，即数量异常和结构异常。男性和女性都有 23 对染色体，其中 22 对是常染色体，一对为性染色体，男性为 XY，女性为 XX。染色体数量增加或减少，都能引起人体的遗传改变，数量之改变常发生于 XX、XY 上，此时患者之生育能力丧失。结构异常最常见于 18 号、21 号常染色体及 X 染色体上。

谈谈黄体破裂　　　　　　　　　// 2020.3.19

育龄妇女之月经周期通常为 28 天，分为 4 周：第一周为卵泡期（内膜增生变厚）；第二、三两周为黄体期（内膜变松）；第四周为经期，月经来潮。黄体期黄体一方面分泌孕酮使子宫内膜疏松，一方面体积增大，通常增大 1 ～ 2cm，呈球体，直径有时可增大至 4 ～ 5cm。此时黄体通常有少量出血，如未怀孕（未形成受精卵），则黄体出血与经血一起流出，妇女并无痛苦；如在平时受外力压迫，黄体破裂，则腹部可现疼痛，个别患者出现剧痛，临床应与宫外孕、阑尾炎、子宫内膜异位症相鉴别。

几个临床确效的好方药　　　　　　// 2020.3.21

1. 肾炎方　当归、白芍、川芎、生地黄、桃仁、红花、益母草、丹参、金银花、连翘、蒲公英、板蓝根、白茅根、僵蚕、晚蚕沙、蚕茧、木通、甘草梢、淡竹叶、地丁。

上药乃复方益肾汤与三蚕导赤散的合剂，乃治疗肾小球肾炎佳方。一狼疮患者服此药 10 剂，尿蛋白（+++），尿隐血（+++）均转为阴性。

2. 病后疲劳无力、精神不佳、全身肌肉疼痛方（资生汤合桑枝汤）　玄参 10g，山药 10g，白术 20g，鸡内金 10g，牛蒡子 6g，桑枝 30g，羌活、独活各 15g，青风藤、海风藤各 15g，防风 10g，防己 10g。

此方适用于大病体乏无力，浑身不适的患者。

厌氧菌专方   // 2020.3.24

黄柏 10g，马齿苋 20g，山豆根 20g，白头翁 20g，苦参 20g。
每日 1 剂，水煎服。

口诀：黄马山头苦。

此方为中药抑制厌氧菌之专方，与前述之五味消毒饮（白花
蛇舌草、半枝莲、龙葵、金银花、连翘）相配，则制菌率强大矣。

急性单核细胞白血病（M_5）治疗专方   // 2020.3.27

人参须 15g，太子参 15g，潞党参 15g，北沙参 15g，生地
黄 12g，山茱萸 30g，黑芝麻 10g，枸杞子 10g，桑椹 10g，黄芪
30g，丹参 30g，当归 10g，白芍 20g，马钱子 1 个（油炸），土鳖
虫 6g，水蛭 10g，八月札 10g，喜树果 10g，石见穿 10g，红豆杉
10g。每日 1 剂，水煎服。

此方为治疗急性白血病发作期的首选方，对 M_2、M_3、M_5 均
有效，配合青蔻Ⅱ号、青蔻Ⅲ号、青蔻Ⅳ号使用，常可替代化疗
药物，从而使白血病达到完全缓解。临床可根据患者的病情轻重、
症状缓急选用青蔻Ⅱ号、青蔻Ⅲ号、青蔻Ⅳ号。

胆、胃、胰、肠   // 2020.3.29

胆乃胆汁与胃之调节器官。胃入水谷，随入之品类不同，所
需胆汁多少不同，其中脂类最多，蛋白中等，谷物最少或者无须
胆汁相助。胆对胃中所入之食物成分，可通过自主神经应激反射

而知，可以非常精准，谓之洞若观火亦不为过。与此同时，胰腺分泌之胰液（含胰蛋白酶、胰脂肪酶、胰淀粉酶）之多少同胆汁同步起舞，可以说是紧密配合，亦步亦趋。如胆囊因炎症、结石、肿瘤而被切除，则胆汁由肝直接入肠，调节作用大大减弱或完全丧失。此时食物入胃，胰液、胆汁分泌多少或排出多少则不能与食物之性质相适，由此则胃中不舒，出现反流（呕吐、反胃），继之出现胃黏膜充血、水肿，临床谓之曰"胆汁反流性胃炎"。含有不适合之胃内容物进入肠道，则大大影响肠管消化、吸收功能，久之则出现 IBD（应激性肠炎、过敏性肠炎）。西医有胃肠胰内分泌系统之说，其认为胃、肠、胰三器官在内分泌方面紧密协调，相互配合完成人体之消化、吸收、排泄。此种功能通过自主神经系统之调节，使人体之同化、异化作用微妙实现。中医之肝木克土、脾土侮木、脏热移腑、水火共济等都是阐述这一机理之宏观推理。

慢性肾小球肾炎治愈一例　　// 2020.4.2

庚子三月，患者王某，男，29 岁。尿蛋白（+++），尿隐血（+++），服下方 10 剂，尿常规转阴，精神可，健康如常人。

处方：苏梗 10g，蝉蜕 6g，益母草 20g，党参 10g，黄芪 30g，肉桂 3g，甘草 6g，当归 10g，白芍 20g，川芎 10g，生地黄 12g，浙贝母 10g，黄精 20g，白蒺藜 30g，白茅根 30g，漏芦 10g，三棱 10g，莪术 10g，连翘 10g，桃仁 10g，红花 6g，丹参 20g，金银花 20g，蒲公英 20g，板蓝根 20g，紫花地丁 10g。每 3 日 2 剂，水煎服。

此方为三保合剂与益肾汤之合方。

两个小经验 // 2020.4.4

1. 幽门螺杆菌（Hp）阳性患者常有反酸、胃灼热、呃逆、反胃等症。西医用三联、四联疗法有效，但伤胃。中药黄连对此有特效，古之清胃散、半夏泻心汤、左金丸均可选用。但需注意，黄连之量务大，12g 左右最宜，如与 3g 吴茱萸相配，则疗效更佳。

2. 苦参之制喘作用极强，如与麻黄相配则相得益彰。麻黄 50g，苦参 50g，共研末过筛，分 20 包，温水冲服，治哮喘如神。余通常在参赭镇气汤、小青龙汤、定喘丸中加入上方；或在冠心 Ⅱ 号中加上方，亦有较好效果。参赭镇气汤中加麻黄 10g，苦参 10g，对老年人之肺心病喘息非常有效。

谈谈参赭镇气汤 // 2020.4.6

党参 10g，生赭石 20g，山茱萸 20g，山药 10g，生龙骨 15g，生牡蛎 15g，苏子 10g，芡实 20g，杭白芍 20g。每日 1 剂，水煎服。

此方为张锡纯名方，主治气短、气急、胸闷、心悸。余之经验：此方治疗老年性肺心病、肺气肿、慢性支气管炎、慢性心衰、高血压、低血压所致之气短、气急属轻症者皆有效。此方中可加麻黄、苦参，亦可加生脉散，尚可与资生汤（玄参、山药、白术、鸡内金、牛蒡子）合用治疗咽喉不利。

声嘶一方   // 2020.4.9

金钥匙 10g，蝉蜕 6g，木蝴蝶 10g，玄参 10g，胖大海 3 个，诃子 10g，石菖蒲 10g，连翘 20g。每日 1 剂，水煎服。此方主治声音嘶哑。

口诀：金三胖石诃连。

本方可与前述之黄氏响声破笛丸（百药荷连大砂诃）、"赤丹三甲夏，海昆贝黄瓜"合用，亦可与"白附南星半夏和，石菖蒲远志丹天花，桔梗甘草三虫细，中风失语可说话"同用。

乌药和沉香   // 2020.4.10

前者为樟科植物之根，后者为瑞香科植物白木香富含油脂之木材，二者含香味，能刺激胃肠黏膜，使之兴奋而解痉挛、缩弛缓，从而治疗胃痛、呃逆、呕吐。乌药之还可用于妇人之气血不和；沉香还可用于男子之精冷、骨节不仁。古人有"乌药克阴，沉香归阳"的说法。二者之作用，同主下焦，乌药走妇下，沉香走男下。"乌木归草，香附元胡"，主治妇人经血不调。神香散（沉香、茯神），主治男人心神不宁。

谈谈中药过敏   // 2020.4.15

当前，中药饮片之统购政策致使饮片市场趋于垄断，因此传统中药炮制方法常被忽视。临床上中药过敏反应者较前增加，常见如荨麻疹、瘙痒、恶心、呕吐、胃痛、腹泻等不良反应。针对此类不良反应，若恶心、呕吐者，可服雷尼替丁 150mg；心悸、气急者，可服心得安 20mg；腹痛者，可服阿托品 0.5mg；腹泻者，可服蒙脱石散 3g。此外，还可延长饮片煎煮时间或减少服药剂量。

胃病治疗心得 // 2020.4.17

Hp 阳性者，胃内产酸增多，时有胃灼热、反酸、口臭，进而出现胃脘不舒，说明已有胃炎形成。黄连、黄芩、黄柏、山栀均能抑制 Hp 生长，但黄连作用最强，一味可抵三联、四联药物。古人用此治疗胃病之方药多矣，如仲景之泻心汤、东垣之清胃散、丹溪之左金丸等，疗效确切，常用不衰。其中丹溪之左金丸（黄连 12g，吴茱萸 3g）更为历代医家所称道，用于治疗胃灼热、反酸、胁痛、口苦堪称一绝。左金丸中之黄连药量必须 12g，少则效逊。因大量黄连才能抑制 Hp 活性，甚至杀死 Hp。

Hp 者幽门螺杆菌也，此菌之发现乃马歇尔也。斯人因发现 Hp 于 1983 年获诺贝尔奖。左金丸、清胃散、泻心汤、黄连汤、黄芩汤中除黄连外，干姜、半夏、桂枝之类相伴皆为中和芩、连苦寒之用，苦寒则能伤胃，上述药物均辛温之品也。唯吴茱萸之大热与黄连相配功效最彰，其效最显也。故左金丸为余最喜常用方，一剂左金杀死 Hp，则酸无由生，较之生龙骨、生牡蛎、海螵蛸之制酸之力大也，治本也。

谈谈大腹皮之除胀作用 // 2020.4.19

大腹皮乃棕榈科植物果实槟榔之外衣。此物乃利水除胀之佳品，尤其善消胸腹之胀满。目下所有除胀方药中，几乎方方不离大腹皮。五皮饮、分清气饮、实脾饮、导水茯苓饮、大三香干、厚朴温中汤、藿香正气饮等都有大腹皮，说明此药之除满作用甚佳。五皮饮（大腹皮、五加皮、青陈皮、茯苓皮、生姜皮）居于首位，示其利水消肿之强大地位，水利则肿消，肿消则胀除，互为因果，利一则利二也。

厚朴温中汤 // 2020.4.22

厚朴 10g，陈皮 6g，干姜 6g，草豆蔻 6g，木香 3g，甘草 6g，茯苓 12g。

口诀：一草香干平胃茯。

此方为治疗腹胀之首选方，如变为"大三香干平胃茯"，则除满作用骤升，可治疗下腹（宫颈、子宫、卵巢、直肠、膀胱）手术后引起的肠粘连、不完全性肠梗阻、少量腹水等。"大一香干平胃茯""大二香干平胃茯"，系砂仁、白豆蔻、草豆蔻三者之中选一或则二，治疗腹胀时根据腹胀轻重加减。

温胆汤与导痰汤 // 2020.4.24

温胆汤方出自南北朝时期姚僧恒所撰的《集验方》；导痰汤方出自北宋《太平惠民和剂局方》。前者为二陈汤加枳实、竹茹；后者为二陈汤加枳实、胆南星。两方仅一药之差，疗效却不同，此乃中药配伍之神妙矣。前方效在惊悸、烦躁、不寐；后方效在咳喘、痰壅、胸闷、气急。此二方加苏叶、杏仁、桔梗，则为杏苏散，乃治疗气管及肺部感染之大剂，时下余治疗肺癌之主方也；

如与温胆汤、导痰汤合用则兼有二方之长，既有导痰之祛痰止咳，又有温胆之除烦镇惊，乃更加接近肺癌诸症之治疗焉。枳实与白术相配则成枳术汤。"心下坚，大如盘，边如旋盘……枳术汤主之。"此方对肺癌所致之胃脘不舒有大效，乃培土生金也。

小儿自身免疫病 // 2020.4.26

患儿，男，6岁，2019年12月4日就诊于九州研究院。患儿高热、皮疹、关节肿痛，血沉50mm/h，抗核抗体（ANA）阳性，诊断为小儿still病。

处方：麻黄10g，桂枝10g，杏仁10g，白芷6g，川芎6g，细辛3g，羌活、独活各10g，防风12g，金银花15g，连翘15g，蒲公英15g，败酱草15g，白花蛇舌草15g，半枝莲15g，青蒿10g，鳖甲15g，知母10g，生地黄12g，牡丹皮6g，黄柏6g，马齿苋15g，山豆根15g，白头翁15g，苦参30g。水煎2次，收汁600mL，每服100mL，每日2次，早晚饭后服。

服上方3剂，患儿热退，血沉下降至10mm/h，活泼如常儿。

葡萄膜炎一例 // 2020.4.29

马某，女，40岁。患葡萄膜炎，两眼视力急剧下降，轻度不适。

处方：生地黄12g，山茱萸10g，山药10g，牡丹皮10g，茯苓12g，泽泻10g，枸杞子10g，菊花15g，柴胡10g，当归10g，白芍15g，白术10g，山栀子10g，桂枝10g，桃仁10g，白蒺藜20g，石决明15g，决明子10g，木贼草10g，谷精草10g，密蒙花

10g，夜明砂 10g。每 3 日 2 剂，水煎服。

服上药 10 剂后，患者视力明显恢复，再无不适。

两个小验方 // 2020.5.1

1. 乙肝、肝硬化、肝癌方　柴胡、黄芩、半夏、党参、黄芪、丹参、当归、白芍、秦艽、板蓝根、北沙参、麦冬、玉竹、石斛、枸杞子、川楝子、何首乌、鳖甲、牡蛎、红花、白花蛇舌草、半枝莲、龙葵、蒲公英、败酱草、太子参、人参须、生地黄、山茱萸。每 2 日 1 剂，水煎服。此方为小柴胡汤和乙癸同源饮、五味消毒饮、兰核五方合一，治疗肝癌合并乙肝、肝硬化，如无腹水、吐血则可为首选。

2. 前列腺癌骨转移方　萆薢、猪苓、车前子、牛膝、土茯苓、甘草梢、仙鹤草、连翘、白茅根、石韦、萹蓄、瞿麦、小茴香、菟丝子、党参、黄芪、丹参、山药、泽泻、土鳖虫、王不留行、滑石、木通、淡竹叶。每 3 日 2 剂，水煎服。此方为三三三方、小子参芪丹、六一散之合方，治疗前列腺癌骨转移有神效。

卵巢癌术后肝转移 // 2020.5.4

庚子三月，患者豆某，女，46 岁。卵巢癌肝转移，腹胀腹痛，曾有腹水，大便不爽，小便短涩。

处方：桂枝 10g，茯苓 12g，白芍 15g，牡丹皮 6g，桃仁 10g，蒲黄 10g，五灵脂 6g，延胡索 10g，川楝子 20g，制乳香、制没药各 6g，胡芦巴 10g，淫羊藿 10g，补骨脂 10g，阳起石 10g，蛇床子 10g，小茴香 10g，吴茱萸 6g，槟榔 10g。每日 1 剂，水煎服。

服上药15剂后，患者腹痛、腹胀明显好转，大小便亦较前明显畅通。盖腹痛、腹胀者乃肠管之粘连也，半通也，大小便欠畅者亦如此也。斯剂缓解了肠管之粘连，故痛、胀、不通皆迎刃而解矣。

中医处方之体会 // 2020.5.6

余行医六十春秋，在临证处方时，药方曾经越多越大，认为此方能满足患者所有症状。后慢慢在临床中体会到其中思路之局限和错误，一身多病如胆胰疾患和胃肠疾患可融入一方，因为二者本身就是互相联系的整体；又如肺癌和肺部之感染、气管之感染、胸膜之感染亦可放入一方去加减进退。但胆、胰与关节之疼痛、月经病变等则未必能够一方解决，因此在中药配方时绝不可牵强附会，欲以一方揽全身而后快。一方何以能揽全身？中药之配伍乃先贤之精华结晶，能配则配之可加强疗效，不能配则配之可减少疗效。通常之饮食调配也是一样的道理，浆水面中放入肉蛋之类则腥气难闻，而放入咸菜、辣椒则美味也，中药配方亦然也。

过敏性紫癜性肾炎又一例 // 2020.5.8

李某，女，9岁。患过敏性紫癜、过敏性紫癜性肾炎2年，百医乏效，求余诊治。患儿下肢紫癜可见，尿蛋白（+++），尿隐血（+++）。

处方：蝉蜕6g，菟丝子10g，黄芪30g，车前子10g，当归10g，川芎6g，赤芍10g，生地黄12g，桃仁10g，红花6g，益母草 20g，丹参 20g，金银花 15g，连翘 15g，蒲公英 15g，板蓝根 15g，紫花地丁 10g，白茅根 30g，山豆根 15g，重楼 10g，白鲜皮 15g，土茯苓 12g，忍冬藤 10g，威灵仙 10g。水煎两遍，取汁 800mL，每服 200mL，每日 2 次，早晚饭后服。

服上方 20 日后，患儿查尿常规均为阴性，下肢紫癜消失。

此例患儿尚伴银屑病，服药后亦见好转。由此推知，银屑病与过敏性紫癜、过敏性紫癜性肾炎的中药治疗理念相同也。

少腹三方之临床应用   // 2020.5.12

近年来，膀胱、直肠、妇科、前列腺手术增多，导致手术后少腹部之后遗症——粘连、麻痹、梗阻、胀满等亦较前增加。膀胱麻痹导致尿潴留、排尿不畅。直肠刺激引致里急后重、排便不畅。肠系膜粘连，引起肠麻痹或不完全性肠梗阻。

上述三个方面长时期罹患，患者痛苦不堪，西医解除乏术。余积 60 年之经验，创制下列三方。

1. 膀胱麻痹汤：木香、蜈蚣、肉桂、小茴香、苍耳子。

2. 里急后重汤：当归、白芍、枳实、木香、槟榔。

3. 肠管复苏汤：胡芦巴、淫羊藿、补骨脂、阳起石、蛇床子、小茴香、吴茱萸、槟榔。

上三方可根据具体情况搭配，如腹痛甚，加川楝子、延胡索、制乳香、制没药；有腹水，加大腹皮、葫芦皮、车前子；腹水量大，加疏凿饮子（秦羌商赤椒，三皮槟通泽）；有肠梗阻，加大黄、枳实、厚朴；体虚，加实脾饮、导水茯苓丸、大三香干汤。

胃癌肝转移治验 // *2020.5.15*

李某，男，60岁。患胃癌肝转移，腹部胀满，两胁攻撑，肝功破坏，谷丙转氨酶105U/L，谷草转氨酶110U/L。方用小柴胡、实脾饮、导水茯苓丸、大三香干、小承气合方。

处方：柴胡10g，黄芩10g，半夏6g，党参10g，木香6g，木通6g，白术10g，茯苓12g，甘草6g，大腹皮20g，草豆蔻6g，草果6g，泽泻10g，苏梗10g，生薏苡仁20g，槟榔10g，冬瓜皮15g，砂仁10g，干姜6g，厚朴10g，陈皮6g，大黄10g，枳实10g。每3日2剂，水煎服。

服上方10剂即15天后，患者腹胀明显减轻，肝功恢复正常。

此方一派温和扶正、利水、健脾之剂，较之常用之胆胰合证、十枣汤、疏凿饮子、控涎之类，和通而不伤正，亦无清热解毒、攻下达伐之品，同样能达到平肝除满之疗效。由此可知，用药之道应以平稳、简朴为宜，过分夸张峻猛之剂，绝非常胜之举。

腰椎间盘突出症、坐骨神经痛治验 // *2020.5.17*

卢某，女，38岁。患腰椎间盘突出症、坐骨神经痛8年，多方医治无效。余以下方治疗，获大效。

处方：牛胫骨15g，牛膝15g，知母、黄柏6g，生地黄12g，龟甲20g，当归10g，白芍30g，锁阳10g，杜仲15g，黄连10g，黄芩10g，干姜6g，半夏6g，党参10g，丹参10g，木香6g，草豆蔻6g，生龙骨15g，生牡蛎15g，海螵蛸15g。每日1剂，水煎服。

此方并无镇痛之猛剂，如制乳香、制没药、延胡索辈，但止痛效果很好，说明中药之疗效乃调节机体之反应性，非如西药之止痛也。

几个小知识 // 2020.5.20

1. 亨特综合征，带状疱疹生于耳内，常波及面神经。

2. 血小板减少常合并溶血性贫血。

3. 人乳头瘤病毒（HPV），现认为与妇女宫颈癌发病相关。时下发现 HPV 有 200 种以上，其中 HPV12、66、18、31、33、35、37、56、53 等型通常存在于妇女宫颈分泌物中，健康妇女可在 2 个月内将其消除；宫内及宫外疾患者则可延长其生存。

重症溶血性贫血误诊一例 // 2020.5.22

庚子四月，一患者自云患骨髓增生异常综合征 10 年，总红素 170μmol/L，间接胆红素 150μmol/L。余思之，此例为溶血性贫血无疑。家属谓其曾在各地治疗，十余年来均以骨髓增生异常综合征治疗。余以 MDS 合并溶血性贫血诊断，给予中药方剂同时予服青蔻Ⅲ号。服此药后，患者黄疸加重，总红素由 170μmol/L 升到 260μmol/L，间接胆红素由 150μmol/L 升到 250μmol/L，呈现急性溶血性贫血表现，经抢救病情好转。

此例误诊原因：①轻信患者自述。②对患者未能详细检查，也因门诊患者太多，未能深思。MDS 通常不会导致溶血性贫血，即便个别病例有轻度溶血性贫血，也是非常少见。

肝癌移植术后腹痛、腹胀治验 　　// 2020.5.24

陈某，男，52岁。肝癌移植手术后腹痛、腹胀，痛苦难忍，大便不爽，小便涩痛，两胁攻撑，由温州专程来兰州求余诊治。

处方：柴胡 10g，枳实 10g，白芍 20g，甘草 6g，大黄 6g，黄连 6g，黄芩 10g，丹参 10g，木香 6g，草豆蔻 6g，胡芦巴 10g，淫羊藿 10g，补骨脂 10g，阳起石 15g，小茴香 10g，吴茱萸 10g，槟榔 10g，桂枝 10g，川乌、草乌各 10g（先煎 1 小时），马钱子 1个（油炸）。每日 1 剂，水煎服。

服上方 10 剂后，患者诸症均减轻，精神如常人。此方之作用在疏肝温阳，疏肝抑制交感神经兴奋，温阳抑制副交感神经兴奋。前者在肝，后者在肠。腹腔手术后通常肝郁脾虚状，是之谓也。

胆囊癌治验 　　// 2020.5.25

张某，女，66岁。确诊胆囊癌，未做任何治疗。

处方：柴胡 10g，枳实 10g，白芍 15g，甘草 6g，大黄 10g，黄芩 10g，黄连 6g，丹参 10g，木香 3g，延胡索 10g，川楝子 10g，制乳香 10g，制没药 10g，黄药子 10g，天花粉 10g，土茯苓 10g，土贝母 10g，生薏苡仁 20g，龙葵 15g，鸡内金 10g。每日 1剂，水煎服。

此方服用 80 余剂，患者痛止，癌肿缩小，一如常人。

最近发现的几个验方　　　　　// 2020.5.27

1. 慢性肾炎方　麻黄 10g，生石膏 30g，甘草 6g，苍术 20g，当归 10g，川芎 10g，白芍 20g，桃仁 10g，红花 6g，益母草 20g，丹参 20g，金银花 15g，连翘 15g，蒲公英 15g，败酱草 15g，板蓝根 15g，紫花地丁 15g，白茅根 30。

此方为越婢加术汤合复方益肾汤，苍术易白术，并加大剂量至 20g。

2. 冠心病心前区疼痛方　汉三七 3g，郁金 6g，丹参 30g，肉桂 3g，五灵脂 10g，附片 6g，制乳香 10g，制没药 10g。此方是冠心 Ⅱ 号方之补充。

口诀：三斤参肉五片香。

3. 四神丸　吴茱萸 10g，肉豆蔻 10g，补骨脂 10g，五味子 3g。

此方为传统治疗五更泻之专剂，可同四平方、薏半冬瓜汤及里急后重汤配合治疗直肠癌。

4. 冠心 Ⅱ 号方　赤芍 20g，川芎 10g，红花 6g，降香 10g，丹参 20g，汉三七 3g，水蛭 10g。

此方与六味汤、三对汤、旋覆代赭二金香、三子汤（急性子、马钱子、鸦胆子）、藻虫散、刀砂香瓜汤配合可治疗食管癌。

5. 资生汤合桑枝汤可治疗老年乏力、身体困重疼痛。

前列腺癌骨转移一方　　　　　// 2020.5.30

川乌、草乌各 15g（先煎 1 小时），雷公藤 15g（先煎 1 小时），辽细辛 15g（先煎 1 小时），鳖甲 15g，马钱子 2 个（油炸），制乳香 10g，制没药 10g，鹿角胶 10g，小茴香 10g，杜仲 10g，补骨脂 10g，核桃肉 10g，杜仲 15g，牛膝 10g，续断 10g，桑寄生 10g，蒟蒻 15g（先煎 1.5 小时），生地黄 12g，山茱萸 30g，人参须 15g，太子参 15g，党参 15g，北沙参 15g。每 3 日 2 剂，水煎服。

此方治疗前列腺癌骨转移腰痛，疗效确切。此方为山头乳鹿汤加兰核、单复方、蒟蒻而成。此方之主药当属蒟蒻，其为抗癌之猛将，必须先煎 1.5 小时去毒方可用。

再话克银一号、二号　　　　　　　　// 2020.6.2

克银一号：山豆根 10g，重楼 10g，白鲜皮 10g，白蒺藜 10g，土茯苓 10g，忍冬藤 10g，甘草 6g，板蓝根 15g，威灵仙 10g。

克银二号：山豆根 10g，重楼 10g，白鲜皮 10g，白蒺藜 10g，玄参 10g，大黄 10g，连翘 15g，大青叶 15g，大麻仁 10g。

二方均为治疗银屑病的效方，加金银花、连翘、白花蛇舌草、半枝莲；亦可加止痒六药（乌梢蛇、蝉蜕、白鲜皮、地肤子、苦参、首乌藤），疗效更佳；如此方加桃红四物则可治肾炎，而治疗银屑病之疗效亦会更佳。

密陀僧小议　　　　　　　　　　　　// 2020.6.3

此药为炼银炉中之残渣，成分为氧化铅，有毒，故口服量恒少于 1g。此药配伍，可治疗多种疾病。

1. 雄黄 1g，密陀僧 3g，白附子 2g，冰片 0.3g。共研细末，过筛，用新鲜苦瓜切片，沾药外擦，治疗白癜风大效。（黄白米冰

三二一，苦瓜切半不忘记）

2. 密陀僧 3g，大蒜泥 10g。两药混合敷于狐臭部，以纱布护之，日换一次，治腋臭有神效。

3. 密陀僧 10g，黄柏 5g，冰片 0.5g。共研为末，黑豆油调膏外用，治湿疹有神效。

肺癌治疗一得 // 2020.6.5

肺癌之治疗向以杏苏散为正治，盖此方熔宽胸理气、祛痰止咳于一炉；加黄鱼汤、梅鱼汤、分清心饮、紫石英、肉桂、沉香、鸡内金、茯苓指迷丸、导痰汤、温胆汤等自能左右逢源，治疗各种肺癌变证。肺癌胸痛乃常见合症，复原活血汤可治，瓜蒌薤白汤可治，冠心 II 号可治，胆胰合证方亦可治。

阳起石浅说 // 2020.6.6

阳起石为硅酸盐类矿石，其与紫石英一样，能温暖胞宫，故在余拟定之大增雌汤中用之。此药对膀胱麻痹有特效，故亦可用在余拟定之膀胱消痹汤。膀胱消痹汤组成为木香、蜈蚣、小茴香、肉桂，方中加入阳起石、胡芦巴则疗效更佳。

肠系膜上动脉炎 // 2020.6.8

王某，12 岁，男。患左上腹痛 3 年，前以胰腺炎、胃炎、胆囊炎治疗未效。后赴京治疗，确诊肠系膜上动脉炎，以大量激素治疗，始见疼痛减轻。然而服用激素数月，患儿体胖脸圆，免疫力低下，体弱大逊于常儿，而停用激素则左上腹痛如初，遂求余诊治。

余思之，本病属自身免疫病，病理基础乃血管壁之增生，为无菌性炎症，形同常见之闭塞性脉管炎、无脉症、大动脉炎。在此思维下，余用下方治疗。

处方：赤芍 10g，川芎 10g，红花 6g，降香 10g，丹参 20g，汉三七 3g，水蛭 10g，壁虎 1 条，黄连 6g，僵蚕 6g，大黄 6g，地龙 15g，土鳖虫 6g，全蝎 6g，蜈蚣 1 条，延胡索 10g，川楝子 20g，制乳香 6g，制没药 6g，柴胡 10g，枳实 10g，白芍 20g，甘草 6g，黄芩 10g，木香 10g，草豆蔻 10g。

服上药 10 剂，患儿痛止，一如常人。

几个临床有效的方药组合　　// 2020.6.10

1. 前列腺方药组合　王不留行 10g，橘叶 20g，郁金 6g，丹参 20g，皂角刺 10g，土鳖虫 10g，胡芦巴 10g，淫羊藿 10g，补骨脂 10g，阳起石 10g，蛇床子 10g，生地黄 12g，山茱萸 12g，山药 10g，牡丹皮 6g，茯苓 12g，泽泻 10g，肉桂 3g，附片 6g，大将军 10g，琥珀屑 3g。每日 1 剂，水煎服。

2. 老年性遗尿方药组合　木香 10g，蜈蚣 1 条，小茴香 10g，肉桂 3g，胡芦巴 10g，淫羊藿 10g，滑石 20g，甘草 6g。每日 1 剂，水煎服。

3. 肺癌咯血方药组合　杏仁 10g，苏叶 10g，半夏 6g，陈皮 6g，茯苓 12g，甘草 6g，连翘 15g，黄芩 20g，山栀 10g，薄荷 10g，大黄 3～10g，芒硝 3～10g，枳实 10g，桔梗 30g，胆南星 10g，竹茹 10g，乌梅 4 枚、鱼腥草 20g，汉三七 3g，生赭石 15g，浙贝母 10g，北沙参 15g，麦冬 10g，五味子 3g。每 3 日 2 剂，水煎服。

治疗抑郁症方 // 2020.6.12

1.抑肝散　当归 10g，川芎 10g，苍术 6g，茯苓 12g，钩藤 30g，柴胡 10g。每日 1 剂，水煎服。

2.柴胡加龙骨牡蛎汤　柴胡 10g，黄芩 10g，半夏 6g，党参 10g，生龙骨、生牡蛎各 15g，钩藤 30g，生赭石 15g，白术 10g，茯苓 12g，桂枝 10g，甘草 10g。每日 1 剂，水煎服。

3.莲子清心饮　黄芪 30g，柴胡 10g，黄芩 10g，麦冬 10g，石莲子 10g，党参 10g，白术 10g，茯神 12g，甘草 6g，车前子 10g，石菖蒲 6g，远志 6g，赤芍 10g，地骨皮 10g。每日 1 剂，水煎服。

4.钩藤散　生石膏 20g，麦冬 10g，防风 12g，菊花 20g，半夏 6g，陈皮 6g，茯苓 12g，甘草 6g，丹参 20g，钩藤 30g。每日 1 剂，水煎服。

5.孔圣枕中丹、白金散、栀子豉汤。

6.妙香散　党参 10g，白术 10g，黄芪 20g，当归 10g，茯神 12g，远志 6g，炒酸枣仁 15g，龙眼肉 10g，木香 3g，桔梗 30g，山药 10g，朱砂 2g，石菖蒲 10g，甘草 6g。每日 1 剂，水煎服。此方中原有之麝香，以石菖蒲代之。

莲子清心饮再话 // 2020.6.15

本方有《郑氏家传女科万金方》《王氏医存》《医级》三个版本。以下列组成为医界常用版本：黄芪 30g，柴胡 10g，黄芩 10g，麦冬 10g，莲子 10g，党参 10g，甘草 10g，白术 10g，茯苓 12g，车前子 10g，石菖蒲 6g，远志 6g，赤芍 10g，地骨皮 10g。

口诀：黄柴黄麦石四车，菖蒲远志赤地多。

此方常用于治疗妇女赤白带下、心悸、烦热、小便不利。

前列腺炎之中药治疗　　　　　// 2020.6.17

余常用之前列腺炎药物有小子合剂、王叶合剂、六一散、药王合剂、八味方、三三方、龙胆泻肝汤、三仁汤、导赤散、黄药二干牛、膀胱消痹汤等。膀胱消痹汤为促进前列腺及膀胱平滑肌收缩之剂，故与上述各方均可配合使用。

膀胱消痹汤方组成：木香 6g，蜈蚣 1 条，小茴香 10g，肉桂3g，胡芦巴 10g，淫羊藿 10g。此方常可与六一散、导赤散配合，亦可与前述各方配合。

胰腺癌一例　　　　　　　　　// 2020.6.20

蒋某，男，75 岁。曾行胆囊切除术，4 个月前始见上腹部不适，未予重视，疼痛日渐加重。经查胰尾见一肿块，CA19-9 ＞1000U/mL，确诊胰腺癌，求余诊治。

处方：柴胡 10g，白芍 20g，甘草 6g，枳实 10g，大黄 10g，黄连 6g，黄芩 10g，丹参 10g，木香 10g，草豆蔻 10g，延胡索10g，川楝子 20g，制乳香 10g，制没药 10g，干姜 6g，半夏 6g，党参 10g，生龙骨 15g，生牡蛎 15g，海螵蛸 15g，蒟蒻 15g（先煎 1.5 小时）。

服上方 1 剂，患者病情平稳，加川乌、草乌各 15g（先煎 1.5小时），马钱子 1 个（油炸），疼痛立即加剧，即去之，重服前药，痛时轻时重。继服 9 剂后，病情未见大减，故用下方。

柴胡 10g，枳实 10g，白芍 20g，甘草 6g，川芎 6g，香附6g，大黄 10g，黄连 6g，黄芩 10g，延胡索 10g，川楝子 20g，制乳香、制没药各 6g，干姜 10g，川椒 10g，蒲公英 15g，败酱草15g，蒟蒻 15g（先煎 1.5 小时），生龙骨 15g，生牡蛎 15g，海螵蛸 15g，半夏 6g，党参 10g，白术 10g，茯苓 12g。

此方服 5 剂，患者病情略有好转，说明川芎、干姜、川椒、蒲公英、败酱草在调节胃、肠、胰内分泌系统之功能方面具有一定的协同作用。此案又一次证明，中医之疏肝、活血、调气诸法不是孤立存在的。

甲状腺功能亢进症再说　　// 2020.6.21

余治疗甲状腺功能亢进症（简称甲亢）的常用方有夏母白生三子、夏母白生黄半夏、茯神远志酸枣仁、青天白石金、川地麦芪黄、柴胡加龙骨牡蛎汤、当归六黄汤、天地玄黄白母明香、犀角钩藤等。后又得一方如下。

天冬 15g，生地黄 12g，玄参 10g，黄芪 30g，白芍 15g，知母 20g，石决明 15g，制乳香、制没药各 6g，水牛角 30g，钩藤30g。此方可治疗甲亢，亦可治疗高血压，还可治疗高血糖。

两个临床见效的好方剂　　// 2020.6.24

1. 血小板减少症方　白蒺藜 20g，鸡血藤 15g，仙鹤草 20g，鹿角胶 10g（烊化），龟甲胶 10g（烊化），当归 10g，白芍 12g，生地黄 12g，川芎 10g，丹参 20g，土大黄 10g，山茱萸 30g，人参须 15g，太子参 15g，北沙参 15g，潞党参 15g，花生内衣 6g，蒲黄 6g，水牛角 15g，茜草 10g，地榆 10g。每 3 日 2 剂，水煎服。

2.尖锐湿疣方　桂枝 10g，茯苓 12g，白芍 15g，牡丹皮 10g，桃仁 10g，贯众 10g，板蓝根 15g，蒲公英 15g，射干 10g，大青叶 10g，蛇床子 10g，生地黄 12g，当归 10g，女贞子 15g，墨旱莲 15g，山栀子 10g，荆芥 10g，黄柏 10g，土茯苓 12g，苍术 10g，生薏苡仁 30g，白蒺藜 30g，延胡索 10g，川楝子 20g，制乳香 10g，制没药 10g。每 3 日 2 剂，水煎服。

直肠癌术后一方　　　　　　　// 2020.6.28

当归 10g，白芍 20g，川芎 10g，生地黄 12g，桃仁 10g，红花 6g，火麻仁 10g，郁李仁 10g，槐花 10g，地榆 10g，皂角刺 10g，苍术 6g，黄柏 6g，大黄 10g，防风 12g，槟榔 10g，泽泻 10g，秦艽 10g，枳实 10g，木香 10g。

直肠癌术后保肛，肛痛，大便不利，仍有少腹疼痛。此方乃肛门全治汤合里急后重汤。

慢性肾衰竭一方　　　　　　　// 2020.7.2

生地黄 12g，山茱萸 20g，山药 10g，牡丹皮 10g，桂枝 10g，附片 6g，车前子 10g，牛膝 10g，生薏苡仁 30g，丹参 20g，赤芍 10g，草果 10g，黄芪 30g，吴茱萸 3g，苍术 10g，大黄 15g（后下），牡蛎粉 20g（冲服），水蛭 10g（冲服）。每日 1 剂，水煎服。

此方适合慢性肾衰竭之轻症者。前有双革鸡鸣散、四对山枸椽、大黄三三三、石巴贯贼汤等方加大黄、牡蛎、水蛭，成治疗慢性肾衰竭之大方，可用于重症肾衰竭，但在轻度肾衰时不常用。此方药则与上述方药不同，临床中发现轻度肾衰者则辄取用之。

肝病内分泌临床观察的重要性　　// 2020.7.5

临床医生往往忽视肝病患者的内分泌变化，而肝病之严重阶段都会涉及内分泌的改变，医生如果忽略这一特点，则会在治疗上受到影响。首先，肝硬化晚期甲状旁腺功能亢进、血钙上升、血磷下降，一改肝硬化腹水所致之诸介质下降之态势。肝硬化晚期，患者之皮肤变黑，此为肾上腺皮质功能低下之临床表现。此时骨髓造血功能低下，脾脏破血功能增强（脾功能亢进），三系细胞数量下降。肝硬化晚期时白蛋白低下，导致全身浮肿、水钠潴留。鉴于此，治疗肝硬化的中药处方中应加入桃红二佛葦茯补、三子五滋柴苓等方，亦应加入乙癸同源饮等。

皮肤痒疹的治疗　　// 2020.7.9

余治疗皮肤痒疹向以白首通苦、萍地生风、仁桂茵苓、白风赤皮、白蝉赤紫、苍公赤金、荆防苍理、乌梢蛇败毒、清风散、丹栀三黄等方加减进退。而上述方药中有加理应煎者，有加当归、赤芍者。殊不知桃红四物汤在治痒疹方中之重要地位，此乃"治风先治血，血行风自灭"之方也。

庚子年夏，邱某患荨麻疹，百药弗效，愈演愈烈。余用前方加味治疗，无效。后加桃红四物立见奇效。过敏性紫癜、血小板减少性紫癜、自身免疫性皮肤病的治疗均不能离开活血化瘀也。

甘温咸润"菟大仙" // *2020.7.12*

医云："甘温咸润菟大仙，补骨脂巴戟天。"上述五药性温而润，均有补肾作用，传统治疗卵巢功能低下，激素分泌不足诸症，如功能性子宫出血、肌无力、肠管蠕动功能欠佳等。肉苁蓉、菟丝子、淫羊藿、补骨脂、巴戟天，五药温润益气，加强脏腑功能，故治疗气虚出血、脏器下垂如神。

肺炎胸痛一方 // *2020.7.14*

苏叶10g，杏仁10g，半夏6g，陈皮6g，茯苓12g，甘草6g，枳壳10g，桔梗30g，红花6g，桃仁10g，大黄10g，天花粉10g，柴胡10g，当归10g，鳖甲10g。

肺癌通常导致胸痛，乃胸膜刺激之故。此方之效意在胸膜、胸壁；冠心Ⅱ号、瓜蒌、薤白之效意在肺间质。故前者去痛，后者去胀。

头晕耳鸣一方 // *2020.7.15*

仙茅10g，淫羊藿10g，巴戟天10g，知母20g，黄柏10g，当归10g，天冬10g，生地黄12g，党参10g，杜仲15g，牛膝10g，龟甲15g，黄连10g，朱砂2g，白术10g，白芍20g，磁石15g，石菖蒲10g，石斛10g，石莲子10g。每日1剂，水煎服。

此方治高血压、动脉硬化引起的头晕、耳鸣，疗效恒佳，用于轻度脑梗患者更佳。

肝硬化大量腹水案　　// 2020.7.18

患者张某，男，36 岁。患肝硬化腹水 2 年，门诊确诊为自身免疫性肝炎、肝硬化失代偿、IgA 肾病，大量腹水，尿蛋白（+++），尿隐血（+）。

处方：麻黄 10g，桂枝 10g，杏仁 10g，甘草 6g，生石膏 30g，川芎 6g，白芷 6g，细辛 3g，羌活、独活各 10g，防风 12g，当归 10g，生地黄 10g，桃仁 10g，红花 6g，益母草 20g，丹参 30g，金银花 15g，连翘 15g，蒲公英 15g，板蓝根 15g，紫花地丁 15g，白茅根 20g，秦艽 10g，商陆 3g，赤小豆 20g，椒目 20g，大腹皮 10g，葫芦皮 10g，车前子 10g，槟榔 10g，木通 6g，泽泻 10g。每 2 日 1 剂，水煎服。

服上方 15 剂后，患者腹水全消，尿常规检查无异常。

靶向治疗漫谈　　// 2020.7.20

21 世纪初，在生命科学方面最伟大的发现就是 VEGF 和 EGFR。前者是血管内皮生长因子，后者是表皮生长因子。细胞分裂繁殖全靠上述二因子，肿瘤之发生与长大亦靠上述二因子。因此，人们在肿瘤治疗药物研发上找到了新的靶点。人们采用 VEGF 和 EGFR 的抑制剂来治疗肿瘤，取得了明显的疗效，这类药物叫作靶向治疗药物。最早出现的靶向药物有吉非替尼、赫赛汀、美洛华、甲磺酸伊马替尼等。目前靶向药物的发展很快，上市的药物品类繁多：①肝癌：索拉非尼、瑞戈非尼、乐伐替尼等。②胃肠癌：曲多珠单抗、阿帕替尼、雷莫芦单抗等。③肺癌：吉非替尼、厄洛替尼、埃克替尼、奥希替尼等。

胰腺癌治疗体会 // 2020.7.23

薛某，男，75 岁。胰腺癌，CA19-9 > 1000U/mL，谷丙转氨酶 280U/L，谷草转氨酶 190U/L，总胆红素 68μmol/L，直接胆红素 49μmol/L，上腹部疼痛难忍。

处方：柴胡 10g，枳实 10g，白芍 20g，甘草 6g，大黄 6g，黄连 6g，黄芩 10g，延胡索 10g，川楝子 20g，制乳香 10g，制没药 10g，丹参 30g，木香 10g，草豆蔻 10g，蒟蒻 15g（先煎 1.5 小时），黄芪 30g，当归 10g，秦艽 10g，板蓝根 10g，金银花 15g，连翘 15g，蒲公英 15g，金钱草 15g，败酱草 15g，白花蛇舌草 15g，半枝莲 15g，茵陈 15g，山栀 10g。每 2 日 1 剂，水煎服。

服上药 5 剂，患者黄疸消退，肝功正常，但高度疲乏，饮食无思。令输白蛋白 50g，分 5 次，隔日输完。患者精神较前好转，但黄疸又加重。余查胰腺癌之文献中有胆总管狭窄一项，此狭窄致使肝脏引流不畅，黄疸加深，肝功亦随之破坏。胆胰合剂的主要功能是扩张胆总管，增强引流，从而使肝功好转，则可延续生命。中药蒟蒻、鸡内金、生薏苡仁、山楂、紫草具有较强之抗癌功效，与胆胰合剂同用，应有一定治疗作用。此案患者在前述思维指导下进行治疗，病情反反复复，存活一年。

谈中药方之促肾上腺皮质作用 // 2020.7.25

余前有"桃红二佛草茯补"，乃促进肾上腺皮质功能方，后有"云英母子二至丸，六味四物汤"，又知柴苓汤确具促肾上腺皮质作用，故可组成以下治疗皮肤黑变之方。

补肾美颜丸：女贞子 10g，肉苁蓉 10g，当归 10g，白芍 20g，川芎 10g，生地黄 12g，桃仁 10g，红花 6g，墨旱莲 10g，蒲公英 10g，益母草 15g，山茱萸 15g，仙茅 10g，淫羊藿 10g，萆薢 10g，补骨脂 10g，山药 10g，茯苓 12g，柴胡 10g，黄芩 10g，半夏 6g，桂枝 10g，白术 10g，泽泻 10g，菟丝子 10g，牡丹皮 10g。每日 1 剂，水煎服。

口诀：云英母子二至丸，六四柴苓萆补斑。

舌质红而无苔的临床意义　　// 2020.7.28

舌质红而无苔，在以下几种情况下常见：①胃阴伤，脱水。②全身炎症较重。③电解质紊乱。④血沉加快。

但凡有上述情况，均说明患者症状较重。不论哪种情况，方中宜加沙参、麦冬、玉竹、石斛。通常肝硬化失代偿、肺心病心衰、癌症晚期、糖尿病控制不好、全身各脏器之器质性病变合并感染等，均能出现上述情况，医者一定要注意对症处理，切勿贻误病机。

肠系膜上动脉炎一例　　// 2020.8.2

张某，男，9 岁。左上腹疼痛 3 年，以胰腺炎治疗未见疗效。曾在北京检查确诊为肠系膜上动脉炎，但治疗未见显效。求余诊治时患儿时有左上腹剧痛，肌内注射阿托品无效。余以胆二核加冠心Ⅱ号、三七、水蛭治疗。患儿服药 15 剂，大愈。上方加壁虎、黄连、僵蚕，继服 15 剂，痊愈，腹部彩超检查示肠系膜已无炎症。

几点小经验 // 2020.8.5

1. 马钱子具有祛风除湿、止痛解痉、清热解毒、通窍活血等作用，可治疗关节疼痛、闭塞性脉管炎、慢性咽炎、食管癌。

2. 薏瓜自破乌川土方与血府逐瘀汤合方，治疗腰腿疼痛较好，说明桃红四物汤、四逆散在治疗疼痛时具行气活血、祛风止痛作用。

3. 凉膈散四药，加桃仁、肉桂之桃核承气汤，加天麻、白芷、川芎、蕲蛇、地龙之熊氏散偏汤，在肺癌咯血、昏睡、头痛的治疗中均有作用。

4. 黄连加肉桂之交泰，加吴茱萸之左金，加朱砂之安神，加木香之香连，对消化道之自主神经调节具有明显作用。

5. 通常之降酶合剂有大降酶和小降酶。前者系金银花 15g，连翘 15g，蒲公英 15g，败酱草 15g，白花蛇舌草 15g，半枝莲 15g，五味子粉 10g（冲服）；后者系白花蛇舌草 15g，半枝莲 15g，五味子粉 10g（冲服）。

定心丸、安魂汤及振痿汤 // 2020.8.8

张锡纯定心丸方：山茱萸 10g，龙眼肉 10g，生龙骨 15g，生牡蛎 15g，炒酸枣仁 15g，柏子仁 15g，制乳香、制没药各 3g，炙甘草 10g。主治心悸、气短。如有心烦、不寐、多梦，加二陈汤、代赭石，则组成安魂汤。

振痿汤：黄芪 30g，当归 10g，制乳香、制没药各 10g，龙眼肉 10g，山药 10g，生龙骨 15g，生牡蛎 15g，牛膝 10g，威灵仙

10g，知母 10g，鳖甲 10g。

口诀：补血汤后制乳，元山龙牛仙母鳖。

腹膜假性黏液瘤   // 2020.8.10

近年来本病多见，中老年女性高发，临床以下腹及盆腔积水、腹痛为主要特点。本病为腹膜转移性肿瘤，曾称腹膜胶质瘤。本病表现为患者腹腔中充满大量胶质样黏蛋白，很难吸引排出，胶性腹水流向之处可结成肿块，手术时可见半透明果冻样黏液。

本病多源于阑尾、卵巢、直肠的原发性黏液性肿瘤，其主要特点是持续分泌和排泄黏液。黏液发生在阑尾、网膜、胃肠等处时蠕动受限，可见腹痛不舒、腹泻、便秘、食欲不振，服药无效。随着病情的发展，患者消瘦、恶心、呕吐、全身恶病质、贫血。本病病程较长，可持续数年、数十年不等。其病理表现分为 4型：①无细胞性黏液瘤（低恶性，无浸润）。②腹膜低级别黏液瘤（恶性，但程度低）。③腹膜高级别黏液癌（恶性程度高，浸润）。④腹膜高级别黏液癌伴印戒细胞（恶性程度最高，高浸润）。本病治疗以手术为主，全身性化疗目前存在争议，故专家们多主张局部化疗。

升阳益胃汤之临床应用   // 2020.8.13

升阳益胃汤出自《内外伤辨惑论》，其方包含了补中益气汤、香砂六君子汤、半夏泻心汤诸方，其中香砂六君、半夏泻心护胃，补中益气、保元汤提升阳气，羌活胜湿解表散寒，小柴胡除邪气于半表半里。

升阳益胃汤方药组成：党参、白术、黄芪、黄连、半夏、甘草、陈皮、茯苓、泽泻、防风、羌活、独活、柴胡、白芍、生姜、大枣。此方加桂枝则含有保元汤、桂枝汤、柴胡桂枝汤，解表之力在握；加黄芩则含有半夏泻心，健胃止泻力顿强；加白芷、黄芩则含有选奇汤，治疗头痛效佳；大病初愈、癌症晚期之患者常因全身衰竭而产生上症，故特别适宜使用。该病的特点是胃肠紊乱波及全身。

老年人感冒说 // 2020.8.17

老年人机体免疫功能低下，各系统功能衰弱，一旦感冒则较常人为重。老年人感冒首先五官受累，随后呼吸道受累，然后胃肠道受累，最后关节、神经受累，严重者心血管、脑组织均可受累。升阳益胃汤是老年人感冒的首选方。柴胡桂枝、大小柴胡、杏苏散、麻桂合剂、荆防败毒等亦是可选方。病末补中益气汤可选，桂附八味丸亦可选。

肾衰竭治验 // 2020.8.20

王某，男，49岁。慢性肾小球肾炎，慢性肾衰竭，尿蛋白（+++），尿隐血（++），尿素氮 40mmol/L，肌酐 1200μmol/L。

处方：萆薢 10g，乌药 10g，益智 10g，石菖蒲 10g，海浮石 10g，海金沙 10g，木通 6g，滑石 10g，小茴香 10g，白蒺藜 10g，瞿麦 10g，滑石 10g，甘草梢 6g，萹蓄 20g，苏梗 10g，槟榔 10g，木瓜 20g，陈皮 6g，桂枝 10g，附片 6g，半夏 6g，吴茱萸 6g，何首乌 10g，大黄 20g（后下），水蛭 10g，芒硝 10g（烊化）。

服上方 10 剂后，患者尿素氮降至 18mmol/L，肌酐降至 200µmol/L，尿蛋白（++），尿隐血（–）。

上方乃萆薢分清饮、萆海通石汤、鸡鸣散、大黄水蛭散之合方，功效分清降浊、利水除湿、清热解毒。

克罗恩病（CD）之手术治疗　　// 2020.8.22

近年来，免疫调节剂和生物制剂用于 CD 获效，但仍有 50% ～ 80% 的患者需要手术治疗。此类患者在术后第 1 年和第 3 年的回肠病灶复发率分别为 65% ～ 90% 和 80% ～ 100%，且复发病例之严重等级较术前明显增加。虽然术后 6 ～ 12 个月内镜检查后及时调整治疗方案，有助于患者之黏膜愈合，但因传统内镜对细微病灶尚难精准，故对患者完全康复帮助不大。最近，共聚焦激光显微内窥镜（CLE）开始应用于临床，其能够显示白光下无法显示之黏膜变化。CLE 不但可用于评估炎症活动，尚可预测炎症之复发。

乙肝抗病毒治疗讨论　　// 2020.8.24

1. 乙肝干扰素治疗因其效率较低，现已不提倡选择。

2. 核苷类似物恩替卡韦、富马酸替诺福韦酯、丙酚替诺福韦，疗效较好，副作用较少，故而普遍推荐。

3. 核苷类似物抗病毒治疗的适应证有"大三阳"、肝功不好、肝硬化及肝硬化失代偿。对无症状之"小三阳"是否进行核苷类似物抗病毒治疗，国内外尚无明确意见。

4. 目前认为转为"小三阳"后，患者仍需进行 3 年核苷类似物治疗，但因为仍然有一些患者复发，故何时停药，尚无定论。

总之，乙肝患者之"大三阳"是核苷类似物治疗的绝对适应证。肝功异常、肝硬化失代偿，或合并肾脏及其他脏器改变者均应给核苷类似物治疗。"小三阳"，若肝功正常，无任何症状者，可暂缓核苷类似物之治疗，因仍有少数患者复发，故不作推荐。

频发晕厥一例治验 // 2020.8.26

患者王某，女，17岁。频发晕厥，每日2～3次，常突发眩晕，时有倒地，但神志清楚，血压轻微升高。就诊时血压130/90mmHg，诊断为短暂性脑缺血发作（TIA）。

处方：半夏10g，钩藤30g，车前子10g，夏枯草10g，生赭石20g，桑叶10g，菊花20g，牡丹皮10g，栀子10g，白蒺藜30g，石决明15g，天麻10g，白术10g，枸杞子10g，生地黄12g，泽泻30g，赤芍10g，川芎10g，红花3g，降香10g，丹参20g。每日1剂，水煎服。

服上方10剂，患者眩晕再未发生。

近年临床出现的三类降糖药 // 2020.9.1

1. 二肽基肽酶-4抑制剂（DPP-4抑制剂） 代表药物有沙格列汀、西格列汀、维格列汀、阿格列汀。此类降糖药能刺激胰岛素分泌，延缓胰岛B细胞凋亡，抑制胰高血糖素，从而发挥降糖作用；同时能减少肝葡萄糖的合成。

2. 胰高血糖素样肽-1受体激动剂（GLP-1受体激动剂） 代表药物有利拉鲁肽、贝那鲁肽。此类降糖药通过激动GLP-1增加肠胰岛素，使血糖下降。

3. 钠－葡萄糖协同转运蛋白 2 抑制剂（SGLT-2 抑制剂）　代表药物有恩格列净、达格列净、卡格列净。此类降糖药通过增加血糖的尿排泄，从而使血糖降低。

DPP-4 抑制剂沙格列汀和 GLP-1 受体激动剂利拉鲁肽，一抑制一激动，均增加肠胰岛素，降低胰高血糖素，从而发挥降糖作用。

慢性肾脏病与钙磷代谢　　　　// 2020.9.3

慢性肾脏病（CKD）时，甲状旁腺功能亢进，钙离子增加，磷离子下降，机体存在复杂的代偿机制，以确保钙磷代谢的平衡。目前研究发现有四种激素能保持钙磷平衡，分别是甲状旁腺激素（PTH）、FGF-23、1-25（OH）$_2$D$_3$、Klotho 蛋白。FGF-23 是骨细胞和成骨细胞受甲状旁腺激素刺激分泌的一种磷分泌调节素。1-25（OH）$_2$D$_3$ 和 Klotho 蛋白是一种广泛表达的抗衰老蛋白。上述四种因素共同完成调节钙磷代谢，以适应肾小球滤过率（GFR）的持续下降。

综上所述，CKD 病情进展时，GFR 下降，钙、磷之排泄随之减少，钙离子升高，磷离子下降。此时以 PTH 为主的四种因素旋即开始活动，致血钙上升，血磷相对降低。此时 1-25（OH）$_2$D$_3$ 和 Klotho 两种抗衰老蛋白以微弱之增势缓解血磷之下降。

抗衰老新药　β－烟酰胺单核苷酸　　// 2020.9.5

β－烟酰胺单核苷酸是当今公认的抗衰老明星。此物广泛存在于毛豆、西蓝花、黄瓜皮、牛油果中。美国 FDA 批准上市的"瑞维拓",和中国 CFDA 批准上市的"艾沐茵"同属此类药物。最新研究发现,β-烟酰胺单核苷酸尚能改善脑动脉硬化之脑损害,亦能修复糖尿病之脑损害,还能提高人体免疫力。

谈谈青光眼 // 2020.9.8

青光眼是由眼压增高所致。正常人眼压在 10 ~ 20mmHg,高于 20mmHg 则谓高眼压。房水排出受阻则眼压升高,而青光眼是高眼压的主要疾病。

1. 分类 ①根据前房形态和发病年龄分为开角型、闭角型和先天型。②根据眼压升高的原因分为原发性和继发性。两种以上同时存在,称为混合型青光眼。

2. 危害 高眼压引起视神经供血不足,神经营养不良,神经功能缺损,出现视力下降、视野缺损,晚期则视神经萎缩,完全失明。此进程中可出现角膜水肿、大疱性角膜病变、畏光流泪、疼痛等。

3. 如何早期发现 青光眼早期即见眼压轻度增高,但大多患者症状轻微,个别患者有视物模糊、头痛、眼眶疼痛、视野中出现暗区的表现。

4. 治疗 早期可采用激光和药物治疗,如 1% 毛果芸香碱缩瞳剂、β 受体阻断剂(心得安、倍他乐克)、碳酸酐酶抑制剂(布林佐胺)、α 受体激动剂(溴莫尼定)。晚期或严重闭角型青光眼采用紧急手术,开房减压。

大肠癌漫谈 // 2020.9.11

大肠癌之发病日多，目前已跃居癌症发病的第四位，仅次于肺癌、胃癌、乳腺癌，而与肝癌并列。大肠癌分结肠癌与直肠癌，男性多于女性，男女之比为 2：1。大肠癌之常见临床表现为腹痛、腹泻、便干、便黏、便血，侵及膀胱则有尿频、尿急、尿痛、尿血，侵及骶前神经，则见骶尾部剧烈疼痛。大肠癌之常用检查有大便常规、肿瘤标志物检查、结肠镜检查。

大肠癌的发病在我国的上升速度超过国际平均速度 2%，达 5%。以往这一疾患专属中老年人，现在年轻人发病亦不少见。

老年性腰腿痛治验 // 2020.9.13

中老年人一生劳苦，肌肉、关节、韧带多有慢性劳损。此种劳损症状多为全身上下之困痛，单复方（川乌、草乌、细辛、雷公藤、马钱子）对此多不适应，疗效似觉不足，似如杀鸡而用牛刀，反而效微。余用升阳益胃汤斯证疗效明显，查升阳益胃汤组成：党参、白术、黄芪、黄连、半夏、甘草、陈皮、茯苓、泽泻、防风、羌活、独活、柴胡、白芍、大枣、生姜。此方加黄芩为小柴胡汤，亦为半夏泻心汤；加桂枝为桂枝汤，亦为柴胡桂枝汤；加当归、升麻为补中益气汤；方中羌活、独活、防风、黄芩、甘草，加白芷为选奇汤；方中党参、白术、茯苓、甘草、半夏、陈皮为六君子汤。

通过上述加减，则知此方含小柴胡汤、桂枝汤、柴胡桂枝汤、补中益气汤、选奇汤、六君子汤。本方具有解太阳、少阳之邪，健胃调脾，补益中焦之气，消风胜湿，通利关节、肌肉、腠理、皮毛之作用。老年人脾胃得健，腠理得通，表里通和，则诸症可安。

肺癌免疫治疗之现状 // 2020.9.15

以 PD-1/PD-L1 抑制剂及 CTLA-4 抑制剂为代表的免疫检查点抑制剂应用于临床，开启了肺癌临床治疗新篇章。目前，免疫检查点抑制剂已经是非小细胞肺癌标准的二线治疗方案，而其一线治疗的适应证也在逐渐放宽。肺癌的单药免疫治疗取得了上述成绩后，免疫联合放疗、化疗、靶向及双免疫治疗也取得了一定成效。免疫检查点抑制剂已用于转移性小细胞癌的二线治疗。

我国免疫检查点抑制剂的研发正取得显著进展。PD-1/PD-L1抑制剂、CTLA-4 抑制剂之研发已接近尾声，也就是说，我国自行研制的免疫检查点抑制剂即将应用于临床。

糖尿病足的认识 // 2020.9.17

糖尿病足应从下肢麻木、感觉迟钝算起，最后出现烂足、黑足。麻木－疼痛－步态不稳－皮温下降－皮肤颜色变黑－下肢溃疡，此变化之根本是神经末梢的功能失常，致使末梢血管（毛细血管）的通透性发生改变，肌肉营养不足，最终出现坏死、发黑。神经损伤后很难恢复，因此糖足不易治疗，内科治疗通常效果不大。

显微神经解压、去交感神经化、在显微镜下去除 α 受体都是近来神经外科微创术之适用范围，旨在改善下肢微循环，恢复下肢神经末梢之功能。中药治疗糖尿病足亦有效，如萆薢渗湿汤、鸡鸣散、芍药甘草汤、桂枝附子汤、四妙勇安汤、桃红四物四参冬、香附白豆蔻紫石英、八脉增桃红四物加理中、保真细花芍、四妙散、冠心Ⅱ号、汉三七、水蛭等均适用。

下肢静脉曲张漫谈　　// 2020.9.20

中老年人下肢静脉曲张患者约占 2 成，全国发病约为 8.89/10 万。中老年人何以发病？主要是下肢静脉压力增高，而压力增高的原因是心力不足，静脉回流不畅，加之个别患者有肺心病、冠心病、风心病、高心病，心力存在一定衰竭则静脉压力更高。首先以静脉曲张代偿，继则静脉管腔内皮通透性增加，尤其是毛细血管之通透性增加，血液成分的渗出，局部可见肿胀、坏死。病者自觉下肢沉重、行走困难。西医治疗药物如七叶皂苷类、黄酮类、香豆素类；中医治疗药物首推桃红四物四参冬、香附白豆蔻紫石英，次则当川留灵山参金、赤芍玄草加茯苓、冠心Ⅱ号、汉三七、水蛭、鸡鸣散、萆薢渗湿汤、四妙散、芍药甘草汤、桂枝附子汤等。

甲状腺功能减退症（甲减）浅说　　// 2020.9.24

TSH 升高者，可称作甲状腺功能减退症，此时甲状腺素（T_4）、游离甲状腺素（FT_4）降低。TSH 增高，T_4、FT_4、三碘甲状腺原氨酸（T_3）正常，称为临床甲减。TSH 正常或减低，T_4、T_3 降低，称为中枢性甲减。甲状腺球蛋白抗体（TGAb）和甲状腺过氧化物酶抗体（TPOAb）阳性，则为桥本甲状腺炎。

甲减之临床表现为乏力、怕冷、注意力下降、言语缓慢、反应迟钝，重者见心率慢、纳呆厌食、腹胀、腹痛、便秘、麻痹性肠梗阻、水肿、心包积液、心律不齐、全身黏液性水肿，严重者可见休克、昏迷，甚至危及生命。

甲减的治疗常用西药优甲乐（L-T$_4$），可根据病情终身服用。中药二仙汤合补中益气、越婢加术、升阳益胃汤、益气聪明汤、归脾汤亦可。

一例 EB 病毒感染验案　　// 2020.9.27

李某，男，9岁。感染 EB 病毒，肝功损害。谷丙转氨酶、谷草转氨酶均在 1000U/L 以上，脾大 69mm，间歇性发热，每周 1次，每次持续 2～3 天。刻下患儿精神欠佳，食欲不振，活动较少。

处方：麻黄 10g，桂枝 10g，杏仁 10g，甘草 6g，川芎 6g，白芷 6g，细辛 3g，羌活、独活各 10g，防风 12g，当归 10g，白芍 15g，丹参 30g，黄芪 30g，秦艽 10g，板蓝根 10g，白花蛇舌草 15g，生石膏 30g，半枝莲 15g，五味子粉 10g，青蒿 10g，鳖甲 10g，知母 10g，生地黄 12g，牡丹皮 6g，贯众 15g，蒲公英 15g，射干 15g，大青叶 15g，蛇床子 10g。每 2 日 1 剂，水煎服。

服上药 10 剂后，患儿肝功正常，脾脏恢复正常大小，再未发热。余在上方中去麻桂合剂、小降酶、青蒿鳖甲，加九味羌活、贯众合剂，以善其后。

两个有效方剂 // 2020.9.30

1.颈椎病（神经根型）生薏苡仁 20g，木瓜 20g，自然铜 15g，补骨脂 10g，川乌、草乌各 15g（先煎 1.5 小时），马钱子 2 个（油炸），土鳖虫 6g，续断 10g，半夏 6g，郁金 6g，制乳香 10g，制没药 10g，天麻 10g，白芥子 6g，桂枝 10g，白芍 20g，全蝎 6g，蜈蚣 1 条。每日 1 剂，水煎服。

2.胰腺炎腹胀 柴胡 10g，枳实 10g，白芍 20g，甘草 6g，大黄 10g（后下），黄连 6g，黄芩 10g，延胡索 10g，川楝子 20g，干姜 6g，半夏 6g，党参 10g，生龙骨 15g，生牡蛎 15g，海螵蛸 15g，丹参 10g，木香 6g，草豆蔻 10g，大腹皮 20g，厚朴 10g，陈皮 6g，茯苓 12g。每日 1 剂，水煎服。

老年人营养不良 // 2020.10.3

老年人消化能力不足，肠分泌、肠蠕动均减少，味觉迟钝，均可导致食欲下降，从而致营养物质缺乏。另外，不良的饮食习惯，导致老年人不吃肉、蛋、奶等营养丰富的饮食，亦可造成营养不良。由于上述原因，老年人肌肉、骨量减少，活动力下降，代谢功能、内分泌功能、免疫功能均下降，体力下降，生活自理能力下降。老年人最易缺乏的营养物质为蛋白质、钙、铁、维生素 B 族、维生素 D、维生素 C、维生素 E 等，常表现为体重减轻、皮肤粗糙、骨质疏松、肌肉萎缩、视力下降、听力下降、牙龈萎缩。

老年性白内障 // 2020.10.7

白内障即晶体浑浊，瞳孔由黑变白，故名。年老、遗传、外伤、中毒、辐射等均可引起晶体内代谢紊乱、蛋白变性。临床上白内障多见于糖尿病、甲状腺疾病患者。目前手术是治疗白内障最好的方法。未成熟之白内障以治疗原发病为主，由此则可有效缓解白内障的进展。

严重眶上斑一例验案 // 2020.10.14

江某，女，42岁。1年来，患者月经减少、延后，颜面严重黑斑，求余治疗。

处方：肉苁蓉10g，蒲公英10g，益母草20g，菟丝子10g，女贞子10g，墨旱莲10g，当归10g，桃仁10g，红花6g，川芎10g，仙茅10g，淫羊藿10g，生地黄12g，山茱萸10g，柴胡10g，黄芩10g，半夏6g，茯苓12g，白术12g，泽泻10g，桂枝10g，补骨脂10g，萆薢10g，猪苓10g。

服上方20剂后，患者眶斑痊愈。

癫痫水丸 // 2020.10.16

五倍子50g，山豆根50g，续随子20g，红大戟20g，雄黄15g，苦参100g，朱砂20g，麝香1g，桃仁50g，红花30g，当归50g，赤芍50g，川芎50g，生地黄50g，僵蚕40g，全蝎40g，蜈蚣6条，白胡椒50g，石菖蒲50g，法半夏50g，胆南星50g，青礞石 50g，海浮石 50g，牵牛子 50g，沉香 20g。共研细末，过筛，制成水丸，如梧桐子大，每服 8g，每日 2 次。

上药联合加巴喷丁 0.3g，每日 2 次，疗效明显。

腰腿痛经验方 // 2020.10.18

党参 10g，黄芪 20g，桂枝 10g，陈皮 6g，川乌、草乌各 10g（先煎 1 小时），当归 10g，羌活、独活各 10g，牛膝 10g，木瓜 20g，乌药 10g，甘草 10g。此方治疗通常之腰腿疼痛如神。

口诀：参芪桂陈川草，当活木牛乌药草。

乙肝肝硬化、肝癌验案 // 2020.10.20

丁某，男，42 岁。患乙肝 10 年，3 年前肝硬化、肝癌，曾有腹水、黄疸，在兰大医院行肝癌介入及射频消融治疗，未见显效，遂求诊于余。刻下患者脾大，有腹水，肝癌病灶可见。

处方：柴胡 10g，枳实 10g，白芍 20g，甘草 6g，大黄 10g，黄连 6g，黄芩 10g，延胡索 10g，川楝子 20g，制乳香、制没药各 6g，白术 12g，茯苓 12g，党参 10g，半夏 6g，陈皮 6g，木香 6g，草豆蔻 10g，丹参 30g，黄芪 30g，当归 15g，秦艽 10g，板蓝根 20g，干姜 6g，生龙骨 15g，生牡蛎 15g，海螵蛸 15g，苍术 10g，黄柏 10g，牛膝 10g，薏苡仁 30g，白花蛇舌草 15g，半枝莲 15g，五味子 10g。每 2 日 1 剂，水煎服。

同时服用余自制药乙肝康、乙肝扫、软肝消痞丸及恩替卡韦。

服上方 30 剂后，患者诸症均减轻；又自行继续服 90 剂，历时 1 年，诸症皆愈，肝功正常，脾恢复正常，肝肿瘤消失。

阳痿患者治验　　　　　　　　　// 2020.10.22

　　患者，男，52 岁，阳痿不举，百药无效。余先以当川羊肉、巴中鹿蹄、二仙鹿锁菟、桂枝加龙骨牡蛎、子龙桑韭锁巴天、鹿菟马巴天、振痿汤等治疗无效。后用下列方剂，患者前后服药 30 剂，十年重疾，豁然而愈。

　　处方：石菖蒲 10g，远志 6g，龟甲 15g，生龙骨 15g，生牡蛎 15g，桃仁 10g，红花 6g，当归 10g，川芎 10g，生地黄 12g，白芍 15g，天冬 15g，麦冬 15g，益智 10g，龙眼肉 10g，山萸肉 10g，黑芝麻 10g，马钱子 1 个，木通 6g，磁石 15g，石斛 10g，石莲子 10g，赤芍 15g，降香 10g，丹参 20g，水蛭 10g。

　　此例之治愈，说明阳痿之患者与皮层上中枢有关。

经皮冠状动脉介入治疗（PCI）　　// 2020.10.25

　　2018 年，我国共行 PCI 91.5 万例。时间倒回 30 年，20 世纪 80 年代初，苏州熊重廉、蒋文平，西安郑笑莲、贾国良等在国内陆续开展经皮冠状动脉腔内成形术（PTCA）。1984～1996 年，我国仅有 51 家医院完成了 6213 例 PTCA，全部采用金属裸支架。以后采用药物洗脱支架，如紫杉醇药洗脱支架。2017 年国外完全生物可吸收支架退市，我国自产的生物可吸收支架于 2019 年正式使用，成为目前全球正式上市的第一家可吸收支架。

下腹部手术后腹部并发症的治疗 // 2020.10.29

卵巢、子宫、直肠、结肠手术后常见肠粘连、肠梗阻、腹腔积液、淋巴转移等并发症，患者常有腹胀、腹痛、大便秘结、小便不利等表现。针对此类并发症，可试用下列方药治疗。

1. 乌苓合剂（乌苓郁云索大姜，三香陈酒身苁蓉），适用于肠粘连、部分性肠梗阻。

2. 羌胡两头汤（羌胡两头香丁当，麻黄桂枝生芦防），适用于肠粘连、腹膜炎疼痛显著者。

3. 大金牛香赤干麦、香附青皮牡蛎红花、香砂六君汤，适用于轻度肠梗阻、腹痛。

4. 小肠复苏汤（小吴榔，胡阳补起床），适用于肠麻痹、大便稀而小便不利。

5. 膀胱复苏汤（木蜈香桂），适用于小便不利、膀胱麻痹。

6. 疏凿饮子（秦羌商赤椒，三皮榔通泽），适用于腹水。

7. 十枣汤（大戟、甘遂、芫花），适用于腹水。

8. 大承气汤（大黄、芒硝、枳实、厚朴），适用于明显肠梗阻。

9. 肉苁蓉、菟丝子、淫羊藿、补骨脂、巴戟天（大菟仙补天），适用于肠麻痹、内脏下垂。

10. 当归、白芍、木香、槟榔、延胡索，适用于肠粘连、腹痛。

结肠癌术后少腹痛、肛门重坠案　　// 2020.11.2

李某，男，64 岁。乙状结肠癌术后放化疗后，持续不舒，阵发性腹痛，大便不畅，肛门重坠。

处方：当归 10g，白芍 30g，枳实 10g，木香 10g，槟榔 10g，胡芦巴 10g，淫羊藿 10g，补骨脂 10g，阳起石 15g，蛇床子 10g，小茴香 10g，吴茱萸 6g，延胡索 10g，川楝子 20g，制乳香 6g，制没药 6g，大黄 20g（后下），厚朴 10g。每日 1 剂，水煎服。

服上方 10 剂，患者腹痛止，大便畅通。

前列腺癌少腹痛、肛门重坠案　　// 2020.11.4

杜某，男，59 岁。前列腺癌术后，少腹疼痛，肛门重坠。

处方：生地黄 12g，山茱萸 12g，山药 10g，牡丹皮 10g，茯苓 12g，泽泻 10g，桂枝 10g，川乌、草乌各 10g（先煎 1 小时），马钱子 1 个（油炸），当归 10g，白芍 30g，枳实 10g，木香 10g，延胡索 10g，川楝子 20g，制乳香、制没药各 6g，胡芦巴 10g，淫羊藿 10g，阳起石 10g，蛇床子 10g，大将军 10g，琥珀屑 3g，白花蛇舌草 15g，半枝莲 15g。每 3 日 2 剂，水煎服。

服上药 10 剂，患者少腹痛止，肛门重坠减轻，小便通畅。

再论中医处方　　// 2020.11.6

前人中药处方大者，可网络原野，务求免于一死者有之。方小练达，可直入病原者有之，今人无所适从也！余谓大方宜补，小方宜攻宜泻也。

初学医者，唯恐药不盖病，加之，再加之，使方药庞杂，一方药总达 25 种以上。殊不知，此种用药反不能专中病的也。此若人之实际想讨好百家，反而无一家知己也！更不胜者，此类方剂五味俱陈，药力不专，不能使疾病得力于一专，更不能集中优势药力达于病之某一主候矣，患者得以安其一隅耶？

余行医 60 余载，深悟此道也！急证、实证，务求用药精准，兼护脾胃。盖脾胃伤则百药无路可进，未达病所而斯人先苦之、拒之，何以攻于斯病？慢病、虚证，则方可大，广而多补之，五脏正气乃复，医者不可不知也。

慢性肾炎又一方　　　　　// 2020.11.9

张某，男，46 岁。患慢性肾炎 11 年，多方治疗无效，反复发作。尿蛋白恒在（+ ～ +++），尿隐血则在（+ ～ +++）之间波动，多次应用激素、环磷酰胺等治疗。

处方：蝉蜕 6g，菟丝子 10g，泽泻 20g，益母草 20g，黄芪 30g，白茅根 30g，车前子 10g，蚕茧 10g，蚕沙 10g，僵蚕 10g，生地黄 12g，木通 6g，甘草梢 6g，淡竹叶 10g，当归 10g，川芎 10g，赤芍 10g，桃仁 10g，红花 6g，丹参 20g，金银花 10g，连翘 15g，蒲公英 15g，板蓝根 15g，紫花地丁 10g。每 3 日 2 剂，水煎服。

上方服 10 剂，患者尿蛋白、隐血全部转阴。

口诀：蝉菟泽坤黄白车，三蚕益肾勿嫌多。

闲说几句宫颈癌　　　　　　　　// 2020.11.12

　　宫颈炎是育龄妇女最常见的疾患。宫颈黏膜较薄，且其上有细微之皱褶，在这些皱褶里，支原体、衣原体、淋球菌、葡萄球菌、链球菌等容易潜伏，久之则宫颈可产生炎症。宫颈黏膜较阴道黏膜薄得多，同时乳酸杆菌较阴道内少，故而容易形成炎症。宫颈炎轻者可无症状，重者可见白（黄）带、少腹痛、性交痛、下身出血，严重者可形成盆腔炎，导致少腹疼痛加重。宫颈炎不会直接演变成宫颈癌。宫颈癌的高危人群是 HPV 感染者。宫颈炎可致局部菌群紊乱，从而增加 HPV 感染的可能性。HPV 可导致宫颈细胞低级别病变和高级别病变，后者更接近癌，故又称为癌前病变。HPV 感染者仅为宫颈癌之高危人群，且其中大部分 HPV 感染者可以自行消灭病毒。

头晕、耳鸣、目赤方　　　　　　// 2020.11.13

　　桑叶 10g，菊花 10g，当归 10g，白芍 20g，荆芥穗 10g，泽泻 20g，甘草 6g。每日 1 剂，水煎服。此方治头晕、耳鸣、目赤，药简而效专，为时下之妙方。单用桑叶、菊花二味可治疗暴发火眼；当归、白芍可治头晕；荆芥穗、泽泻可治疗耳鸣。四药合之，治头晕、耳鸣亦可也。

说说金车丹芪方　　　　　　　　// 2020.11.15

　　郁金 10g，重楼 10g，丹参 30g，黄芪 30g，何首乌 20g，山

药 10g，三棱 10g，莪术 10g，板蓝根 10g，秦艽 10g，神曲 10g，泽泻 10g，党参 10g，蝉蜕 6g，桑椹 10g，生薏苡仁 20g，桃仁 10g，红花 3g，黄精 20g，白花蛇舌草 15g，半枝莲 10。每日 1 剂，水煎服。

早在 40 年前，余即用此方治愈了天水白某之白血病、刘某之原发性血小板增多症，后又治愈了冯某之真性红细胞增多症，可见其对增生性血液病，如白血病、真性红细胞增多症、原发性血小板增多症、骨髓增生异常综合征、多发性骨髓瘤、恶性淋巴瘤等的疗效肯定。

胆囊癌一方 // 2020.11.17

胆囊癌患者吕某，女，49 岁，服下方见大效。

柴胡 10g，枳实 10g，白芍 20g，甘草 6g，川芎 6g，香附 6g，蒲公英 10g，败酱草 10g，川椒 6g，干姜 6g，延胡索 10g，川楝子 20g，制乳香、制没药各 6g，草果 10g，五灵脂 6g，大黄 6g，黄连 6g，黄芩 10g，茵陈 20g，山栀 10g，全蝎 6g，蜈蚣 1 条。每日 1 剂，水煎服。

此方为胆胰合证方、五元草药、二虫之合方。

血液病中药治疗概说 // 2020.11.18

血液病可分为增生性和非增生性两类。增生性血液病包括白血病、骨髓瘤、恶性淋巴瘤、骨髓增生异常综合征、真性红细胞增多症、原发性血小板增多症；非增生性血液病则包含再生障碍性贫血、纯红再生障碍性贫血、特发性血小板减少症等。前者之治疗主方为兰核三黑强，不忘桂枝汤。在此基础上可加八石红喜白半蒟，或加金车丹芪首乌山，或加青树白石半月红，或加三术龙马荟寒贯，或加裴氏五味消毒饮。后者之治疗常在兰核三黑强，不忘桂枝汤的基础上，加归脾三子桂、板破人皂鸡，或加黄鹤藤马四物生，或加三子何莲大骨桑，或加三豆参生柴骨羊，或加黑女血破首羊山。

上述方药可随症加减，治疗所有血液病。兰核三黑强、桂枝汤的作用靶点在造血祖细胞，即造血多能干细胞。

胸腺瘤诊治一例　　　　　　　　　　// 2020.11.21

宋某，女，29 岁。患胸腺瘤，颈淋巴结肿大，胸、腰椎均有转移，骨质破坏，淋巴结活检确诊胸腺瘤。患者尚无明显不适，亦无重症肌无力表现。

处方：土茯苓 10g，土贝母 10g，黄药子 10g，天花粉 10g，生薏苡仁 20g，龙葵 10g，鸡内金 10g，八月札 10g，石见穿 10g，红豆杉 10g，喜树果 10g，白花蛇舌草 15g，半枝莲 15g，蒟蒻 15g（先煎 1.5 小时），生地黄 12g，山茱萸 30g，人参须 15g，太子参 15g，潞党参 15g，北沙参 15g。每日 1 剂，水煎服。

服上药 30 剂后，患者精神好，体力增加，腰背困重较前缓解。前方继续服用 30 剂；另加青蔻Ⅲ号，每日 2 次，每次 1 粒。服后患者诸症全消，与常人无异。

几组有效方药　　　　　　　　　　// 2020.11.27

1. 食管癌方　半夏 6g，陈皮 6g，枳实 10g，木香 6g，三棱

10g，莪术 10g，丹参 10g，草豆蔻 10g，厚朴 10g，重楼 10g，甘草 6g，黄连 10g，吴茱萸 3g，急性子 10g，鸦胆子 10 个（去壳，冲服），马钱子 1 个（油炸），水蛭 10g（冲服），海藻 10g。每日 1 剂，水煎服。

2. 甲状腺结节方　生地黄 12g，玄参 10g，麦冬 10g，白芍 30g，浙贝母 10g，桔梗 30g，甘草 10g，郁金 10g，橘核 15g，青皮 10g，枳实 10g，牡蛎 15g，昆布 10g，海藻 10g，三棱 10g，莪术 10g，黄药子 20g，鸡内金 10g，桂枝 10g。此方可使结节降级，如由 4a 级降至 3 级。

3. 恶性淋巴瘤方　大戟 3g，甘遂 3g，白芥子 6g，黄药子 15g，天花粉 10g，土贝母 10g，土茯苓 10g，生薏苡仁 30g，鸡内金 10g，八月札 10g，红豆杉 10g，石见穿 10g，白花蛇舌草 15g，半枝莲 15g，蒟蒻 15g（先煎 1.5 小时）。此方可使非霍奇金淋巴瘤缩小。

4.Hp 阳性方　柴胡 10g，枳实 10g，白芍 20g，甘草 6g，大黄 6g，黄连 12g，黄芩 10g，丹参 10g，木香 6g，草豆蔻 10g，吴茱萸 3g，半夏 6g，干姜 6g，生龙骨 15g，生牡蛎 15g，海螵蛸 15g，党参 10g，白术 12g，茯苓 12g。此方可使 Hp 转阴。

肿瘤微环境概述　　　// 2020.12.2

人体在正常生理情况下，免疫环境内有两种因素处于调节状态。这两种因素一为激活因素，一为抑制因素。二者处于平衡状态时，肿瘤不可能发生。如果两者之平衡失调，肿瘤则可发生。一旦肿瘤发生，二者之平衡则会进一步破坏。最后往往是抑制因素占上风，造成免疫缺陷，肿瘤逃逸和发展。上述之激活因素即树突状细胞所激活之抗原提呈系统；抑制因素即 NF-κB 调节之转录系统。

皮肤鳞癌一例 // 2020.12.3

赵某，男，82 岁。头皮上生一肿物，1 个月来迅速生长，已至 20mm×20mm×30mm 大小，上呈菜花状，触之易出血，疼痛难忍，后在天水市医院活检，确诊为鳞癌低分化。

处方：黄药子 20g，天花粉 10g，土茯苓 10g，土贝母 10g，生薏苡仁 30g，龙葵 20g，鸡内金 10g，白花蛇舌草 15g，半枝莲 15g，黄芪 20g，当归 10g，制乳香 10g，制没药 10g，鳖甲 10g，皂角刺 10g。每日 1 剂，水煎服。

服上药 15 剂，患者肿块全消，头皮光如常人。

真性红细胞增多症一例治验 // 2020.12.5

冯某，女，75 岁。患真性红细胞增多症半年，血红蛋白恒在（180～230）g/L，经用大剂量干扰素、免疫球蛋白、羟基脲无效，白细胞 $13×10^9$/L，血小板正常。

处方：郁金 10g，重楼 10g，丹参 20g，黄芪 20g，何首乌 20g，山豆根 10g，三棱 10g，莪术 10g，板蓝根 10g，秦艽 10g，神曲 10g，泽泻 10g，党参 10g，蝉蜕 6g，桑椹 10g，薏苡仁 10g，桃仁 10g，黄精 20g，白花蛇舌草 15g，半枝莲 15g。每日 1 剂，水煎服。

服上药 90 余剂，患者血红蛋白降至正常。

此方与强肝汤类似，增加了三棱、莪术、桑椹，而缺少了四物、山楂、茵陈。此方治疗骨髓增生显效，说明三棱、莪术、桑椹对骨髓增生之疗效，又说明四物、茵陈之调肝作用。

肾小球肾炎一方　　　// 2020.12.8

菟丝子 15g，女贞子 15g，枸杞子 15g，桑寄生 30g，荠菜花 30g，生薏苡仁 30g，墨旱莲 15g，续断 10g。此方为徐嵩年先生治疗肾炎之经验方，用药奇特，不同凡响，可在临床试用之。

口诀：三子寄荠薏旱川。

甲亢突眼症之治验　　　// 2020.12.13

李某，男，53 岁。患甲亢突眼症多年，到处求医，未见疗效，出汗、心悸、手颤等甲亢症状已不明显，唯见眼球突出、视物模糊。

处方：五倍子 10g，当归尾 10g，大戟 3g，血竭 3g，透骨草 10g，制乳香、制没药各 6g，山慈菇 10g，苏木 10g，桃仁 10g，红花 6g，天冬 15g，生地黄 12g，玄参 10g，黄芪 30g，白芍 20g，知母 20g，石决明 15g，木香 3g，水牛角 10g，钩藤 30g。每日 1 剂，水煎服。

服上方 10 剂，患者突眼症缓解，双眼已如常人，视力恢复正常。

青蔻系列漫谈　　　// 2020.12.16

余之青蔻系列有 Ⅰ、Ⅱ、Ⅲ、Ⅳ号，用于骨髓增生性疾患，如白血病、真性红细胞增多症、原发性血小板增多症、霍奇金淋巴瘤、非霍奇金淋巴瘤、骨髓增生异常综合征等，有明显疗效。青蔻Ⅰ号之组成为青黛、蟾酥；青蔻Ⅱ号为青黛、蟾酥、雄黄；青蔻Ⅲ、Ⅳ号为青黛、蟾酥、雄黄、砒霜，只是剂量不同。上述四药系余 60 年之临床经验总结而成，其中各药物成分之剂量均适合疾病需要，服用 1 ～ 2 个月，通常不会发生慢性中毒。

慢性肾炎又一验方 // 2020.12.18

菟丝子 10g，枸杞子 10g，女贞子 10g，荠菜花 15g，桑寄生 15g，生薏苡仁 30g，墨旱莲 10g，续断 10g，蚕茧 10g，晚蚕沙 10g，僵蚕 10g，生地黄 12g，木通 6g，甘草梢 6g。每日 1 剂，水煎服。此方治疗慢性肾炎，消蛋白乃一绝耳。

口诀：三子荠寄薏莲川，三蚕导赤治肾炎。

狼疮性肾炎一验方 // 2020.12.20

乌药 10g，木香 3g，砂仁 10g，甘草 6g，香附 6g，延胡索 10g，苏叶 10g，槟榔 10g，木瓜 20g，陈皮 6g，桂枝 10g，半夏 10g，吴茱萸 3g，何首乌 10g，桔梗 30g，白花蛇舌草 20g，半枝莲 20g。每日 1 剂，水煎服。

狼疮性肾炎现名 IgA 肾病，即除了尿蛋白、肾衰竭外，还有肝、肺、关节之损害。一例肾损伤长期尿蛋白阳性的患者，服上药 15 剂，尿蛋白全消。

慢性肾小球肾炎一例治验 // 2020.12.22

王某，女，49 岁。患慢性肾小球肾炎 20 年，曾用激素治疗多年，后求余诊治。余先用益肾、阿发、巴山，后用车牛桂附、三保四贝、马王清风、大山薏半、小山竹，均未见效。尿蛋白（+++），尿隐血（++），肾功尚正常。

处方：黄芪 30g，山栀 10g，山药 10g，升麻 3g，钩藤 20g，生薏苡仁 20g，牛膝 15g，地龙 20g，桂枝 10g，附片 10g，水蛭 10g，白花蛇舌草 15g，半枝莲 15g，蚕茧 6g，晚蚕沙 6g，僵蚕 6g，生地黄 12g，木通 10g，甘草 6g，车前子 10g。每日 1 剂，水煎服。

服上药 15 剂后，患者尿蛋白、隐血全消，特送来锦旗一面。

口诀：黄山升钩薏牛龙，桂附水车两将军，三蚕导赤不能忘，顽固肾病此方真。

说说白前 // 2020.12.25

白前为萝藦科植物柳叶白前的干燥根茎，含三萜皂苷，为宣肺降气之圣药，尚能健脾调中，故能培土而生金。白前一味治久咳喉响，合桔梗、桑白皮治咳喘咯血。此药一味可治脾大，亦可治腹痛，由此当知其对消化系统的重大作用。临床因胃肠气逆所致之咳嗽、气喘，用此药治之则愈，不可不记也。远志安神而止咳喘，白前健脾调中而止咳喘。前者自上而下，泻心火而治咳喘；后者自下而上，除湿痰而治咳喘，二者相辅相成，相得益彰，实治疗喘咳之佳剂也。白前、远志相配名曰"咳喘汤"也。

颅脑小血管病　　　　　　　　　// 2020.12.30

　　脑动脉硬化除出现脑出血、脑梗死外，通常的脑缺血、白质强信号、脑萎缩等可谓之曰颅脑小血管病。这种小血管病则可见记忆力减退、情绪低落、乏力、头晕，严重者则见轻度认知障碍、脾气古怪、行为反常，最后还可能出现下肢共济失调、肌肉强直等。西医治疗本病方法较少，常规疗法如降脂、降压、抗凝，疗效欠佳。中医之活血化瘀、镇肝息风、通窍安神药等长期服用，疗效通常满意。

谈谈睡眠不佳问题 // 2021.1.2

睡眠不佳是中老年人普遍面临的问题。没有充足的睡眠，就没有充沛的精力。然而，常见之镇静安眠药如柏子养心丸、天王补心丹等疗效有限，而西药西泮类、唑仑类虽有立竿见影之效，但易形成依赖，久用终非良策。余多年观察认为，凡有长期睡眠不佳者，均与胃肠疾患及晚餐暴饮暴食有关。盖胃肠为自主神经最敏感之部位，胃肠道疾患能使自主神经高度兴奋，晚餐暴饮暴食也能使自主神经高度兴奋，因而影响睡眠。余之临床试验也证明了安胃健脾法治疗失眠特别有效。

处方：党参 10g，白术 12g，茯苓 12g，甘草 6g，半夏 6g，陈皮 6g，枳实 10g，竹茹 10g，炒酸枣仁 15g，柏子仁 15g，生龙骨、生牡蛎各 15g，制乳香、制没药各 3g，合欢皮 30g，首乌藤 30g，龙眼肉 10g，山茱萸 10g，生赭石 10g，远志 10g，石菖蒲 10g，龟甲 15g。

上方为四君子、温胆汤、定心丸、安魂汤、孔圣枕中丸等之合方。临床使用可辨证加减，如加黄连、黄芩、肉桂、吴茱萸，则取泻心、左金、交泰之意。

睡眠与心态的关系 // *2021.1.5*

前述睡眠与肠胃之关系密切，其次睡眠与心态关系亦非常相关。张锡纯定心丸、安魂汤、柴胡加龙骨牡蛎汤、抑肝散、孔圣枕中丸、妙香散、栀子豉汤、白金散等均可调整心态，故在失眠之治疗方面均可选。余制定裴氏酸枣仁汤可与前述方药联合应用，组成如下。

石菖蒲 10g，远志 10g，茯神 12g，炒酸枣仁 15g，柏子仁 15g，生龙骨 15g，生牡蛎 15g，合欢皮 30g，首乌藤 30g，知母 15g，川芎 10g。每日 1 剂，水煎服。

上方加制乳香、制没药、龙眼肉、山萸肉（定心丸）；加半夏、陈皮、生赭石（安魂汤）；加党参、白术（四君子）；加枳实、竹茹、半夏、陈皮（温胆汤）。所组成的方剂，与前述四温定安大体一致。

胃癌肝转移一例治验 // *2021.1.7*

杨某，女，61 岁。胃癌手术后肝转移，总胆红素 473μmol/L，直接胆红素 390μmol/L，间接胆红素 83μmol/L，谷丙转氨酶 172U/L，谷草转氨酶 121U/L。肝脾大，大量腹水；心下疼痛，连接两胁及后背。脉弦大，舌红，苔黄厚腻。余用下方显效。

柴胡 10g，枳实 10g，白芍 10g，甘草 10g，大黄 20g（后下），黄连 6g，黄芩 10g，丹参 20g，木香 10g，草豆蔻 10g，延胡索 10g，川楝子 20g，制乳香 10g，制没药 10g，茵陈 10g，栀子 10g，金钱草 15g，芒硝 10g，黄药子 10g，天花粉 10g，土茯苓 10g，土贝母 10g，生薏苡仁 20g，龙葵 15g，鸡内金 20g，川乌、草乌各 15g（先煎 1.5 小时），马钱子 2 个（油炸），蒟蒻 15g（先煎 1.5 小时）。每 3 日 2 剂，水煎服。

服上药 5 剂后，患者总胆红素 120μmol/L，直接胆红素 70μmol/L，间接胆红素 50μmol/L，肝功能已完全正常。

肺癌之中医治疗　　　　　　　　　　// 2021.1.10

肺癌之中医治疗，恒以手术、放疗、化疗为准绳，半个世纪以来疗效不增反减，发病越来越多。余从事本病之中西医治疗五十余年，反省上述西医治疗，发现越似认真手术、放疗、化疗，患者的生存时间愈短。乡间农民无手术、放疗、化疗条件，其生存时间反而较长。余顿悟，手术切除了癌之大部，期望靠放疗、化疗消灭残留之癌细胞，但放、化疗在消灭残癌之同时将机体之正气杀伤，残癌则在此正气虚损之时，乘机复发转移。此即《黄帝内经》所谓"邪之所凑，其气必虚"。余于近五年来，对一些无条件进行手术及放化疗的肺癌患者采用中药治疗，通常以杏苏散、麻杏甘石汤为主方，酌情加黄鱼二马草、梅鱼三代、仁香覆、分清气饮、瓜蒌薤白半夏汤、冠心 II 号、复原活血、桃仁承气、凉膈散等，并依据病情加减进退，大多数患者能生存三年以上，何也？正气未伤也！中药混合制剂中具有清热解毒、活血化瘀、扶正固本等多种成分。余谓对肺癌症状缓解就是对病邪之逼退，此即"条条辨证通向本"也。此种辨证治疗绝无损伤正气之虞，故而将癌症之复发前提——正虚阻截，从而延长了患者的生存期限。

头痛头昏方论 // 2021.1.14

头为诸阳之会，颠顶之上唯风能到，头痛多以阳虚风胜者居数。祛风胜湿、温阳胜湿为头痛之主要治法。湿者水也，易下注，然因风阳之携带而上升者，聚于上而阻气机，是故头痛也。气机受阻而血瘀，盖气为血之帅也。是故活血化瘀为治头痛之又一大法也。传统之羌活胜湿汤、清上蠲痛汤、九味羌活汤、血府逐瘀汤乃治疗头痛之选方。近来余又创三方，临床可参考用之。

1. 泽荆二二方　桑叶 10g，菊花 10g，当归 10g，白芍 20g，泽泻 20g，荆芥 10g。每日 1 剂，水煎服。

2. 白钩三虫清震汤　白蒺藜 30g，钩藤 30g，蝉蜕 6g，地龙 12g，蜂房 6g，苍术 10g，升麻 6g，干荷叶 10g。每日 1 剂，水煎服。

3. 复方六味　生地黄 12g，山茱萸 10g，山药 10g，牡丹皮 6g，茯苓 12g，泽泻 20g，桑叶 10g，菊花 10g，天麻 10g，白芷 6g，细辛 3g，羌活、独活各 10g，防风 12g。每日 1 剂，水煎服。

中药治疗直肠癌 // 2021.1.17

魏思平，男，39 岁。直肠癌距肛门 3cm，肛门下坠，疼痛难忍，大便带血，未经任何治疗，求诊于余。

处方：当归 10g，白芍 20g，枳实 10g，木香 10g，槟榔 10g，延胡索 10g，川楝子 20g，制乳香 10g，制没药 10g，大黄 6g，厚朴 10g，川乌、草乌各 15g（先煎 1.5 小时），雷公藤 15g（先煎 1.5 小时），细辛 15g（先煎 1.5 小时），马钱子 2 个（油炸），桂枝 10g，僵蚕 10g，全蝎 6g，蜈蚣 1 条，白花蛇舌草 15g，半枝莲 15g，龙葵 15g。水煎服，每日 1 剂。

服上药 15 剂后，患者诸症减轻，便血消失。

两个小经验 // 2021.1.20

病案一（过敏性紫癜）

一患儿对面粉、肉类、蛋类均过敏，每日双下肢紫癜不绝，或尿中隐血阳性。服下方再未见对上述物质之过敏，尿隐血顿消。

金银花 15g，连翘 15g，蒲公英 15g，白鲜皮 15g，地肤子 15g，防风 12g，萆薢 10g，赤芍 10g，丹参 20g，甘草 6g，蝉蜕 3g，柴胡 10g，当归 10g，乌梅 4 个，苏梗 10g，厚朴 6g，半夏 6g，陈皮 6g，茯苓 12g。水煎服，每 2 日 1 剂。

病案二（结肠癌术后少腹疼痛）

一男性患者，结肠癌术后放化疗后，腹膜粘连，出现部分性肠梗阻。

处方：柴胡 10g，枳实 10g，白芍 20g，甘草 6g，大黄 20g（后下），黄连 3g，黄芩 10g，丹参 10g，木香 6g，草豆蔻 6g，延胡索 10g，川楝子 20g，制乳香、制没药各 3g，胡芦巴 10g，淫羊藿 10g，补骨脂 10g，阳起石 15g，蛇床子 10g，小茴香 10g，吴茱萸 6g，槟榔 10g，厚朴 10g。每日 1 剂，水煎服。

服上方 5 剂后，患者腹痛停止，腹部舒服。

白血病中医治疗

// 2021.1.23

急性淋巴细胞白血病（ALL）和急性非淋巴细胞白血病（ANLL）的西医化疗已历程大半个世纪，虽有疗效，但获得痊愈者实属寥寥。余认为，白血病之发病和其他恶性肿瘤一样，同属基因突变致骨髓造血功能异常。其病机乃"本虚而标实"，本虚在脾肾二脏之虚。盖"中焦受气取汁，变化而赤，是为血"。肾主骨藏髓，髓血同源也，是故白血病之虚者乃脾肾之虚也。人参须、太子参、潞党参、北沙参四参健脾之力大焉！生地黄、山茱萸二药补肾之力强矣！山茱萸乃画龙点睛之品，补肾之功特强。斯方加桂枝汤，意在调和营卫，安和脏腑，致外卫、内营皆不为血病之所动也。甘麦大枣乃调理妇人自主神经之大剂，用于此则致血病于无援，机体之防卫固若金汤，此乃"正气存内，邪不可干"也！

前述之扶正治白血病之大端，药物组成乃兰州方也！余又有青蔻系列乃治白血病之祛邪猛将耳。此系列有Ⅰ、Ⅱ、Ⅲ、Ⅳ号，其成分为青黛、蟾酥、雄黄、砒霜、草豆蔻等药，随药物成分之不同，形成四种组方。Ⅰ、Ⅱ号用于白血病缓情，即完全缓解后防止复发，长服久安也！Ⅲ、Ⅳ号用于白血病之初发、极期，意在猛治逼其缓解。

兰州方与青蔻系列用于各类白血病，疗效确切，为余六十余年来自治愈白血病患者马长生，不断摸索、岁岁体验之治白真传矣！弟子们如能发挥于众，造福社会，此吾之愿望！

降血沉之体验　　　　　　　　　// 2021.1.26

庚子年冬，李某，女，33 岁。患自身免疫病，关节剧痛，低热，血沉 140mm/h，经服下方血沉降至正常。

处方：黄芪 30g，当归 15g，丹参 30g，白芍 20g，秦艽 10g，板蓝根 15g，川芎 6g，生地黄 12g，桃仁 10g，红花 6g，金银花 15g，益母草 20g，连翘 15g，蒲公英 15g，败酱草 15g，白花蛇舌草 15g，半枝莲 15g，生石膏 30g，麻黄 10g，木通 6g，甘草梢 6g，淡竹叶 10g，知母 20g，紫花地丁 15g，白茅根 30g。每 3 日 2 剂，水煎服。

服上方 10 剂，诸症减，尿蛋白由（＋）变为（－），关节疼痛明显减轻，血沉由 140mm/h 降至 10mm/h。

上方乃强核、益肾、五味消毒饮、导赤、白虎、麻黄之合方，定名"麻黄益强导五虎汤"。

两个验方　　　　　　　　　　　// 2021.1.29

1. 直肠癌腹腔转移方　当归 10g，白芍 20g，枳实 10g，木香 10g，槟榔 10g，延胡索 10g，川楝子 20g，制乳香、制没药各 6g，大黄 6g，厚朴 10g，僵蚕 10g，全蝎 6g，蜈蚣 1 条，白花蛇舌草 15g，半枝莲 15g，龙葵 15g，桂枝 10g，川乌、草乌各 15g（先煎 1.5 小时），雷公藤 15g（先煎 1.5 小时），辽细辛 15g（先煎 1.5 小时），马钱子 2 个，蒟蒻 15g（先煎 1.5 小时）。

口诀：里急后重三三三，桂枝加味蒟蒻先。

2. 膀胱癌方　生地黄 12g，山茱萸 20g，山药 10g，牡丹皮

10g，桂枝 10g，附片 6g，木香 3g，蜈蚣 1 条，小茴香 10g，肉桂 3g，胡芦巴 10g，淫羊藿 10g，补骨脂 10g，阳起石 10g，蛇床子 10g，吴茱萸 6g，槟榔 10g。每日 1 剂，水煎服。

口诀：八木葫床汤。

皮肤癌治验 // 2021.1.31

李某，男，53 岁。皮肤癌，皮肤表面烂、臭、出血、肿痛 2 年，越来越重，曾做化疗未见明显疗效。余以下方 10 剂治疗，大效。

处方：黄药子 20g，天花粉 10g，土茯苓 15g，土贝母 15g，生薏苡仁 30g，龙葵 20g，鸡内金 10g，八月札 15g，石见穿 15g，红豆杉 15g，喜树果 15g，白花蛇舌草 15g，半枝莲 15g，蒟蒻 15g（先煎 1.5 小时），麻黄 10g，白芥子 10g，鹿角胶 10g，熟地黄 12g。每日 1 剂，水煎服。

口诀：黄天二土薏葵金，八石红喜白半蒟，莫谓阳和不起眼，皮癌疗效可称奇。

抑郁症一方 // 2021.2.4

前有柴胡加龙骨牡蛎汤、妙香散、抑肝散、天王补心丹、孔圣枕中丹等治疗抑郁症之有效方药。现有处方（石菖蒲 10g，郁金 6g，胆南星 10g，远志 4.5g，炙甘草 10g，浮小麦 30g，大枣 4 枚），治疗抑郁症亦效。

口诀：甘麦大枣，金星石志，抑郁之症，一方扫去。

腹部手术后肠系膜粘连的中医治疗 // 2021.2.7

腹腔内手术如胃、胆、胰、肠、子宫、卵巢等部位之癌症手术，通常遗留腹膜、肠系膜之炎症、转移、粘连、梗阻，为现代西医之棘手问题，余常以中药治疗获效。

上腹部用方：胆胰合证方、香砂六君汤、羌胡两头响丁当方、乌铃郁云索大姜方、大金牛香赤干麦方等。

中下腹部用方：里急后重三三三汤、胡阳补起床方、小吴榔方、木吴香桂汤、延胡索、川楝子等。

膀胱癌用方：桂附八味。

胃气上逆咳嗽一例 // 2021.2.9

张某，男，35 岁。患咳嗽、气喘、胃气不舒多年，到各地治疗，均未见明显疗效，求诊于余。患者素有慢性胃炎，打嗝、嗳气，现咳嗽、气喘，服下方 10 剂大效。

处方：北沙参 15g，麦冬 10g，半夏 6g，党参 10g，干姜 6g，黄连 6g，黄芩 10g，龙骨、牡蛎各 15g，玉竹 10g，石斛 10g，丹参 20g，木香 6g，草豆蔻 6g，海螵蛸 15g，百部 10g，荆芥 10g，白前 10g，陈皮 6g，紫菀 10g，桔梗 30g。每日 1 剂，水煎服。

此方乃麦门冬汤也。《金匮要略·肺痿肺痈咳嗽上气病脉证治》云："大逆上气，咽喉不利，止逆下气者，麦门冬汤主之。"大逆者，胃气上逆，肺气上逆，二气多为大气，皆上逆也！胃气之上逆嗳气，肺气之上逆咳喘，此乃西医之胃食管反流性咳嗽（GERC）也！现代西医将慢性咳嗽分为四型，分别是上气道咳嗽综合征（原名鼻后滴漏综合征）、咳嗽变异性哮喘、嗜酸细胞增加性咳嗽、胃食管反流性咳嗽。GERC乃胃气上逆导致副交感神经兴奋，引致肺之咳嗽也。《金匮要略》中"大逆上气，咽喉不利"，乃斯证也。止逆下气则斯方之功也。余于麦门冬汤中加复方半夏、小丹参，意在止胃气之逆；加止嗽散，意止肺中咳喘。

三个效方 // 2021.2.12

1. **非霍奇金淋巴瘤方** 生地黄12g，山茱萸30g，人参须15g，太子参15g，潞党参15g，北沙参15g，黑芝麻15g，枸杞子15g，桑椹15g，黄芪30g，丹参30g，当归10g，白芍20g，八月札10g，石见穿10g，喜树果10g，红豆杉10g，白花蛇舌草15g，半枝莲15g，蒟蒻15g（先煎1.5小时）。每日1剂，水煎服。

2. **肾衰竭方** 乌药10g，益智10g，石菖蒲10g，萆薢10g，海金沙10g，木通6g，滑石10g，小茴香10g，白蒺藜20g，瞿麦10g，萹蓄15g，苏梗10g，槟榔10g，木瓜20g，陈皮6g，甘草6g，桂枝10g，附片6g，半夏6g，吴茱萸6g，何首乌10g。每3日2剂，水煎服。

3. **肾衰竭方** 生薏苡仁30g，丹参30g，赤芍10g，草果10g，黄芪30g，吴茱萸10g，苍术10g，桂枝10g，附片6g，生地黄12g，山茱萸30g，山药10g，牡丹皮10g，茯苓12g，泽泻20g，大黄10g（后下），牡蛎粉15g（冲服），水蛭10g（冲服）。每日1剂，水煎服。

两个效方 // 2021.2.18

1.肾炎合并轻度肾衰竭方　杜仲 10g，小茴香 10g，蝉蜕 6g，补骨脂 10g，细辛 3g，益母草 20g，覆盆子 10g，核桃肉 10g，何首乌 10g。每日 1 剂，水煎服。

口诀：杜小蝉脂细益盆肉，后面紧跟何首乌。

2.升板降白汤　党参 10g，白术 10g，黄芪 30g，陈皮 6g，当归 10g，升麻 6g，柴胡 10g，麦冬 10g，五味子 3g，三棱 10g，莪术 10g。每日 1 剂，水煎服。

口诀：二补生，升板行。

老年人缺锌、缺钙 // 2021.2.22

人到老年，因为消化系统功能逐渐弱化，饮食结构变为素多荤少、菜少面多，因而不利于锌、镁、钙的吸收，故老年人锌、镁、钙缺乏者多见。经血之不调、多次妊娠的妇女，锌、钙、镁丢失过多，上述元素之缺乏则更为常见。农民的饮食习惯中荤类较少，故常见上述之元素缺乏。儿童生长发育过程中锌、镁、钙需要量大，故亦有上述元素之缺乏。

锌、钙、镁三元素缺乏，通常是同步缺乏，其缺乏的临床症状除头晕、乏力、腰酸腿痛、记忆力减退、全身无定处疼痛外，尚有儿童发育缓慢、智力低下，妇女经血不调、贫血等。此种症状多可用中药之升阳益胃汤、独活寄生汤、柴胡加龙骨牡蛎汤、虎潜丸、九味羌活汤、归脾、补中益气汤。

前列腺癌之中药方剂 // 2021.2.25

1.小胡天合剂 小茴香10g，菟丝子10g，党参10g，黄芪30g，丹参30g，山药10g，泽泻10g，土鳖虫10g，王不留行10g，胡芦巴10g，淫羊藿10g，补骨脂10g，阳起石10g，蛇床子10g，吴茱萸10g，槟榔10g，黄药子10g，天花粉10g，土茯苓10g，土贝母10g，生薏苡仁20g，龙葵15g，鸡内金10g。每3日2剂，水煎服。

2.八木胡合剂 生地黄12g，山茱萸12g，山药10g，牡丹皮6g，茯苓12g，泽泻10g，桂枝10g，附子6g，木香3g，吴茱萸6g，小茴香10g，胡芦巴10g，淫羊藿10g，阳起石10g，补骨脂10g，蛇床子10g，槟榔10g。每日1剂，水煎服。

3.三三三合剂 萆薢10g，猪苓10g，车前子10g，牛膝20g，土茯苓10g，甘草梢6g，仙鹤草15g，连翘15g，黄芪30g，黄精20g，白茅根30g，石韦10g，萹蓄15g，瞿麦15g。每日1剂，水煎服。

糖尿病足验方 // 2021.2.28

赤茯苓10g，泽泻10g，生薏苡仁30g，黄柏10g，牡丹皮10g，滑石20g，木通6g，苏梗10g，槟榔10g，木瓜20g，陈皮10g，甘草6g，桂枝10g，附片6g，半夏6g，吴茱萸6g，何首乌10g，壁虎1个（中等），水蛭10g，黄连3g，姜黄10g，大黄10g，土鳖虫6g，制乳香10g，制没药10g。每3日2剂，水煎服。

卵巢癌之治疗 // 2021.3.2

卵巢癌之中药治疗疗效很好，早期卵巢癌包括高级别细胞内瘤变和低级别细胞内瘤变，都可用中药治疗。《金匮要略·妇人妊娠病脉证并治》载："妇人宿有癥病，经断未及三月，而得漏下不止。胎动在脐上者，为癥痼害。妊娠六月动者，前三月经水利时，胎也。下血者，后断三月，衃也。所以下血不止者，其癥不去故也，当下其癥，桂枝茯苓丸主之。"此文所示桂枝茯苓丸为中医治疗妇科癥瘕积聚之首选方。此方加"黄天二土薏葵金，八石红喜白半蒟"，为治疗卵巢癌之效方，其方如下。

桂枝 10g，茯苓 12g，白芍 30g，牡丹皮 10g，桃仁 10g，黄药子 20g，天花粉 10g，土贝母 10g，土茯苓 12g，生薏苡仁 30g，龙葵 15g，鸡内金 10g，八月札 10g，石见穿 10g，喜树果 10g，红豆杉 10g，白花蛇舌草 15g，半枝莲 15g，蒟蒻 15g（先煎 1.5 小时）。

此方加减于治卵巢癌早期，不用手术、放化疗，可完全治愈，对高级别细胞内瘤变和低级别细胞内瘤变亦可治愈，对 CA153 之高值者亦能使其降低。

再谈胆胰合证方 // 2021.3.5

胆胰合证方为余设计之治疗胆囊炎、胰腺炎之专方，其组成为柴胡疏肝散、胆道排石汤、大建中汤、小丹参、半夏泻心汤之合方，在临床应用中常采用其核心四逆散、小丹参、三黄泻心、金铃子散，称为胆二核。胆二核加复方半夏（半夏泻心加生龙骨、

生牡蛎、海螵蛸）治疗胃、胆、胰三症均有明显疗效，有效率在
90% 左右。40 年来，余用此方治疗胃、胆、胰三部位病，经常得
心应手，称之为神方亦莫过矣！近年来，余用此方治疗结肠疾患，
也有非常好的疗效。盖方中加当归、槟榔二味则呈当归、白芍、
枳实、木香、槟榔，此里急后重汤也；余药肉桂、大黄、黄芩、
黄连加之乃芍药汤也，此为治疗湿热痢之专方。总之，胆胰合证
方用于结肠疾患，甚至结肠癌均有效。余治疗结肠癌之方药有里
急后重三三三、胆二核三三三、四平二二薏芪风、薏半冬瓜白白
二、槐山参水莪术风。上述诸方与胆胰合证方的相似之处多矣！

萆薢分清饮与萆薢胜湿汤 // 2021.3.8

　　萆薢分清饮组成：萆薢、乌药、益智、石菖蒲。方出《杨氏
家藏方》。

　　萆薢胜湿汤组成：萆薢、赤苓、泽泻、生薏苡仁、黄柏、丹
皮、滑石、木通、甘草梢。方出《疡科心得集》。

　　前者之作用于泌尿系感染轻者。后者之作用于下肢丹毒、湿
疹、静脉曲张、闭塞性脉管炎、下肢慢性溃疡、糖尿病足等。总
之，下肢之浮肿、瘙痒、白带、浊虫等皆可以萆薢胜湿汤治之。
切记，赤者赤苓，而非赤芍，亦非赤小豆也。

赤小豆与生薏苡仁 // 2021.3.10

　　此二药均为利水药，且利水作用特强，堪与车前子、白茅根
媲美。然二药之长在能清热解毒，故能治泌尿系感染。此二药与
白茅根相配，再加一味丹参，可谓赤白薏参汤，为治疗肾炎之一

小方。小方者在大方中临证加用，此其妙也。

赤白薏参汤：赤小豆 30g，白茅根 30g，生薏苡仁 30g，丹参 30g。

谈谈孕妇之血栓病 // 2021.3.13

妇女在妊娠时，血液浓度升高，有糖尿病、高血压、高血脂之肥胖产妇，这种情况就更为显著。我国提倡晚婚，使上述情况加重。孕妇之血栓形成主要是肺栓塞和下肢血管之栓塞，此二处之血流壅塞缓慢，容易凝固。肺栓塞之症状可轻可重，轻者仅见气短，重者则见急性肺栓塞症状，如咳嗽、咯血、胸痛、心悸。下肢血栓多见于深层静脉，严重者下肢肿胀、疼痛、步行困难。D- 二聚体增高为诊断血栓的重要依据。西医之治疗药物阿司匹林、华法林、氯吡格雷、达比加群酯、阿哌沙班、利伐沙班，会影响腹中胎儿发育，故应尽量少用。中医可选用适当之活血化瘀制剂结合病情辨证使用。

肺部磨玻璃样结节 // 2021.3.14

肺部出现磨玻璃样结节，首先应排除肺原位癌之可能。所谓磨玻璃样结节则主要指其阴影之密度轻于血管密度，CT 值较之略低，大小不一，直径在 3～30mm，无分叶，无毛刺，形如磨玻璃状；若直径大于 30mm 则不是结节而是肿块；若小于 3mm 者则多为血管断面。除了磨玻璃样结节外，肺部常见的结节还有血管结节和炎性结节，前者颜色均匀，后者不均匀而周界不清。

几个验方 // 2021.3.16

1. 天王补心丹治肾功衰弱　生地黄 12g，当归 10g，天冬 15g，麦冬 15g，酸枣仁 15g，柏子仁 15g，丹参 20g，北沙参 15g，党参 15g，茯神 12g，远志 10g，石菖蒲 10g，朱砂 2g，五味子 3g，桔梗 30g，川芎 10g，知母 20g。此方以滋阴、镇静之传统药方而使肾衰患者之尿素氮由 19.5mmol/L 降至 7mmol/L，何也？

2. 桂枝茯苓丸复方治愈卵巢高级别细胞内瘤变　桂枝 10g，茯苓 12g，白芍 20g，牡丹皮 6g，桃仁 10g，当归 10g，川芎 10g，生地黄 12g，红花 6g，贯众 15g，板蓝根 10g，蒲公英 10g，射干 10g，大青叶 15g，蛇床子 10g。每日 1 剂，水煎服。

3. 杏苏散加白半蒟治肺腺癌　杏仁 10g，苏叶 10g，半夏 6g，陈皮 6g，茯苓 12g，枳壳 10g，桔梗 20g，甘草 6g，黄芩 20g，鱼腥草 20g，金银花 15g，连翘 15g，马兜铃 10g，重楼 10g，白花蛇舌草 15g，半枝莲 15g，蒟蒻 15g。每日 1 剂，水煎服。

肾小球肾炎治疗有感 // 2021.3.20

本病之治疗先有山西益肾汤，此方集清热解毒、活血化瘀于一炉；后有岳美中芡实合剂，此方融益气健胃、固涩敛气于一方；再后有补肾者，亦有健脾者。余谓本病之治疗不外活血化瘀（桃红四物）、清热解毒（五味消毒）、补肾健脾（即扶正固本）、收敛提气、利水消肿五个方面。

余据上述五个方面组成一方：当归 10g，川芎 10g，生地黄 12g，白芍 15g，桃仁 10g，红花 6g，金银花 15g，连翘 15g，蒲公英 15g，败酱草 15g，板蓝根 15g，紫花地丁 15g，山茱萸 20g，白术 12g，茯苓 12g，黄芪 30g，黄精 20g，党参 10g，白茅根 30g，赤小豆 30g，生薏苡仁 30g，丹参 30g，芡实 30g，金樱子 30g，蝉蜕 6g，苏梗 20g，益母草 20g。

口诀：赤白薏参，三味益肾，四保收肝。

治愈下肢结节性红斑 // 2021.3.23

李某，男，48 岁。双下肢红斑，局部溃烂，反复发作数年，伴全身关节疼痛，诊断为结节性红斑。

处方：仙茅 10g，淫羊藿 10g，党参 10g，丹参 20g，郁金 6g，桂枝 10g，桃仁 10g，红花 6g，当归 10g，川芎 10g，赤芍 10g，生地黄 12g，鸡血藤 20g，赤苓 12g，泽泻 10g，薏苡仁 30g，牡丹皮 6g，滑石 12g，木通 6g，萆薢 10g，川乌、草乌各 15g（先煎 1.5 小时），马钱子 2 个（油炸）。每日 1 剂，水煎服。

两个验方 // 2021.3.25

1.闭塞性脉管炎方　当归 10g，川芎 6g，生地黄 12g，赤芍 10g，苍术 6g，厚朴 6g，陈皮 6g，甘草 6g，鸡血藤 20g，丹参 20g，附片 6g，白术 12g，茯苓 12g，枸杞子 10g，制乳香、制没药各 6g，独活 10g。每日 1 剂，水煎服。

2.抑郁症方　丹皮 6g，栀子 10g，当归 10g，川芎 10g，白术 12g，茯苓 12g，柴胡 10g，黄芩 10g，半夏 6g，党参 10g，甘草 6g，生龙骨 15g，生牡蛎 15g，桂枝 10g，钩藤 10g。每日 1 剂，水煎服。

过敏性鼻炎一方 // 2021.3.29

裴新梧患鼻炎（过敏），每年春季发作，通常之西药无效，鼻塞，流涕，痰多。余用下方3剂治愈。

处方：麻黄10g，桂枝10g，白芍10g，杏仁10g，甘草6g，川芎6g，白芷6g，细辛6g，羌活、独活各10g，防风12g，苍耳子10g，辛夷10g，薄荷6g，黄芪10g，白术12g，金银花12g，连翘12g，桔梗10g，荆芥10g，瓜蒌10g，枳实10g，黄芩10g。每3日2剂，水煎服。

慢性肾小球肾炎又一方 // 2021.4.1

张某，男，29岁。患慢性肾小球肾炎2年，用激素与免疫抑制剂维持，尿隐血始终（+++），尿蛋白时轻时重，波动在（+～+++）之间。服下方20剂，尿常规正常，诸症消失，健康如常人。

处方：杜仲10g，小茴香10g，蝉蜕6g，补骨脂10g，细辛3g，生薏苡仁30g，覆盆子10g，核桃肉1个，白茅根30g，侧柏叶10g，大蓟、小蓟各10g，汉三七3g，女贞子10g，山栀10g，凤尾草10g，墨旱莲10g，车前子10g，半枝莲10g，赤小豆30g，丹参30g。每日1剂，水煎服。

谈谈腹胀 // 2021.4.3

腹胀与腹痛不同，胀在气，痛在血。胀乃气滞，痛乃血瘀。

用西医学之观点看，腹胀乃肠蠕动之紊乱所形成的肠气滞留；腹痛乃胃肠器质性病变所致之气血梗阻，或器质性病变所致之溃疡、糜烂等。中医治疗腹痛之方药如大小承气、胆胰合剂均以通腑、活血为大法，通常能有非常好的疗效。中医治疗腹胀则以疏肝理气、活血化瘀、行气通腑为法，方用柴胡桂枝干姜汤、大三香干汤、导水茯苓丸、实脾饮、十枣汤、疏凿饮子等。

再谈胆胰合证方 // 2021.4.6

此方为治疗胆、胰、胃、肝之效方，其靶点应在上腹肝门左右之胆、胰、胃。但此方去柴胡，加当归，则成为当归、白术、木香、枳实、大黄、黄连、黄芩，前半部为里急厚重汤，后半部为芍药汤，两方皆为治疗痢疾等大肠疾患之主方。由此说明，胆胰合证方既能治疗胆、胰、胃等上腹部疾患，又能治疗痢疾、结肠炎、溃疡性结肠炎等下腹部疾患。如是则斯方乃治疗消化道（食管、胃、空肠、回肠、大肠）疾病之通方也！

充分认识每一传统方药之普遍适用性 // 2021.4.9

中医传统方药都有很好的普遍适用性，而有些中医通常会忽视了这种作用，这样的人其实并未入门成为真正的中医。十全大补之气血双补用于中老年患者；桂附八味合补中益气用于脾肾阳虚患者；补中益气合香砂六君用于中气虚损患者；归脾汤用于心脾两虚患者；升阳益胃用于中气不足兼风湿久困患者；养阴清肺用于肺肾阴虚、余热滞咽患者；知柏地黄、麦味地黄用于肺肾阴虚患者等。上述方药都是历代医学家在长期临床实践中，积累的宝贵经验结晶，如在临床中使用得当都能见效。正因为这些方药有效，中医才能异病同治，才能扶正固本，才能使正虚发病学说更有说服力。

脑血管瘤之中医效方　　　　　// 2021.4.12

脑血管之畸形及脑血管瘤之发病日多，这与近年来之妊娠用药、晚婚晚育有关。近来门诊就诊之此类患儿、青少年颇多，余以下方加减进退，取得了非常理想之疗效。

赤芍10g，川芎10g，红花6g，降香10g，丹参20g，汉三七3g，水蛭10g，壁虎6g，黄连6g，姜黄10g，大黄10g，土鳖虫10g，制乳香10g，制没药10g，五倍子10g，归尾10g，血竭3g，透骨草12g，山慈菇10g，苏木10g，青风藤15g，桃仁10g。每日1剂，水煎服。

谈谈男性更年期综合征和女性处女膜肥厚
// 2021.4.14

男性在55～65岁时性功能减退，表现为乏力、瘦弱、纳呆、失眠、焦虑、无食欲，乃因睾酮下降，可诊断为男性更年期综合征。本病属中医之脾肾阳虚，以桂附八味、归脾汤、三才封髓丹、十全大补治疗均见效，山茱萸、龙眼肉、鹿茸、肉桂、补骨脂等亦可用。二仙鹿锁菟、六味起云天，鹿兔牛羊破巴仙、六味保元取二前，临床用于55～65岁的中老年人，症见乏力、寐差、纳呆者，皆有效验。

女性婚后不能同床，大都归怨于男性阳痿、早泄，殊不知女性处女膜肥厚亦为常见症，尤其是劳动妇女，或经常骑自行车、跑长路、激烈运动的女性，处女膜受刺激而充血、肥厚、纤维化，医生误诊者多矣！余行医近六十年，见此症两例，后经手术治愈。

肾透明细胞癌之中药效方　　// 2021.4.16

患者，男，59 岁。患右肾透明细胞癌，血尿，腰痛，未经特别治疗，服下方 30 剂，血尿止，腰不痛。

处方：三棱 10g，莪术 10g，冬葵子 10g，皂角刺 10g，白茅根 30g，金钱草 30g，夏枯草 10g，黄药子 15g，天花粉 10g，土贝母 10g，土茯苓 10g，生薏苡仁 30g，龙葵 15g，鸡内金 10g，生地黄 12g，山茱萸 30g，太子参 15g，人参须 15g，潞党参 15g，北沙参 15g，蒟蒻 15g（先煎 1.5 小时）。

慢性肾小球肾炎验案　　// 2021.4.18

张某，患慢性肾小球肾炎 10 余年，尿蛋白时有时无，肾功能持续损坏，尿素氮 14.8mmol/L，肌酐 385μmol/L，服下方 15 剂，尿蛋白（–），尿素氮正常。

处方：杜仲 10g，小茴香 10g，小蓟 10g，蝉蜕 6g，补骨脂 10g，细辛 6g，生薏苡仁 30g，覆盆子 10g，核桃肉 1 个，菟丝子 10g，泽泻 10g，黄柏 10g，白果 10g，车前子 10g，当归 10g，川芎 6g，白芍 15g，桃仁 10g，红花 3g，丹参 30g，金银花 15g，连翘 15g，蒲公英 10g，板蓝根 20g，紫花地丁 10g，白茅根 30g。每 3 日 2 剂，水煎服。

骨髓增生异常综合征一例　　// 2021.4.22

　　毛某，男，76岁。患血液病，多处治疗无效，后经人介绍专程来兰治疗。查该患者白、板两系明显减少，红系亦少，血红蛋白尚在86g/L左右。余诊断为骨髓增生异常综合征。刻下患者乏力，两目微肿，双脉细弦，舌质淡，苔薄白。

　　处方：生地黄12g，山茱萸30g，人参须15g，太子参15g，潞党参15g，北沙参15g，桂枝10g，白芍20g，甘草6g，八月札15g，石见穿15g，喜树果15g，红豆杉15g，白花蛇舌草15g，半枝莲15g，蒟蒻15g（先煎1.5小时），生姜6g，大枣4枚，黑芝麻15g，枸杞子15g，桑椹15g。每日1剂，水煎服。

　　同服青蔻Ⅲ号、消风2号、生血颗粒。

　　服上药20剂后，患者精神明显好转，体力增强，血常规改善尤为明显，白、板均上升至正常。令其继续服药，以期完全治愈。

老年妇女遗尿问题小论　　// 2021.4.26

　　老年遗尿患者甚多，妇女遗尿则更为常见。中医治疗此症疗效较好。①慢性感染（含男性之前列腺炎）：方用龙胆泻肝汤、三仁汤、莲子清心饮。②膀胱括约肌麻痹：方用八味丸、木蝎香桂、缩泉丸、桑螵蛸散、桑覆益山萸。③膀胱括约肌有手术瘢痕：方用少腹逐瘀、八味丸加大将军、琥珀屑、小子参芪丹、王叶金身刺土鳖。

　　上述论证中，唯第三条有创意。妇女膀胱损伤、会阴损伤引起的遗尿、漏尿治法与男性前列腺相同，何也？二者均为活血化瘀之治则。男为前列腺增生，女为手术创伤增生，二者均为增生，故用活血化瘀可治。前有木香、蜈蚣、小茴香、肉桂，现有大将军、桑螵蛸、小茴香、肉桂，均可治疗老年妇女之遗尿。

甲状腺结节

// 2021.4.30

甲状腺结节通常指甲状腺瘤和甲状腺癌，因为地方性甲状腺肿属弥漫性、质软，而甲状腺囊肿属囊性，故二者不属结节范畴。腺瘤属良性，而腺癌属恶性。恶性与良性之区别：前者边界不清，质地不均匀，常有钙化点，质硬；后者边界清晰，无钙化，质地均匀。

老年遗尿与睾丸痛

// 2021.5.2

遗尿是膀胱括约肌松弛的表现，这种松弛通常因慢性炎症及脊髓和神经末梢疾患所致。老年和幼儿患本病者较多。下列两方对本病特效。

1. 小茴香 10g，桑螵蛸 6g，大将军 10g，肉桂 3g。每日 1 剂，水煎服。

口诀：小蛸大肉，专治遗尿。

2. 小茴香 10g，苍耳子 10g，木香 3g，蜈蚣 1 条。每日 1 剂，水煎服。此方对遗尿和睾丸痛有效。

口诀：小耳木蜈，可治睾痛。

外阴白斑小议　　　　　　　　　　　　// 2021.5.5

外阴白斑曾经有人认为和白塞病同类，当属自身免疫病；有人认为和皮肤黏膜癌同类，当属癌前病变和细胞高级瘤变。中医古称之狐惑病与本病大同。余在临床常用"鹿菟白白补灵丹，许仙白芍何破狼"治疗本病，又用"四龙斛射虎，当归猪黄豆"治疗本病，还用"黄山生草天地人，石斛玄参莲子心"治疗。上述方剂中加入"黄天二土薏葵金，八石红喜白半蔹"，则疗效大增，说明了本病属非典型性增生（癌前病变）的可能性较大。如在前述药物中再加以青蒿制剂，疗效可望更佳。

恶性贫血治验一例　　　　　　　　　　// 2021.5.7

李某，女，34 岁。贫血 5 年，血红蛋白 52g/L，平均红细胞体积 120fL，血沉 110mm/h，诊断为巨细胞营养不良性贫血。

处方：麻黄 10g，生薏苡仁 30g，黄芪 30g，丹参 30g，当归 10g，白芍 15g，生地黄 12g，木通 6g，甘草梢 6g，淡竹叶 6g，金银花 15g，连翘 15g，白花蛇舌草 15g，半枝莲 15g，生石膏 30g，知母 10g，粳米 30g，党参 10g，白术 12g。10 剂，每日 1 剂，水煎服。

上药服完，患者血沉降至 12mm/h，血红蛋白升至 120g/L，平均红细胞体积 75fL，精神好，颜面红润，体力恢复如常人。

妇人抑郁症 // 2021.5.10

患者叶某，女，49 岁。患抑郁症多年，精神恍惚，气急乏力，语无伦次，月经少而隔月一至。

处方：党参 10g，桂枝 10g，阿胶 10g（烊化），麦冬 10g，吴茱萸 10g，当归 10g，川芎 10g，茯苓 12g，白术 12g，钩藤 30g，柴胡 10g，甘草 10g，浮小麦 30g，大枣 6g，郁金 6g，胆南星 10g，石菖蒲 10g，远志 10g。10 剂，每日 1 剂，水煎服。

上药服完，患者诸症皆消，健若常人。

从原发性血小板增多症说起 // 2021.5.14

原发性血小板增多症系骨髓巨核系统增生活跃，与红系增生活跃之真性红细胞增多症、白系增生活跃之白血病一样，都是骨髓增生性疾患。白血病用化疗、放疗有效，然真性红细胞增多症与本病用放疗、化疗则疗效甚微。余对二病均采用下方治疗有效。

郁金 6g，重楼 10g，丹参 30g，黄芪 30g，何首乌 20g，山药 10g，三棱 10g，莪术 10g，板蓝根 20g，秦艽 10g，神曲 10g，泽泻 10g，党参 10g，蝉蜕 6g，桑椹 20g，生薏苡仁 20g，桃仁 10g，黄精 20g，白花蛇舌草 15g，半枝莲 15g。每日 1 剂，水煎服。

上方原为余治疗肝病、肝硬化之常规方药，与时下流行之强肝汤大体相同，仅少当归、白芍、生地黄三味，但增加了三棱、莪术、蝉蜕、桑椹、生薏苡仁、桃仁、白花蛇舌草、半枝莲等味。所增加药物中，白、半、薏、桑均为强肝汤加减之常用药；莪、桃乃活血化瘀之大品，较之强肝汤中之四物，其意同而活血软结之效更大。

综上所述，此方治肝之疗效与强肝汤无异。然治肝之药能解骨髓单系增生，何也？查此二类（真性红细胞增多症、原发性血小板增多）疾患均致脾大。除红、板之增外，脾脏异常肿大与慢粒无异。由古人"见肝之病，必先传脾"之论延伸，推测骨髓之亚急性、慢性增生，可否用常规治肝之方药，此为今后临床试验之大课题。

从骨髓增生异常综合征一例说起 // 2021.5.19

毛某，男，76 岁。患骨髓增生异常综合征，白细胞 $1.9 \times 10^9/$L，血小板 $100 \times 10^9/$L。全身乏力，步履艰难，需坐轮椅，专程来兰，求余诊治。经查，除上述实验室检查资料外，尚有血清总蛋白 56g/L。

处方：生地黄 12g，山茱萸 30g，人参须 15g，太子参 15g，潞党参 15g，北沙参 15g，黑芝麻 15g，枸杞子 15g，桑椹 15g，丹参 30g，黄芪 30g，当归 10g，白芍 20g，八月札 10g，石见穿 10g，喜树果 10g，红豆杉 10g，白花蛇舌草 15g，半枝莲 15g，蒟蒻 15g（先煎 1.5 小时）。

服上药 30 剂，患者精神好，体质强，状如常人，但白细胞、血小板、总蛋白均未见明显改善。

余思之，治疗 MDS 之核心药物应该是生地黄、山茱萸、人参须、太子参、潞党参、北沙参、八月札、石见穿、喜树果、红豆杉、白花蛇舌草、半枝莲、蒟蒻；念其总蛋白低，宜加黄芪、丹参、当归、白芍；加桂枝以成桂枝汤调和营卫；加升板之三虫；加升白之补骨脂、鸡血藤、苦参，于是成下方：

生地黄 12g，山茱萸 30g，人参须 15g，太子参 15g，潞党参 15g，北沙参 15g，黑芝麻 15g，枸杞子 15g，桑椹 15g，丹参 30g，黄芪 30g，桂枝 10g，当归 10g，白芍 20g，僵蚕 6g，全蝎 6g，蜈蚣 1 条，苦参 30g，鸡血藤 20g，补骨脂 10g，八月札 15g，石见穿 15g，喜树果 15g，红豆杉 15g，白花蛇舌草 15g，半枝莲 15g，蒟蒻 15g（先煎 1.5 小时）。

以上 27 味组成之方药熔固本祛邪、升板升白、调和营卫于一炉，可望收其全效。

肺心病治疗一得   // 2021.5.21

李某，男，64 岁。患肺心病，经治疗 4 年来无效。患者咳嗽、胸闷、气短、呼吸困难，一年四季离不开氧气。患者吸氧，颜面灰暗，口唇发紫，脉滑而数，舌质青紫。处方：当归 10g，白芍 15g，半夏 6g，陈皮 6g，茯苓 12g，甘草 6g，前胡 10g，白前 10g，苏子 10g，厚朴 10g，桂枝 10g，壁虎 1 个，水蛭 10g，黄连 6g，僵蚕 6g，大黄 6g，生地黄 12g，制乳香、制没药各 6g，苍术 6g，杏仁 10g。每日 1 剂，水煎服。

上药服 15 剂，患者呼吸困难明显好转，颜面转红，唇色红润，咳嗽、胸闷亦好转。可以不用氧气。

上方之组成为四二平、苏子降气、苏杏散、壁水连姜。

晚期乳腺癌的治疗   // 2021.5.24

杜某，女，84 岁。乳腺癌晚期，右乳有 16mm×10mm 大小之癌块，经服用下方后明显减小至 13mm×8mm。

处方：党参 10g，桂枝 10g，阿胶 10g，麦冬 10g，吴茱萸 6g，女贞子 10g，墨旱莲 10g，紫石英 15g，紫河车 10g，蛇床子 10g，牡丹皮 6g，葛根 15g，路路通 10g，木通 6g，八月札 10g，漏芦 10g，土茯苓 12g，喜树果 10g，石见穿 10g，红豆杉 10g。水煎服，30 剂。

甲状腺结节合并耳鸣一例治验　　　// 2021.5.28

李某，女，42 岁。甲状腺结节Ⅳa 级，耳鸣 10 年，用下方结节转为Ⅲ级，耳鸣亦明显转轻。

处方：郁金 6g，橘核 15g，青皮 6g，枳实 10g，玄参 10g，浙贝母 10g，牡蛎 15g，昆布 10g，海藻 10g，三棱 10g，莪术 10g，黄药子 15g，鸡内金 10g，石菖蒲 10g，木通 6g，胆南星 10g，桂枝 10g。30 剂，每日 1 剂，水煎服。

从一例乳腺癌的治愈谈起　　　// 2021.5.31

82 岁女性患者，乳腺癌晚期，未经放疗、化疗、手术，用中药"大增雌"及"通通八漏土""八石红喜白半蒟"后，癌瘤缩小大半，疼痛明显减轻，何也？西医学对乳腺癌手术治疗，术后常规配合内分泌治疗，旨在减少雌性激素之分泌，从而抑制乳腺癌细胞繁殖与增生。本例则反其道而行之，何也？说明中药"增雌合剂"对雌性激素之调节具有双向作用。这种双向作用的形成，应该从乳腺癌好发年龄段来找原因。40～50 岁或 60～65 岁，这个年龄段是雌性激素的衰退阶段，说明雌激素减少能促进乳腺癌的发生。西医之手术后内分泌治疗，即他莫昔芬等之应用，能减少 ER、PR 受体阳性乳腺癌之复发。这种成癌前和成癌后的不同作用，说明了雌激素之两面性，即雌性激本身就存在双向性。余研制之"增雌合剂"能治疗老年乳腺癌，这一事实又证明对老年乳腺癌在极端缺乏雌激素之同时，增雌合剂改善产生雌激素之内环境，并非直接增加雌激素。此思路仅系个人见解，尚须后人实验研究去验证。

几个效方

// 2021.6.3

1.当归 10g，川芎 10g，半夏 6g，青皮 6g，陈皮 6g，海藻 10g，昆布 10g，海带 10g，羌活、独活各 15g，连翘 10g，甘草 6g。每日 1 剂，水煎服。治颈部淋巴结肿大，与金橘青实同。

口诀：当川夏二皮，三海独翘草。

2.三棱 10g，莪术 10g，白茅根 30g，玄参 10g，苏梗 10g，蝉蜕 6g，益母草 15g，连翘 10g，浙贝母 10g，当归 10g，川芎 6g，赤芍 10g，生地黄 12g，黄芪 30g，肉桂 3g，党参 10g，白术 12g，茯苓 12g，甘草 6g。每日 1 剂，水煎服。此方治疗慢性肾炎尿蛋白经久不消。

口诀：三术白元三翘母，十全大补好汤头。

3.五味子、金樱子、白果、乌梅、赤石脂、覆盆子、补骨脂、生龙骨、生牡蛎。此方治疗慢性肾炎尿蛋白久不消者。

口诀：五金白梅石盆破，龙骨牡蛎真不错。

4.大蓟、玄参、石韦、覆盆子、苏梗、蝉蜕、益母草、白花蛇舌草、半枝莲、防己。

口诀：大元石盆三二一。

硬脑膜下动静脉瘘 // *2021.6.7*

硬脑膜之血管中，动脉与静脉直接相通，动脉高压，血流直接冲击静脉，导致静脉扩张（相关静脉），从而形成红眼（结膜下静脉血管扩张）、耳鸣、脑鸣、突眼，严重者可形成颅内出血。临床上此类患者经常与甲亢突眼相混，乃球后视神经瘤、血管瘤。余曾用五尾大血汤治愈多例此种病例，殊不知治愈病例的正确诊断应该是硬脑膜下动静脉瘘。

神经源性排尿功能障碍 // *2021.6.10*

本病之特点等同排尿困难、尿等待。此非前列腺疾患，亦非坦索罗辛、爱普列特所适用。本病之治疗，余辄用桂附八味、木蜈香桂、大小耳取效。

老年性腰痛验方 // *2021.6.12*

吾之老妻赵桂莲，80岁，患慢性腰痛，各种检查均未发现较大问题诊断为老年性腰肌劳损，服用下方立即见效，5剂后痊愈。

处方：乌药10g，甘草6g，羌活、独活各10g，川乌、草乌各10g（先煎1小时），党参10g，黄芪20g，桑枝20g，续断10g，柴胡10g，女贞子10g，菟丝子10g，枸杞子10g，杜仲15g，牛膝15g，桑寄生15g，金毛狗脊10g。每日1剂，水煎服。

再说巧克力囊肿 // 2021.6.17

巧克力囊肿是子宫内膜异位所致，通常采用手术治疗，但易损伤卵巢，影响生育。再者，因为容易复发，故手术不能作为唯一选择。有经验的医生往往要根据患者的年龄、生育需求慎重决定，通常达到 4cm 以上方考虑手术切除。余认为，西医手术不能解决子宫内膜异位症的问题，故手术后大部分复发。中医桂枝茯苓丸、少腹逐瘀汤等活血化瘀药，长期服用，既能解决腹痛，又能解决巧克力囊肿。首选方如：桂枝 10g，茯苓 12g，白芍 20g，牡丹皮 6g，桃仁 10g，红花 6g，当归 10g，赤芍 10g，川芎 6g，生地黄 12g，三棱 10g，莪术 10g，汉三七 3g，水蛭 10g，制乳香 10g，制没药 10g，小茴香 10g，干姜 6g，肉桂 3g，蒲黄 6g，五灵脂 6g。每日 1 剂，水煎服。

麻黄薏强汤治验 // 2021.6.20

前文多次提及此方（麻薏强导五虎），其功效为降血沉、退热、升血。凡血沉快者皆可用之。近来余用此方治一顽固性营养不良性贫血患者，产生了非常明显的升血作用，说明此方可抑制变态反应，凡属自身免疫病者皆可试用。

麻黄薏强汤方组成：麻黄 10g，生薏苡仁 30g，黄芪 30g，丹参 30g，当归 10g，白芍 10g，生地黄 12g，木通 6g，甘草梢 6g，竹叶 6g，金银花 15g，连翘 15g，白花蛇舌草 15g，半枝莲 15g，生石膏 20g，知母 20g，粳米 20g。每日 1 剂，水煎服。

口诀：麻黄薏强导五虎。

再说麻薏强导五虎 // 2021.6.24

此方治疗再生障碍性贫血、恶性贫血有效，适用要点为血沉快或有发热。总之，此方目前可以治血液系统疾病之血液成分减少，如血小板减少、白细胞减少、红细胞减少；若兼血沉快者则必效。目前余用其治疗血小板减少、再生障碍性贫血有效，但用于白血病、MDS 有无疗效，尚在临床试验阶段。

肺癌胸水、腹水一例 // 2021.6.26

王某，女，71 岁。右侧肺腺癌，经放化疗未见明显好转，出现胸膜、腹膜转移，右侧胸腔和腹腔均有大量积水，在兰州某医院留置胸腔及腹腔引流管治疗，每日两管的引流液分别为200mL、300mL，患者痛苦不已，求予诊治。

处方：白蛋白 5g，静脉滴注，每日 1 次。

古圣 2 号 2 粒，每日 3 次。古圣 1 号 2 粒，每日 3 次。两药交替使用。

大戟 2g，甘遂 2g，芫花 2g，大枣 10 枚，秦艽 10g，羌活10g，商陆 3g，赤小豆 30g，椒目 10g，大腹皮 15g，茯苓皮 15g，生姜皮 15g，槟榔 10g，木通 6g，泽泻 10g，砂仁 6g，白豆蔻 6g，草豆蔻 6g，木香 6g，干姜 6g，苍术 6g，厚朴 6g，茯苓 12g。每日 1 剂，水煎服。

此药服 10 剂后，患者胸水、腹水全消，引流管全部拔去。

自身免疫性肝炎、肝硬化失代偿合并脾功能亢进一例

// 2021.7.1

患者何某，男，51 岁。自身免疫性肝炎，肝硬化失代偿，脾功能亢进，消瘦，贫血，脾大，大量腹水，白细胞 $2.2×10^9$/L，红细胞 $2.9×10^{12}$/L，血小板 $49×10^9$/L，血红蛋白 110g/L，腹水最深 88mm，门静脉直径 16mm。

处方：桃仁 10g，红花 10g，仙茅 10g，淫羊藿 10g，当归 10g，川芎 10g，萆薢 10g，茯苓 10g，补骨脂 10g，柴胡 10g，黄芩 10g，党参 10g，半夏 10g，黄芪 10g，丹参 10g，白芍 10g，秦艽 10g，板蓝根 10g，白花蛇舌草 10g，半枝莲 10g，五味子粉 10g，白术 10g，泽泻 10g，苏梗 10g，生薏苡仁 10g，槟榔 10g，大腹皮 10g，冬瓜皮 10g，木香 10g，木通 10g，草豆蔻 10g，草果 10g，干姜 10g，附片 10g。30 剂，每 2 日 1 剂，水煎服。

服上药 60 天后，患者腹水全消，三系恢复正常，颜面若常人，精神好，体力佳，自谓："此方乃神方也，先生真神医也！"

子宫内膜间质肉瘤治验

// 2021.7.4

马某，女，59 岁。患子宫内膜间质肉瘤，曾行放化疗治疗，消瘦，贫血，阴道流血始终未止，并兼慢性持续性下腹疼痛。服下方 20 剂，血止，腹痛消，精神大增。

处方：人参须 15g，太子参 15g，潞党参 15g，北沙参 15g，生地黄 12g，山茱萸 30g，桂枝 10g，白芍 20g，牡丹皮 10g，柴胡 10g，桃仁 10g，茯苓 12g，黄药子 15g，天花粉 10g，土茯苓

12g，土贝母 15g，生薏苡仁 30g，半夏 6g，黄芩 10g，龙葵 15g，鸡内金 10g。30 剂，每日 1 剂，水煎服。

乳腺癌一例治验 // 2021.7.8

宋某，女，32 岁。双乳腺肿块，坚硬，触痛，B 超检查示乳腺癌。服下方 30 剂，肿块全消，疼痛消失。

处方：紫草 30g，龙胆 15g，马钱子 1 个，夏枯草 15g，瓜蒌 10g，桃仁 10g，山豆根 15g，山茱萸 10g，山慈菇 20g，丹参 30g，党参 10g，木通 6g，路路通 10g，八月札 10g，漏芦 10g，土鳖虫 6g，柴胡 10g，黄芩 10g，半夏 6g，甘草 6g，白花蛇舌草 15g，半枝莲 15g，蒟蒻 15g（先煎 1.5 小时）。

肾透明细胞癌治验 // 2021.7.11

孙某，男，74 岁。患左肾透明细胞癌，因年老体弱，未行手术治疗，尿血，腰痛，小便不利。服下方 30 剂，诸症全消。

处方：三棱 10g，莪术 10g，冬葵子 15g，皂角刺 15g，白茅根 30g，金钱草 30g，茜草 10g，黄药子 20g，天花粉 10g，土茯苓 12g，土贝母 10g，生薏苡仁 30g，龙葵 15g，鸡内金 10g，人参须 15g，太子参 15g，潞党参 15g，北沙参 15g，生地黄 12g，山茱萸 30。每日 1 剂，水煎服。

肝硬化合并肝癌治验 // 2021.7.15

韩某，男，40 岁。肝硬化失代偿，肝癌，黄疸，腹水，脾大，肝功能异常（谷丙转氨酶、谷草转氨酶均在 200U/L 以上，总胆红素 250μmol/L），甲胎蛋白 790μg/L。服下方 30 剂，各项指标均降至正常，甲胎蛋白降至 30μg/。

处方：柴胡 10g，枳实 10g，白芍 20g，甘草 6g，大黄 6g，黄连 6g，黄芩 10g，木香 6g，草豆蔻 10g，丹参 30g，黄芪 30g，当归 10g，秦艽 10g，板蓝根 15g，金银花 15g，连翘 15g，蒲公英 15g，败酱草 15g，白花蛇舌草 15g，半枝莲 15g，五味子 10g，茵陈 15g，栀子 10g，金钱草 20g，虎杖 10g，北沙参 20g，麦冬 10g，玉竹 10g，石斛 10g，川楝子 15g，枸杞子 15g，何首乌 10g，牡蛎 15g，红花 3g，青皮 6g，鳖甲 15g。30 剂，每 2 日 1 剂，水煎服。

肺癌声音嘶哑一例治验 // 2021.7.20

封某，男，50 岁。肺癌骨转移、纵隔转移、腹腔转移，胸闷，气短，咳嗽，声音嘶哑。服下方后，患者诸症减，尤以声音嘶哑恢复最好，已能清晰表达。

处方：赤芍 10g，丹参 20g，龟甲 15g，鳖甲 15g，牡蛎 15g，夏枯草 15g，海藻 10g，昆布 10g，浙贝母 10g，黄芩 10g，瓜蒌 10g，鱼腥草 15g，金银花 15g，连翘 15g，马兜铃 10g，重楼 6g，防己 10g，椒目 10g，葶苈子 10g，大黄 10g。15 剂，每日 1 剂，水煎服。

肝性脑病一例治验 // 2021.7.22

沈某，男，62 岁。乙肝，肝硬化失代偿，肝性脑病，脾厚 53cm，大量腹水，神志不清，胡言乱语，循衣摸床，撮空理线，来门诊求治。余先予小柴胡、强核、实脾饮、导水茯苓丸，10剂，加用乙肝康、乙肝扫，古圣1、2号交替应用，腹水全消。然患者之精神症状未见改善，肝性脑病愈重，遂改服下方。

处方：桃仁10g，大黄10g，芒硝10g（烊化），甘草6g，牡丹皮6g，冬瓜子10g，肉桂3g，黄芪30g，丹参30g，当归10g，白芍20g，秦艽10g，板蓝根10g，郁金6g，明矾2g，柴胡10g，黄芩10g，半夏6g，党参10g，生姜6g，大枣4枚。每日1剂，水煎服。

服上药20剂，患者诸症好转，语言、举止如常人。

中药治疗慢性肾衰竭小结 　　// 2021.7.26

慢性肾衰竭为时下西医最棘手的问题，尿素氮高于30mmol/L，肌酐高于700μmol/L则可应用透析，此为晚期降低尿素氮之权宜之法。"透析路上无回路"，确也！余从未见透析治愈斯证者！余治疗此证有效，故四方患者接踵而至。早用之"大黄三三"方，于20%的患者见效；"四对山枸楂，水蛭最可信"方，疗效有所提高，可达约30%；"双草鸡鸣散"方，则50%的患者用之有效，如再加用大黄、牡蛎、水蛭，则疗效可升至50%以上；近来余用"薏丹赤果黄吴苍，杜小蝉脂细薏盆肉，蝉莵泽坤黄柏车"，再加大黄、牡蛎、水蛭，则疗效更可上升至60%。

除上述方药外，尚有一方名曰石八贯贼汤（石韦、枇杷叶、贯众、木贼、木蝴蝶、鱼腥草、僵蚕、大黄、巴戟天、鳖甲、生地黄、当归、柴胡、淫羊藿、何首乌、桂枝、附片、黄芪、桑白皮、马齿苋）。此方通过余数年的临床观察证明有效，但疗效尚不及前述各方。

条条辨证通向本

常人以为中医辨证施治只是一种对证疗法，非也！其实，每一个临床症状的消失都与疾病的根本相关联。例如胆囊炎之疼痛、口苦、呕吐、恶心、背痛、肩痛等，每个症状之减轻或消失都是胆囊炎症消退或减轻的反应；肺癌之胸痛、咳嗽、咳痰、胸痛、咯血、气短、浮肿等，每一症状的消失和减轻，都说明肺癌之减轻和向愈。中医传统理论又将上述单个症状归纳为不同的类型，使其症状病机化。这种病机化的证候更接近疾病之实质，如阴虚、阳虚、肝郁、脾虚等，其实质是脏器功能衰退或亢进。某种疾病常常侵犯多个脏器，使其产生上述临床表现，几千年来，古人通过长期临床实践总结出针对不同证候的方药，代代传承，形成了中医药宝库，并用此治愈了无数疾病。余行医 60 余载，用传统辨证施治法，治愈无数疾患，其中不乏重症患者，也不乏西医学完全放弃之沉疴痼疾等，临床实例不胜枚举，然其理一也——条条辨证通向本。

皮肤痒疹之概述

皮肤之痒疹如湿疹、荨麻疹、特应性皮炎、玫瑰糠疹、银屑病、神经性皮炎、白癜风等。西医治疗不外乎乙酰胆碱、儿茶酚胺、组织胺等。中医有"痒者风也""风善行而数变""风为阳邪，可与湿合、热合、寒合"等理论，在治疗上尚有"治风先治血，血活风自灭"等法。余治疗皮肤痒疹，常依上述理论，组成下列常用方，临床择证而用之。

1.丹皮 6g，栀子 10g，大黄 6g，黄连 6g，黄芩 10g，羌活、独活各 10g，防风 12g，干姜 10g，柴胡 10g，豆豉 10g，牛蒡子 10g，荆芥 10g，木通 10g，蝉蜕 10g，滑石 15g。每日 1 剂，水煎服。

2.荆芥 10g，防风 12g，苍术 10g，生地黄 12g，当归 10g，木通 10g，苦参 20g，蝉蜕 6g，麻黄 10g，牛膝 10g，生石膏 30g，甘草 6g，牛蒡子 10g。每日 1 剂，水煎服。

3.荆芥 10g，防风 12g，乌梢蛇 6g，蝉蜕 6g，白鲜皮 10g，地肤子 10g，黄连 6g，黄芩 10g，当归 10g，赤芍 10g，苦参 20g，首乌藤 30g。每日 1 剂，水煎服。

4.苍术 10g，蒲公英 20g，赤芍 10g，金银花 20g，生地黄 12g，地肤子 10g，牡丹皮 10g，百部 10g，桃仁 10g，苦参 20g。每日 1 剂，水煎服。

5.白蒺藜 20g，何首乌 10g，木通 6g，苦参 20g，荆芥 10g，防风 12g，生地黄 12g，当归 10g，金银花 15g，连翘 15g，牛蒡子 10g，苍耳子 10g。每日 1 剂，水煎服。

6.浮萍 10g，地肤子 10g，生地黄 12g，生薏苡仁 20g，防风 12g，桑枝 20g，猪苓 10g，茵陈 10g，金银花 20g，连翘 20g。每日 1 剂，水煎服。

7.生薏苡仁 20g，桂枝 10g，茵陈 10g，茯苓 12g，防风 12g，竹茹 3g，蝉蜕 6g，金银花 12g，连翘 12g，郁金 6g。每日 1 剂，水煎服。

8.荆芥 10g，防风 12g，滑石 10g，麻黄 10g，白芷 10g，桔梗 30g，桃仁 10g，红花 6g，生地黄 12g，当归 10g，赤芍 10g，栀子 10g，黄芩 10g，连翘 15g，薄荷 6g，大黄 10g，芒硝 10g(烊化)。每日 1 剂，水煎服。

9. 薄荷 6g，连翘 20g，山栀 10g，白鲜皮 10g，地肤子 10g，防风 12g。每日 1 剂，水煎服。

10. 当归 10g，白芍 10g，川芎 6g，牡丹皮 6g，桂枝 10g，乌药 10g，白鲜皮 10g，地肤子 10g，甘草 6g。每日 1 剂，水煎服。

两个经验方 // 2021.8.5

1. 痤疮方 荆芥 10g，防风 12g，羌活、独活各 10g，柴胡 10g，前胡 10g，川芎 6g，茯苓 12g，枳壳 10g，桔梗 30g，黄连 6g，黄芩 10g，黄柏 10g，山栀子 10g，金银花 15g，连翘 15g。每日 1 剂，水煎服。此方为荆防败毒散加黄连解毒、金银花、连翘。

2. 脾脏特大方 大黄 10g，土鳖虫 10g，水蛭 10g，虻虫 10g，蜣螂 10g，生赭石 15g，桃仁 10g，红花 10g，生地黄 12g，当归 10g。每日 1 剂，水煎服。

口诀：水土芒蜣，桃理大黄，肝脾大，此为良方。

白血病验案 // 2021.8.9

宋某，男，81 岁。患原粒细胞白血病部分分化型（M_2）来兰求医。刻下白细胞 $4.1×10^9$/L，红细胞 $2.1×10^{12}$/L，血红蛋白 84g/L，血小板 $36×10^9$/L；骨髓象检查示原粒 34%，早幼粒 14%；精神尚可，皮肤可见散在瘀斑，肝肾功能正常。

处方：人参须 15g，太子参 15g，潞党参 15g，北沙参 15g，生地黄 12g，山茱萸 30g，黑芝麻 15g，枸杞子 15g，桑椹 15g，黄芪 30g，丹参 30g，当归 10g，白芍 20g，八月札 10g，喜树果 10g，石见穿 10g，红豆杉 10g，白花蛇舌草 15g，蒟蒻 15g（先煎

1.5 小时），金银花 15g，连翘 15g。每日 1 剂，水煎服。

同时服用青蔻Ⅲ号 1 粒，每日 3 次；消风 2 号 1 粒，每日 3 次；生血颗粒 1 袋，每日 2 次；圣宝丹 2 粒，每日 3 次。

MDS–MLD 反复加重记   *// 2021.8.12*

北京某患者，患骨髓增生异常综合征（MDS）–MLD 型（MDS–MLD），治疗中有时有效，但遇感冒则病情加重，表现为血小板下降，白细胞下降，血红蛋白下降，与此同时血沉增快。余用青蔻系列抑制其骨髓异常增生，恢复三系新生，此为主药；用兰州方增强其机体之调节功能，扶正助新，促进三系之恢复。感冒时正气下降，故应减少青蔻之用量，主用兰州方以扶正，加强外感药物使用，降低血沉，方为治疗之策。因反复感冒，患者三系细胞反复下降，此时输洗涤红细胞为支持身体正气之最可靠方法。血沉快者，采用"麻黄薏强导五虎"，此方集麻黄、白虎、导赤及五味，乃治疗虚人感冒之最佳用方。

直肠癌术后腹痛腹泻   *// 2021.8.16*

王某，男，47 岁。直肠癌术后腹痛、腹泻，百法无效。服下方 10 剂，诸症皆愈。

处方：青皮 6g，陈皮 6g，罂粟壳 10g，诃子 10g，丁香 10g，半夏 6g，黄连 10g，黄芩 10g，干姜 6g，当归 10g，白芍 20g，枳壳 10g，木香 6g，槟榔 10g，延胡索 10g，川楝子 20g，制乳香 10g，制没药 10g。每日 1 剂，水煎服。

此为益胃合半夏泻心、里急后重而成。

活血化瘀漫谈 // 2021.8.24

"活血化瘀"与"扶正固本"犹车之两轮、鸟之两翼，车倚之而行，鸟倚之而飞。由此可见，活血化瘀治则在中医临床中的重要性。

一、古代认识

《素问·痹论》载："病久入深，荣卫之行涩，经脉时疏，故不痛。""痹在于骨则重，在于脉则血凝而不流。"

《金匮要略·辨太阳病脉证并治中》载："太阳病不解，热结膀胱，其人如狂，血自下，下者愈。其外不解者，尚未可攻，当先解其外；外解已，但少腹急结者，乃可攻之，宜桃核承气汤。"

《金匮要略·妇人妊娠病脉证并治》载："妇人宿有癥病，经断未及三月，而得漏下不止，胎动在脐上者，为癥痼害。妊娠六月动者，前三月经水利时，胎也。下血者，后断三月，衃也。所以血不止者，其癥不去故也，当下其癥，桂枝茯苓丸主之。"

《金匮要略·血痹虚劳病脉证并治》载："五劳虚极羸瘦，腹满不能饮食，食伤，忧伤，饮伤，房室伤，饥伤，劳伤，经络荣卫气伤，内有干血，肌肤甲错，两目黯黑。缓中补虚，大黄䗪虫丸主之。"

清代王清任对活血化瘀法做了全面的研究和实践，创立了血府逐瘀汤、通窍活血汤、少腹逐瘀汤、身痛逐瘀汤四方；并对《黄帝内经》"病久入深，荣卫之行涩，经脉时疏，故不痛"进行了发挥和再实践。

二、现代应用

1. 动脉硬化、高血压　①心脏再灌注损伤、毛血管闭塞、冠脉分支阻塞：血府逐瘀汤、冠心Ⅱ号、丹参滴丸、麝香补心丸、地奥心血康。②脑动脉硬化、脑血管意外：血塞通、脑心通。③肾动脉硬化：复方益肾汤。

2. 自身免疫病　抗原抗体复合物的结合和沉积，其背后进行的树突状细胞（DC）及其激动系统，激活 NK 细胞、Lag 细胞和全身之特异性免疫和非特异性免疫反应。

3. 弥散性血管内凝血（DIC）　危重疾病时因出凝血机制紊乱，血管通透性改变，自主神经功能改变，出现 DIC。中医活血化瘀对此有效，常用方如血府逐瘀汤、桃红四物汤、桂枝茯苓丸。

4. 妇科盆腔淤血综合征。

5. 肿瘤。

临床应用古方之体会　　　　// 2021.8.28

古方之临床应用切忌庞杂，一证一方切中要害。广阔原野，欲收一光之现象，切应忌之。尿频、尿痛宜用导赤；胸胁苦满宜用小柴胡；脘腹胀满宜用香砂；胸闷、胸痛宜用瓜蒌薤白。如果不厌其烦地加入他方，意在消除病痛，实则与之无益，乏善可陈也！

卵巢囊肿治验　　　　// 2021.8.29

李某，女，30。卵巢囊肿，大小为 3.4cm×2.6cm，下肢浮肿。

处方：桂枝 10g，茯苓 12g，白芍 20g，牡丹皮 10g，桃仁

10g，三棱 10g，莪术 10g，海藻 10g，昆布 10g，汉三七 3g，水蛭 10g，白花蛇舌草 15g，半枝莲 15g，蒟蒻 15g（先煎 1.5 小时），女贞子 10g，墨旱莲 10g，何首乌 15g，白蒺藜 20g，侧柏叶 10g。每日 1 剂，水煎服。

服上药 15 剂，囊肿消失，下肢浮肿亦消。

肾结石治验   // 2021.9.2

周某，男，47 岁。双肾多发结石，直径最大者 2.1cm，尿血，腰痛。服下方 20 剂，双肾结石基本排出，仅在右肾留 1.2cm×0.9cm 大小之结石。

处方：海金沙 12g，金钱草 20g，鸡内金 10g，郁金 6g，海浮石 10g，滑石 10g，石韦 10g，延胡索 10g，川楝子 20g，制乳香、制没药各 6g，三棱 10g，莪术 10g，冬葵子 10g，鳖甲 10g，皂角刺 10g，白花蛇舌草 20g，半枝莲 20g，枳实 10g，木香 10g，车前子 10g，牛膝 10g。每日 1 剂，水煎服。

卵巢癌一方   // 2021.9.4

桂枝 10g，茯苓 15g，白芍 20g，牡丹皮 6g，桃仁 10g，黄药子 15g，天花粉 15g，土贝母 10g，土茯苓 12g，生薏苡仁 20g，龙葵 15g，鸡内金 10g，白花蛇舌草 15g，半枝莲 15g，蒟蒻 15g（先煎 1.5 小时）。每日 1 剂，水煎服。

余用此方治一 49 岁的卵巢癌患者，其未做过放化疗，亦未手术治疗，少腹疼痛，下身血流不止。经服上药 30 剂，流血、腹痛均止，精神如常人。

十二指肠间皮瘤治验 // *2021.9.7*

辛丑年秋，患者，男，49 岁。服先药 30 剂后复诊，胃痛全消，胃镜检查示十二指肠内 2.1cm×1.8cm 之肿块消失。遂调出检查单，原有肿块曾取活检，诊断为十二指肠间皮瘤。

患者所服方：北沙参 15g，麦冬 15g，玉竹 10g，石斛 10g，半夏 6g，干姜 6g，黄连 6g，黄芩 10g，党参 10g，生龙骨 15g，生牡蛎 15g，海螵蛸 15g，丹参 20g，木香 6g，草豆蔻 6g，香附 6g，高良姜 10g，枳实 10g，砂仁 10g。每日 1 剂，水煎服。

消化不良一方 // *2021.9.10*

此方治疗食欲不振、脘腹胀满，且无任何胃肠器质性病变，效果如神。

藿香 10g，草果 10g，生姜 6g，羌活 10g，槟榔 10g，苍术 6g，厚朴 6g，陈皮 6g，甘草 6g，麻黄 10g。每日 1 剂，水煎服。

脑胶质瘤治验 // *2021.9.15*

王某，男，17 岁。颅内肿瘤，经活检确诊为星状细胞瘤，头痛恶心，呈昏睡状态。曾静脉滴注甘露醇，未见明显疗效。

处方：鳖甲 15g，龟甲 15g，生龙骨 15g，生牡蛎 15g，仙茅 10g，淫羊藿 10g，生地黄 12g，红花 6g，白芍 20g，牛膝 30g，补骨脂 10g，丹参 20g，朱砂 2g，砂仁 10g，三棱 10g，莪术 10g，海藻 10g，昆布 10g，石菖蒲 10g，夏枯草 15g，旋覆花 10g。

服上方 10 剂，患者神清，精神如常人，头痛、恶心均消失。

顽固性肾病综合征验案　　// 2021.9.17

孙某，男，17 岁。患肾病综合征 5 年，西药治疗无效，尿蛋白（+++），尿隐血（+++），血压正常。服下方后尿隐血（-），尿蛋白（±）。

处方：杜仲 15g，大蓟、小蓟各 10g，蝉蜕 6g，补骨脂 10g，细辛 6g，生薏苡仁 30g，覆盆子 20g，肉桂 3g，玄参 10g，石菖蒲 10g，苏梗 10g，益母草 15g，白花蛇舌草 20g，半枝莲 20g，防己 10g，菟丝子 10g，泽泻 20g，黄芪 30g，白茅根 30g，车前子 10g。每日 1 剂，水煎服。

慢性肾衰竭一例　　// 2021.9.19

刘某，男，27 岁。肾病多年，尿隐血（±），尿蛋白（++），尿素氮 18.7mmol/L，肌酐 485μmol/L。

处方：生薏苡仁 30g，丹参 20g，赤芍 15g，草果 10g，黄芪 30g，吴茱萸 6g，苍术 10g，杜仲 15g，大蓟、小蓟各 15g，蝉蜕 6g，补骨脂 10g，细辛 6g，覆盆子 20g，肉桂 3g，菟丝子 10g，泽泻 20g，益母草 15g，白茅根 30g，车前子 10g，大黄 20g（后下），牡蛎粉 20g（冲服），水蛭 10g（冲服）。每日 1 剂，水煎服。

服上方 15 剂之后，患者精神大好，尿蛋白（+），尿隐血（-），尿素氮、肌酐均降至正常。

危重患者治疗中务必保护脾胃　　// *2021.9.21*

余治疗危重患者何止千百，然而体会最深者莫过于保护胃肠。重病、危病，只要是器质性大病，均可累及全身自主神经，尤其是胃肠之自主神经。因为胃肠为自主神经最敏感的部位。医者施治往往只重视病灶之局部而忽视病灶对全身之影响，尤其疏忽病变对胃肠之影响。胃肠之功能本在病变的影响之中，中药用药途径常取胃肠一途，故而对胃肠功能复加影响矣！此时胃肠压力更重，个别患者胃肠压力达到原有病况数倍，因而临床未见正性治疗作用，反而出现了负面影响，使疾病逐渐加重。李东垣写《脾胃论》，提出脾胃乃后天之本，百病之源也。有胃气则生，无胃气则死。余临床六十余载，深知脾胃于疾病的意义，顾护胃气之重要意义。

胃病治胆只能加强治胃之疗效　　// *2021.9.24*

慢性萎缩性胃炎辄以胆胰合证方取效，何也？萎缩性胃炎常合并胆道疾患。有人统计，慢性萎缩性胃炎合并胆囊炎者，约占50%；胆囊炎合并萎缩性胃炎者，约占80%。胆囊疾患可导致胃部疾患，胃部疾患亦可导致胆囊疾患。基于上述两点，胆、胃同时治疗可增强疗效，由此产生一方，即胆二核合半夏泻心汤。此方可用于所有萎缩性胃炎，亦可用于一切胆道疾患，屡试屡验，乃神方也！

肾衰竭治验

王某，男，42 岁。慢性肾炎、肾衰竭 3 年，尿蛋白（+++），尿隐血（++），尿素氮 24mmol/L，肌酐 246μmol/L。服下方 30 剂，尿蛋白、隐血均转阴，尿素氮 8mmol/L，肌酐 98μmol/L，体力恢复，精神如常人。

处方：杜仲 20g，大蓟、小蓟各 15g，蝉蜕 6g，补骨脂 10g，细辛 6g，生薏苡仁 30g，覆盆子 20g，肉桂 3g，益母草 20g，丹参 30g，赤芍 15g，草果 10g，黄芪 30g，吴茱萸 3g，苍术 20g，菟丝子 15g，泽泻 20g，白茅根 30g，车前子 10g，赤小豆 30g。每日 1 剂，水煎服。

肝豆状核变性简谈

肝豆状核变性，又称威尔逊病（WD），乃 1912 年由美国学者 Wilson 首先论述，是一种铜代谢障碍的染色体病（遗传病）。主要病理机制为铜离子不能转化成铜蓝母，从而致使大量铜离子在脑、肝、肾、脾中堆积，致使上述器官肿大，甚至功能障碍。其在肝脏之堆积，可致肝硬化；在脑之堆积，可致豆状核变性；在角膜下堆积，则形成蓝色的 K–F 环。豆状核之改变则出现锥体外系之全部病变（肌肉强直、全身震颤、共济失调）。在上述症状出现之同时，临床检验最大特点是血中铜蓝母下降（正常在 2 ～ 5mg/L），肝、肾、脾、血中之铜离子增加，尿铜亦增加。西医治疗本病常采用降低血铜，促进排铜之法，尚无根治之法。

痔疮脱肛治疗 // 2021.10.5

李某，女，57岁。痔疮脱肛，曾做手术治疗，后又复发，不想二次手术，求余诊治。

处方1：苦参30g，明矾10g，黄柏20g，蛇床子20g。加水3000mL，煎至2000mL，待温坐浴，每日1次。

处方2：当归10g，白芍20g，枳实10g，木香6g，槟榔10g，胡芦巴10g，淫羊藿10g，补骨脂10g，阳起石10g，蛇床子10g，小茴香10g，吴茱萸10g，肉苁蓉10g，杜仲10g，枸杞子10g，菟丝子10g，巴戟天10g，党参10g，黄芪30g，山茱萸10g。

服药15剂，痔疮愈，脱肛再未出现。

白血病中医治疗谈 // 2021.10.9

60年前，余以扶正固本之兰州方治愈天水患者马长生之 M_5。该方之组成包括六味、生脉、四参、甘麦大枣。全方仅扶正固本一派，证明白血病之虚证属性。20世纪80年代，余始用砒霜、蟾酥、雄黄、青黛等，制成青蔻Ⅰ、Ⅱ、Ⅲ、Ⅳ号，其与前述之兰州方有明显的互补作用。在一次会议上，余与东北学者张亭栋相遇，一见如故，彼此之经验暗同。亭栋教授研究砒霜一味之克白作用。余则除砒霜外，尚用蟾酥、雄黄、青黛等攻邪之辈，更有甚者加用兰州方以扶正固本，则疗效倍增。

兰州方：人参须15g，太子参15g，潞党参15g，北沙参15g，生地黄12g，山茱萸30g，山药10g，牡丹皮6g，麦冬15g，五味子3g，甘草6g，浮小麦30g，大枣4枚，桂枝10g，生姜6g，黑芝麻 10g，枸杞子 10g，桑椹 10g，黄芪 30g，丹参 30g，当归 10g，白芍 30g。每日 1 剂，水煎服。

谈肺肾阴虚 // 2021.10.12

肺属金，肾属水，金水相生。肾水不足则血热叶焦，症见肺热咳嗽、痰黏不利、痰中带血、五心烦热、盗汗。肺癌、慢阻肺、肺结核晚期均出现这一症候群。适应这一症候群的方药有黄芪鳖甲汤、秦艽扶羸汤、补肺阿胶汤。

1. 秦艽扶羸汤　秦艽 10g，鳖甲 15g，地骨皮 12g，党参 10g，当归 10g，柴胡 10g，半夏 6g，紫菀 10g，甘草 6g。每日 1 剂，水煎服。此方用于肺热咳嗽、痰黏不利、痰中带血、骨蒸潮热。

口诀：秦艽鳖甲地骨皮，党参当归柴半紫，甘草一味莫忘记，肺肾阴虚甚相宜。

2. 黄芪鳖甲汤　黄芪 30g，鳖甲 15g，地骨皮 12g，秦艽 10g，紫菀 10g，党参 10g，茯苓 12g，柴胡 10g，半夏 6g，知母 12g，生地黄 12g，白芍 20g，天冬 15g，肉桂 3g，桔梗 30g，甘草 6g，桑白皮 10g。每日 1 剂，水煎服。此方用于肺热咳嗽、痰黏不利、痰中带血、骨蒸潮热、盗汗。

口诀：黄芪鳖甲地骨皮，艽菀参苓柴半知，生地白芍天冬桂，甘桔桑皮劳热宜。

3. 补肺阿胶汤　阿胶 10g，马兜铃 10g，糯米 30g，牛蒡子 10g，杏仁 10g。每日 1 剂，水煎服。此方用于肺热咳嗽、痰黏不利、痰中带血、骨蒸潮热、盗汗。

口诀：补肺阿胶马兜铃，糯米牛蒡加杏仁。

结缔组织肿块——纤维肉瘤   // 2021.10.14

宋某，男，67岁。半年前右踝关节部位生一肿物，很快长至8cm×4cm大小，不痛不痒，经活检诊断为纤维肉瘤，未经任何治疗，求治于余。

处方：黄药子20g，天花粉10g，土茯苓12g，土贝母10g，生薏苡仁30g，龙葵15g，鸡内金10g，八月札10g，石见穿10g，红豆杉10g，喜树果10g，白花蛇舌草15g，半枝莲15g，黄芪30g，当归15g，制乳香10g，制没药10g，蒟蒻10g（先煎1.5小时），鳖甲15g，皂角刺15g。每日1剂，水煎服。

服上方20剂，肿物破溃，缩小至2cm×4cm。上药继服20剂，肿物全消，皮肤收口。

慢性髓细胞白血病治验   // 2021.10.17

曲某，男，46岁。患慢性髓细胞白血病3年，曾用甲磺酸伊马替尼、白消安、羟基脲等未见长期效果，脾厚58mm，白细胞170×10^9/L，红细胞4.36×10^{12}/L。

处方：人参须15g，太子参15g，潞党参15g，北沙参15g，生地黄12g，山茱萸30g，山药10g，甘草6g，浮小麦30g，大枣4枚，桂枝10g，生姜6g，白芍10g，黄芪30g，丹参30g，当归10g，秦艽10g，板蓝根20g，黑芝麻20g，枸杞子10g，桑椹10g。每日1剂，水煎服。

服上药30剂后，患者脾厚41mm，白细胞11×10^9/L，红细胞4.12×10^9/L，血红蛋白150g/L。

直肠癌术后肛门、少腹疼痛　　// 2021.10.22

张某，女，64 岁。直肠癌手术（保肛）后少腹、肛门剧痛，服羟考酮亦不能止痛，尤其大便时疼痛加重。服下方 20 剂，痛止，消化正常。

处方：当归 10g，白芍 20g，枳实 10g，木香 10g，槟榔 10g，胡芦巴 10g，淫羊藿 10g，补骨脂 10g，阳起石 20g，蛇床子 10g，小茴香 10g，吴茱萸 6g，延胡索 10g，川楝子 20g，制乳香、制没药各 6g，川乌、草乌各 15g（先煎 1.5 小时），雷公藤 15g（先煎 1.5 小时），细辛 15g（先煎 1.5 小时），马钱子 2 个（油炸），蒲黄 6g，五灵脂 6g，15 剂，每日 1 剂，水煎服。

中医古方的应用　　// 2021.10.26

中医之古方除经方外，尚有许多著名方剂，如升阳益胃汤、补中益气汤、归脾汤、独活寄生汤、九味羌活汤、荆防败毒散、养阴清肺汤等。上述方药均有其独特的临床效果，切勿小觑。升阳益胃汤适用于一切胃病合并感冒，久而不愈者；补中益气汤适用于一切虚人乏力，久而不去者；归脾适合一切贫血、低血压合并胃纳不馨者；独活寄生汤适用于一切关节疼痛，气血双虚者；九味羌活汤适用于感冒过后，身肢疼痛者；荆防败毒散适用于上呼吸道感染兼身体疼痛者；养阴清肺适用于咳嗽兼有咽痛者。

公丁香和母丁香 // 2021.11.1

公丁香是丁香的花蕾，母丁香是丁香的果实。前者产自印度、马达加斯加、印尼、巴基斯坦、斯里兰卡；后者产自桑给巴尔，以及我国广东、海南等地。前者为常绿乔木，高可达 10 米，是世界名贵香料。通常中药所用之丁香为公丁香，用量为 7 ～ 8 个，主要功用是使胃肠道平滑肌之紧张缓解，从而达到降逆、止泻之目的，由此则可引申出该药治疗腹痛、疝气之原理（缓急）。

谈谈心率加快 // 2021.11.4

通常感染、贫血、休克、运动、激动均能导致心率加快，但是有一类人的心率较常人为快，总在 75 ～ 90 次 / 分。这样的人做各种检查均无异常，通常以自主神经兴奋为由解释。余通常观察此种心率之人总有下列情况：①吃盐较重。②荤食较多。③性格较急。④全身或气管，或心脏，或肝肾，或结缔组织存在一定小隐患，未发病，未影响功能，常处于亚健康状态。特别说到食盐之多少对心率之影响为常人最多见，又为常人最易忽视。余曾做过临床观察，常食荤菜，每日食盐量在 5 ～ 10g 者，心率常在 80 ～ 95 次 / 分。而常食素，每日食盐量在 2g 以下者，心率常在 60 ～ 80 次 / 分。有资料显示，心率慢者寿命长，心率快者寿命短，是有一定道理的。

肥儿丸说

肥儿丸方出《太平惠民和剂局方》。其方组成：黄连 10g，使君子 10g，枳实 10g，木香 6g，焦三仙各 6g，肉豆蔻 10g。

口诀：黄使君二三蔻，虫积食积小儿瘦。

此方经后世各家临床加减变通形成：使君子 10g，夜明砂 6g，芦荟 3g，白芜荑 10g，党参 10g，白术 12g，茯苓 12g，甘草 6g，黄连 6g，胡连 6g，青皮、陈皮各 6g，枳实 10g，木香 6g，焦三仙各 6g。

口诀：使君夜会白四君，三对三仙小儿精。

食盐与睡眠

前述食盐与心率之关系，已为众所周知，然食盐与睡眠之关系则一直被常人所忽视。晚餐油腻太重影响睡眠，食盐太重亦影响睡眠。盖食盐太重则血液比重增加，心脏负担增加也！临床遇到长期睡眠不好的患者，在服用安眠药之同时，令其饮食清淡少盐，大部分患者都能得到不同程度的改善。

桂枝茯苓丸之临床应用

桂枝茯苓丸方出自《金匮要略》，其云："妇人宿有癥病，经断未及三月，而得漏下不止。胎动在脐上者，为癥痼害。妊娠六月动者，前三月经水利时，胎也。下血者，后断三月，衄也。所以下血不止者，其癥不去故也，当下其癥，桂枝茯苓丸主之。"此条经文系桂枝茯苓丸之主要经文，说明此方之主治仅妇科肿块一项。然而通过一千多年的临床使用，人们普遍认为桂枝茯苓丸不仅治疗妇科肿块，在下列各方面亦有非常好的疗效：①妇科炎症：与桃红四物汤、逍遥散、清经汤合用。②治疗慢性肾小球肾炎：与龙胆泻肝汤、六味地黄丸、五味消毒饮合用。③治疗头面及全身肿块。④治疗眼科疾患。

抗癌中药对肝无损害 // 2021.11.26

西医之放化疗对肝肾功能均有一定损害。余常用之抗癌中药黄药子、天花粉、蒟蒻等，对肝肾功能有无损害呢？余在临床进行观察，发现上述药物非但对肝肾功能没有损害，而且尚有一定的保肝保肾作用。

抑郁症治验 // 2021.12.5

田某，女，22岁，未婚。心悸、失眠、耳鸣、坐卧不安。服中药、西药2年，未见疗效。服下方10剂，诸症全消。

处方：党参10g，桂枝10g，阿胶10g（烊化），麦冬10g，吴茱萸6g，当归10g，川芎6g，苍术6g，茯苓12g，钩藤30g，柴胡10g，甘草6g，浮小麦30g，大枣4枚，蝉蜕3g，郁金6g，胆南星10g，石菖蒲10g，远志10g，黄芩10g，半夏6g，生龙骨15g，生牡蛎15g。每3日2剂，水煎服。

面神经麻痹一例治验　　// 2021.12.10

赵某，男，54 岁。患左侧面神经麻痹多年，左面部肌肉跳动、抽搐、麻痹，波及左眼及左额，多方求治，未见明显疗效。

处方：当归 10g，白芍 10g，川芎 10g，生地黄 12g，桃仁 10g，红花 6g，蜈蚣 1 条，僵蚕 6g，全蝎 6g，龟甲 15g，鳖甲 15g，牡蛎 15g，羌活、独活各 10g，防风 12g，黄芩 10g，甘草 6g，白芷 6g，细辛 3g，川乌、草乌各 15g（先煎 1.5 小时），马钱子 1 个（油炸）。15 剂，每日 1 剂，水煎服。

服上方 15 剂后，患者诸症全消，如常人。

颜面黑斑治验　　// 2021.12.14

王某，男，47 岁。患乙肝"小三阳"，颜面黑斑非常显著。患者对此之忧虑胜于乙肝。

处方：柴胡 10g，黄芩 10g，党参 10g，半夏 6g，丹参 30g，黄芪 30g，当归 15g，白芍 20g，秦艽 10g，板蓝根 10g，桃仁 10g，红花 6g，女贞子 10g，墨旱莲 10g，川芎 10g，萆薢 10g，茯苓 12g，补骨脂 10g，肉苁蓉 10g，蒲公英 15g，益母草 15g，菟丝子 10g，山茱萸 12g，生地黄 12g，白术 12g，泽泻 10g，桂枝 10g，苍术 10g，黄柏 10g，牛膝 10g，生薏苡仁 30g。每 2 日 1 剂，水煎服。

服上药 30 剂，患者肝病愈，乙肝"小三阳"变为表面抗原阴性，表面抗体转阳，更为有效者，患者颜面黑斑完全消除，肤色白润。

自身免疫性肝炎流泪症治验 // *2021.12.20*

王某，男，40 岁。流泪不止，肝功异常，谷丙转氨酶 230U/L，谷草转氨酶 129U/L，脾厚 56cm。求余诊治，余以下方投之。

处方：当归 10g，川芎 10g，生地黄 12g，白芍 15g，白蒺藜 20g，菊花 15g，夏枯草 15g，木香 6g，蝉蜕 6g，荆芥穗 10g，柴胡 10g，生石膏 30g，香附 6g，丹参 30g，黄芪 30g，秦艽 10g，板蓝根 10g。30 剂，每日 1 剂，水煎服。

30 剂服完后，患者流泪全止，肝功正常，脾厚减至 42cm，一切如常人。

顽固性口腔溃疡及颜面黄褐斑治验 // *2021.12.20*

李某，女，39 岁。患顽固性口腔炎、颜面黄褐斑十余年，口腔炎反复发生，百医弗效。余以下方治之。

处方：桃仁 10g，红花 6g，仙茅 10g，淫羊藿 10g，当归 10g，川芎 10g，萆薢 10g，茯苓 12g，补骨脂 10g，肉苁蓉 10g，蒲公英 15g，益母草 15g，女贞子 10g，墨旱莲 10g，菟丝子 10g，山茱萸 12g，生地黄 12g，生石膏 30g，山栀子 10g，黄芩 10g，黄连 6g，藿香 10g，防风 12g。20 剂，每日 1 剂，水煎服。

服完上药后，患者口腔炎痊愈，颜面黄褐斑全消。

M₄ 治验 // *2021.12.25*

王某，男，45。患粒 – 单核细胞白血病（M₄），在北京行骨髓移植，回家后病情未见好转，全血下降，骨髓抑制，求余诊治。刻下患者全身衰竭，卧床不起，由家人背来门诊。血红蛋白 65g/L，红细胞 1.2×10^{12}/L，白细胞 1.3×10^{9}/L，血小板 21×10^{9}/L。

处方：人参须 15g，太子参 15g，潞党参 15g，北沙参 15g，生地黄 12g，山茱萸 30g，山药 10g，黄芪 30g，丹参 30g，当归 20g，黑芝麻 10g，枸杞子 10g，桑椹 10g，八月札 10g，石见穿 10g，红豆杉 10g，喜树果 10g，白花蛇舌草 15g，半枝莲 15g，蒟蒻 15g（先煎 1.5 小时）。每 3 日 2 剂，水煎服。

同时服青蔻Ⅲ号，每次 1 粒，每日 3 次。

服药半月后，患者情况好转，血红蛋白 89g/L，红细胞 2.4×10^{12}/L，白细胞 3.8×10^{9}/L，血小板 78×10^{9}/L。

骨髓抑制又一方　　　　　　　　// 2021.12.27

五味子 6g，知母 20g，贝母 10g，黄芪 30g，木瓜 30g，水蛭 10g，青皮 10g，青黛 6g，三棱 10g，莪术 10g，郁金 6g，佛手 10g，丹参 20g，党参 10g，麦冬 10g，生地黄 12g，山茱萸 30g，人参须 15g，太子参 15g，北沙参 15g。每日 1 剂，水煎服。

肝硬化患者之腹泻

肝硬化患者因门静脉高压，食管静脉、胃肠之黏膜下静脉及毛细血管曲张，因此服药时易发生恶心、呕吐、腹痛、腹泻，从而难以坚持长期服药。为了消除这一缺陷，余常将药方中的大黄改作大黄炭，并在方中加入附子理中汤、香砂六君汤、平胃散、五苓散等，还可以让患者将药多煎半小时，以消除药物中的致敏物质。

胃病方中之大黄去留谈

胃病中80%与胆有关。通常之胃部胀痛者可用胆二核加复方半夏泻心汤、香附良姜半枳砂、204胃药、肉桂良姜缩砂茴等治疗；如伴右胁及背部疼痛者，大黄可用至6g；如无右胁及背部疼痛者，大黄可用3g；如大便溏稀者，可去大黄。肝硬化患者若合并经常性腹泻、胃痛者，可用大黄炭。

几个有效小方剂

1. 吴茱萸汤　吴茱萸 10g，党参 10g，生姜 6g。此方治呕吐、腹泻、头痛神效。

2. 戊己丸　吴茱萸 10g，黄连 10g，白芍 20g。此方治反酸、胃痛、腹泻神效。

3. 黄山汤　黄芪 30g，山栀子 10g，生薏苡仁 20g，车前子 10g，金钱草 15g，墨旱莲 6g，灯心草 6g，甘草 6g。此方治泌尿系感染神效。

4. 小吴榔汤　小茴香 10g，吴茱萸 10g，槟榔 10g。此方专治阴茎痛神效。

5. 交泰丸　黄连 10g，肉桂 6g。此方治糖尿病神效。

贲门癌术后噎膈

路某，男，63 岁。贲门癌术后复发，噎膈，吞咽受阻，左胁疼痛不舒。服下方诸症全消。

处方：乌梅 4 枚，川椒 6g，黄连 6g，黄芩 10g，干姜 6g，半夏 6g，细辛 3g，桂枝 10g，当归 10g，党参 10g，郁金 6g，丹参 10g，白芍 20g，厚朴 6g，生薏苡仁 20g，茯苓 12g，佛手 10g，木香 6g，草豆蔻 6g，白花蛇舌草 15g，半枝莲 15g，蒟蒻 15g（先煎 1.5 小时）。每日 1 剂，水煎服。

此方乃乌梅丸、小丹参、白半蒟三方合方。

又一发现

近日余门诊连续出现多例服用胆胃合剂（胆二核、复方半夏泻心汤）无效的病例。该方系余多年来首创之得意之作，凡有慢性萎缩性胃炎合并胆胰疾患者皆效，几乎无一例不效，现发现多例无效，何也？余思考良久，此几例无效者均有下述特点：①双胁痛著。②全腹胀，病情较重。③便溏或呈水样便。此典型之胰腺炎症状也，尤其腹胀为其重点。

今后之应对：慢性萎缩性胃炎、胆囊炎患者仍可用原方，如合并胰腺炎者（左上腹痛、腹胀、便溏）可用胆胰合证方加味，具体如下。

柴胡 10g，枳实 10g，白芍 20g，甘草 6g，大黄 3g，黄连 3g，黄芩 10g，丹参 10g，木香 6g，草豆蔻 6g，延胡索 10g，川楝子 20g，制乳香、制没药各 6g，川芎 6g，香附 6g，川椒 3g，干姜 6g，蒲公英 15g，败酱草 15g，大腹皮 20g。每日 1 剂，水煎服。

索 引

· 心脑血管疾病

谷峰比值是衡量高血压患者病情的
　重要指标　15
急性脑卒中治疗之新动态　24
未来心脏介入治疗化身为"三头兽"　26
心脏介入治疗之支架研究　29
心律失常治疗之漫漫长路　32
脑卒中之提前干预　33
短暂性脑缺血发作（TIA）　33
治疗脑梗死的常用药　33
脑出血的治疗　34
风湿性心脏病之复方活络效灵丹　36
阿司匹林可否作为一级预防　47
急性冠脉综合征（ACS）之抗血小
　板治疗　75
大脑镰与小脑幕　79
2012 年心血管事件的三个亮点　87
高血压控制三达标（3G）　97
中枢神经系统疾病概述　102
心衰治疗里程碑　108

缺血性脑卒中的预防　109
治疗脑卒中后遗症之中药方剂　117
非冠状动脉粥样硬化性心肌梗死　127
复方丹参滴丸降低颈动脉内 - 中膜
　厚度　130
急救千千，心事为重　145
突发严重心肌梗死 1 例　149
房颤之再认识　172
脑垂体再说　210
房颤的导管消融　282
空泡蝶鞍综合征和苍白球黑质红核
　色素变性　306
心脏介入治疗浅谈　316
脑血管淀粉样变　318
最引人关注的心血管脑事件（2016
　年度）　369
Wellens 综合征　409
诊断动脉硬化的新指标　440
脑卒中启语汤之效案　479

高热昏睡疑似脑炎二例	480	一例脑动脉硬化导致右眼失明治验	547
颈动脉斑块验案	502	从无脉症谈起	551
致心律失常型右心室发育不良	509	谈谈心衰	551
经导管主动脉瓣置换术	512	谈谈"胸痹、心痛、短气"	556
冠心病一效方	524	频发晕厥一例治验	612
心律不齐再说	525	经皮冠状动脉介入治疗（PCI）	622
房颤一例治验	527	颅脑小血管病	634
冠心病之别方	536	谈谈心率加快	686

·呼吸系统疾病

上气道咳嗽综合征	53	慢性咽炎一方	125
治疗支气管哮喘的喷雾	54	肺结核之诊断与治疗	133
急性呼吸窘迫综合征（ARDS）		呼吸机相关性肺炎（VAP）	136
是呼吸道疾患之常见危象	61	国人慢性咳嗽病因明确	142
支气管哮喘之 ICS/LABA 治疗	78	气管插管与气管切开	145
慢性阻塞性肺疾病（COPD）		机械通气与气管切开	162
常用药	94	再说咽喉肿痛	170
慢性阻塞性肺疾病（COPD）		肺功能概述	185
之治疗	97	鼻窦炎之效方	185
纪念科赫，谈结核病	99	慢性鼻炎之治疗	188
肺间质纤维化之中医治疗	103	急性肺栓塞	241
肺气肿的中医论治	108	谈谈白三烯受体拮抗剂 LTRA	362
非结核分枝杆菌	115	支气管哮喘的规范化治疗	365
分枝杆菌的院内感染	115	支气管哮喘特殊发病一例	378
慢性咳嗽	123	肺动脉高压之新关注	398

典型支气管扩张癌变案例　419

社区获得性肺炎　420

呼吸窘迫综合征（ARDS）浅谈　440

肺动脉栓塞小叙　445

特发性肺间质纤维化再议　472

肺心病之并发症　543

肺炎胸痛一方　604

肺部磨玻璃样结节　649

肺心病治疗一得　661

·消化系统疾病

克罗恩病（CD）的诊断与鉴别诊断 7

幽门螺杆菌之新疗法　7

原发性胆汁性肝硬化　9

药物性肝损害　21

胃肠神经官能症　22

认识丙型肝炎　24

胃食管反流病再谈　25

国人乙肝发病显著下降　26

乙型肝炎最新资料　44

原发性胆汁性胆管炎（PBC）　50

原发性硬化性胆管炎（PSC）　51

炎症性肠病（IBD）可引起的八方
　　面病变　78

急性肠系膜上动脉缺血（ASMA）80

转移性结直肠癌　81

慢性胰腺炎（CP）之诊断　95

乙型肝炎抗病毒治疗之突破　110

抗乙肝病毒中草药的最新动态　111

胆囊切除术后综合征治验　118

习惯性便秘治验　120

胰腺炎之分期、分型　131

门静脉血栓　142

乙肝肝硬化抗病毒治疗再说　142

丙肝病毒（HCV）应答一面　152

胃脘痛漫谈　171

HBV 再说　178

再谈肝移植　198

胃病中药治疗总结　224

胆汁反流性胃炎、食管炎　243

慢性胃炎再谈　247

引致腹泻的两个病原体　297

非酒精性脂肪性肝病（NAFLD）297

腹泻之病原　298

治疗肝病又一方　305

萎缩性胃炎的中药治疗　306

肝病、肝硬化失代偿合并肠系膜上

静脉血栓形成 315

丙肝治疗动态 315

非酒精性脂肪性肝病（NAFLD）318

再谈胰腺囊性肿瘤 349

美国肝病协会学会（AASLD）

　年会 355

原发性胆汁性胆管炎 397

乙型肝炎之八特点 397

乙肝最新资料 398

乙肝抗病毒药物的临床评价 407

新时期肝脏疾患的特点 407

胃肠动力药漫谈 416

消化道疾病小资料 445

谈谈腹痛 459

腹胀之中药方剂 461

肝病新证 463

过敏性结肠炎一例验案 488

胆囊炎两方 512

胃肠动力药之应用 536

肝硬化失代偿脾功能亢进一例 550

治疗肝硬化顽固性腹水的又一

　西药 552

幽门梗阻之中药方 553

上腹部三脏器之相互联系 559

胆、胃、胰、肠 582

胃病治疗心得 586

肠系膜上动脉炎 597

肝病内分泌临床观察的重要性 603

肝硬化大量腹水案 605

肠系膜上动脉炎一例 607

克罗恩病（CD）之手术治疗 611

乙肝抗病毒治疗讨论 611

乙肝肝硬化、肝癌验案 621

消化不良一方 678

痔疮脱肛治疗 682

肝硬化患者之腹泻 692

胃病方中之大黄去留谈 692

·泌尿、生殖系统疾病

尿毒症之最新概念 8

慢性肾脏病 47

慢性肾炎一得 61

睾丸肿痛之治疗 67

肾衰竭一例 72

糖尿病肾病 76

糖尿病肾病之分期 77

特发性膜性肾病 84

治疗肾衰竭效方	89	慢性肾衰竭之中医治疗	282
肾小管性酸中毒	100	慢性肾小球肾炎、肾衰竭一例治验	284
睾丸炎之治疗	114	慢性肾小球肾炎合并慢性肾衰竭治	
狼疮性肾炎之治愈	121	验	288
慢性肾功能不全漫谈	126	慢性肾小球肾炎又一方	291
慢性肾衰竭又一方	132	慢性肾衰竭	294
慢性肾衰竭又一方	138	慢性肾小球肾炎一例	295
尿微量白蛋白和尿微量球蛋白	143	过敏性紫癜性肾炎治验	308
肾小球肾炎又一方	146	慢性肾小球肾炎肾衰竭治验二例	323
肾衰竭治验	152	慢性肾小球肾炎治验	326
肾衰竭又一方	152	过敏性紫癜性肾炎治验	332
肾后性尿毒症方	157	慢性肾炎两效方	337
扁平苔藓之验方	174	慢性肾衰竭治验	338
慢性肾脏病（CKD）小谈	175	肾小球肾炎之病理分类	338
糖尿病肾病一效方	175	慢性肾小球肾炎治验	341
慢性肾小球肾炎验案	180	慢性肾小球肾炎浅谈	343
慢性肾小球肾炎治验一例	229	慢性肾衰竭一例	368
中医治疗慢性肾炎之总结	253	慢性肾病之进展	385
红斑性肢痛症	257	肾炎一方	390
肾病杂谈	260	慢性肾小球肾炎一例	393
肾病领域的两个新技术	261	慢性肾小球肾炎一例	395
尿崩症	268	慢性肾小球肾炎又一例	396
慢性肾炎合并高尿酸血症、高血红		治疗慢性肾小球肾炎之体会	399
蛋白血症之治验	274	慢性肾衰竭治验	473
系统性红斑狼疮治验	276	慢性肾衰竭又一案	474
慢性肾衰竭又一方	281	慢性肾衰竭案	481

漫谈慢性肾衰竭　488

最近临床治疗肾衰竭的方剂　489

多发性肾囊肿　496

过敏性紫癜性肾炎验方　525

前列腺肥大一例治疗感想　528

肾上腺皮质功能减退说　533

慢性肾衰竭再说　533

膀胱麻痹尿失禁一例　542

间质性膀胱炎一例　542

IgA 肾病一方　545

肾衰治疗又一方　546

再谈增肾合剂　557

精索鞘膜积液之治疗　563

慢性肾衰竭一方　564

过敏性紫癜性肾炎治验　578

慢性肾小球肾炎治愈一例　583

过敏性紫癜性肾炎又一例　590

前列腺炎之中药治疗　600

慢性肾衰竭一方　602

肾衰竭治验　610

慢性肾脏病与钙磷代谢　613

慢性肾炎又一方　625

肾小球肾炎一方　631

慢性肾炎又一验方　632

狼疮性肾炎一验方　632

慢性肾小球肾炎一例治验　633

肾小球肾炎治疗有感　650

慢性肾小球肾炎又一方　652

慢性肾小球肾炎验案　655

中药治疗慢性肾衰竭小结　670

肾结石治验　677

顽固性肾病综合征验案　679

慢性肾衰竭一例　679

肾衰竭治验　681

·血液系统疾病

急性白血病之缓解标准　21

慢性髓细胞性白血病慢性期（CML-CP）治疗新说　36

伊文斯综合征　43

再生障碍性贫血治疗经验　52

纯红再生障碍性贫血　54

多发性骨髓瘤（MM）　54

恶性淋巴瘤　60

骨髓增生异常综合征（MDS）之临床分类　70

多发性骨髓瘤（MM）概说　70

慢性髓细胞性白血病（CML）　82

基因类型在临床之应用　　84

治疗类风湿关节炎（RA）新药上市

　　84

慢粒（CML）中药得一方　　96

溶血性贫血再谈　　137

慢性髓细胞性白血病（简称慢粒）

　　一方　　138

白细胞过高之白血病　　139

肾性贫血再说　　141

口服复方黄黛片治疗 M3　　143

骨髓增生异常综合征（MDS）再说

　　176

骨髓增生异常综合征 - 难治性贫血

　　伴原始细胞过多（MDS-RAEB）

　　验案　　179

缺铁性贫血治疗一得　　191

急性淋巴细胞白血病（ALL）之免

　　疫分型　　199

白血病之染色体检查　　200

Ph 染色体　　201

原发性血小板增多症　　208

真性红细胞增多症一例　　208

"兰州方"之再定位　　208

再生障碍性贫血又一方　　209

血小板减少性紫癜一方　　211

再谈原发性血小板增多症　　212

血红蛋白增高之我见　　214

急性早幼粒细胞白血病完全缓释

　　记录　　216

急淋的治疗记录　　217

"兰州方"之再思考　　218

喜树果和红豆杉　　219

真性红细胞增多症之中药治疗　　223

阵发性睡眠性血红蛋白尿　　225

原发性血小板增多症之中医治疗 225

慢性粒细胞白血病加速期治验　　227

特发性血小板减少性紫癜一例治验

　　228

新生儿溶血性贫血　　228

溶血性黄疸的中药治疗　　230

慢性白血病之又一方　　232

原发性血小板增多症一例治验　　238

范科尼综合征（Fanconi）　　240

血小板增多症的中药治疗　　240

脾功能亢进　　248

肝硬化与贫血　　249

特发性血小板减少性紫癜又一方 254

纯红再生障碍性贫血一例治验　　254

血液病的中医临床思维　　255

再生障碍性贫血一例治验　　267

伊文思综合征和尤文肉瘤　　269

继发性血小板增多症效方　　272

再生障碍性贫血治疗又一方 275

原发性血小板增多症一例治验 284

纯红再生障碍性贫血治验 288

慢性粒细胞白血病治疗现状 289

阵发性睡眠性血红蛋白尿治验 302

纯红再生障碍性贫血验案 304

真性红细胞增多症二例之治疗 307

升白与升板 313

纯红再生障碍性贫血又一例治验 322

血小板减少之治疗一得 324

特发性血小板减少性紫癜 332

特发性血小板减少性紫癜再论 335

特发性血小板减少性紫癜（ITP）又一方 343

特发性血小板减少性紫癜 345

血液病近况 361

多发性骨髓瘤（MM）治疗研究领域之新星 362

继发性血小板增多症 381

再生障碍性贫血又一方 381

再生障碍性贫血与骨髓增生异常综合征 382

伊马替尼之治优势 386

骨髓增生性血液病三方 390

特发性血小板减少性紫癜之近况 403

继发性血小板增多症之治验 411

再生障碍性贫血治验一例 411

再说特发性血小板减少性紫癜 428

再生障碍性贫血一方 454

特发性血小板减少性紫癜再谈 454

再谈特发性血小板减少性紫癜 457

血小板减少症一得 458

血小板增多症验方 469

特发性血小板增多症一例 475

巨脾小议 495

白血病研究之进展 496

再生障碍性贫血治疗方小结 514

继发性血小板增多症验案 529

血小板减少性紫癜 540

白血病治疗小记 543

溶血性贫血治验 544

多发性骨髓瘤（MM）治验 547

血小板减少症临床方药小结 548

原发性血小板增多症验案 556

血小板减少之验方 565

骨髓增生异常综合征（MDS）验方 565

降血小板小议 580

急性单核细胞白血病（M_5）治疗专方 582

重症溶血性贫血误诊一例 593

血液病中药治疗概说 627

真性红细胞增多症一例治验　630　　从骨髓增生异常综合征一例说起　660

白血病中医治疗　640　　白血病验案　673

骨髓增生异常综合征一例　656　　白血病中医治疗谈　682

恶性贫血治验一例　658　　慢性髓细胞白血病治验　684

从原发性血小板增多症说起　659　　骨髓抑制又一方　691

·内分泌系统疾病

抗甲状腺药物　41　　甲状旁腺疾患两例　484

桥本甲状腺炎　105　　甲状腺功能减退症之中医治疗　539

甲亢治疗又一方　108　　甲状旁腺功能亢进症　562

甲状腺结节　162　　甲状腺功能亢进症再说　601

二仙汤治疗甲减　238　　甲状腺功能减退症（甲减）浅说　617

内分泌紊乱之浮肿　243　　甲亢突眼症之治验　631

良性甲状腺结节无癌变可能　405　　甲状腺结节　657

甲状旁腺功能亢进症　460

·代谢病

糖尿病再说　4　　沙格列汀　87

氧化效应——糖尿病走不出的怪圈　　利拉鲁肽　88

　21　　糖尿病周围神经病变　90

代谢综合征（MS）　22　　再说 2 型糖尿病（T_2DM）　109

高脂血症　35　　糖尿病酮症酸中毒（DKA）　130

痛风一方　50　　肥胖与 T_2DM 之手术治疗　164

糖尿病之诊断　76　　痛风治验　213

糖尿病之新药——沙格列汀　80　　谈谈胆固醇为人体必须物质　280

痛风治疗再说 286

痛风概述 296

再谈痛风 345

成年糖尿病患者平均寿命缩短九年

379

糖尿病西药应用小记 413

美国《2 型糖尿病综合管理指南》

浅谈 425

糖尿病治疗新药——恩格列净 434

空腹血糖（FPG）和糖化血红蛋白

（HbA1c） 566

·自身免疫病

自身免疫性肝炎再谈 42

类风湿关节炎研究之新进展 97

从口腔溃疡到白塞病 118

自身抗体 121

系统性红斑狼疮引致心肌梗死一例

127

治疗白塞病的有效方药 148

自身免疫抗体之选择 154

面部红斑治验 159

降血沉方 165

血沉快之再认识 166

类风湿关节炎一方 175

红皮病概说 182

进行性肌营养不良症 192

降血沉之一方 204

重症感染患者的过度免疫反应 210

血沉之思考 263

血沉再认识 265

系统性红斑狼疮（SLE）治验 305

系统性红斑狼疮治验 308

自身免疫性肝炎肝硬化巨脾一例

治验 316

类风湿关节炎治疗再谈 319

红斑性狼疮治验 410

PAPA 综合征 441

系统性红斑狼疮治验 452

自身免疫性肝炎验案 476

风湿热退热降沉方 479

扁平苔藓方 487

自身免疫性肝炎之中药治疗 493

自身免疫性肝硬化 494

谈谈嗜血倾向 499

降血沉的三个经验方 532

由过敏性紫癜想起的 550

纤维肌痛综合征简述　554　　治愈下肢结节性红斑　651

降血沉之体验　641

·神经、精神疾病

谈谈癫痫　6　　十二对脑神经　259

阿尔茨海默病　45　　帕金森病阅读　336

血管性痴呆　45　　精神分裂症之西医用药　383

紫金锭治疗癫痫　66　　抗抑郁药浅谈　384

多发性神经炎治方　71　　头痛脑鸣之验方　388

脊髓空洞症　76　　帕金森病浅谈　433

进行性肌营养不良　83　　肌萎缩脊髓侧索硬化症验方　468

急性迟缓性麻痹（AFP）　99　　面神经、三叉神经、舌咽神经损伤

紫参合剂治疗癫痫　104　　　一例　486

多发性硬化中药治疗显效　127　　帕金森病说　552

痴呆概述　131　　治疗抑郁症方　599

阿尔茨海默病（AD）与血管性痴呆　　癫痫水丸　620

（VD）　167　　谈谈睡眠不佳问题　635

路易体痴呆　182　　睡眠与心态的关系　636

帕金森病之药物选择　193　　头痛头昏方论　638

脑血管意外可见头痛　195　　抑郁症一方　642

抑郁症治疗一方　200　　妇人抑郁症　659

老年认知功能与一生工作之复杂性　　食盐与睡眠　687

　有关　245　　抑郁症治验　688

进行性肌营养不良症之治验　253　　面神经麻痹一例治验　689

·骨关节病

七厘散	91
痉挛性斜颈治验	128
风湿性多肌痛（PMR）	139
骨质疏松再谈	164
阿法骨化醇的多领域应用的价值	349
骨质疏松的药物干预	359
腰腿困痛说	494
关节疾患用药点滴	500
类风湿关节炎	504
腰椎间盘突出症、坐骨神经痛治验	592
老年性腰腿痛治验	615
腰腿痛经验方	621

·肿瘤

索拉非尼（多吉美）治疗肾细胞癌	24
恶性淋巴瘤之分类	26
前列腺干细胞抗原（PSCA）之癌症相关性	28
胃癌近说	29
2008年罗氏中国肿瘤论坛报道	31
晚期胃癌之化疗方案	43
原发性肝细胞癌（HCC）诊治共识	46
常见妇科肿瘤	48
胶质瘤之治疗经验	51
乳腺癌ER、PR、HER-2阳性之生物治疗	58
肝癌镇痛汤	68
尤文肉瘤（ES）介绍	74
膀胱癌介绍	74
室管膜瘤	76
纵隔肿瘤	77
肺癌手术之进展	79
皮肤T细胞淋巴瘤有三种	80
女性肺癌之四大特点	81
艰难梭菌与大肠癌	85
肝癌治疗若干谈	88
血栓性静脉炎与恶性肿瘤	94
恶性淋巴瘤分类漫谈	94
肺癌个体化诊治	95
一例甲状腺癌	100

类癌　105

乳腺癌根治术的两个问题　105

乳腺癌之病理分类　106

甲状腺癌简谈　106

甲状腺髓样癌一例　114

胃癌的临床现状　116

食管癌的中医治疗　116

成骨肉瘤之治验　119

乳腺癌患者的生育问题　126

脑胶质瘤术后之中药治疗　128

纤维瘤　132

肝癌治疗之两方　133

食管癌的中医治疗　135

肝细胞癌的治疗概述　136

非小细胞肺癌 GP 方案　137

原发性胃肠道非霍奇金淋巴瘤
（PGI-NHL）　144

小儿常见肿瘤　154

抗肿瘤血管生成治疗恶性肿瘤新
途径　155

宫颈癌　155

胰腺癌治疗点滴　160

胃肠胰神经内分泌肿瘤（GEP-NETs）
概说　163

抑癌基因　167

间质瘤　174

肺癌全身疼痛　177

胰腺癌再说　177

胰腺癌诊治现状　183

宫颈癌的综合治疗原则　183

肿瘤患者之疼痛　187

食管癌之效方　202

肿瘤之相关急症　204

各类肿瘤之中医治疗　220

脐尿管癌和颅咽管瘤　229

间质瘤和印戒细胞瘤　230

神经纤维瘤　234

中医治疗癌症小结　235

谈谈黏液瘤　241

腹膜假黏液瘤　242

晚期结直肠癌的维持治疗　244

肺癌的最新资讯　245

乳腺癌患者的内分泌治疗　261

乳腺癌之临床认识　265

免疫组化在恶性肿瘤和血液病诊断
中的应用　273

胃癌的病理分型　278

倾倒综合征　278

谈谈肺癌胸闷、气短之中医治疗　279

肺癌引致之胸痛　287

癌症治疗的多学科诊疗（MDT）模
式应用　292

再说肺癌胸痛 293

肿瘤临床治疗的持续毒性评估 319

贲门癌治验 325

结肠癌术后放化疗之腹胀 329

官颈癌手术、放化疗后的三大后
遗症 331

食管癌胸痛的治疗 334

胃癌化疗的近况 336

肿瘤为什么难治 339

胰腺癌治验两例 342

盆腔广泛转移癌的认识 346

小苏打 +TILA-TACE 治疗癌症 348

肝癌之治疗现状 350

肝癌漫谈 350

胰腺癌之中西医结合治疗 353

胸腺瘤再谈 360

胃癌验方 368

乳腺癌术后肺转移、纵隔淋巴结转
移医案 370

软组织肉瘤治疗进展 373

室管膜瘤一例 374

肺癌中医治疗再谈 375

牙龈癌一例治验 379

抑癌基因与自然杀伤因子 380

肿瘤临床之思考 394

乳腺癌小论 401

食管癌之治疗小方 405

胃癌术后吻合口堵塞一例 408

癌症治疗再思 412

治癌又一方 416

甲状腺癌验案 426

增加膳食纤维可降低大肠癌的
死亡率 432

胃癌、乳腺癌、软组织癌一方 438

癌症患者顽固性胸水及腹水验方 439

癌症晚期治疗经验谈 448

肺癌效方 453

肝癌疼痛案 455

乳腺癌验案 456

前列腺癌治验 462

肺癌治疗近况 464

脑胶质瘤验方 469

结肠癌术后复发治验 470

官颈癌外用药 471

直肠癌骶部痛 472

肝癌剧烈痛一案 475

肺癌中医首治方 476

再谈肺癌之临证治疗 477

胃癌验案一则 483

直肠术后化疗后便血、肛痛 485

多发性骨髓瘤（MM）治验一例 485

子宫肌瘤一例治验 486

食管癌声嘶方　487

卵巢癌伴大量腹水一例验案　487

乳腺癌一方　492

食管癌吞咽困难方　499

肺癌咽嘶痰蕴案　504

肝癌治疗小结　508

甲状腺癌之诊断　510

肝癌治疗近况　515

卵巢癌术后一方　518

癌症治疗新体会　520

肺癌声音嘶哑可用化痰法治愈　524

再谈卵巢癌　525

膀胱癌全身骨转移长卧不起案　527

乳腺癌验案　530

前列腺癌方　544

卵巢癌大量腹水案　553

巨大血管瘤之治验　554

头皮恶性肿瘤案　555

雌性激素和妇科肿瘤　557

抗癌中草药——蒟蒻　560

一例喉部赘生物之临床教训　566

卵巢癌术后肝转移　589

胃癌肝转移治验　592

肝癌移植术后腹痛、腹胀治验　594

胆囊癌治验　594

前列腺癌骨转移一方　595

肺癌治疗一得　597

胰腺癌一例　600

直肠癌术后一方　602

胰腺癌治疗体会　606

腹膜假性黏液瘤　609

大肠癌漫谈　615

肺癌免疫治疗之现状　616

结肠癌术后少腹痛、肛门重坠案　624

前列腺癌少腹痛、肛门重坠案　624

闲说几句宫颈癌　626

胆囊癌一方　627

胸腺瘤诊治一例　628

胃癌肝转移一例治验　636

肺癌之中医治疗　637

中药治疗直肠癌　638

皮肤癌治验　642

前列腺癌之中药方剂　646

卵巢癌之治疗　647

脑血管瘤之中医效方　654

肾透明细胞癌之中药效方　655

晚期乳腺癌的治疗　661

从一例乳腺癌的治愈谈起　662

子宫内膜间质肉瘤治验　667

乳腺癌一例治验　668

肾透明细胞癌治验　668

肝硬化合并肝癌治验　668

肺癌声音嘶哑一例治验 669

结缔组织肿块——纤维肉瘤 684

直肠癌术后腹痛腹泻 674

直肠癌术后肛门、少腹疼痛 685

卵巢癌一方 677

抗癌中药对肝无损害 688

脑胶质瘤治验 678

贲门癌术后噎膈 693

·儿科疾病

儿科获得性肺炎（CAP） 144

儿童糖尿病 510

手足口病 185

小儿自身炎症性疾病 512

神经母细胞瘤 299

小儿自身免疫病 588

谈谈儿童自身炎症性疾病 430

·妇科疾病

药物流产之弊端 5

盆腔淤血综合征 181

滋养细胞疾病 35

附件炎是妇科病之源头 181

哺乳期长可预防妇女心血管事件 47

子宫内膜异位症 198

雌激素受体拮抗剂 48

谈谈中西医结合治妇科病 257

浆细胞性乳腺炎 54

育龄期女性的阴道自净作用 280

青春期功能性子宫出血 65

多囊卵巢综合征 285

更年期综合征 131

羊水栓塞一例治验 310

妇科激素替代疗法（HRT）与人工
月经周期 135

产后风漫谈 324

产后风再谈 333

子宫内膜厚度 163

保乳治疗与乳房切除术 334

妇科病白带的特点 168

妇科病之中医辨证再谈 366

排卵期出血 169

封闭抗体浅谈 371

妇科内分泌六项 173

卵巢功能早衰是妇女衰老的加速器 433

先父治妇女崩中漏下方　　444
妇科月经不调漫谈　　450
子宫脱垂谈　　465
妇科病一例随想　　490
乳腺增生、月经不调案　　492
HPV再说　　497
更年期综合征　　507
妇科病反复发作探讨　　530
增雌合剂再说　　535

增雌合剂分大小　　535
更年期综合征寐差、胃脘不舒　559
妇科疾病再认识　　569
妇科药环的应用　　577
谈谈黄体破裂　　581
外阴白斑小议　　658
再说巧克力囊肿　　665
卵巢囊肿治验　　676

·五官科疾病

耳聋耳鸣效方　　36
耳鸣之中医治疗　　67
突发耳聋方　　68
口腔疾患之中药方　　159
原发性闭角型青光眼　　203
再说口腔溃疡　　213
顽固性口腔溃疡一例　　232
白内障与桂枝茯苓丸　　237
说说胆脂瘤　　248
玻璃体混浊一例治验　　255
耳鸣治验　　341
老年眼病及其保护　　364
迎风流泪小议　　391
迎风流泪之验方　　394

芦山茯小汤治疗慢性牙周炎小议　416
谈谈耳聋耳鸣　　446
耳聋耳鸣再说　　476
迎风流泪一方　　491
验方耳鸣丸　　500
流泪眼糊方　　531
最近耳鸣流泪患者增多　　537
顽固性耳聋治验　　578
葡萄膜炎一例　　588
头晕耳鸣一方　　604
谈谈青光眼　　614
老年性白内障　　620
头晕、耳鸣、目赤方　　626
过敏性鼻炎一方　　652

· 皮肤科疾病

银屑病治疗经验　52
养阴清肺汤治疗痤疮　59
痤疮治疗验案　203
特应性皮炎或为终身疾患　239
剥脱性皮炎　418
银屑病治验　422
皮肤瘙痒的治疗　603
皮肤瘙痒之概述　671

· 中医理论

扶正固本再说　188
中医临床中的围点打援　268
再说扶正固本　274
天人合一的又一次验证　303
"十六字"方针的临床补充　355
再谈"十六字方针"　376
最近临床心得　384
再谈辨证论治　399
一点体会　422
少腹痛漫谈　427
条条辨证通向本　428
论生血　431
扶正固本在祛风胜湿方中的应用　432
再谈"提壶揭盖"法　457
谈谈"一芽知春"　458
一点小心得　484
治疗癌症宜缓宜补　538
舌质红而无苔的临床意义　607
条条辨证通向本　671
活血化瘀漫谈　675
临床应用古方之体会　676
危重患者治疗中务必保护脾胃　680
胃病治胆只能加强治胃之疗效　680
谈肺肾阴虚　683
中医古方的应用　685

· 中医经典

通窍活血汤与血府逐瘀汤　43
浅谈《黄帝内经》沿革　96
敦煌遗书　146
防风通圣散之妙用　160

《伤寒论》补摘　　　　　　168
黄连阿胶汤和苦酒汤　　　　171
《伤寒论·辨少阴病脉证并治》常用
　经文　　　　　　　　　　172
说说理阴煎　　　　　　　　176
芍药甘草汤之妙用　　　　　201
叶天士之甘温咸润　　　　　215
左归饮和右归饮　　　　　　237
《金匮要略》的两条经文　　259
中医治疗黄疸之经文　　　　351

《伤寒论》少阴病漫谈　　　373
金之大家小论　　　　　　　396
五苓散和五皮饮　　　　　　447
再谈五苓散　　　　　　　　466
阳明证小叙　　　　　　　　466
栀子豉汤小谈　　　　　　　473
《伤寒论》《金匮要略》问世的时
　代背景　　　　　　　　　539
少阴病之再认识　　　　　　569

· 医案医话

张锡纯先生两效方　　　　　114
赵心波治疗大脑发育不良方　122
从雒某之三次手术谈起　　　153
兰医一院会诊纪要　　　　　157
几个小经验　　　　　　　　158
两个有效病案　　　　　　　161
《孙子兵法》的一句话　　　186
荆防败毒散之再认识　　　　200
黄疸之经方治疗　　　　　　205
胃肠胰神经内分泌肿瘤医案三则206
三个门诊病案　　　　　　　222
扁鹊之六不治　　　　　　　239
食疗浅说　　　　　　　　　263

气功浅说　　　　　　　　　264
胸椎结核合并背部寒性脓肿治验266
中药之久服伤胃　　　　　　273
鸡鸣散之临床应用　　　　　276
会诊纪要　　　　　　　　　290
乙肝肝硬化合并血小板升高一例291
丙肝奇愈　　　　　　　　　298
肾小球肾炎之奇效方　　　　301
谈谈冬季上感　　　　　　　303
慢性胰腺炎合并严重背痛一例　320
多脏器功能障碍治验　　　　347
胰腺癌患者之会诊纪实　　　352
两例疑难病案治验　　　　　354

胸腺恶性肿瘤一例　360

颈肩综合征一例治验　363

验案两例　365

治疗肝豆状核变性一例　367

中药之疗效在服药之后慢慢出现　370

苏州来兰肾病综合征患者记录　402

临床有效案例小记　408

全身骨转移一例治验　421

几点小经验　431

几例重危症患者治验　442

谈谈中药过敏　446

冉雪峰治癌内服方　453

桃核承气汤案　455

百病伤胃说　461

几个验案　468

脊柱痛治验　478

试说中医治病　498

从一例晚期肝硬化之退药谈起　500

肝癌治愈案　501

浙江台州31人组团来兰求医　502

乌药散与鸡鸣散　516

难治病案一例　517

两当县一例新冠病毒性肺炎诊治　575

领导干部之常见病诊查　575

谈谈中药过敏　585

中医处方之体会　590

莲子清心饮再话　599

谈中药方之促肾上腺皮质作用　606

老年人感冒说　610

下肢静脉曲张漫谈　617

一例EB病毒感染验案　618

老年人营养不良　619

严重眶上斑一例验案　620

阳痿患者治验　622

再论中医处方　624

皮肤鳞癌一例　630

腹部手术后肠系膜粘连的中医治疗　643

胃气上逆咳嗽一例　643

老年人缺锌、缺钙　645

谈谈腹胀　652

谈谈男性更年期综合征和女性处女膜肥厚　654

老年遗尿与睾丸痛　657

甲状腺结节合并耳鸣一例治验　662

麻黄薏强汤治验　665

肺癌胸水、腹水一例　666

自身免疫性肝炎、肝硬化失代偿合并脾功能亢进一例　667

肝性脑病一例治验　669

MDS-MLD反复加重记　674

十二指肠间皮瘤治验　　678
桂枝茯苓丸之临床应用　　687
颜面黑斑治验　　689
自身免疫性肝炎流泪症治验　　690
顽固性口腔溃疡及颜面黄褐斑治验　　690
M_4 治验　　690
又一发现　　694

·中医方药

几个有效的中药方剂　　49
颈椎病之组方　　49
麻桂合剂与益肾复方治疗慢性肾炎　　59
足跟痛之中药治疗　　60
振痿汤　　66
软组织肿瘤之首选方　　69
手臂痛方　　69
祛风胜湿汤　　69
加味乌药顺气丸　　69
颈椎增生之验方　　71
萆薢分清饮和萆薢胜湿汤　　83
鸡内金之再论述　　92
花粉与天花粉　　92
鳖甲煎丸　　97
养阴清肺丸治疗痤疮　　98
大黄蟅虫丸　　100
结肠癌术后二方　　107
几个有效方　　110
两个好药方　　112
斑秃又一方　　113
乳腺灵　　113
热痹两方　　119
麻桂合剂治疗积年之遍身顽疾　　120
雷公藤　　126
癌性发热的中药治疗　　133
莲子清心饮　　135
三个有效方药　　150
治疗胃痉挛一方　　153
消肿块方　　158
两个方　　158
穿山甲膏治疗颈部肿块　　165
肝病三方　　170
镇肝息风药　　170
无脉证的中医治疗　　184
"胆核"之临床应用　　203
雄黄之临床应用　　215
翼状胬肉一方　　216

喜树与紫参	217	说说天麻	429
白薇和葎草	218	蛇皮与刺猬皮	430
治癌中草药浅谈	219	两个有效药方	435
乌鸡白凤丸	233	两个好方剂	437
妇科再造丸	234	疏凿饮子	437
几点体会	236	几个有效方药	441
紫石英的药用	277	危病保胃汤	442
湿疹之外用药	277	阳痿早泄效方	442
再说己椒苈黄丸	279	验方数则	444
几个常用方剂纠错	285	两个名方	447
胃癌肝转移并发腹水一例	311	升麻葛根汤之应用	447
再谈胆胰合症方	317	奔豚汤谈	448
三个有效方	328	几个小方剂	448
几个有效方药	330	裴氏疏凿饮子	449
癌症退热方	336	兰核三黑二保汤	449
鸡矢藤的临床应用	358	中药治疗体腔积水	450
白英与土贝母	381	天麻小议	451
青蔻胶囊Ⅲ号之制备	383	肛门全治方	451
谈谈白藜芦醇	388	肝病腹胀方	451
临床好方剂	393	骨转移妙方	453
水蛭、虻虫、土鳖虫再议	404	壮阳药小叙	462
神农丸与藻虫散	404	再谈麻桂合剂	470
临床效方四则	415	胡羊合剂再议	472
几个经验效方	417	肝硬化失代偿期大量腹水之效方	474
脚气沐浴汤	421	说说三黑合剂	478
三个好方剂	426	几个有效方	481

升降散小论 489

胡羊合剂再谈 490

三个有效方 491

最近应用的几个效方 498

四个效方 503

几个好方剂 507

冠心病方与食管癌方同时应用 510

几个最近常用的好方药 511

痿证十方 513

史载祥治疗食管癌验方 514

乌药顺气汤、四磨饮子之同异 515

乌药散再说 517

重症肌无力效方 518

二仙汤再说 519

大病治疗中的恶心呕吐 519

谈谈下身潮湿 521

卵巢癌术后之调理 522

肺动脉高压效方二则 522

再说上腔静脉综合征 523

谈谈少腹之胀满疼痛 523

几个有效方药 526

几个临床有效的好方剂 528

手拈散再谈 529

几个小单方 531

两个有效方剂 541

两个好方剂 548

白芍总苷简述 554

从刘寄奴谈起 555

单复方之镇痛作用非一般镇痛 558

三个组合方药 558

几个临床有效的好方剂 561

鳖甲煎丸说 564

度他雄胺之治疗作用 567

中药治疗新型冠状病毒感染之优

越性 567

新型冠状病毒肺炎之预防和治疗

方药 568

黄连对幽门螺杆菌（Hp）的作用

570

苦参与甲硝唑漫话 571

扶正冲剂再说 571

驱虫药漫话 572

几个经验方 573

近来几个效方 576

谈谈六一散 577

谈谈栀子的临床应用 579

几个临床确效的好方药 581

厌氧菌专方 582

谈谈参赭镇气汤 584

乌药和沉香 585

声嘶一方 585

谈谈大腹皮之除胀作用 586

厚朴温中汤	587	两个验方	641
温胆汤与导痰汤	587	三个效方	644
两个小验方	589	两个效方	645
少腹三方之临床应用	591	糖尿病足验方	646
几个小知识	593	再谈胆胰合证方	647
最近发现的几个验方	595	赤小豆与生薏苡仁	648
再话克银一号、二号	596	萆薢分清饮与萆薢胜湿汤	648
密陀僧小议	596	几个验方	650
阳起石浅说	597	两个验方	651
几个临床有效的方药组合	598	再谈胆胰合证方	653
两个临床见效的好方剂	601	充分认识每一传统方药之普遍适	
甘温咸润"菟大仙"	604	用性	653
几点小经验	608	几个效方	663
定心丸、安魂汤及振痿汤	608	老年性腰痛验方	664
升阳益胃汤之临床应用	609	再说麻薏强导五虎	666
两个有效方剂	619	两个经验方	673
说说金车丹芪方	626	公丁香和母丁香	686
几组有效方药	628	肥儿丸说	687
青蔻系列漫谈	631	几个有效小方剂	693
说说白前	633		

· 西医理论

慢性丙型肝炎的研究进展	3	肾小球滤过率	9
溶血性贫血之检验诊断	5	单克隆抗体	10
非酒精性脂肪肝	6	抗平滑肌抗体（抗SMA）	11

再谈心脏介入治疗 22

基因疗法为治疗帕金森病（PD）带
来希望 23

肝豆状核变性（HLD） 29

锥体系与锥体外系 37

个体化治疗的概念 38

心肾综合征 39

房颤 40

干细胞移植疗法概说 42

成人心衰和心律失常治疗指南 46

动态心电图 46

腔静脉之走向 55

凝血机制 67

巨细胞病毒之感染 85

非霍奇金淋巴瘤（NHL）的研究
进展 86

谈谈射线 90

致病菌与机体反应 134

说说尿素与肌酐 153

生物治疗 168

持续炎症 - 免疫抑制 - 分解代谢综
合征（PICS） 179

降低微血管通透性是纠正低蛋白血
症的核心问题 196

红细胞体积分布宽度（RDW）的临

床意义 201

关于嗜神经侵袭（PNI） 233

体重指数与癌症的相关性 246

树突状细胞和 NF-κB 260

有关肾脏治疗的几个问题 260

肝内门 - 体静脉分流 262

麻醉学的回忆 266

肌萎缩侧索硬化新进展 267

肿瘤临床治疗模式之反思 269

肿瘤是全身性疾病 270

细胞坏死与凋亡 270

T 淋巴细胞亚群 271

端粒酶 271

分子生物学浅谈 293

灾难性抗磷脂综合征（CAPS） 294

POEMS 综合征 312

总铁结合力 318

生物治疗再谈 330

血氧饱和度 363

血脂新见解 376

肝豆状核变性再说 406

CALM 的临床意义 413

低蛋白血症浅谈 414

质子治疗简介 414

CTLA-4（细胞毒性 T 淋巴细胞相关

抗原-4）和PD-1（程序性死亡受
体-1）　　　　　　　　418

官颈癌放化疗导致膀胱瘘　　423

原醛症浅说　　　　　　　424

基因漫谈　　　　　　　　434

谈谈DNA甲基化及去甲基化　441

基因——生命的密码　　　509

恶性发热　　　　　　　　516

总生存期（OS）与无进展生存期

（PFS）　　　　　　　　521

急性胸痛之鉴别诊断　　　532

浅谈病毒感染　　　　　　545

脑啡肽酶血管紧张素受体抑制剂
（ARNI）治疗心衰之机理　561

近年来常见之细菌感染　　574

肿瘤微环境概述　　　　　629

肝豆状核变性简谈　　　　681

·西医临床

16排CT之临床应用　　　　6

高血压患者之胰岛素抵抗　　8

连续性肾脏替代治疗（CRRT）治疗
急性肾衰竭（ARF）　　　12

肝细胞癌（HCC）治疗现状　19

肝细胞癌（HCC）外科治疗现状
　　　　　　　　　　　　20

21基因检测可预测激素依赖型乳腺
癌之预后　　　　　　　20

化疗联合射频消融　　　　27

MRI之肝改变　　　　　　45

侵袭性真菌感染的经验治疗　52

前哨淋巴结活检（SLNB）　56

我国癌症发病态势　　　　56

恶性肿瘤漫谈　　　　　　56

几个临床问题　　　　　　57

化疗之少见毒副危象　　　68

超级细菌之警示　　　　　72

颈部不适连及头面、胸部　78

癌症之近年增长　　　　　79

白血病领域的热点问题　　85

预防化疗引起之恶心、呕吐　86

短暂性脑缺血发作（TIA）之血清
学诊断　　　　　　　　91

对比剂肾病　　　　　　　91

指甲病变　　　　　　　　92

冠心病与男性Y染色体基因相关　92

激活转录因子2（ATF2）——致癌、

抑癌两面派　　　　　　　　　　93

降钙素原能指导临床抗生素的应用

　　　　　　　　　　　　　　112

不孕不育症向人类逼近　　　　112

多重耐药菌感染　　　　　　　121

酒精性红脸人易患食管癌　　　122

双联抗血小板治疗　　　　　　136

临床中的几个问题　　　　　　139

再谈房颤　　　　　　　　　　141

慢性肾衰竭的代谢紊乱　　　　147

调脂药、维生素PP（烟酸）　148

造影剂之严重不良反应　　　　148

谈谈输血　　　　　　　　　　160

再谈侵袭性真菌感染　　　　　163

美国疾控中心（CDC）发布的18种

　　耐药菌株　　　　　　　　183

分子病理学之进展　　　　　　190

近来少见之病原菌感染　　　　192

口服砷剂与静脉滴注砷剂　　　194

谈谈现代大型输液　　　　　　195

基因分型的个体化治疗　　　　206

前哨淋巴结活检（SLNB）及前哨淋

　　巴结切除术（SLND）　　240

慢性肾脏病之电解质　　　　　242

呼吸系统疾病点滴　　　　　　245

线粒体脑肌病　　　　　　　　256

重症监护室（ICU）内感染　　261

免疫组化　　　　　　　　　　271

质子重离子治疗技术　　　　　281

靶向治疗药物EGFR-TKI耐药的研

　　究进展　　　　　　　　　289

风湿性疾患治疗动态　　　　　302

葡萄球菌烫伤样皮肤综合征（SSSS）

　　和低颅压性头痛　　　　　307

谈谈生物治疗　　　　　　　　309

化疗或是导致癌症复发的根源　312

不孕症　　　　　　　　　　　314

外感与胃肠的关系　　　　　　333

下肢静脉曲张之治疗　　　　　344

当前国内普遍接种之预防疫苗　352

脑卒中再谈　　　　　　　　　356

经皮腔内冠状动脉成形术（PTCA）

　　的几个问题　　　　　　　358

IgG4相关性疾病（IgG4-RD）　372

从滥用抗生素谈起　　　　　　385

低剂量螺旋CT　　　　　　　391

脾脏大小的测量　　　　　　　403

CAR-T细胞疗法（嵌合抗原受体T

　　细胞免疫疗法）　　　　　419

M蛋白浅说　　　　　　　　　420

血栓闭塞性脉管炎　　　　434　　唐氏综合征及染色体异常　　580

PD-1 的研究进展　　　　　436　　靶向治疗漫谈　　　　　　　605

由 CTLA-4 和 PD-1 想到的　467　　下腹部手术后腹部并发症的治疗623

EB 病毒　　　　　　　　　493　　硬脑膜下动静脉瘘　　　　　664

EB 病毒感染　　　　　　　545　　神经源性排尿功能障碍　　　664

质子和重离子治癌之优势　　563

·西药新药

血管紧张素Ⅱ受体阻滞剂（ARB）　　两种杀虫药　　　　　　　　41

　在慢性肾病中的应用　　　8　　几种抗癌新药　　　　　　　49

排名前十位的用药错误　　　10　　治疗冠心病之新药尼可地尔　53

舒喘灵　　　　　　　　　　10　　他汀类药物小记　　　　　　58

干扰素　　　　　　　　　　11　　他克莫司　　　　　　　　　66

氨溴索糖浆　　　　　　　　12　　抗抑郁之新药米氮平　　　　73

利福喷丁　　　　　　　　　17　　替加环素与雷帕霉素　　　　83

芬太尼透皮贴　　　　　　　18　　胞磷胆碱钠　　　　　　　　101

替勃龙　　　　　　　　　　18　　抗抑郁药——草酸艾司西酞普兰　101

雄激素剥夺治疗（ADT）　　20　　加巴喷丁治疗难治性咳嗽　　129

索拉非尼治疗 HCC 是一个时代的　　老药新识　　　　　　　　　191

　破晓　　　　　　　　　　23　　谈谈脂肪乳　　　　　　　　192

肾素-血管紧张素-醛固酮系统　　　阿替普酶　　　　　　　　　232

　（RAAS）抑制剂　　　　37　　核苷类药的安全性问题　　　235

三种降压药　　　　　　　　38　　最常应用之抗抑郁药　　　　246

几种新型制剂　　　　　　　40　　希罗达（卡培他滨片）　　　247

维 A 酸　282

维格列汀（DPP-IV 抑制剂）　287

丁丙诺啡透皮贴剂　295

风湿、类风湿关节炎的生物制剂

　295

唑来膦酸钠之临床应用　301

PD-1 单抗最近报道　320

质子放射治疗浅谈　321

分子靶向抗肿瘤药物浅说　337

降脂新药依折麦布　358

复方丹参滴丸最近获国际亚临床

认证　372

参灵兰胶囊浅谈　380

谈谈活性酸素　387

ω-3 多不饱和脂肪酸　389

沙库巴曲缬沙坦　435

双膦酸盐的临床应用　497

安理申（盐酸多奈哌齐片）　514

特瑞普利单抗之上市　519

近年临床出现的三类降糖药　612

抗衰老新药 β- 烟酰胺单核苷酸

　613

·其他

几样当前医院设备　12

第 58 届美国肝病学术会议　13

第一届重症感染暨 AIM 中国行高峰

会议　14

2008 年医学科研之六大趋势　15

2007 年美国十大医学新闻　16

SFDA 紧急通知　18

2008 年亚太地区《慢性乙型肝炎治

疗指南》的变化　25

美国国立综合癌症网络（NCCN）

　28

《NCCN 结肠癌临床实践指南（中

国版）》　30

亚太肝脏研究协会会议（APASL）

提出了慢加急性肝衰竭（ACLF）

　35

精彩演讲五分钟　39

美国临床肿瘤学会（ASCO）公布

的临床重大事件　55

乙肝诊治指南之修订　60

NCCN 癌症诊治指南更新要点　73

读书小记　75

滥觞二字之解释 93

常见病名之英文缩写 123

2012 欧洲心脏病学会（ESC）发布
的心肌梗死的最新研究进展 128

女性无须长期补钙 149

烟酸降脂作用再度受挫 150

脓毒症液体复苏 173

元旦感慨 197

"2014 年美国成人高血压治疗指南
（JNC8）"的讨论 197

《中国医学论坛报》（2014 年 3 月
20 日刊）阅读小记 211

好的心态是中老年人健康的保证 262

经验三则 272

过敏性紫癜之用药点滴 292

国际医学新闻续选 300

最近《中国医学论坛报》讨论的几
个问题 312

转化医学 313

读书小记 314

读书笔记一则 322

读书小记 329

三父母试管婴儿诞生 347

中国重大医学新闻 357

八十感怀 385

三个小资料 389

读书点滴 392

读书小记 398

《中国医师宣言》全文 400

诊余随记 404

两个小问题 410

2017 诺贝尔生理学或医学奖得主及
其得奖内容 425

读书小记数则 436

美国感染病学会（IDSA）对脓毒症
提出异议 437

《参考消息》一则 460

小知识四则 460

男性优精合剂 463

再谈防风通圣散 464

读书小记 465

升白小记 471

美国胃肠病协会《急性胰腺炎诊治
指南》更新 478

粒细胞集落刺激因子（G-CSF） 480

读书小记 482

读书小记 483

大肉青香散治疗腹水 527

最新上市的贝利尤单亢（倍力腾）
562

岁末感慨　566

D-二聚体　572

两个小经验　573

新冠肺炎之中医认识　574

危重患者用药之再体会　579

两个小经验　584

糖尿病足的认识　616

两个小经验　639

谈谈孕妇之血栓病　649

老年妇女遗尿问题小论　656